中华医学影像技术学

肿瘤放射治疗技术卷

主　编　林承光　丁生苟

副主编　张　云　张焜毅　钟仁明　孙　丽　许　青　刘吉平

编　者（以姓氏笔画为序）

丁生苟	江西省肿瘤医院	汪　志	安徽医科大学第一附属医院
王　淼	河北医科大学第二医院	张　云	江西省肿瘤医院
王佳舟	复旦大学附属肿瘤医院	张　寅	中国医学科学院肿瘤医院深圳医院
王学兵	厦门大学附属第一医院	张焜毅	中山大学肿瘤防治中心
王骁踊	武汉大学中南医院	林承光	中山大学肿瘤防治中心
刘吉平	浙江省肿瘤医院	郑祖安	华中科技大学同济医学院附属同济医院
许　青	复旦大学附属肿瘤医院	钟仁明	四川大学华西医院
许森奎	中山大学肿瘤防治中心	高　岩	吉林大学第一医院
孙　丽	南京医科大学附属肿瘤医院	郭跃信	郑州大学第一附属医院
孙显松	北京协和医院	廖　奎	重庆医科大学附属第一医院
李启钦	湛江中心人民医院		

编写秘书

刘明治　中山大学肿瘤防治中心

人民卫生出版社

·北　京·

图书在版编目（CIP）数据

中华医学影像技术学．肿瘤放射治疗技术卷 / 林承光，丁生苟主编． -- 北京 ：人民卫生出版社，2024. 10.
ISBN 978-7-117-36718-9

Ⅰ. R445；R730.55

中国国家版本馆 CIP 数据核字第 2024MB2928 号

人卫智网	www.ipmph.com	医学教育、学术、考试、健康，购书智慧智能综合服务平台
人卫官网	www.pmph.com	人卫官方资讯发布平台

中华医学影像技术学
肿瘤放射治疗技术卷
Zhonghua Yixue Yingxiang Jishuxue
Zhongliu Fangshe Zhiliao Jishujuan

主　　编：林承光　　丁生苟
出版发行：人民卫生出版社（中继线 010-59780011）
地　　址：北京市朝阳区潘家园南里 19 号
邮　　编：100021
E - mail：pmph @ pmph.com
购书热线：010-59787592　　010-59787584　　010-65264830
印　　刷：北京华联印刷有限公司
经　　销：新华书店
开　　本：889 × 1194　　1/16　　印张：23
字　　数：712 千字
版　　次：2024 年 10 月第 1 版
印　　次：2024 年 11 月第 1 次印刷
标准书号：ISBN 978-7-117-36718-9
定　　价：178.00 元

打击盗版举报电话：010-59787491　　E-mail：WQ @ pmph.com
质量问题联系电话：010-59787234　　E-mail：zhiliang @ pmph.com
数字融合服务电话：4001118166　　E-mail：zengzhi @ pmph.com

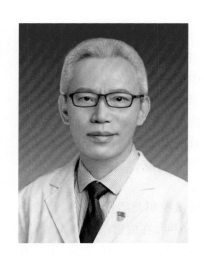

林承光

　　中山大学肿瘤医院主任技师、原放射治疗科技师长，广州新华学院兼职教授。中国医师协会医学技师专业委员会副主任委员，中华医学会放射肿瘤治疗学分会首任技术学组组长，中国临床肿瘤学会肿瘤放射治疗专家委员会委员，全国大型医疗设备上岗考试命题专家，广东省医院管理协会放射治疗科管理委员会第一届副主任委员，广东省抗癌协会放疗专业委员会副主委，《中华放射肿瘤学杂志》通信编委，全国高校"十三五"及"十四五"规划教材《放射治疗技术学》主编，中国科学院高等学校规划教材《放射治疗设备与放射治疗技术学》主编，《肿瘤放射治疗技术操作规范》主编，《鼻咽癌放射治疗技术操作规范》主编，主持编写出版《CT模拟定位技术临床操作指南中国专家共识》。

　　主要研究成果：肿瘤放疗实施过程质量控制和质量保证，在国内率先开展放疗射野验证技术；不断改进肿瘤放疗体位固定技术，开展个体化体位固定研究，发起并成立全国放射治疗技术学组；定期组织全国治疗师学术交流，连续主办四届全国放疗技术会议，主办国家级继续教育项目两次，为全国放射治疗技术行业的发展作出了积极的贡献；主持及参与10多项省部级科研基金项目，发表科研论文40多篇。

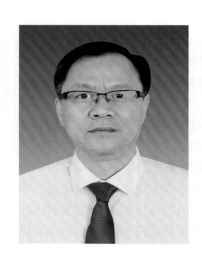

丁生苟

　　江西省肿瘤医院放疗技术科主任、主任技师，江西中医药大学特聘教授，江西医学高等专科学校客座教授。中华医学会放射肿瘤治疗学分会放疗技术学组副组长，江西省放射卫生质量管理中心主任，江西省抗癌协会放射物理与技术专业委员会主任委员，江西省医学会放射肿瘤学分会放疗技术学组组长，江西省医学会放射医学与防护学分会常务委员，江西省卫生健康委员会放射卫生技术评审专家，江西省生态环境厅核与辐射项目环评专家。

　　主要研究方向：肿瘤放射治疗技术的质量控制及质量保证以及放疗设备的放射防护。从事肿瘤放射治疗工作 36 年，在放射治疗技术、放射防护等方面有丰富的经验。在国内专业期刊上发表论文 10 余篇，主持或参与省厅级课题 10 余项，主持的课题"面膜技术的临床应用"获江西省卫生厅科技创新一等奖。两项新技术先后通过省厅级科技成果验收或鉴定。先后参加放射性职业病危害放射防护项目专家评价 100 多次。作为第一负责人，编写了《江西省放射治疗相关设备日常质量控制（稳定性）检测指南 2022 版》和《江西省放射治疗相关设备性能检测和防护检测指南 2022 版》，由江西省卫生健康委员会发布。曾任《肿瘤放射治疗技术操作规范》副主编、《CT 模拟定位技术临床操作指南中国专家共识（2021 版）》编纂副组长。

主 任 委 员

余建明　李真林

副主任委员

高剑波　牛延涛　刘景鑫　林承光

委　　　员（以姓氏笔画为序）

丁生荀　马新武　王红光　吕发金　任　宏　刘　杰
刘　雷　刘吉平　许　青　许　锋　孙　丽　孙建忠
李大鹏　李广武　杨晓鹏　何玉圣　汪启东　张　云
张　艳　张　翼　张焜毅　陈　勇　陈　晶　林盛才
欧阳雪晖　罗来树　周　彬　周学军　周高峰　郑君惠
胡鹏志　钟仁明　洪　泳　费晓璐　倪红艳　郭建新
黄小华　康　庄　雷子乔　路　青　暴云锋　戴亚康

秘　　　书

杨　明　余　伟

分卷	主编		副主编			
《中华医学影像技术学·数字X线成像技术卷》第2版	余建明	胡鹏志	洪　泳　　何玉圣	李大鹏　　任　宏	罗来树	暴云锋
《中华医学影像技术学·MR成像技术卷》第2版	李真林	倪红艳	汪启东　　康　庄	路　青　　张　翼	吕发金	周高峰
《中华医学影像技术学·CT成像技术卷》第2版	高剑波	雷子乔	郑君惠　　张　艳	陈　晶　　刘　杰	黄小华	林盛才
《中华医学影像技术学·肿瘤放射治疗技术卷》	林承光	丁生苟	张　云　　许　青	张焜毅　　刘吉平	钟仁明	孙　丽
《中华医学影像技术学·辐射防护技术卷》	牛延涛	马新武	王红光　　欧阳雪晖	陈　勇　　杨晓鹏	郭建新	孙建忠
《中华医学影像技术学·影像信息与人工智能技术卷》	刘景鑫	周学军	李广武　　周　彬	许　锋　　戴亚康	刘　雷	费晓璐

序 言

为了顺应医学影像技术学快速发展的需求，紧跟新设备、新技术、新方法和新理论日新月异且更新周期不断缩短的发展步伐，强化学科交叉性、融合性和前沿性的进程，经中华医学影像技术学丛书编写委员会研究决定，启动"中华医学影像技术学"丛书的修订工作。

结合学科发展及读者需求，"中华医学影像技术学"丛书第2版包括《中华医学影像技术学·数字X线成像技术卷》《中华医学影像技术学·MR成像技术卷》《中华医学影像技术学·CT成像技术卷》《中华医学影像技术学·肿瘤放射治疗技术卷》《中华医学影像技术学·辐射防护技术卷》《中华医学影像技术学·影像信息与人工智能技术卷》6个分册，全面覆盖影像技术二级学科中各个亚学科的内容，是学科理论知识和实践技能的"百科全书"，反映了医学影像技术学科内涵的完整性、系统性、理论性、科学性和实用性。医学影像技术各个亚学科的每个分册又自成一体，分别叙述了各个亚学科的发展历程，各种影像设备及其附属设备的构造、性能特点、成像技术参数、临床意义、成像原理以及安装要求；各种影像设备检查技术的临床适用范围、检查技术要点及图像质量控制措施等。《中华医学影像技术学·影像信息与人工智能技术卷》和《中华医学影像技术学·肿瘤放射治疗技术卷》与影像技术密不可分，其理论知识和实践技能互为借鉴、相辅相成。

"中华医学影像技术学"丛书是我国医学影像技术学科和行业的顶级权威著作，是医学影像技术学科和行业发展的指路明灯，是学会为推动学科建设行稳致远、健康发展的一个重大的举措。

"中华医学影像技术学"丛书是医学影像技术人员的专业工具书、医学影像专业学生的辅导书，也是临床医师的参考书。本丛书在临床应用中不断锤炼和完善，将对医学影像技术学科的发展具有极大的促进作用，必将造福影像技术学科和广大影像技术工作者。

余建明　李真林

2023年3月

前　言

　　放射治疗是恶性肿瘤的主要治疗手段之一，50%～70% 的肿瘤患者在其治疗过程中需要接受放射治疗。随着医学影像学和计算机科学的迅猛发展，肿瘤放射治疗技术日新月异，调强适形放射治疗、立体定向放射治疗、图像引导放射治疗、螺旋断层放射治疗等技术在临床得到了广泛应用，放射治疗真正进入了精准治疗时代。放射治疗师作为放射治疗的实施者，其在整个精准放射治疗中的作用和地位也日益受到业界重视。据 2022 年中国医师协会医学技师专业委员会的行业调查，我国开设放射治疗科的医疗机构、放射治疗设备数量和放射治疗师人数继续呈快速增长趋势，但与世界卫生组织的要求仍有一定差距。因此，培养大量从事肿瘤放射治疗技术专业的高素质人才迫在眉睫。

　　目前国内已有部分高等院校开设了肿瘤放射治疗技术专业，大部分的医学影像技术专业也开设了肿瘤放射治疗技术课程。在人民卫生出版社的支持下，中国医师协会医学技师专业委员会组织了相关专家编写了"中华医学影像技术学丛书"，肿瘤放射治疗技术卷正是其中的一个分卷，本书编者从基础理论和临床实践两个方面系统地介绍了肿瘤放射治疗设备、放射物理基础与计划设计、体位固定、模拟定位、器官运动管理、图像引导技术和计划实施等知识、临床使用经验和最新研究成果。此外，为提高肿瘤放射治疗从业人员自我保障意识，特增加了放射治疗相关的法律法规内容。本书可作为肿瘤放射治疗技术和医学影像技术专业的高校学生学习教材，也适用于放射治疗技术从业人员专业技术的提升，同时也可作为肿瘤放射治疗医师和物理师了解放疗技术的参考用书。

　　由于编者能力与水平有限，且肿瘤放射治疗技术不断迅速发展，书中难免存在疏漏和不足，敬请广大读者批评指正。

　　在此衷心感谢人民卫生出版社、"中华医学影像技术学"丛书编写委员会、本书编者以及众多热心同行对本书出版所作的贡献！

编　者

2024 年 10 月

目　录

第一章　绪论

第一节　放射治疗的发展

放射治疗(简称放疗)已有100多年的历史，1895年伦琴发现了X射线，1896年即用X射线治疗了第一例乳腺癌。1898年居里夫人发现镭，不久就将放射线应用在临床治疗中。1922年出现了深部X线机，并公开报道了治愈喉癌的病例。从此，深部X线治疗逐步增多，但其X线的深度剂量低，皮肤反应大，只能治疗表浅肿瘤。20世纪50年代有了远距离钴-60治疗机，其深度剂量比深部X线明显提高，在临床上能够治疗深部肿瘤，疗效也明显提高；20世纪60年代出现了电子直线加速器，1957年在美国安装了世界上第一台直线加速器，加速器至今仍是临床应用最广的外照射治疗设备。1962年，Buschke医生指出，放疗医生应像其他肿瘤专科医生一样，全面且独立地负责患者的诊断和治疗，并与其他专科医生沟通，制订治疗计划，在治疗期间直接处理患者的各种症状，自此放射肿瘤学(radiation oncology)逐渐发展成为一门独立的学科。1959年，Takahashi教授提出了三维适形概念：20世纪70年代，随着计算机的应用和CT、MRI的出现，以及多叶准直器的发明，实现了三维适形放射治疗。放射治疗学从二维治疗时代进入三维治疗的崭新时代。

放射生物学的发展也为放射肿瘤学提供了理论支撑。由于在放射治疗早期阶段不了解放射线的生物效应，尤其在缺乏相关物理知识的年代，只用发生皮肤红斑反应作为剂量参考。随着临床实践经验的累积，1934年，Coutard发明的分割放射治疗方案，成为沿用至今的基本模式，也就是进行分割放射可以达到比单次放射更好的疗效，同时放射反应也较轻。1956年，细胞集落形成率的实验成功，放射线引起细胞增殖死亡的概念也沿用至今。钴-60

的应用及疗效的提高，能观察到长期生存患者的远期放射损伤，使得临床上对剂量-分割-时间的关系也开始逐步有所认识。20世纪70年代，Ellis提出的名义标准剂量(nominal standard dose，NSD)公式曾被应用于放射治疗方案的换算，其主要缺点是低估了正常组织的晚期并发症，很快就被L-Q模式(二次线性方程式)取代。L-Q模式最大特点是区分了肿瘤早期反应正常组织和晚期反应正常组织。虽然它也存在某些局限，但一直沿用至今。

第二节　放射治疗的现状

放射治疗是和外科手术、药物治疗并列的用于治疗恶性肿瘤的三大治疗手段之一。Tubiana等在1999年报道，45%的恶性肿瘤可治愈，其中手术治愈占22%，放射治疗治愈占18%，化学药物治疗治愈占5%。在美国每年大约有60%以上的癌症患者接受过放射治疗。放射治疗作为主要治疗手段可以根治的疾病包括鼻咽癌、前列腺癌、恶性淋巴瘤、宫颈癌、精原细胞瘤、肛管癌、皮肤鳞癌、肺癌和食管癌等，部分良性或低度恶性肿瘤也可以通过放射治疗达到根治，如骨巨细胞瘤、侵袭性纤维瘤病、朗格汉斯细胞组织细胞增生症和瘢痕等。某些恶性肿瘤通过放疗和手术、化疗综合治疗，可以提高疗效，同步放化疗在部分恶性肿瘤的治疗中已成为标准治疗原则。随着放疗新技术的应用，放疗的适应证更为广泛和有效。

放射治疗按照射方式大体可以分为外照射和内照射。医用电子直线加速器是目前主流的外照射放疗设备。现代电子直线加速器单机可以产生2~3种不同能量的光子线(X线)和几种不同能量的电子线，适应临床使用时的多种选择。相关辅助设备也迅速发展，例如X线模拟机、CT模拟机、三维放射治疗计划系统等。各种辅助设备之间通过高速网络连接,部分甚至能与影像诊断系统(CT、MRI、PET 等)相连,大大提高了放射治疗水平和治疗精度。

调强适形放疗(IMRT)和图像引导放疗(IGRT)是最近十几年开展的放射治疗新技术,目前在国内已日趋普及。调强适形放疗以计算机新技术应用为背景,依托先进的仪器设备,在临床上通过调节剂量强度分布,使照射剂量范围最大限度地适合于肿瘤形状,肿瘤得到最大照射剂量,而正常组织受到的照射剂量尽可能降到最低,有效地保护正常组织,提高了肿瘤治疗的增益比。此外,针对肿瘤在照射过程中体积及位置的变化、摆位误差、器官运动特别是呼吸运动带来的肿瘤位置不确定性发展起来了图像引导放射治疗(IGRT)、剂量引导放疗及自适应放疗,这都有效减少了各种治疗误差,提高了放疗的精度。

内照射方面,近距离放射治疗(brachytherapy)是外照射治疗的重要补充,在子宫颈癌、舌癌等多部位肿瘤中获得较好疗效。以往主要使用镭元素,由于镭的防护要求很高,目前已很少用于临床治疗。现在主要有铱-192、铯-137、钴-60、碘-125、金-198、铜-252 等放射源,结合计算机系统与高精度放射源运动控制,高剂量率的近距离后装放射治疗机已广泛应用。

精确的放射治疗包括"精确定位、精确计划、精确治疗"三个部分,这需要放疗医生、物理师、治疗师等专业人员的密切配合。从临床角度,目前的放疗技术通过 IMRT 和 IGRT 基本实现了以下目标:①提高肿瘤照射剂量,达到提高局部控制率和患者生存率的目的,例如前列腺癌、鼻咽癌及其他肿瘤的治疗;②降低正常组织照射剂量,可以降低毒副作用,达到保护重要器官的目的,如头颈部肿瘤、胰腺癌、肝癌、颅内肿瘤等的治疗;③新技术的应用改变了某些肿瘤的分割照射模式,可以提高单次照射剂量,进行大分割照射;④扩大了放疗的适应证,某些在临床上不能用常规照射实施治疗的肿瘤可以通过调强适形放疗来完成,如直肠癌根治术后放疗后局部复发、肝转移瘤、腹盆腔淋巴结转移等的治疗。

1949 年,我国仅在北京、上海、广州、沈阳等地约有 5 家医院有放射治疗设备。据 1986 年的统计,全国开展放射治疗的医院有 264 家,从事放射治疗的专业医务人员有 4 679 人,其中专业医师 1 715 人;直线加速器 71 台,远距离钴-60 治疗机 224 台。根据 2019 年中华医学会放射肿瘤治疗学分会第九次全国行业调查,有放射治疗单位 1 463 家,从事放射治疗的工作人员共 29 096 人。其中放疗医师 14 575 人,放疗物理师 4 172 人,放射治疗师 8 940 人,维修工程师 1 409 人。共有直线加速器 2 021 台,远距离钴-60 治疗机 66 台,近距离治疗机 339 台,质子重离子 5 台。

虽然近二十年来我国放射治疗事业已经取得了长足进步,中国大陆地区的放射治疗设备仍不能满足肿瘤患者治疗的需求。世界卫生组织推荐标准为每百万人口配置加速器 2~3 台,而根据 2019 年的统计,我国每百万人口放疗设备(加速器和钴-60治疗机)仅为 1.5 台。欧美发达国家的平均水平更高,达到了每百万人口 6~12 台,如美国和法国分别为 12.4 台和 7.5 台。我国放疗设备区域分布差异大,发展不均衡,仅北京、天津、山东、江苏、上海和山西每百万人口超过了 2 台加速器。此外,放射治疗的从业人员也非常紧缺,每年放疗医生、物理师、治疗师需要招聘大量人才。根据 2021 年度的行业调查,在放射治疗师队伍中,近 10 年内入职的从业人员比例超过 50%。虽然放射肿瘤事业发展迅猛,短期内设备和人员短缺的现状仍难以缓解。

第三节　放射治疗的进展

放射治疗设备的进步一直推动着放射治疗的发展。CT 模拟定位机、逆向调强治疗计划系统、带多叶准直器的直线加速器、肿瘤信息系统和调强治疗计划验证系统等先进的仪器设备,推动了适形调强放疗和图像引导放疗的普及。计算机及影像学技术的发展,带动了放射治疗技术的进步,从常规二维放疗发展到三维适形放射治疗、调强适形放疗及四维放疗。近年来 CT 和 MR 方面的新技术,已广泛应用到了放射治疗中,以锥形线束 CT 为代表的机载 CT 影像越来越多地应用到放疗实施环节,磁共振引导的放射治疗设备也开始投入临床使用,在高分辨力影像的精准引导下,目前已能实现亚毫米级的精准肿瘤放疗定位,进一步提高了肿瘤照射剂量,减少了周围正常组织的受照剂量,提高了局部控制率,提高了患者生存质量。

随着分子和功能影像的发展,如 PET/CT、fMRI 和 MRS,通过分辨肿瘤内生长活跃区域、坏死区或乏氧区,进而给予不同的照射剂量,使生物调强放疗成为未来发展方向。与此同时,深入了解肿瘤细胞的分子特点和微环境,发展新的放射治疗策略，例如抗血管生成治疗、表皮生长因子抑制剂和放射治疗的结合，DNA 修复抑制剂也可选择性提高肿瘤细胞的放射敏感性，其结果值得期待。

在放射源的选择上，近年来质子重离子放疗技术也在蓬勃发展。质子重离子治疗，是指利用高能质子束或重离子束，精确轰击肿瘤组织，使肿瘤细胞受到高剂量的电离辐射而损伤死亡的肿瘤治疗技术。质子重离子治疗因其独特的布拉格峰（Bragg peak）剂量特点，使粒子束的能量集中在癌细胞处释放，实现针对肿瘤的"立体精准爆破"，与传统的放射治疗相比具有独特的优势。1954 年，美国加利福尼亚大学伯克利分校的劳伦斯伯克利国家实验室首次利用质子束对晚期乳腺癌患者进行了治疗，拉开了质子重离子治疗恶性肿瘤的序幕。此后的几十年间，各国主要依托国家级的加速器实验室开展探索性的临床试验。1990 年，美国洛玛琳达大学医学中心建成了全球第一个建在医院的质子治疗中心，开创了现代质子治疗的时代。二十多年来，质子重离子治疗在儿童肿瘤、头颈部肿瘤、前列腺癌、肝癌、肺癌、胰腺癌、乳腺癌等各种复杂疑难肿瘤病种已取得了显著疗效，全球已有超过 12 万人接受了此项放疗技术。据不完全统计，到 2022 年底，我国已投入运行的质子重离子放疗单位已超过 6 家，国家卫生健康委员会已批准的质子重离子设备配置许可指标已超过 21 个。

人工智能（artificial intelligence，AI）和深度学习（deep learning，DL）等前沿的计算机技术也越来越多地应用于放射治疗的各个环节，涵盖了从智能靶区勾画（包括危及器官勾画）、自动计划设计、自动剂量验证等各个环节，提高了工作效率，同时最大程度地挖掘了放射治疗设备的潜能。

纵观放射治疗 100 多年的发展历史，放射治疗的不断发展一方面缘于多学科的交叉融合以及放疗设备的技术进步，另一方面在于放疗医生、放疗物理师、放射治疗师、工程师等各个岗位的密切协作，共同提高。

在放射治疗团队中，放射治疗师是放疗的最终执行者，是精确定位和精准治疗计划的实施者，在临床工作中肩负着重要职责。放射治疗技术学主要研究放射治疗师如何运用放射设备及配套的辅助装置，与放疗医生、物理师、剂量师一起，共同设计合理的肿瘤放射治疗方案并实施精准的放射治疗，在杀灭肿瘤的同时，最大限度地保护正常组织和器官。放射治疗师负责的环节主要有患者的体位固定、模拟定位、治疗实施中的患者摆位、位置验证、剂量传递，以及治疗前核查放疗计划、患者宣教等。

放射治疗师在肿瘤放射治疗中的作用非常重要。各种放疗新技术的普及，对放射治疗师也提出了更高的要求。一名合格的肿瘤放射治疗师需经过系统的专业培训，掌握放射治疗技术学、临床肿瘤学、放射物理学、放射生物学、影像学、肿瘤心理学等多方面的知识，并及时跟进最新的放疗技术发展动态，不断学习，提高专业水平。

（张　寅　丁生苟）

参考文献

[1] 李晔雄.肿瘤放射治疗学[M].5 版.北京：中国协和医科大学出版社，2018.

[2] 林承光，翟福山.放射治疗技术学[M].北京：人民卫生出版社，2016.

[3] 王绿化.肿瘤放射治疗学[M].北京：人民卫生出版社，2018.

[4] 林承光，郭跃信，翟福山，等.放射治疗设备与放射治疗技术学[M].北京：科学出版社，2021.

[5] 许森奎，李林涛，张啸龙，等.2021 年中国放射治疗师基本情况调查研究[J].中华放射医学与防护杂志，2022，42（1）：40-44.

[6] 郎锦义.中国放疗三十年回顾、思考与展望[J].肿瘤预防与治疗，2017，30（1）：1-4.

[7] 张烨，易俊林，姜威，等.2019 年中国大陆地区放疗人员和设备基本情况调查研究[J].中国肿瘤，2020，29（5）：321-326.

[8] CHANDRA R A, KEANE F K, VONCKEN F E M, et al.Contemporary radiotherapy：present and future[J].The Lancet，2021，398（10295）：171-184.

第二章　放射治疗设备

扫描二维码
浏览本章插图

第一节　CT 模拟定位机

一、概述

CT 模拟机（CT-simulator，CT-Sim）是在诊断 CT 的基础上发展而来的。CT 图像重建算法的研究由奥地利数学家 Radon 于 1917 提出，即通过对二维或三维物体从不同方向无限次投影，可以计算出其重建图像。1940 年，Gabrial Frank 首次在一项专利中成功地预想了现代断层成像设备的基本要求，即沿着采样的路径，采样的强度是均匀的。1963 年，美国物理学家 Allan Macleod Cormack 在 *Applied Physics* 上发表文章，详细地叙述了他用实验模拟检验图像重建的数学理论，并准确地获得了铝和木材的实际吸收系数，从而为 CT 技术的深入研究打下了基础。1967 年，英国 EMI 中心实验室 Godfrey N. Hounsfield 开始了第一台临床 CT 设备的研制。第一台可供临床使用的 CT 原型设备 EMI Mark 于 1971 年 9 月安装在 Atkinson Morley 医院。1971 年 10 月，神经学家 James Ambrose 和 Louis Kreel 参与完成了第一个患者的头部 CT 扫描，通过图像能够明显地观察到脑瘤病灶。1972 年 4 月，Hounsfield 和 Ambrose 在英国放射学研究年会上发表论文，宣告 CT 设备的诞生。同年 5 月，他们在北美放射学会（RSNA）年会上，公布了 EMI 扫描机这一具有划时代意义的重大发明。

自 1971 年推出第一台 CT 设备以来，CT 设备的发展经历了五代机型。

第一代 CT 机采用平移 / 旋转的扫描方式，多属于头部专用 CT，其 X 射线源为笔形 X 射线束，探测器晶体数为 2~3 个，X 射线管和探测器连成一体。扫描时，X 射线管和探测器沿着直线平移获得多个平移测量数据。平移测量完成后，X 射线管和探测器围绕人体中心旋转 1°，开始下一个角度数据的测量，直至完成 180° 内所有数据的测量。这一代 CT 的特点是 X 射线使用效率低，扫描时间长，通常一个断层面成像就需要 3~5min。

第二代 CT 机仍采用平移 / 旋转的扫描方式。与第一代 CT 机相比，第二代 CT 机采用 5°~20° 的小扇形 X 射线束，探测器晶体数目增加到 3~30 个，每次平移扫描后旋转角度相应地由旋转 1° 提高至 3°~30°，扫描时间也缩短至 20~90s。

第三代 CT 机采用旋转 / 旋转的扫描方式，X 射线束为 30°~45° 的广角扇形束，X 射线可包括整个扫描体截面，探测器晶体增加到 300~800 个。扫描时，X 射线管和探测器不再做平移运动，而是围绕扫描体连续做 360° 顺时针和逆时针转动，扫描时间缩短到 3~5s。

第四代 CT 机采用旋转 / 静止的扫描方式，X 射线束采用广角扇形束，探测器增加到 600~1 500 个，最多可到 4 800 个，均匀地分布在 360° 圆周上。扫描时，X 射线管围绕扫描体做 360° 旋转运动，而探测器则保持静止状态，这一代 CT 的扫描时间缩短至 2s。

第五代 CT 机与前四代 CT 机有着本质上的差别，被称为电子束 CT 或超高速 CT 机，于 1980—1984 年研制，主要用于心脏检查。它的 X 射线管是一个特制的电子扫描枪，探测器数目为 1 732 个，平均分布在两个内环上。探测器在患者 Z 轴方向上的宽度达到了 8cm，扫描时间最快可以达到 50ms。

1983 年，日本学者 Issei Mori 提出了螺旋 CT 的构想，并于 1986 年 12 月正式获得美国专利授权。1989 年，在第三代 CT 技术的基础上，Siemens 采用滑环技术和连续进床技术，生产出第一台螺旋 CT，型号为 SOMATOM PLUS，开启了螺旋 CT 应用的新纪元。此后，CT 不再以"代"来区分，取而代之的是以探测器的排数或单圈扫描成像的层数来区分。

1993 年，以色列 Elsint 公司生产出第一台双层螺旋 CT，开创了多层螺旋 CT 的时代。1998 年，GE、Marconi、Siemens 推出了 4 层螺旋 CT，紧接着 GE 在 2001 年推出了 16 排 CT。2004 年，GE、Philips、Siemens 和 Toshiba 四家公司均推出了 64 排螺旋 CT，开创了数据容积成像的新时代，扫描速度的提高，实现了心脏功能成像。2005 年，得益于球管的小型化，Siemens 推出了双源螺旋 CT，突破了常规 CT 的局限，极大地提高了时间分辨率。2007 年，Toshiba 推出 320 排 640 层 Aquilion one CT，探测器宽度达到 16cm，实现了一个心跳周期的心脏功能成像。时至今日，代表当前 CT 技术的集大成者分别是双源 CT、能谱 CT 和宽体 CT。

CT 在放射治疗模拟定位中的应用可追溯到 20 世纪 90 年代，当时有医院开始将诊断 CT 应用于放射治疗模拟定位。但由于孔径限制，CT 在放射治疗模拟定位的临床应用并不广泛。到了 2000 年，市面上出现了放射治疗专用的 80cm 大孔径 CT 模拟机，解决了早期摆位的难题，极大地推动了放射治疗技术的发展，也标志着三维放射治疗的开始，肿瘤放射治疗进入"精确的肿瘤定位、精确的放疗计划设计和精确的治疗计划执行"的三精时代。近年来，为加强对自主呼吸、心脏跳动、大血管搏动、消化道蠕动等所带来的肿瘤运动问题的管理，4D-CT 应运而生，并带来了全新的扫描方式，包括前瞻式呼吸门控轴向及螺旋扫描、回顾式呼吸门控螺旋扫描等。应用 4D-CT 能够提取多参数呼吸特征，计算出更准确的呼吸曲线，并与同期相的图像实时匹配，使肿瘤运动范围及轨迹的显示更准确，有助于根据患者独特的运动特征进行个体化放疗计划设计，减少肿瘤区照射范围，在提高靶区受照剂量的同时，降低正常组织的毒副作用。

二、结构与原理

CT 模拟机如图 2-1-1 所示，主要由 X 射线管、高压发生器、滤过器、准直器、探测器、数据采集器与图像重建系统、机架系统、扫描床、激光定位系统等组成。

（一）X 射线管

X 射线管是产生 X 射线的重要部件，其结构如图 2-1-2 所示，由阴极、阳极、真空玻璃管或金属陶瓷管和管套组成。阴极由灯丝和聚焦罩组成，其作用是发射电子，并使电子聚焦后轰击阳极靶面。为

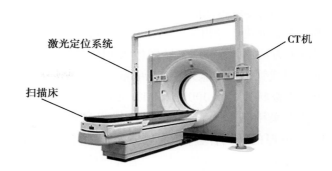

图 2-1-1　CT 模拟机系统结构图

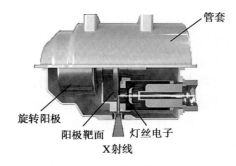

图 2-1-2　X 射线管结构图

了提高 X 射线管的使用效率，大多数的 X 射线管采用双焦点设计。大小焦点根据曝光条件自动切换，一般在小电流、低功率时使用小焦点，在大电流、高功率时使用大焦点。

焦点分为实际焦点和有效焦点。实际焦点指的是灯丝辐射的热电子轰击阳极靶面的实际面积。有效焦点，又称为标称焦点，是指实际焦点在垂直于 X 射线管轴线方向上的投影面积。实际焦点、图像质量与 X 射线管的散热率息息相关。实际焦点越小，有效焦点越小，图像越清晰，但焦点越小，轰击阳极靶面的面积越小，越不利于 X 射线管的散热，二者是相互矛盾的。

聚焦罩，又称阴极头，通常由纯镍或铁镍合金制成，其形状为圆弧直槽或阶梯直槽，借助这样的结构设计，在建立高压电场时，聚焦罩形成等电位分布曲线，迫使电子流形成一定尺寸和形状，飞向阳极靶面，达到聚焦的目的。

在高速电子流轰击阳极靶面的过程中，只有不到 1% 的能量转换成 X 射线，超过 99% 的能量转换成了热量，故而阳极靶面工作时的温度很高，能达到 2 600~2 700℃。再者，X 射线的强度与靶面材料的原子序数成正比，原子序数越大，X 射线的质越硬，其穿透力越强。为了同时满足以上两个要求，一般选用钨作为阳极靶面材料，其熔点为 3 410℃，原子序数 Z=74。虽然钨具有熔点高、原子序数大

的特点,但其导热性能较差,受电子轰击时产生的热量不能很快传导出去。为了克服这种不足,常采用以下方法:一是采用旋转阳极 X 射线管,通常低速 X 射线管阳极转速为 3 500r/min 左右,高速 X 射线管阳极转速为 8 000~10 000r/min;二是在设计工艺上采用钼作为阳极靶材料,阳极靶面材料为 1~2mm 厚的铼钨合金,靶的底层为石墨材料,以此来提供 X 射线管的热容量;三是将玻璃管芯(金属陶瓷管芯)浸泡在高压绝缘油中。

传统的真空玻璃管由于密封性能有限,在使用一段时间后,真空度下降,灯丝氧化升华,不可避免地在玻璃壁上形成金属沉积物,容易导致高压打火而损坏 X 射线管。为了延长 X 射线管的使用寿命,目前在大功率 X 射线管生产设计方面,金属陶瓷 X 射线管正逐步代替玻璃 X 射线管。金属陶瓷管的优点有:①真空性能好;②金属外壳接地,可以捕获飞离阳极靶面的散射电子;③外壳与阳极之间的距离较小,在增大阳极靶面面积时不至于明显增大 X 射线管的尺寸。

目前市场上较为先进的 X 射线管技术主要有平板灯丝技术、飞焦点技术、液态金属轴承技术、旋转阳极双轴承设计、节段阳极设计、旋转阳极中空水冷却 / 油冷却技术、共阳极接地等。这些技术的利用,在提高 X 射线管的阳极散热能力、降低 X 射线球管噪声和延长 X 射线管的使用寿命等方面,起到了极大的促进作用。

(二)高压发生器

高压发生器是 X 射线发生装置的重要组成部分,其作用是:①提供 X 射线管工作时所需的高压;②提供 X 射线管工作所需的灯丝电流。高压发生器按照工作方式可分为工频高压发生器、中频逆变高压发生器和高频逆变高压发生器。其中,高频逆变高压发生器具有功率高、体积小、重复性好和精度高等特点,被广泛应用于 CT 设备当中。

高压发生器由整流、滤波、逆变和高压变压器、灯丝变压器、高压反馈电路、安全保护电路和通信接口电路等组成,其工作过程见图 2-1-3。不同生产厂家的 CT 高压发生器的输出电压和灯丝工作电流有所不同,输出电压通常采用分段控制的方式,分为四挡、五挡或六挡输出。当前主流 CT 设备的高压发生器的一般参数为:电压输出范围为 60~150kV,控制频率为 40~140kHz,输出功率为 30~120kW,灯丝工作电压为 3~12V,工作电流为 3~7A。由于采用闭环控制的方式,电压和电流根据预设值自动调节,输出电压和电流的精度可以控制在 0.01% 的水平。

逆变器是高压发生器的核心,主要由四个大功率电子开关管组成,这四个电子开关管组成惠斯顿电桥,因此也称桥式逆变器。电桥的输入端接直流电源,输出端接高压变压器的初级。当电桥的两组对臂上的开关轮流导通时,直流电流分别通过电桥的两组对臂以正反两个方向流经由高压变压器初级线圈和谐振电容组成的谐振回路形成交流电流。四个电子开关管一般采用绝缘栅双极晶体管(IGBT)或大功率场效应管(MOSFET),逆变器的工作频率即为电子开关管的导通频率。

近年来,随着能谱技术的广泛应用,采用单个 X 射线管瞬时电压换技术对高压发生器有着近乎苛刻的要求,高低电压要求在 0.5ms 内完成瞬间切换,以保障 X 射线能谱成像尽可能满足同时、同源、同向的要求。

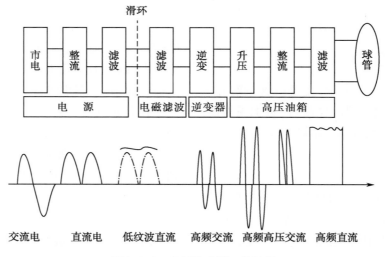

图 2-1-3　高压发生器工作过程

（三）滤过器

滤过器（filter）安装在 X 射线管输出窗的位置，根据形状分为平板滤过器和楔形滤过器，其主要作用是吸收低能 X 射线，使 X 射线硬化，能谱变窄，减少患者辐射剂量，提高图像质量。但滤过器长时间使用后会出现开裂，影响图像质量。

（四）准直器

准直器（collimator）根据所在位置不同，分为前准直器和后准直器。前准直器安装在 X 射线管输出窗位置，由两组叶片、驱动电机、位置传感器、限位开关及相应的逻辑控制电路等组成。每一组叶片都独立控制，其控制过程如下：扫描图像时，通过检测探测器第一帧图像的本影信号和半影信号，精确定位 X 射线的位置，并根据扫描参数实时动态调整。扫描过程中，定时监测叶片的位置，如果位置发生偏移且在允许范围内时，将出现警告信息；如果超出允许范围，扫描将被终止。

前准直器的作用是：①提供探测器 Z 轴方向上的准直，使尽可能窄的射线束保持在所需的探测器层厚范围；②减少患者辐射剂量；③减少图像伪影。

后准直器安装在探测器的前端，其作用是保证 X 射线尽可能垂直进入探测器单元，减少散乱射线干扰，有效避免锥形线束伪影。

在日常使用过程中，前准直器位置传感器受污染、限位开关损坏、驱动电机老化等，都会造成选择层厚时或扫描过程中报错。因此，在设备的日常维护保养中应当给予关注，及时清理传感器的灰尘，给电机传动结构进行润滑等。

（五）探测器

探测器的作用是将 X 射线转换为可供记录的电信号。根据物理形态分为气体探测器和固体探测器两种，其中固体探测器包括闪烁探测器和半导体探测器。

气体探测器是利用气体（一般采用化学性能稳定的惰性气体，如氙气）电离的原理，入射的 X 射线使气体产生电离，在偏置电场的作用下，正离子向负极移动，负离子向正极移动，形成电离电流。电流的大小与入射 X 射线的强度成正比，测量该电流的大小即可得到入射 X 射线的强度。气体探测器的结构如图 2-1-4 所示，电离室的上下夹面由陶瓷拼成，每个电离室两侧用薄钨片分隔开，X 射线入射方向由薄铝板制成，所有隔板相互联通，并与直流高压电源相连接，各个中心收集电极连接到相应的前置放大器上。X 射线进入电离室后使气体电

离，正离子由中心收集电极接收，通过前置放大器后送入数字采集系统。气体电离时电离室内会产生高温，因而隔板和收集极均采用钨片。钨片与 X 射线入射方向一致，起到了后准直器的作用。

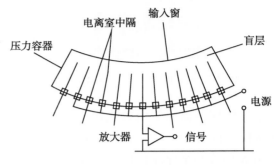

图 2-1-4　气体探测器结构

氙探测器的主要缺点是：①量子检出效率（DQE）较低，增加气体压力可以提高 DQE，典型的高压氙探测器的 DQE 值为 60%~70%；②低密度气体介质容易出现饱和现象，导致部分 X 射线无法电离；③难以制造 2D 结构的气体探测器，其应用局限于单排 CT 设备。随着探测器技术的发展，目前该项技术已经被淘汰。

闪烁探测器的发展经历了两个阶段，早期的闪烁探测器由闪烁晶体和光电倍增管组成，闪烁晶体将 X 射线转换为可见光，光电倍增管是一种光电转换器件，不同的是，光电倍增管可以将微弱的光信号按比例转换成较大的电信号。这个时期的闪烁探测晶体的主要材料是：铊激活碘化钠[NaI（TI）]、锗酸铋（BGO）、钨酸镉（CdWO_4）等。这些闪烁晶体或多或少存在一些问题，如余辉时间长、易潮解、热膨胀系数大、机械强度低、超高纯原料价格贵昂等。

到了 20 世纪 80 年代，随着无机材料制备方法不断进步，科研人员通过组分调控和优化制备工艺，研制出了多晶闪烁陶瓷晶体。闪烁陶瓷晶体具有低余辉、高稳定性、高密度、高发光率、发射波长与二极管读出匹配良好等特性，制备工艺简单、尺寸灵活、成本低，易于批量生产，且能够根据应用要求实现高浓度离子均匀掺杂。随着闪烁陶瓷探测器性能的不断优化，带有固态二极管的闪烁陶瓷探测器逐步取代了带有光电倍增管的闪烁探测器。闪烁陶瓷探测器闪烁体小块表面镀有反射材料并与底部的光电二极管耦合，其结构示意图如图 2-1-5 所示，入射 X 射线与闪烁晶体发生光电效应产生光电子，光电子在传播的过程中，使其他原子上的电子受到激发，受激发的电子回到基态时可释放出可见光或紫外线光谱，并被光电二极管接收，转化为电信号。

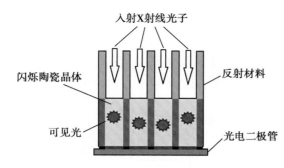

图 2-1-5 闪烁陶瓷探测器结构图

半导体探测器通常由碲化镉（CdTe）、碲锌镉（CdZnTe）、硅（Si）或砷化镓（GaAs）等材料制成，是利用 X 射线与半导体材料作用时产生电子-空穴对，这些电子-空穴对在高压偏置电场的作用下朝相反的方向运动，产生短电流脉冲，这些电流脉冲经整形电路转换为电压脉冲，电压脉冲的高度与 X 射线光子的能量成正比，一旦这些脉冲电压超过对应能级电压阈值，将被多路计数器计数，其结构原理见图 2-1-6。

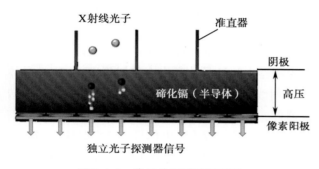

图 2-1-6 半导体探测器原理图

相比于闪烁探测器，半导体探测器具有以下几个优点：①X 射线直接转换成电信号，减少了中间转换环节，X 射线检测效率更高，有效降低患者的辐射剂量；②像素尺寸更小，可以显著提高图像的空间分辨率；③所有的 X 射线光子权重都被计数，有效改善软组织和碘对比剂的对比度；④有效减少电子噪声干扰，减少图像噪声和伪影。据预测，半导体探测器将是 CT 探测器未来的发展方向。

在多层 CT（multi-slice computed tomography，MSCT）中，探测器的"排"和"层"是两个不同的概念。"排"指的是 CT 探测器在 Z 轴方向的物理排列数目，有多少排探测器，就是多少排 CT，这个指标属于探测器的结构性参数。"层"指的是数据采集系统同步获得图像的能力，用数据采集系统（DAS）的通道数目或机架旋转 360° 同步采集图像的最大层数来表示，这个指标属于探测器的功能性参数。"排"和"层"之间不是严格的相等关系，有 64

排 CT 机架旋转 360° 最大能采集 64 层图像的，也有 64 排 CT 机架旋转 360° 最大只能采集 32 层图像的，还有 64 排 CT 机架旋转 360° 最大采集 128 层图像的。

MSCT 探测器的排列结构分为矩阵探测器（matrix detector）、自适应阵列探测器（adaptive array detector）和混合矩阵探测器（mixed matrix detector）三种。三种不同探测器的排列结构如图 2-1-7 所示。

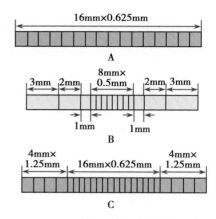

图 2-1-7 三种不同探测器排列结构

A. 矩阵探测器，其在 Z 轴方向呈等宽排列，均为 0.625mm 层厚；B. 自适应探测器，其在 Z 轴方向排列大小各不相等，依次为 0.5mm 层厚、1mm 层厚、2mm 层厚和 3mm 层厚；C. 混合矩阵探测器，其在 Z 轴方向排列为中间为 0.625mm 层厚，两边为 1.25mm 层厚。

（六）数据采集与图像重建系统

对于医用诊断 X 射线而言，X 射线与物质的相互作用主要有三种形式，即光电效应、康普顿效应和相干散射。探测器所测得的 X 射线的信号是 X 射线与物质相互作用的总和效应，其衰减程度与物质的厚度和吸收系数有关。实践证明，X 射线的衰减规律符合朗伯定律，计算式如公式 2-1-1 和公式 2-1-2 所示。

$$I = I_0 e^{-\mu d} \qquad \text{（公式 2-1-1）}$$

$$\mu = \frac{1}{d} ln \frac{I_0}{I} \qquad \text{（公式 2-1-2）}$$

式中 I_0 是入射 X 射线的强度，μ 是衰减系数，d 是 X 射线穿过物质的距离，I 是 X 射线穿过 d 距离之后的强度。由公式 2-1-1 可知，物质的衰减系数 μ 与 X 射线的能量、物质的原子序数以及密度有关。但需要强调的是，公式 2-1-1 成立的前提条件是 X 射线束穿过物体的密度是均匀的。然而在实际的 CT 扫描过程中，人体组织成分如骨骼、软组织、血液等的衰减系数是不一样的。因此，假设物体被分为若干相等长度的小段 d，且 d 值足够小，从而认为每一段的密度是均匀的,进而,由公式2-1-2推导得出公式2-1-3。

$$\mu_1+\mu_2+\cdots+\mu_n=\frac{1}{d}ln\frac{I_0}{I}$$ （公式2-1-3）

在X射线穿过人体的某一路径上,如果已知I_0、I和d,则可以计算出物质的衰减系数总和,但单个方程无法计算出n个未知数。因此,必须通过测量多个角度的投影数据,建立多个联立方程,才能计算出所有的μ值。

在应用过程中,具有一定厚度的人体某一层面(厚度由选定的断层厚度决定)被分割成许多小的体积单元,称之为体素,由这些小的体积单元组成一个扫描矩阵,扫描矩阵一般分为256×256、512×512和1 024×1 024三种。

CT设备不直接显示衰减系数μ值,而是用CT值表示,它是一个相对值,水的CT值为0HU,空气的CT值为–1 000HU,人体各组织的CT值见表2-1-1。

表2-1-1 人体组织的CT值

组织	CT值/HU	组织	CT值/HU
骨密质	1 000	血液	16
钙质	60	水	0
凝血	40	脂肪	–100
脑白质	24	空气	–1 000
脑灰质	36		

数据采集系统(data acquisition system,DAS)的作用是将探测器各通道产生的与X射线强度成正比的电流信号经积分电路转化成电压信号,经放大处理后由模数转换器转换为串行数字信号。所有通道的串行数字信号被送到逻辑控制单元转换为并行输出数字信号。这些信号经偏移校正后,进行光电转换,并由射频发射接收装置发送到专用的图像重建系统进行处理和重建。数据采集系统主要由积分器、前置放大器、模数转换器、逻辑控制器和多路转换器等组成,其结构见图2-1-8。

从数据采集单元出来的数字信号经过预处理后形成原始数据(raw data),用于CT图像处理和重建。CT图像重建的方法有很多,而且不同的扫描方式,其图像重建方法也略有不同,但基本原理是相同的,常见的CT图像重建方法有以下几种。

1. 直接反投影法 直接反投影法是将测量的投影数据"原路"反投影到投影线的各个像素上的重建算法。由此组成该物体的剖面图像(公式2-1-4)。直接反投影法的成像特点:运算简单,成

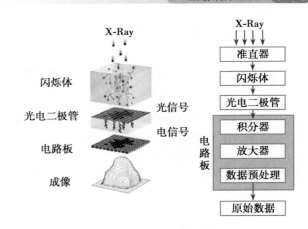

图2-1-8 图像数据采集系统框图

像速度快,但图像质量相对较差。

$$f(x,y)=\int_0^\pi P_\theta(x\cos\theta+y\sin\theta)d\theta$$
（公式2-1-4）

2. 迭代法 在实际应用过程中,由于采集数据较大,联立的方程个数较多,很难采用解析法解方程组,因此有学者提出了迭代法(公式2-1-5)。迭代法的主旨思想是从一个假想的初始图像出发,根据人为设定并经理论计算得到的投影值同实测的剖面投影值进行比较,然后将得到的差值反投影到图像上,不断进行逼近,直至认为迭代的结果已经足够准确,则重建过程结束。常用的迭代重建方法有同步迭代代数重构法(SIRT)、代数重构法(ART)和迭代最小二乘法(ILST)。

$$f(i+1)_j=f(i)_j+\frac{a_{ij}\left[P_i-\sum_{k=1}^N a_{ik}f(i)_k\right]}{\sum_{k=1}^N a_{ik}^2}$$

（公式2-1-5）

3. 解析法 解析法是目前CT图像重建技术中应用最广泛的方法,它的数学基础是傅里叶变换,主要有二维傅里叶变换重建法、空间滤波反投影法和卷积反投影法。

为了便于阐述傅里叶变换的过程,将目标重建图像函数设为$f(x,y)$,$p(t,\theta)$表示原函数在θ角度采集到的平行投影,t表示投影线到等中心(机架旋转中心)的距离,设s为θ角度下投影X射线的平行坐标,它与t所在的坐标轴垂直,则:

$$p(t,\theta)=\int_{-\infty}^{+\infty}f(t,s)ds$$ （公式2-1-6）

对$p(t,\theta)$进行一维傅里叶变换得:

$$p(\omega,\theta)=\int_{-\infty}^{+\infty}p(t,\theta)e^{-2j\pi\omega t}dt$$

（公式2-1-7）

将公式2-1-6代入公式2-1-7得:

$$p(\omega,\theta)=\int_{-\infty}^{+\infty}\int_{-\infty}^{+\infty}f(t,s)e^{-2j\pi\omega t}dtds$$

（公式2-1-8）

t和s在投影坐标中表示为：

$$t=x\cos\theta+y\sin\theta \quad （公式2-1-9）$$

$$s=y\cos\theta-x\sin\theta \quad （公式2-1-10）$$

将公式2-1-9和公式2-1-10代入公式2-1-8得：

$$p(\omega,\theta)=\int_{-\infty}^{+\infty}\int_{-\infty}^{+\infty}f(x,y)e^{-2j\pi\omega(x\cos\theta+y\sin\theta)}dxdy$$

（公式2-1-11）

图像$f(x,y)$的二维傅里叶变换为：

$$F(u,v)=\int_{-\infty}^{+\infty}\int_{-\infty}^{+\infty}f(x,y)e^{-2j\pi\omega(ux+vy)}dxdy$$

（公式2-1-12）

（七）机架系统

机架系统包括静态和动态两部分，静态部分和动态部分通过碳刷和滑环进行连接，以传递供电、控制信号和数据。根据传递电压不同，滑环分为高压滑环和低压滑环两种。高压滑环在静态部分和动态部分之间传递上万伏的电压，而低压滑环则传递几百伏的电压。高压滑环对绝缘要求较高，在使用过程中，容易引起高压放电，影响数据采集，目前该技术已经淘汰。低压滑环对绝缘要求不高，工艺要求和制作成本较低，使用安全、可靠，目前仍然是CT滑环技术的主流。在新型的机架设计中，个别厂家利用谐振耦合式无线电传输方式，已经设计出了无碳刷滑环，并已经在一些高端机型上开始商用。

机架系统根据驱动方式不同，主要有以下几种形式。①皮带驱动：该驱动方式机架控制精度差、噪声较大、容易产生摩擦，长时间使用容易导致皮带断裂，主要应用在较低端的CT设备上。②普通滚珠轴承电磁直驱：该驱动方式优点是噪声低，转速快，缺点是滚珠轴承需要定期添加特制润滑油。③磁悬浮驱动：这是一种新型结构的无轴承电动机驱动技术，它是利用同磁性相斥的原理，转子被定子排斥而转动。工作时，转子处于悬浮状态，相对运动表面之间无接触，有效避免了机械摩擦和接触疲劳，具有转速快、精度高、可靠性强、能耗低、噪声小的特点，不需要添加润滑油，适合长时间运行。④气垫驱动：机架工作时，通过气膜将两个相对运动表面摩擦体分离，使转子处于悬浮状态，有效降低机架旋转时的摩擦阻力和机械振动。

常规情况下，用于诊断的CT孔径只有70cm，无法满足一些特殊体位的摆位要求。因此，市面上应用于放射治疗专用的CT模拟机通常都采用大孔径设计，一般孔径值为80~90cm，以满足当前CT模拟定位中各种体位的要求。如乳腺肿瘤、腹盆腔、四肢以及其他特殊部位肿瘤在摆位时需要采用相应的专用体位固定装置或个性化体位固定方式。

（八）扫描床

放疗模拟定位需要按患者治疗时的体位和固定方式进行摆位。因此，不同于诊断CT扫描床碳素纤维弧形凹面床，CT模拟机的扫描床采用与直线加速器床面相同的平面结构碳素纤维床，以保证治疗摆位的可重复性，其主要结构由基座、平板床面、水平运动控制系统、垂直运动控制系统及安全保护装置等组成。

根据美国医学物理师协会（American Association of Physicists in Medicine，AAPM）发布的 *Quality assurance for computed-tomography simulators and the computed tomography-simulation process*: *Report of the AAPM Radiation Therapy Committee Task Group No. 66*，扫描床在75kg模拟负荷的情况下，控制精度应满足以下要求：①扫描床床面应保持水平，并与成像平面垂直正交，允许误差不超过2mm；②扫描床水平和垂直运动指示和位置读数必须具有准确性和可重复性；③扫描床水平和垂直运动精度允许误差为±1mm。

相比于AAPM的要求，市面上用于放射治疗的CT模拟定位机具有更高的负荷载重和更加精确的运动控制，在负荷载重超过200kg的情况下，床面下沉不超过2mm，运动控制误差在±0.25mm范围内，极大地满足了精确放疗的需求。

（九）激光定位系统

CT模拟机激光定位系统分为内置激光和外置激光两部分，二者在扫描平面方向上的距离通常为500mm。内置激光为CT模拟机自带，主要用于扫描位置的定位。外置激光定位系统分为固定式和可移动式两种，通常建议采用三维可移动激光定位系统。外置激光定位系统主要用于患者的摆位、设置患者体表标志和放射野中心标志。

三维可移动激光定位系统由激光灯、软件控制系统和运动控制驱动系统三部分组成。以三支激光灯为例，安装在机架两侧的两支激光灯可沿与检查床垂直方向做同步运动，安装在机架上方的另一支激光灯可以在扫描区域内沿着扫描床左右方向运动，以解决扫描床无法左右移动的问题。CT模拟机外激光定位系统与治疗机房内的激光定位系统必须保持一样，并且能准确定位等中心位置，具有良好的重复性，以提高放射治疗摆位的精度。外激光定位的精准性直接关系到模拟定位的准确性和放射治疗效果，因此必须加强对外激光的质量控制检测。

三、主要参数、质量控制指标

（一）检测依据

目前我国对于 CT 模拟机尚未出台专门的质量控制检测技术规范文件或行业标准文件，其质量控制检测主要依据 GB 17589—2011《X 射线计算机断层摄影装置质量保证检测规范》、WS/T 519—2019《X 射线计算机体层摄影装置质量控制检测规范》和 JJG 961—2017《医用诊断螺旋计算机断层摄影装置（CT）X 射线辐射源》等，但上述标准和检测规范只适用诊断 CT 要求。

在学术研究和实践过程中，国内医疗机构及专家学者主要参考美国医学物理师协会（AAPM）发布的 *Quality assurance for computed-tomography simulators and the computed tomography-simulation process：Report of the AAPM Radiation Therapy Committee Task Group No. 66* 和加拿大物理师组织（COMP）发布的 *CQPR technical quality control guidelines for CT simulators* 作为指导准则，开展质量控制检测。

依据国家卫生行业标准 WS/T 519—2019《X 射线计算机体层摄影装置质量控制检测规范》的要求，CT 设备的质量控制检测包括验收检测、状态检测和稳定性检测。

1. 验收检测 设备安装完毕或设备重大维修（特指更换球管和探测器）后，为鉴定其性能指标是否符合约定值而进行的质量控制检测。验收检测应在设备安装调试完成后立即进行，及时发现问题和缺陷，以便系统、全面、客观地评价设备的性能，发现问题并及时与供应商沟通协调，必要时可根据合同要求提出索赔。

2. 状态检测 对运行中的 X 射线诊断设备，为评价其性能指标是否符合相关标准要求而定期进行的质量控制检测，检测周期通常为每年一次，为使检测结果具有可比性，要求每次检测条件必须保持一致。

3. 稳定性检测 为确定 X 射线诊断设备在给定条件下获得的数值相对于一个初始状态的变化是否符合控制标准而定期进行的质量控制检测，检测周期分为 1 个月、6 个月和 1 年。

另外，根据《放射诊疗管理规定》的要求，验收检测和状态检测必须委托有资质的卫生技术服务机

构进行检测，稳定性检测由医疗机构自行实施检测或委托有能力的技术机构进行检测。检测报告的基本内容应包括委托单位基本信息、设备信息、检测项目、相应检测要求、检测结果及其相应标准要求。

（二）检测模体

在 CT 设备质量控制检测中，Catphan500 是目前应用最广泛的 CT 质量控制检测模体。Catphan500 及内部结构见图 2-1-9，包括 CTP401、CTP528、CTP515 和 CTP486 四个检测模块。

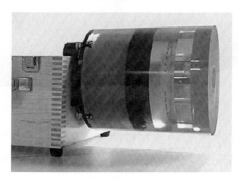

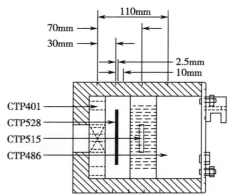

图 2-1-9 Catphan500 图

CTP401 模块及扫描图像见图 2-1-10，它的直径为 25cm，厚度为 2.5cm，内嵌两组 23°金属斜线，在 x、y 轴方向上内嵌四种密度不同的 1.25cm 的小圆柱体，小圆柱体内分别填充了四氟乙酸、丙烯酸、低密度聚乙烯和空气。CTP401 可用于测量层厚、CT 值线性、像素、扫描床，以及定位激光精度等。

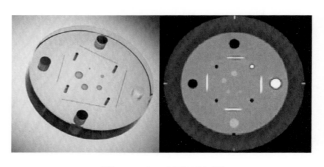

图 2-1-10 CTP401 图

CTP528 模块及扫描图像见图 2-1-11，它的直径是 15cm，厚度为 4cm，在径向方向嵌入 2mm 厚的铝，可以测量 1~21Lp/cm 的空间分辨率。CTP528 可用于测量扫描层面的几何特性、空间分辨率、调制传递函数（MTF）和 x、y、z 轴的点扩散函数。

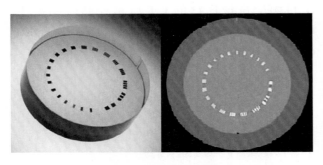

图 2-1-11 CTP528 图

CTP515 模块及扫描图像见图 2-1-12，它的直径是 15cm，厚度为 4cm，由一系列不同直径和对比度、长度为 40mm 的圆柱棒，分内外两层呈放射状组成。内层对比度分别为 0.3%、0.5% 和 1.0%，直径分别为 3mm、5mm、7mm、9mm。外层对比度分别为 0.3%、0.5% 和 1.0%，直径分别为 2mm、3mm、4mm、5mm、6mm、7mm、8mm、9mm 和 15mm。CTP515 可用于测量密度分辨率。

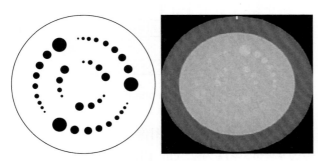

图 2-1-12 CTP515 图

CTP486 模块见图 2-1-13，它的直径为 15cm，厚度为 5cm，由固体均匀材料组成。CTP486 可用于测量均匀性和噪声。

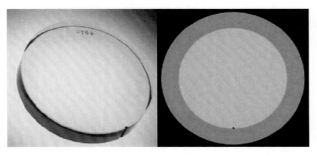

图 2-1-13 CTP486 图

（三）主要技术参数

1. 扫描床定位精度 扫描床定位精度指的是扫描床移动一个设定的距离和退回到初始位置时与指定值的偏差。在质量控制检测过程中，通常采用直尺测量法，要求定位误差为 ±2mm，归位误差 ±2mm。

2. 定位激光精度 定位激光精度即内外激光定位线在模体上的投影线与实际扫描层面的偏差程度。通常采用模体检测法，验收检测要求激光定位精度在 ±2mm 内，状态检测要求激光定位精度在 ±2mm 内。

3. 扫描架倾角精度 采用长方体模体或倾角仪进行测量，要求精度在 ±2° 内。

4. 重建层厚偏差 重建层厚指的是扫描野中心处成像灵敏度剖面分布曲线的半值全宽。通常采用斜线法，通过测量模体金属线的长度，取金属线斜角的正切值。扫描层厚 S>2mm 时，允许误差在 ±1mm 内；扫描层厚 1mm≤S≤2mm，允许误差在层厚的 ±50% 内；扫描层厚 S<1mm，允许误差在 ±0.5mm 内。

5. 加权 CT 剂量指数（CTDI$_w$） 将模体中心点测量的 CTDI$_{100}$ 与外围各点测量的 CTDI$_{100}$ 的平均值进行加权求和，其计算公式如下。

$$CTDI_w = \frac{1}{3} CTDI_{100,c} + \frac{2}{3} CTDI_{100,p}$$

（公式 2-1-13）

公式 2-1-13 中，CTDI$_{100,c}$ 表示模体中心点 CTDI$_{100}$，CTDI$_{100,p}$ 表示模体外围各点测量的 CTDI$_{100}$ 的平均值。其中，CTDI$_{100}$ 表示单次轴向扫描时，沿着标准横断面中心轴线从 −50mm 到 +50mm 对剂量剖面曲线的积分，除以标称层厚与层面数 N 的乘积，计算公式如下。

$$CTDI_{100} = \frac{1}{N \cdot T} \int_{-50mm}^{+50mm} D(z) dz$$

（公式 2-1-14）

公式 2-1-14 中，N 表示单次轴向扫描所产生的层面数；T 表示标称层厚，$D(z)$ 表示沿着标准横断面中心轴线的剂量剖面分布曲线。

采用聚甲基丙烯酸甲酯（PMMA）的均质圆柱模体，要求头模直径为 160mm，模体直径为 320mm，模体长度约为 15cm。验收检测要求在设备标称值的 ±15% 以内，状态检测要求在设备标称值的 ±20% 内。

6. CT 值、均匀性和噪声 CT 值用来表示在

CT 影像中一特定感兴趣区内所有像素 CT 值的平均值，用 HU 单位表示。检测过程中，要求水模体内径 18~22cm，CTDI$_w$ 不大于 50mGy，扫描层厚 10mm，选取直径约为测试模体图像直径 10% 的 ROI，测量该 ROI 的平均 CT 值作为水 CT 值的测量值。要求验收检测 CT 值在 ±4HU 内，状态检测 CT 值在 ±6HU 内。

噪声指的是均匀物质影像中给定区域 CT 值对其平均值的变异。检测选取直径约为测试模体图像直径 40% 的 ROI，测量该 ROI 内 CT 值的标准偏差，该标准偏差除以对比度标尺作为噪声的测量值 n，计算公式如下。

$$n=\frac{\delta}{CT_{水}-CT_{空气}}\times100\%$$

（公式 2-1-15）

CT$_{水}$ 的取值为 0HU，CT$_{空气}$ 取值为 -1 000HU。对于层厚不能设置为 10mm 的 CT，可按公式 2-1-16 对噪声进行修正。

$$n_{10}=n_T\sqrt{\frac{T}{10}}$$

（公式 2-1-16）

其中 n_{10} 表示层厚为 10mm 时的噪声，n_T 表示实际层厚为 T 时噪声的测量值，T 表示预设层厚，单位为毫米（mm）。验收检测要求噪声 $n_{10}<0.35\%$，状态检测要求 $n_{10}<0.45\%$。

均匀性指的是整个扫描野中，均匀物质影像 CT 值的一致性。检测时在图像圆周相当于钟表时针 3 点、6 点、9 点、12 点的方向，距模体影像边沿约 10mm 处，选取直径约为测试模体图像直径 10% 的 ROI，分别测量这四个 ROI 的平均 CT 值，它们与图像中心 ROI 平均 CT 值的最大差值作为均匀性的测量值。验收检测时均匀性要求在 ±5HU 内，状态检测时要求均匀性在 ±6HU 内。

7. 高对比分辨力 高对比分辨力也称空间分辨力，当不同物体间衰减系数的差异与背景噪声相比足够大时（通常认为至少为 100HU），在显示的 CT 图像中分辨不同物体的能力。通常采用线对法，扫描模体成像时要求 CTDI$_w$<50mGy，同时调整影像的窗宽和窗位，直接读取图像能分辨的最高线对。验收检测常规算法要求 >6.0Lp/cm，高分辨力算法要求 >11Lp/cm，状态检测常规算法要求 >5.0Lp/cm，高分辨力算法不做要求。

8. 低对比可探测能力 低对比可探测能力又称密度分辨力，是指 CT 图像中能识别低对比细节的最小尺寸的能力。扫描模体时，采用头部轴向扫描条件，设置采集层厚为 10mm 或最大层厚，每次扫描的剂量 CTDI$_w$ 应不大于 50mGy，尽量接近 50mGy。调整窗宽和窗位，确定每种标称对比度的细节所能观察到的最小直径，乘以标称对比度，相加后取平均值作为低对比可探测能力。验收检测要求低对比可探测能力 <2.5mm，状态检测要求低对比可探测能力 <3.0mm。

9. CT 值线性 采用嵌有三个不同 CT 值模块的模体，且模块 CT 值之差均应大于 100HU。由于模块的密度不同，对 X 射线的衰减系数 μ 值就不同。使用临床常用头部和体部扫描条件分别扫描，选取直径约为模块直径 80% 的 ROI，测量其平均 CT 值，标称 CT 值与测量所得该模块的平均 CT 值之差，差值最大者记为 CT 值线性的评价参数。验收检测要求 CT 值线性在 ±50HU 内，状态检测不做要求。

四、日常故障案例

（一）案例一

1. 故障现象 开机后进入操作界面报 "Fatal Error"，具体内容为 "Service summary procedure failed, No scan possible"。不能进行球管预热，机架上按键指示灯不亮，显示面板也处于熄灭状态。

2. 故障分析 观察图像控制服务器（ICS）能正常进入工作界面，图像重建服务阵列（IRS）服务器指示灯正常，电源控制柜内指示灯正常，用万用表测量电源柜内电压，三相均为 AC380V，属正常供电。关机重启，观察开机时机架的运行情况，发现滑环在启动瞬间可以正常启动，但很快就掉电，故而初步判断为滑环及其运动控制模块异常。

3. 解决方案 关闭 CT 设备和稳压电源，关闭电源控制柜上的 S1 空气开关，以彻底断开机架电源。拆除设备外盖，将滑环充分暴露，为确保工作安全，用万用表测量滑环对地电压，所测电压为 0V 后方可进行检测。根据滑环的工作原理，静态部分和动态部分是通过碳刷连接的，故而重点检查碳刷的工作情况。经检查滑环碳刷部分没有明显的积碳，也未发现有明显的打火，碳刷的磨损程度也未到约定值，怀疑是否为碳刷位置出现了偏离，造成接触不良。清理滑环和碳刷上的碳粉后，重新安装碳刷，并仔细检查和核对碳刷的位置确认无误后，重新安装回去，上电后机架显示面板工作正常，按键功能正常，球管预热正常，设备恢复正常工作。

（二）案例二

1. **故障现象** CT 扫描后无法进行图像重建，报错信息为"无法连接到重建服务器"。

2. **故障分析** CT 有两套计算机系统：一套为 Host 主控计算机，主要功能是进行人机操作；另一台为图像重建计算机（common image reconstruction system，CIRS），其主要功能是进行图像采集和重建。Host 主控计算机可以进行正常的人机交换操作，但无法连接到重建服务器，故而怀疑为 CIRS 图像重建计算机故障。

3. **解决方案** CIRS 通过光纤与 Host 主控计算机连接，没有连接显示器。给 CIRS 计算机安装一台显示器，查看其是否正常启动，结果发现 CIRS 计算机的基本输出输入系统（BIOS）没有启动，显示器黑屏。利用最小单元法将 CIRS 计算机上的内存、显卡、采集卡、硬盘和光驱等全部拔除，只剩下主板和 CPU，开机后故障依旧，测量电源各组电压均正常，判定为主板故障，更换相同型号的主板后，设备恢复正常。

（三）案例三

1. **故障现象** 在 CT 选择扫描程序后，操作界面弹出报错信息"Hardware err, Stop Scanning"。错误代码为：（60-0402）mA scale error. mA has been measure to be either too low or too high with respect to mA demand 20 ms after the beginning of the exposure。

2. **故障分析** 错误信息显示：曝光时的电流（mA）值与预设值不相符。电流值出错可能的原因有：①灯丝老化；②高压油箱故障；③电压（kV）控制板故障；④灯丝加热板故障。对故障的处理，遵循从简单到复杂的原则，由于 CT 设备通常都是常年处于开机状态，容易导致板件之间通信出现问题，关闭 service 板上 120V 开关，重启设备后故障依旧。由于单独报电流（mA）出错，没有其他关联性错误，重点检查灯丝加热板和 X 射线管老化问题。检查灯丝加热板供电正常，结合 X 射线管的使用时间和曝光秒次，初步怀疑为 X 射线管老化引起的故障，尝试对 X 射线管进行灯丝校正。

3. **解决方案** 进入 Service 维修界面，依次打开 Diagnostics—Generator Tool JEDI 诊断工具栏，在弹出界面中选择 Tube install 下的 Reset TNT Data，清除 TNT 数据。重置成功后，回到上一层界面，点击 Filament Cal，进入后选择 Ductility Warm Up、Large Filament Cal、Small Filament Cal 三项内容，点击 Scan 进行灯丝校正，校正能正常通过。灯丝校准成功后，返回操作界面，曝光测试正常，设备恢复正常工作。

第二节 磁共振模拟定位机

一、概述

1913 年，Wolfgang Pauli 提出了"核磁共振"一词。同年，美国哥伦比亚大学教授 Isidor Isaac Rabi 设计和完成了世界上第一个核磁共振实验，Otto Stem 建立起测量磁偶极子运动的装置，从而揭开了人类对核磁共振研究的序幕。

1937 年，B.G Lasarew 和 L.W Schubnikow 在对固态氢进行研究时发现，即使在−271℃的实验温度下，微观核磁矩也能在很短的时间内达到热平衡，并测出了氢的核磁矩，因此，他们二人被认为是最早发现核磁现象的人。

1946 年，美国斯坦福大学 Felix Bloch 和哈佛大学 Edward Purcell 在各自独立开展研究的情况下，几乎同时发现：在外在磁场的作用下，某些物质会发出一定频率的电磁波。同时，他们还证明，用恰当的电磁波在主磁场的垂直方向上对原子核进行激励，可以使其进动角度大增，停止激励后原子核又恢复到激励前的状态，并发出与激励射频信号相同频率的信号，这种现象被称为核磁共振现象。核磁共振现象发现不久，Felix Bloch 和 Edward Purcell 共同研究并开发出了世界上第一台谱仪系统。1952 年，Felix Bloch 和 Edward Purcell 共同获得了诺贝尔物理学奖。1953 年，谱仪开始商品化，并沿用至今。

在核磁共振现象发现后的 20 年里，核磁共振主要被用于研究物质的分子结构。直到 1970 年，美国内科医生 Raymond Damadian 在对植入恶性肿瘤细胞的老鼠进行磁共振实验时发现，肿瘤组织的 T_1 时间明显长于正常组织的 T_1 时间，开启了核磁共振应用于人体疾病的研究。

1972 年，美国纽约州立大学的 Paul Christian Lauterbur 提出用核磁共振信号可以重建图像。1973 年，Paul Christian Lauterbur 采用三个彼此垂直的线性梯度 G_x、G_y 和 G_z 对样品进行选择性激发，得到了层面的成像，并利用组合层析法重建出了一幅二维核磁共振图像。与此同时，英国诺丁汉大学的 Peter Mansfield 在 Paul Christian Lauterbur 工作的基础上,设计出利用梯度进行频率和相位编码的方法。由于他们两人在磁共振医学成像领域作出了突出贡献,共同获得了 2003 年的诺贝尔生理学或医学奖。

1974 年 Raymond Damadian 提出了场聚焦法（field focusing nuclear magnetic resonance, FNMR）。同年,英国诺丁汉大学的 W.S.Himshaw 提出敏感点成像法。1975 年,瑞士苏黎世的 A. Kumar、D. Wetti 和 R. R. Ernst 三人共同提出了快速傅里叶结合成像法。1977 年,P. A. Bottomley 在敏感点成像法的基础上提出了多点敏感成像法。这些成像方法的提出,大大丰富了核磁共振成像的理论。

1976 年,Peter Mansfield 公开报道了人体手指核磁共振成像。

1977 年,由 Raymond Damadian、Larry Minkoff 和 Michael Goldsmith 共同研制出了世界上第一台全身型医用磁共振成像设备,命名为 Indomitable,寓意为"不屈不挠",以表达他们对科学研究的坚定、执着和无所畏惧。同年的 7 月 3 日,Raymond Damadian 采集到第一幅横轴位质子密度加权图像,耗时 4 小时 45 分钟。

1980 年,荷兰中心实验室获得了第一幅人体头部磁共振图像和第一幅二维傅里叶变换后的图像。

1983 年,随着美国和苏联核危机愈演愈烈,为了表明核磁共振不产生电离辐射,美国放射学会建议将核磁共振改为磁共振,以缓解民众,特别是患者对核磁共振在医学上应用的担忧。"磁共振"一词在全球范围内被普遍接受,并沿用至今。

1984 年,第一台磁共振成像（magnetic resonance imaging, MRI）设备获得美国食品药品管理局（Food Drug Administration, FDA）认证,自此 MRI 设备开始走上商业化发展的道路。随后,一些公司纷纷推出自己的 MRI 设备,MRI 设备开始在临床疾病诊断中广泛应用。

我国 MRI 设备的发展起步较晚。1982 年才开始进行 MRI 技术开发课题研究,1989 年我国一家公司开发出国内第一台磁场强度为 0.15T 的永磁 MRI 设备。2007 年,研发出我国第一台拥有自主知识产权的 1.5T 超导磁共振,并于 2008 年取得美国 FDA 认证,进入美国市场。2015 年,推出了我国第一款超导 3.0T 磁共振。2021 年,该公司又推出了我国首台 5.0T 超导磁共振和全球首台 75cm 超大孔径 3.0T 超导磁共振。

近年来,随着医疗器械国产化进程的推进,在高端医学影像设备领域,我国 MRI 设备的发展取得了长足的进步,实现了许多关键技术和核心部件"从 0 到 1"的突破,并涌现出了一大批在整机生产和二级细分领域具有竞争力的国内企业。

二、结构与原理

MRI 模拟机与常规诊断 MRI 设备的基本结构与原理是一致的,同时,MRI 模拟机也具有自己独特的技术特征,主要体现在以下方面:①磁体孔径足够大,以适应特殊的摆位要求,通常诊断 MRI 的磁体孔径为 60cm,而 MRI 模拟机的磁体孔径为 70cm;②具有放疗专用的接收线圈桥架,以保证摆位的精确性;③具有放疗专用的扫描序列;④具有放疗专用的平板床;⑤需要配置外置三维激光定位系统。MRI 模拟机见图 2-2-1,主要由磁体系统、梯度系统、射频系统、数据采集与图像处理系统、计算机系统、扫描床、三维激光定位系统以及专用的放疗体位固定装置等组成。

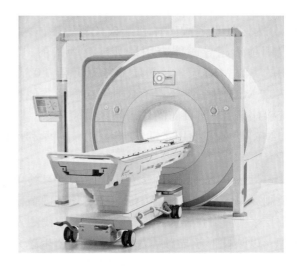

图 2-2-1 MRI 模拟机

（一）磁体系统

磁体系统是 MRI 设备的核心及重要组成部分,其作用是提供一个稳定、均匀的主磁场 B_0。磁体系统根据磁场的产生方式不同,分为永磁体、常导磁体和超导磁体三种。根据磁场强度的不同,分为低场、中场、高场及超高场四种。一般认为磁场强度为 0.5T 以下称为低场磁共振,0.5~1.0T 称为中场磁共振,1.0~2.0T 称为高场磁共振,2.0T 及以上称为超高场磁共振。

1. 永磁体 永磁体是最早应用于全身 MRI 设备的磁体,一般由铁磁材料构成,常见的铁磁材料有铝镍钴、铁氧体、稀土钴和钕铁硼,其中以钕铁硼材料应用最为广泛。永磁体的磁场强度一般不超过 0.5T，由多块永磁材料堆积或拼接而成，多采用开放式设计，磁铁块的分布既要满足构成一定成像空间的要求，又要使磁场的均匀性尽可能高。永磁 MRI 的优点是开放性好、使用维护成本低、设备故障率低等；缺点是磁场强度低、磁场均匀性和稳定性较差且易受环境影响、磁体笨重等。

2. **常导磁体** 常导磁体又称为阻抗型磁体，是根据丹麦物理学家奥斯特于 1820 年发现的电流磁效应原理制作而成的，即电流通过导线时产生磁场。在实际应用过程中，通过给线圈施加恒定的电流来产生 MRI 设备所需的静磁场 B_0，其磁力线与人体长轴方向平行。为了产生较高的磁场强度和拥有较大的有效检查孔径，通常需要多个线圈并用。常导 MRI 的优点是结构简单、造价低廉、可以随时建立和关闭静磁场；缺点是磁场强度较低、磁场均匀性和稳定性较差且易受环境影响、功耗大等。

3. **超导磁体** 超导磁体是利用超导材料在某一特定温度条件下电阻降为零的特性制作而成的磁体，分为圆柱形超导磁体和开放式超导磁体两种，并以圆柱形超导磁体应用最为广泛。目前，临床应用的主流 MRI 设备是超导 1.5T 和超导 3.0T。超导 7.0T MRI 设备主要用于脑血管疾病及其他神经系统疾病研究，但目前尚处于临床试验阶段。超导 9.4T MRI 设备主要用于动物神经学、病理学和药理学研究。

超导磁体系统由主磁场产生单元、匀场单元以及制冷单元等组成，其内部结构由外到内依次为真空层、热辐射屏蔽层、液氦容器、超导线圈及骨架等。以圆柱形超导磁体为例，主磁场产生单元见图 2-2-2，由超导线圈和超导磁屏蔽线圈组成。超导线圈材料主要是铌、钛和铜的多芯复合材料，其工作温度为 4.2K（−268.8℃），使用纯度为 99.999% 的液氦作为制冷介质。匀场单元分为主动匀场和被动匀场两种。主动匀场单元是利用磁体自带的多组辅助一阶或高阶匀场线圈产生的磁场对主磁场进行补偿。被动匀场是指通过在磁体洞内部特定位置增加逆磁性硅钢片，吸引磁感线向需要的方向转移，从而保持磁感线水平分布。实际应用中，需要在磁体孔中放置专用的匀场架及磁场测量仪器，并使用专用的匀场测试软件计算出需要添加硅钢片的位置和需要补偿的数量，按要求贴好硅钢片后，将匀场条插入到磁体相应的位置。制冷单元见图 2-2-3，由冷头、氦压机、氦气软管等组成。冷头

本质上是一个二级膨胀机，是 MRI 设备上的重要消耗品，一般寿命为 3~5 年，其工作原理是利用经过压缩的纯度为 99.99% 的氦气膨胀，带走热屏蔽辐射层的热量和将磁体中的氦气冷却为液氦。1983 年日本研制出第一个商用 10K 冷头，此后很长一段时间内，MRI 设备使用的都是 10K 冷头，而氦气的沸点是 4.3K，冷头无法将氦气液化，导致氦气不断挥发，并从泄压阀排出，造成液氦不断损耗。因此，在 MRI 设备使用过程中，需要定期补充液氦。到了 1996 年，日本又研制出世界上第一个 MRI 商用 4K 冷头，从此，MRI 设备进入液氦零损耗的时代。随着 4K 冷头在 MRI 设备上的广泛应用，10K 冷头由于技术落后，使用过程中维护成本较高，目前已经被淘汰。

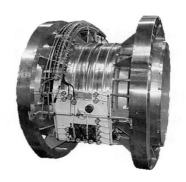

图 2-2-2 主磁场产生单元

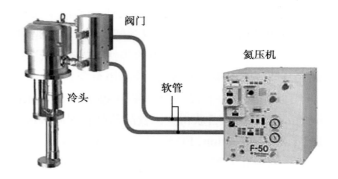

图 2-2-3 制冷单元

4. **评价磁体系统的关键指标**

（1）磁场强度：磁场强度是评价磁共振设备的首要条件，单位为特斯拉（T），其在磁体 Z 轴方向上的有效长度通常为 50cm。理论上磁场场强提高一倍，信号强度提高两倍，图像信噪比也会提高一倍。在实际应用过程中，图像质量与主磁场强度、均匀性，以及梯度线圈、射频接收线圈等因素有关。目前主流超导 MRI 设备的磁场强度是 1.5T 和 3.0T，永磁 MRI 的磁场强度是 0.35~0.50T。

（2）磁场均匀性：磁场均匀性又称磁场均匀

度,是指在特定容积限度内磁场的同一性,采用成像范围内磁场的最大偏差 ΔB 与标称磁场强度 B_0 之比来表示,单位为 ppm(part per million)。特定容积一般采用与磁体球形空间直径(diameter of spherical volume,DSV)的一致的直径,常用的 DSV 有 10cm、20cm、30cm、40cm、45cm 和 50cm。磁场均匀性通常采用容积平方根法(volume root-mean-square,Vrms)进行测量,其典型值为 24 平面 32 点法。通常 ppm 值越小,表示磁场的均匀性越好,而磁场均匀性决定了图像的空间分辨力。

(3)磁场稳定性:磁场稳定性与磁体类型和设计质量有关,受磁体附近铁磁性物质、环境温湿度、超导线圈电流漂移等因素的影响。磁场的稳定性分为时间稳定性和热稳定性两种。时间稳定性指的是磁体所建立的静磁场 B_0 随着时间变化的程度。磁场强度也会随着温度的变化而产生漂移,其漂移程度用热稳定性来表述。永磁体和常导磁体的稳定性较差,超导磁体稳定性则比较优异。一般来说,超导磁体的磁场稳定性小于 0.1ppm/h。

(4)磁体有效孔径:磁体有效孔径指的是梯度线圈、匀场线圈、射频线圈、衬垫和腔体外壳等安装完毕后,所剩余的柱形空间的有效内径。通常用于诊断的 MRI 设备的磁体有效孔径为 60cm,用于模拟定位的 MRI 设备的磁体有效孔径为 70cm。随着技术的进步和 MRI 设备生产成本的降低,大孔径 MRI 设备开始应用于临床诊断,以提高患者检查的舒适度。

(二)梯度系统

梯度系统是 MRI 设备的重要组成部分及核心部件,它是利用梯度线圈在成像空间内产生相对主磁场来说较为微弱的梯度磁场,该磁场呈线性变化,并与主磁场进行叠加,其作用是对磁共振信号进行空间编码,包括选层、频率编码和相位编码。梯度系统主要由梯度线圈、梯度控制器、梯度放大器、梯度冷却系统、涡流及涡流补偿等组成。

1. 梯度线圈 梯度线圈由 X、Y、Z 三个轴线圈组成,它们所产生的磁场分别对应为 G_z、G_x 和 G_y,其示意图见图 2-2-4。G_z、G_x 和 G_y 在空间平面内相互垂直,任意一组梯度线圈所产生的梯度场都能起到层面选择、相位编码和频率编码的作用,从而实现人体横断位、冠状位、矢状位和任意方向成像。以 Z 轴方向梯度线圈为例,其流经头侧的电流和流经脚侧的电流方向正好相反,根据右手法则,头侧端产生的磁场和主磁场方向相同,磁场得到了增

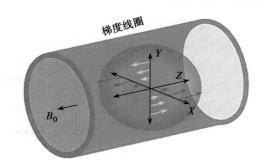

图 2-2-4　梯度线圈示意图

强,而脚侧端产生的磁场与主磁场方向相反,磁场会被削弱,从而建立从头侧到脚侧由高到低的线性变化磁场。

2. 梯度控制器 梯度控制器接收来自主控计算机的指令,从波形存储器中读取相应的波形数据,并在时序电路的控制下,由数模转换器转换为模拟信号,用于驱动梯度放大器,产生工作所需要的电流。

3. 梯度放大器 为使 X、Y、Z 三个轴的梯度线圈工作时相互不影响,梯度系统均采用独立的 X、Y、Z 梯度放大器。在高端 MRI 设备中,设备厂家通常都采用双回路梯度放大器设计。X、Y、Z 三个轴的梯度放大器在结构和功能上是一致的,在日常维护过程中,可以通过相互对调来判断故障情况。梯度放大器作为梯度控制单元的输出极,要求必须具有功率大、开关时间短、输出电流精确、重复性好、持续工作时间长、散热能力好等特点。为了得到理想的梯度磁场,通常梯度放大器的输出电压高达 1 000V 以上,梯度电流大于 100A,梯度上升时间小于 200μs。

4. 梯度冷却系统 由于梯度系统是一个大功率、高能耗的系统,在使用过程中会产生大量的热量,必须采取有效的冷却措施,否则容易导致梯度线圈和梯度放大器损坏。常用的冷却措施有风冷和水冷。风冷通常应用于中低场 MRI 设备中,高场 MRI 设备大都采用水冷的方式。与风冷相比,水冷的冷却效率更高,但设备结构更加复杂,使用维护成本也更高。

5. 涡流及涡流补偿 由于梯度线圈安装在磁体系统内部,磁体内有很多金属导体,因此当快速切换的梯度电流流经梯度线圈时,会在磁体系统中产生涡流。涡流产生的磁场和梯度产生的磁场叠加,最终会导致梯度磁场偏离理想的状态,引起图像伪影。为了克服涡流的影响,通常在主磁体和梯度线圈之间增加一个辅助线圈进行涡流补偿,其产

生的磁场与主梯度磁场的方向相反。

梯度系统的性能是衡量 MRI 设备水平的重要技术参数，直接影响到成像的速度和成像的质量。评价梯度系统的有以下关键指标。

（1）有效容积：梯度场的有效容积是指梯度线圈范围内梯度场能够满足一定线性要求的空间区域。通常以磁体中心为原点，以 X、Y、Z 三轴方向的数值表示梯度场的有效作用范围。梯度场的有效容积越大，则在 X、Y、Z 三轴方向上不失真成像区域的视野范围就越大。以 1.5T MRI 设备为例，其典型值为 40cm×40cm×45cm。

（2）梯度场强：梯度场强是指梯度场所能达到的最大值，一般以单位长度内梯度场强的最大差来表示，其单位为毫特斯拉/米（mT/m）。梯度场强越强，扫描的层厚越薄，体素越小，图像的空间分辨率越高。以 1.5T 为例，其梯度场的典型值为 50mT/m。

（3）梯度场线性：梯度场线性是衡量在成像空间内平稳线性递增性能的指标。线性越好，梯度场越精确，空间定位、选层、层厚、翻转激发越精确，图像的几何变形越小。

（4）梯度场切换率：梯度场切换率是指单位时间及单位长度内的梯度场强度变化量，常用每秒每米变化的毫特斯拉表示（mT·m⁻¹·ms⁻¹）。梯度场切换率越高，梯度场强变化越快，梯度线圈通电后到达预设值所需的时间越短。图 2-2-5 为梯度场切换率示意图。

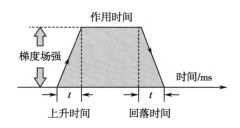

图 2-2-5　梯度切换率示意图

（三）射频系统

射频系统的功能是发射激励脉冲、接收成像区域内的氢质子的自旋回波信号、监测患者的比吸收率（specific absorption ratio，SAR），防止灼伤。一般来说，氢质子的共振信号很微弱，通常只有 μV级，因此要求射频接收系统有很高的灵敏度和放大倍数。

1. 射频脉冲　为了使位于静磁场中人体内的氢质子产生核磁共振现象，必须在垂直于主磁场 B_0 方向施加一个射频脉冲，射频脉冲的频率与静磁场

的场强成正比，满足氢质子的拉莫尔进动频率，计算式为公式 2-2-1。

$$\omega=\gamma B_0 \qquad （公式 2-2-1）$$

式中 ω 为拉莫尔进动频率，γ 为氢质子的旋磁比，大小为 42.58MHz/T，B_0 为静磁场强度。以 1.5T MRI 为例，拉莫尔进动频率 ω=63.87MHz。

在 MRI 设备中，射频脉冲激发分为选择性激发、非选择性激发和高斯脉冲三种。选择性激发在 2DFT 中用于确定扫描层面，非选择性激发在 3DFT 中用于容积成像，高斯脉冲则用于脂肪抑制成像。

2. 射频线圈　射频线圈按功能不同可分为发射线圈、接收线圈和发射/接收线圈。按极化方式分为线性极化和圆形极化两种。线性极化线圈只有一个绕组，射频场只在一个方向；圆形极化线圈有两个相互垂直的绕组，两个绕组同时接收一个 MRI 信号，但噪声互不相干，线圈的信噪比可以提高 $\sqrt{2}$ 倍，这种线圈也称正交线圈。正交线圈安装在磁体内部，既可以当发射线圈使用，又可以当接收线圈使用。按成像范围分为容积线圈、表面线圈、相阵控线圈等。

理论上，接收线圈离人体越近，则接收到的磁共振信号就越强，得到的图像信噪比就越高。然而，在放射治疗模拟定位时，接收线圈不能直接接触人体，必须采用专用体架让线圈悬空或采用专用的悬空设计，避免热塑膜接触的同时，又最大限度地贴合人体。图 2-2-6 为放疗专用腹部线圈。

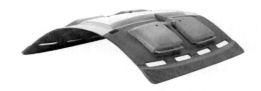

图 2-2-6　放疗专用腹部线圈

评价射频线圈的关键指标有信噪比、灵敏度、射频场均匀度、线圈品质因数以及线圈的有效范围等。

3. 射频发射单元　射频发射单元的功能是在射频控制器的作用下，提供扫描所需的各种射频脉冲，最常见的有 90° 和 180° 两种。典型的射频发射系统包括射频振荡器、频率合成器、脉冲调制器、功率放大器、阻抗匹配网络和发射线圈。其结构流程见图 2-2-7。

（1）射频振荡器：通常为数字控制振荡器（numerically controlled oscillator，NCO），是一种可以产生稳定频率的振荡器。

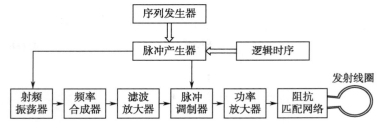

图 2-2-7　射频发射单元流程

（2）频率合成器：利用锁相环技术精确地控制信号的频率和相位，产生连续正弦函数载波信号，该信号一路进入下一级进行放大，一路作为射频接收信号解码的参考信号。

（3）脉冲调制器：作用是产生所需要的波形。从频率合成器送来的单个连续波形被离散成100~200个1~5ms的脉冲波形，这些脉冲波形数据被用于调制载波，从而输出以载波为中心的混合频率波形。

（4）功率放大器：是射频发射单元的关键组成部分，是一个大功率部件，可以产生驱动射频线圈所需的大电流。当前，射频功率放大器的峰值功率通常为10~30kW。

（5）阻抗匹配网络：起到缓冲和开关的作用，特别是正交线圈，必须通过阻抗匹配网络进行转换。射频发射时，它将射频放大器的阻抗和射频线圈的阻抗相匹配，以达到最大功率传输；射频接收时，它将射频接收线圈的阻抗与放大器的阻抗相匹配，使得信号损失最小。

4. 射频接收单元　射频接收单元的作用是接收人体中氢质子产生的磁共振信号，经放大、混频、检波和滤波后，送入数据采集单元进行后续的处理及成像。其结构流程见图2-2-8。

（1）前置放大器：是射频接收单元的重要组成部分。射频线圈接收到的信号通常是微伏级的，因此要求前置放大器必须要有很高的放大倍数。理想的前置放大器是只放大信号和信号源噪声，而本身

不引入新的电子噪声。

（2）混频器：作用是将从前置放大器出来的信号在混频器中与本机振荡混频后形成一个中频载波信号，并经中频放大器二次放大后送入相位检波器进行处理。

（3）相位检波器：对于频率和相位均不相同的信号，相位检波器具有很高的选择性，其信号输出与输入信号和参考信号的频率有关。在MRI设备中，相位检波器通常都是成对使用，两个相位检波器的参考中频信号具有相同的振幅和频率，但相位相差90°，目的是消除频率折叠现象，因而相位检波又称为正交检波。

（4）低通滤波器：由于检波器输出的信号除了成像所需的磁共振信号外，还有一些高频干扰和电子噪声，必须通过低通滤波器过滤掉，以消除对图像质量的影响。

（四）信号采集与图像重建

MRI信号的采集过程可以看作是K空间的填充过程。从射频接收单元得到的MRI信号经A/D转换器转换后，成为离散的数字信号，并与空间编码信息一起被发送到K空间进行填充，当K空间填充完成之后，经过傅里叶变换即可重建出MRI图像。K空间也称为傅里叶空间，是带有空间编码信息的MRI原始数据的填充空间。在K空间中，中心信号比外围信号强，对图像的对比度影响大，外围信号相对较弱，对图像的空间分辨力影响较大。常见的K空间填充方法有以下几种。

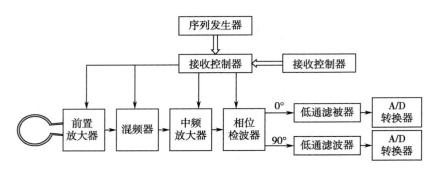

图 2-2-8　射频接收单元

1. 笛卡尔填充　如图 2-2-9 所示，笛卡尔填充是 K 空间最常用的数据填充方式，其最大的特点是 K 空间逐行填充数据，分为单向平行填充和迂回平行填充两种方式。单向平行填充方式常用于自旋回波、梯度回波（GRE）和快速反转恢复（FIR）等序列，而迂回填充方式常用于平面回波成像（EPI）序列。

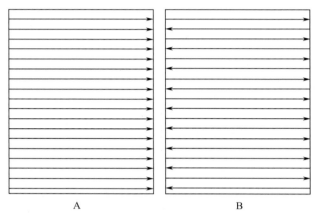

图 2-2-9　笛卡尔逐行填充
A.单向平行填充；B.迂回平行填充。

2. 螺旋填充　如图 2-2-10 所示，该方法是基于相位编码和频率编码梯度场的同步均匀递增，螺旋线为一条或多条，多用于心脏冠状动脉快速扫描成像。

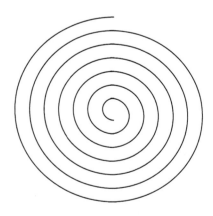

图 2-2-10　螺旋填充

3. 刀锋填充　如图 2-2-11 所示，亦称为螺旋桨填充，是一种对普通放射状填充技术的改良，刀锋填充每次激发后都会采集 m 行 K 空间中心数据（其中 m 为加速因子）且相邻两次数据采集旋转一定角度，这样 K 空间中心区域的数据将会被重复多次采集，采用刀锋填充的方法得到的 MRI 图像在信噪比和对比度方面都好于常规方法得到的图像。

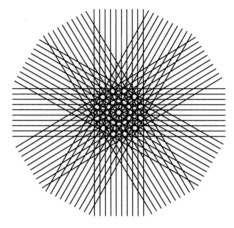

图 2-2-11　刀锋填充

4. 随机填充　压缩感知（compressed sensing，CS）理论是 Candès EJ、Romberg J 和 Tao T 于 2004 提出，其主题思想通过对信号进行域变换，使之成为稀疏的或可压缩的信号，并利用一个与变换基不相干的测量矩阵将变换所得的高维信号投到一个低维空间上，然后利用稀疏重建算法从少量投影值中恢复原始信号。在 MRI 领域，由于 K 空间中间位置信号幅度最大，采用高斯分布随机采集，可以保证 K 空间中央部分有更多的信息，以提高图像重建速度和信噪比。

（五）计算机系统

在 MRI 设备中，典型的计算机系统包括主控计算机和图像重建与处理计算机两部分，二者均采用专用的小型服务器设计方案，这样既增加了系统的稳定性，又提升了 MRI 设备的数据运算能力。目前市场上的 MRI 设备计算机操作系统为 Windows 和 UNIX 操作系统，各厂家的应用软件平台都是基于上述操作系统进行设计和开发的。

主控计算机的功能通常包括患者信息管理、扫描序列和参数控制指令转换、与测量控制系统进行通信、图像后处理、胶片打印、网络传输管理、系统维护和其他主控程序模块等。

图像重建与处理计算机的功能主要包括原始数据采集与滤波、图像预处理、傅里叶变换、窗宽窗位调整和图像缩放处理等。

（六）扫描床

不同于诊断 MRI 的凹形弧面床，MRI 模拟机扫描床通常为带刻度的平板床，床面材料大多为聚碳酸酯和玻璃纤维等材料，这些材料具有支撑强度高、平整不易变形等特点，能够为患者提供精准的定位。而传统的 CT 模拟机使用的碳纤维床板不适合 MRI 模拟机，主要原因是碳纤维相当于一个导体，在扫描时会产生热量，且影响射频的发射和接收。根据美国放射学会（American College of Radiology，ACR）和美国医学物理师协会（American Association of Physicists in Medicine，AAPM）TG-66及AAPMNo.100报告的要求，扫描床的精度达到±1mm。

（七）激光定位系统

MRI模拟定位时，为了保持与放射治疗一致的体位，通常需要配置外置三维激光定位系统（external laser positioning system，ELPS），以确保摆位的精确性和可重复性。外置激光定位系统由激光灯、软件控制系统和运动系统三部分组成。

激光桥架安装在MRI磁体间，必须具有抗强磁设计，且不会引起机械振动，不会改变磁体间的磁场空间分布，不会破坏磁体间的磁场屏蔽效果，不会影响MRI的图像质量。运动控制系统与操作电脑通过光纤连接，避免电磁干扰。外置激光定位系统的位置精确度可达±0.25mm，4m距离的激光线宽度<0.5mm，4m投射距离的精度为±0.5mm。

三、主要参数、质量控制指标

（一）检测依据

国内对于MRI模拟机尚未出台专门的质量控制检测技术规范文件或行业标准文件，其质量控制检测主要依据国家卫生行业标准WS/T 263—2006《医用磁共振成像（MRI）设备影像质量检测与评价规范》。该标准由卫生部于2006年11月15日发布，2007年4月1日开始实施。在计量检测规范方面，国家也未出台关于MRI设备的检测技术规范，只有一些省份制定了自己的检测或校准规程。

以WS/T 263—2006《医用磁共振成像（MRI）设备影像质量检测与评价规范》为例，质量控制检测分为验收检测和状态检测。验收检测指的是设备安装完成或重大维修之后，为鉴定其性能指标是否符合约定值而进行的质量控制检测。状态检测指的是对运行中的设备，为评价其性能指标是否符合要求而进行的定期质量控制检测。

在学术研究和实践过程中，国内医疗机构及专家学者主要参考AAPM发布的100号报告 *Acceptance testing and quality assurance procedures for magnetic resonance imaging facilities*、ACR发布的磁共振质量控制手册 *Magnetic resonance imaging quality control manual：2015* 和模体的使用说明书开展质量控制检测。

（二）检测模体

在MRI设备质量控制检测中，应用较为广泛的模体有美国放射学会模体和美国模体实验室模体。

如图2-2-12所示，该模体由美国模体实验室David J. Goodenough博士设计，是一种组合型模体，由高分子材料树脂、聚四氟乙烯、丙烯、聚乙烯等组成，可以进行横断面、冠状面、矢状面和斜面成像。检测项目包括：①信噪比；②均匀度；③空间分辨力；④几何畸变率；⑤扫描层厚和间距；⑥低对比度分辨力；⑦伪影；⑧T_1和T_2弛豫时间测量；⑨患者准直定位等。

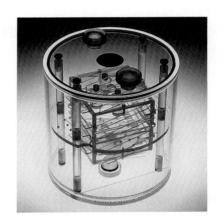

图2-2-12　模体实物图

（三）主要参数

1. **信噪比**　图像的信噪比是指图像的信号强度与噪声强度的比值，其计算式为公式2-2-2。

$$SNR = \frac{S - S'}{SD} \qquad （公式2-2-2）$$

式中 SNR 表示信噪比；S 表示感兴趣区（ROI）内信号强度的平均值；S' 表示背景区域的信号强度；SD 表示感兴趣区内信号的标准差。要求 $0.5T < B_0 \leqslant 1.0T$ 的 $SNR \geqslant 80$；$B_0 > 1.0T$ 的 $SNR \geqslant 100$。

2. **图像均匀性**　图像均匀性指的是图像的均匀程度，它描述了MRI系统对模体内同一物质区域的再现能力，其计算式为公式2-2-3。

$$U_\Sigma = \left(1 - \frac{S_{max} - S_{min}}{S_{max} - S_{min}}\right) \times 100\% \qquad （公式2-2-3）$$

式中，S_{max} 为所测区域中信号最大值；S_{min} 为所测区域中信号最小值。要求影像均匀性 $\geqslant 75\%$。

3. **空间分辨力**　空间分辨力反映的是MRI设备在高对比度下对微小事物的分辨能力。在检测过程中，根据不同的模体，选择不同的检测方法。常见的空间分辨力检测方法有可视分辨力检测法、最小间距计算空间分辨力法、调制深度计算空间分辨力法和调制传递函数（MTF）计算空间分辨力法。

在质量控制检测中，使用头部线圈，在层厚为5~10mm范围内，视野（FOV）为250mm×250mm的条件下，采集矩阵为128mm×128mm的情况下，要求空间分辨力≤2mm；采集矩阵为256mm×256mm的情况下，要求空间分辨力≤1mm；采集矩阵为512mm×512mm的情况下，要求空间分辨力≤0.5mm。

4. 几何畸变率　几何畸变率又称为图像线性度，是指物体图像几何形状或位置的改变，体现了MRI设备重现物体几何尺寸的能力。图像的几何畸变率一般从X轴、Y轴、Z轴三个方向进行测量，其计算式为公式2-2-4。

$$GD=\frac{|D_实-D_测|}{D_实} \qquad （公式2-2-4）$$

式中GD表示几何畸变率；$D_实$表示模体的实际尺寸，单位为mm；$D_测$表示影像上测量的尺寸，单位为mm。在质量控制检测中，要求几何畸变率$GD≤5\%$。

5. 层厚　层厚表示一定厚度的扫描层面，对应的是具有一定范围的梯度频率带宽，是MRI设备的一个重要参数，部分容积效应产生的层厚误差会明显地改变设备的灵敏度特性。在实际应用中，用于测量层厚的模体通常都做成斜面，斜面与扫描层面成一个θ角度，通过测量斜面影像的剖面分布曲线的最大半高宽（FWHM）即可得出层厚，其计算式为公式2-2-5。

$$层厚=FWHM×\tan\theta \qquad （公式2-2-5）$$

式中FWHM即为所测的层厚。标称厚度在5~10mm的条件下，要求层厚的误差在±1mm范围内。

6. 层厚非均匀性　通常在影像上测量4~8个层厚值，计算其标准偏差作为层厚的非均匀性。层厚非均匀性要求≤10%。

四、日常故障案例

（一）案例一

1. 故障现象　MRI设备扫描过程中报"RF Power Amplifier Error. Temperature of the RFPA too high. Primary water temperature out of limit"。扫描终止。

2. 故障分析　超导MRI水冷系统，由一级水冷和二级水冷组成。一级水冷接室外水冷机组，

由室外空调机组进行冷却，出水温度为6~12℃。二级水冷为内循环水，通过与一级水冷系统进行热交换，水温维持在20℃左右，内循环水的动力来自增压水泵，压力值为4~5bar（标准大气压下1bar=100kPa）。

故障报错信息，故障来自内循环水温度过高。首先，检查内循环水泵压力值正常。其次，检查内循环水的温度，发现内循环水温度偏高。最后，检查一级水冷机组，发现室外机水冷机组已经停机。水冷机组控制屏幕上显示"A003"故障代码，水温为40℃。查阅水冷机组故障代码，"A003"表示为压缩机压力低报警。按下reset键，水冷机组正常启动，但很快又停机，报"A003"故障。为了避免氦压机长时间停机，可以采用自来水冷却的紧急替代方案。具体步骤如下：①关闭室外机水冷机组进出水阀门；②打开排水阀；③打开自来水进水阀；④调节旁通阀。

3. 解决方案　检查室外水冷机组压缩机管路，发现膨胀阀存在漏气现象。更换膨胀阀后，添加制冷剂，室外水冷机组恢复正常工作状态。

（二）案例二

1. 故障现象　MRI设备使用过程中报Y Axis Gradient Error Detected, Recover in Progress。在Event log里提示为Auto Prescan Failed, Master Gradient is Not Ready，错误代码为2224666。设备无法进行扫描。

2. 故障分析　报错信息指向Y轴梯度错误，重置TPS之后故障依旧。查看Y轴梯度放大器，发现0V Y和Fault指示灯亮。为了判断是梯度放大器本身的故障还是梯度电源故障引起的报错，将X轴梯度放大器和Y轴梯度放大器进行了对调。在对调过程中应当遵从梯度放大器上的警示标语，防止高压电击。对调X轴和Y轴梯度放大器后，发现故障转移到了X轴上去，说明故障出在Y轴梯度放大器上。用万用表在线测量梯度放大器上各测量点上的电压，发现+48V电压为0V，其电压输出局部电路框如图2-2-13所示。

3. 解决方案　断电后测量48V输出端对地电阻为0Ω，存在短路情况，仔细观察板上并没有明显的击穿痕迹。由于该电路板采用高度集成的DC/DC电源转换模块，逐一断开负载后排查，发现+48V的滤波电容被击穿，其规格为63V 1 000μF，更换相同规格的滤波电容后，上电测试，Y轴梯度放大器工作正常。

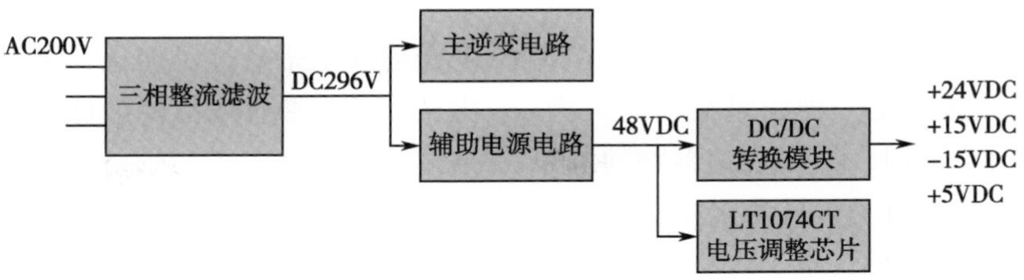

```
AC200V ──→ 三相整流滤波 ──DC296V──→ 主逆变电路
                         │
                         └──→ 辅助电源电路 ──48VDC──→ DC/DC转换模块 ──→ +24VDC
                                              │                      +15VDC
                                              │                      −15VDC
                                              │                      +5VDC
                                              └──→ LT1074CT电压调整芯片
```

图 2-2-13　梯度放大器局部电路框图

（三）案例三

1. **故障现象**　MRI 在使用过程中扫描床无法上升。

2. **故障分析**　扫描床无法上升，说明扫描床垂直控制系统无法正常工作。其可能原因有：①垂直电机控制模块未收到启动信号；②垂直电机控制模块收到启动信号，但由于自身出现故障，无法驱动电机工作；③垂直电机本身出现了故障。

3. **解决方案**　按下扫描床床头的红色按钮（该按钮可以绕过制模块，直接驱动电机工作），可以正常升起扫描床，说明扫描床的供电和电机本身没有问题。在按下上升按钮的同时，用万用表测量垂直控制电机的控制继电器输入电压为 0V，继电器的控制信号由上一级继电器输出端给出，测量上一级继电器控制电压为 5V，属于正常，且明显听到有继电器吸合的声音，但其输出端电压为 0V，说明垂直控制电机的继电器的触点没有接通，继电器损坏。更换相同型号的继电器后，扫描床上升正常。

第三节　医用电子直线加速器

一、概述

1895 年伦琴发现 X 射线，随即 X 射线被应用于放射治疗领域。目前，放射治疗、化学药物治疗、手术治疗并列为肿瘤治疗的三大治疗手段，大约 70% 的肿瘤患者在治疗过程中需要接受放射治疗。

临床的需要极大地促进了 X 射线设备的发展。起初，X 射线产生技术的目标是提供更高能量和强度的光子与电子射线，发展到近期以追求计算机化和调强线束的执行照射为目标。1950 年以前，X 射线产生技术主要基于 X 射线管、范德格拉夫加速器和电子感应加速器，技术进展相对较慢。

1950 年加拿大人 H.E.Johns 发明了远距钴-60治疗机，极大地推动放射治疗对高能光子射线的需求。同时，由于在第二次世界大战中，高功率微波源及雷达技术得到了迅速发展，促进了医用直线加速器的快速发展。从 1953 年第一台医用直线加速器投入使用到现在，医用电子直线加速器先后经过五次复杂的换代改进，成为现代放射治疗中应用最广泛的放射治疗设备。

医用电子直线加速器利用微波电场对电子进行加速，产生高能射线，是人类医学实践中的远距离外照射放射治疗活动的大型医疗设备，广泛应用于各种肿瘤的治疗，特别是深部肿瘤的治疗。医用电子直线加速器可以产生 X 射线辐射和电子辐射束。高能 X 射线具有高穿透性、较低的皮肤剂量、较高的射线均匀度等特点，适用于治疗深部肿瘤。电子束具有一定的射程特性，穿透能力较低，用来治疗浅表肿瘤。

除了电子直线加速器外，电子感应加速器和电子回旋加速器等其他类型的加速器也用于电子线和 X 射线的放射治疗。通过专门的加速器所产生的其他的特种粒子，如质子、中子、重离子和负 π 介子等有时也用于放射治疗，但是目前 90% 以上的放射治疗都由电子直线加速器完成。

医用电子直线加速器作为医疗器械领域中技术含量最高的产品之一，在世界上也只有少数几个发达国家能够生产。国内 80% 以上的医用加速器市场由进口设备占据。但随着国产机在技术、生产规模及市场开发宣传上的不断提高，加之国家对医疗器械行业的重点扶持，国产医用电子加速器的市场占有率将逐步提高。

二、医用电子直线加速器的结构与原理

医用电子直线加速器的种类很多，按照输出能量的高低划分，医用电子直线加速器一般分为低能机、中能机和高能机三种类型。不同能量加速器的 X 射线能量差别不大，一般为 4MV、6MV、8MV，有的达到 10MV 以上。按照 X 射线能量的档位划分，医用电子直线加速器可以分为单光子直线加速器、双光子直线加速器和多光子直线加速器。按加速管

工作原理方式划分，医用电子直线加速器可以分为行波电子直线加速器和驻波电子直线加速器。

医用电子直线加速器是一种相对复杂的大型医疗设备，涉及诸多学科和技术，如加速器物理、核物理、无线电、电工学、电子学、自动化控制、电磁学、微波技术、机械、精密加工、电子计算机、制冷、流体力学等。现代医用电子直线加速器通常采用等中心旋转方式运行，结构紧凑，整机大致分为5个部分：机架支撑底座、旋转机架、调制器柜、治疗床、操作控制台。图2-3-1是典型的医用电子直线加速器的结构示意图，图中展示了各组成部件之间的关系和连接，不同厂家的产品之间会略有差别。

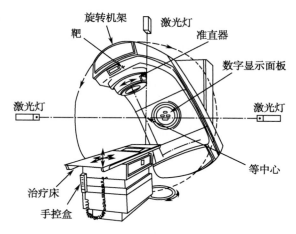

图 2-3-1 医用电子直线加速器的基本结构与组成

就一般结构来讲，不论是行波医用电子直线加速器，还是驻波医用电子直线加速器，不论是低能医用电子直线加速器，还是中、高能医用电子直线加速器，基本结构是一致的，主要由加速系统、微波系统、束流系统、真空系统、控制系统、治疗床等构成。其中束流形成系统是医用电子直线加速器的核心部分，通常分为6个部分：注入系统、微波功率发生与传输系统、加速系统、束流输运系统、射线束准直与监测系统以及辅助系统。

最简单的电子直线加速器为等中心安装的4MV或6MV机器，其电子枪和靶均永久封装在加速波导管里。

中能（8~14MV）和高能（15~30MV）电子直线加速器用于电子加速的波导管太长，不能直接对着机器的等中心安装，而应该平行于臂架旋转轴的方向安装在臂架内，或者安装在机架的支座上。这时，需要有一个束流输运系统将电子束从加速波导管的方向输运到X射线靶处。射频发生器系统的安装方法大致类似，一般安装在旋转臂架的支座上。

医用电子直线加速器所产生的临床电子束和光子射线束是经过对加速、偏转之后引出来的高能电子束流按照临床需要进行辐射处理后获得的，或通过打靶产生高能X射线，或直接输出高能电子射线。将辐射束流（临床电子束或光子射线束）限制在一定的照射区域内，得到临床需要的不同尺寸的辐射野，以及将自然分布的辐射束流转换为满足临床需要的具有一定均匀性和对称性要求的辐射束流用于临床治疗，见图2-3-2、图2-3-3。

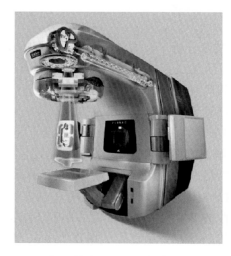

图 2-3-2 医用电子直线加速器电子束和光子束产生示意图

现代高能医用加速器一般可以输出双光子和多档能量的电子射线，电子束和光子束的切换通过"靶-窗转换结构"来实现。如果被引出的高能电子打靶后输出，就是高能X射线；直接从"窗口"引出，就是高能电子射线。

当输出电子射线进行放射治疗时，为了形成射野内的剂量均匀分布状态，就必须设法让电子束流分散开来，这时需要用到"散射箔"。其采用软质金属材料制成，是一种中心厚、周边逐渐变薄的圆锥形结构，一般采用铝箔材料。不同能量的电子射线要分别设置不同厚度的散射箔，以满足不同能量电子射线的输出需要。

当输出X射线时，高能电子束流打在一个非常小的靶面上。不同能量的电子束击靶后产生不同分布状态的X射线，一般呈"笔形束"分布，能量越高，笔形束越尖细，因此需要进行均整处理。与散射箔外形相似，X射线均整块也是中心厚、周边逐渐变薄的圆锥形结构，通常是由铅合金或钨合金制成。不同能量的X射线要用不同厚度的均整块。

（一）注入系统

注入器为电子加速器的束流源，常称为电子

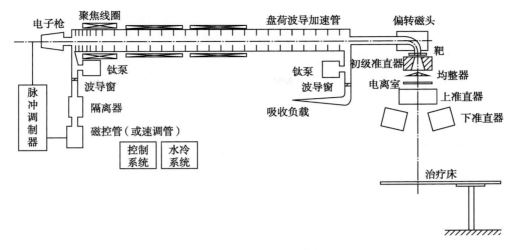

图 2-3-3　行波电子直线加速器结构

枪。医用电子直线加速器需要电子枪提供具有一定能量、一定束流以及速度和角度的电子束（又称电子注）。电子枪是产生、加速及汇聚高能量密度电子束流的装置，是电子发射系统的核心器件，电子束参数的好坏直接影响到加速管质量的高低。对电子枪的基本要求有：①要有足够的发射能力，能给出足够的脉冲电流，束流从零到极大值应能连续可调，对特定的工作状态，又要求束流稳定；②电子束流直径和发散角在要求的范围内，具有小的束斑，束腰部位于阳极后面几厘米处，束截面内的电荷分布尽可能均匀，具有良好的对称性和准直性；③电子枪结构必须有足够的耐压强度；④结构简单、寿命长、易于加工安装和维修。

电子枪的工作原理与二极管类似，二极管中的电流是通过电子的运动来实现的。在电子枪中，阴极和阳极组成一个二极管，只是阳极中间有一个束流孔供电子从中通过。灯丝加热电压（U）由交流或直流电源供电，当加热到一定温度时，阴极开始发射电子并在阴阳极之间外加一脉冲电压，电子在此加速电压的作用下，向阳极加速运动。在一定的阳极电压下，当 U 比较低时，阴极温度较低，阳极电流 I 随着加热电压增大而增大；当加热电压超过某一数值时，阳极电流不再随加热电压增大而增大，处于饱和状态，这样便得到 I 与 U 的一条关系曲线，改变阳极电压就可得到不同的曲线。

电子枪可分为二极电子枪（diode electron gun）和三极电子枪（triode electron gun）。它包括球形阴极、聚焦电极、阳极和灯丝。阳极一般是地电位，而调制器产生的高压负脉冲加到阴极上。阴极相对阳极是负电位，聚焦极电位等于或接近阴极电位。从阴极发出的电子被初步加速后，聚焦穿过阳极的

射束孔。对于一定的阴阳极电压，束流的大小主要由阴阳极的距离和阴极的大小决定。为了在不改变阴阳极电压的情况下能在较大的范围内控制阴极电流发射，通常在阴阳极间加上一个栅极，形成栅控三极电子枪。电子束流的大小和宽度由栅压脉冲决定，栅极的控制电压一般为阴阳极间电压的 2%~5%。

（二）微波功率发生与传输系统

电子直线加速器中将电子枪发射的低能电子束流加速成为高能电子束，是通过微波加速电场实现的，微波加速电场则由射频功率发生系统产生。微波一般是指电磁波谱中介于普通无线电波与红外线之间的波段，波长在 1~1 000mm 之间，是无线电波中波长最短的波段。习惯上又把微波分为若干个波段。医用电子直线加速器一般采用 S 波段 2 998MHz（波长 10.0cm）或 2 856MHz（波长 10.5cm）的微波频率。在厘米和毫米波段，为了减小传输损耗和防止向外辐射，经常采用波导来传输电磁波。狭义地说，波导是指空心的金属管；广义地说，凡是能够引导电磁波传输的装置都称为波导。矩形波导和圆形波导是最常用的波导。微波功率发生系统包括两个主要的部件：射频功率源和脉冲调制器。

射频功率源主要有磁控管和速调管两种，通常在低能时用磁控管，高能时用速调管。速调管比磁控管更适合提供高能机所需的高峰值射频脉冲功率。这是因为在速调管内电子的发射、谐振腔与电子束间相互作用以及电子束功率的分配相对独立，而磁控管则集中在一个小体积范围里进行。行波医用电子直线加速器和低能驻波医用电子直线加速器使用磁控管作为微波功率源。磁控管是微波自激振

荡器、体积小、重量轻、工作电压低，但其工作频率易漂移，因此需采用自动稳频系统，提高频率稳定度。中高能驻波医用电子直线加速器使用速调管作为功率源。速调管是微波功率放大器，可以提供更高的微波输入功率，但是其设备体积大，工作电压高，需要配置有低功率的微波激励源来驱动，虽然其工作频率比较稳定，但也需自动调频系统使其与负载变化保持一致。

脉冲调制器用来产生射频功率源（磁控管或速调管）和注入系统（电子枪）所需要的高电压（约100kV）、高束流强度（约100A）的短脉冲（脉宽在1s以内）。脉冲调制器产生的高压脉冲兵分两路，一路供应射频功率源，高功率的射频脉冲经过微波传输系统进入加速管，建立加速场；另一路高压脉冲稍微延迟后加到电子枪，该路脉冲的功率较小。在这个过程中，开关电路将储存在储能电路中的能量以脉冲形式向脉冲变压器负载释放，驱动磁控管或速调管。

加速器的性能稳定性和工作可靠性与脉冲调制器产生的脉冲质量有直接关系。衡量脉冲调制器的主要技术参数有脉冲波形（包含脉冲波形、脉冲上升时间、脉冲下降时间、脉冲宽度、脉冲顶部波动系数）、脉冲功率（调制器给磁控管或速调管提供的脉冲功率）、调制器效率（调制器输出功率与输入率的比值）、脉冲重复频率（每秒钟的脉冲个数）、调制器的负载特性（当调制器的内阻与负载的阻抗匹配时，才能输出最大功率，直线加速器中一般采用脉冲变压器来解决负载匹配问题）。

脉冲调制器有四种基本类型，分别为钢制调制器、线型调制器、磁调制器和阵列调制器。实际应用中，直线加速器采用的都是线型调制器。氢闸流管是线型调制器最常用的开关元件，用来控制储能元件向负载释放能量。本质上来说，它就是一个开关，它以非常快的速度开关高电压，将脉冲电压供给出去，是直线加速器非常关键的部件。脉冲调制器的电路装在调制器箱内，它的安装位置设计对不同的机器可能不同，一般安装在治疗室内，或者安装在治疗室旁专门的设备间内，也可能安装在加速器的控制室内。

射频发生器产生的微波功率由一致的矩形S段波导管传送到加速波导管里。矩形传输波导中可以抽真空，更普遍的是在其中加压充入2倍大气压的绝缘气体（氟利昂或六氟化硫气体）。

在射频功率传输系统里，在射频发生器和加速波导之间必须加入一个称为托卡马克（又称环流器，有时也叫作隔离器）的重要部件，其作用是在允许射频功率由发生器向加速波导方向传递但阻断向相反方向回传的反射波，从而保护射频功率源使之与反射功率隔离。

（三）加速系统

医用直线加速中电子的加速通过微波在波导管中完成。波导管为真空或充气的方形或圆形截面的金属结构，用于传输微波。直线加速器中使用两种类型的波导管，即射频功率传输波导管和加速波导管，加速波导管也被称为加速管。射频功率传输波导管将射频功率源的微波功率传输到加速波导管中对电子进行加速。

电子直线加速器的加速管通常由一个圆柱形的规则波导管加上一系列中间有小圆孔的圆盘组成。这些圆盘沿着圆形波导管等距离排列并将波导管分隔成一系列圆柱形的小腔体，见图2-3-4。加速管内为真空，以便电子自由通过。加速管内的腔体有两个作用：一是在相邻腔体间耦合和传播微波功率；二是为电子加速提供合适的电场模式。

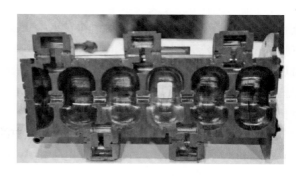

图2-3-4 驻波加速管剖面图

用于电子加速的加速管有两种加速方式，即行波加速方式和驻波加速方式。行波加速方式顾名思义是采用行波来加速电子。在圆形波导管中周期性插入带中孔的圆形膜片，高频电磁波沿中孔轴向传播。由于行波电场在轴线上有轴向分量，当相位合适的时候，通过的电子就可以不断被加速。这种波导管，也称为盘荷波导。行波加速方式中，微波由电子枪一侧进入加速波导管并向波导管的高能端传播，微波在高能端被全部吸收而不产生任何反射。而在驻波加速方式中，通过在加速管左、右两端适当位置放置短路板，使微波功率在波导管内来回反射从而形成驻波。驻波加速管由一系列相互耦合的谐振腔组成，偶数腔体在任何时刻都不具有电场，对电子获得能量不作贡献，仅仅起耦合微波的作用,在设计上可以移到波导结构的侧边,可以有效减少加速波导的长度。

(四)束流传输系统

束流传输系统是为了电子在加速过程中的束流聚焦、束流导向和束流偏转移除而设置的自动控制系统。它可分为聚焦系统、导向系统和偏转系统三部分。

现代医用电子直线加速器按射束引出方式可分为直射型直线加速器(straight ahead LINAC)和偏转型直线加速器(bend beam LINAC)。直射型直线加速器的射束不经过偏转系统,直接照向患者。偏转型直线加速器一般采用射束偏转系统以实现等中心旋转,射束偏转系统是直线加速器的关键部件之一。

直射型直线加速器等中心不采用射束偏转系统,一般用于低能加速器。这种机器的加速管长度一般是25~35cm。由于加速管很短,所以不需要用偏转系统就能在X线靶处获得直径3mm以内的射束。这种机器必须采用特性阻抗很高的加速管,加速管中必须维持高强度的电场,具有高的能量梯度,约20MeV/m,这样才能使加速管的长度尽量短。电子枪和X线靶尺寸也要尽可能短,以减小机架360°旋转时的等中心高度。否则,机架旋转到180°时会碰到地板,所以地面要挖深坑,屋顶要高才能避免碰撞,这样使操作不方便、不安全。

偏转型直线加速器的等中心较高,对电子枪、X线靶和加速管的长度限制较小。一些低能加速器也采用了偏转系统,而高能加速器几乎都采用偏转系统。这种机器的加速管接近水平,长度一般是1.0~2.5m,加速管外面采用螺线管和/或磁聚焦系统来限制电子束的直径。在加速管出口处采用磁偏转系统使电子束偏转90°~270°,然后撞击X线靶或穿过电子输出窗。整个过程电子束经历相当长的飞行路程。这些磁偏转组件和漂移空间组成射束传输系统(beam transport system),它保证了电子束按要求传输到特定位置。医用直线加速器的射束传输系统除了实现射束偏转外,还对电子束起到消色差和聚焦的作用。后面将会介绍各种偏转型直线加速器中电子束及其运动的特性。

为了便于患者摆位,等中心不能离地面太高。假设放射技师的视线高度为150cm,患者身体厚度30cm,身体上部与放射技师的视线同高,则患者的身体中心离地面135cm。等中心的高度最好不要超过135cm,所以需要利用偏转系统来限制电子束

轨道的尺寸。当360°等中心机架由下向上照射时,X线靶与地面的空间不得小于35cm,主要考虑到如下因素:①旋转自如,不与其他物体碰撞;②放射治疗头封装厚度;③附加辐射屏蔽;④磁极边缘到射束轨道的空间;⑤X线靶上方射束轨道的高度。这些电子的能量(动量)、径向偏移和发散角(angular divergence)与中心轴上电子的动量和轨迹不同,所以医用直线加速器用能量缝和准直器来限制能谱的宽度和射束的截面及发散角。医用直线加速器的指标一般要求能谱宽度为3%~10%,射束直径2~4mm,与轴的发散角为±1~±5mrad(毫弧度)。

(五)射线束准直系统

在现代医用电子直线加速器中为了限制射线的输出范围,通常使用射线准直装置来完成。射线准直器的类型有初级准直器、次级准直器和多叶准直器。在电子线的治疗中,除初级与次级准直器之外,临床电子射线束还需要依赖电子射线限光筒来进行电子射线束的准直(图2-3-5)。

1. **初级准直器** 位于电子引出窗或X射线靶的下方,为圆锥孔形结构,主要作用是限定加速器的最大辐射野范围。上下孔径和安装位置固定不变,电子射线与X射线通用。

2. **次级准直器** 位于辐射头的最下方,其作用是根据临床需要限定射线的输出范围。次级准直器也被称作光阑(或者铅门、钨门),包含4个挡块,两两组成两对光阑,分为上下两组(上光阑和下光阑,分别用X和Y表示,每一组光阑里又有两块,分别称作X1、X2和Y1、Y2)。次级准直器负责将X射线的形状进一步调整,在加速器的等中心平面形成从几毫米到40cm的矩形或方形射野。

3. **多叶准直器(MLC)** 是随着精确放射治疗技术的发展,近年来才应用到电子直线加速器照射技术的装置。MLC从本质来说也是准直器,因此也被称作附加准直器。MLC能按照病灶形状设置辐射野,提高治疗精度。就控制方式来讲,可以分为手动型MLC和电动型MLC,前者是早期产品,操作不方便,只能做一部分位置的适形放疗。而后者在计算机控制下可以自动变换射野形状,是开展调强适形放疗技术的关键器件。随着技术的进步,目前,在技术上可以实现对MLC的每一个叶片都由一个电机来驱动。这种技术的应用,大大提高了叶片的运动精度和控制精度。叶片的数目(有多少对,或者说有多少片)和叶片的厚度(在等中心处的投影宽度)是衡量MLC性能的两个基本参数。临

床中比较常见的是 10mm 和 5mm 厚的 MLC，高端设备上还会配置 2.5mm 及 2mm 厚的 MLC；叶片有 40 对（80 片）、60 对（120 片）以及 80 对（160 片）等；形成的最大放射野（开野）一般为 40cm×40cm。在螺旋断层放射治疗系统中 MLC 的配置较为特殊，其 MLC 为气动二元多叶准直器，64 片对插式，叶片厚度为 6.25mm。

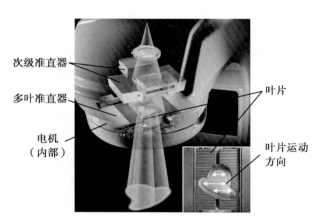

次级准直器
多叶准直器
电机（内部）
叶片
叶片运动方向

图 2-3-5　射线准直器系统

（六）剂量监测系统

剂量监测系统是医用电子直线加速器中保证剂量输出准确性的基本配置。国际电工委员会组织 IEC 60601-2-68∶2014 号文件详细规定了临床电子直线加速器安装的辐射剂量监测器的标准。文件对辐射探测仪的探头类型、剂量监测器的跳数（MUs）显示，辐射的终止以及射线束的平坦度和剂量率等制定了相应的标准。剂量监测系统通常由剂量监测电离室和剂量监测电路两部分组成。

电子直线加速器最为广泛使用的剂量监测仪是永久性安装在加速器里的透射电离室剂量仪，通常使用密封式电离室，以使其测量响应不受环境温度与气压的影响。剂量监测仪的作用是用于在治疗患者时连续地监测光子或电子射线的输出剂量。通常，剂量监测仪的电离室安装在均整滤过器或散射箔与光子线的准直器之间，以方便对治疗射束进行采样。

现代高能医用电子直线加速器的监测电离室通常由几块平行板和收集板构成，将整块收集板分成几个不同部分，以满足不同的监测目的，如 X 线和电子治疗束剂量率、积分剂量的检测以及治疗射束的角度和位置的检测。

为了患者的安全，现代医用电子直线加速器通常采用两套相互独立的监测器，一个剂量监测器和一个备份计时器。当剂量监测器出现故障时，备份计时器将会切断照射，使患者接受的过剂量照射减至最少。

剂量监测器也由两个分别封装的电离室测量通道组成，每个通道的电离室具有完全独立的偏压电源、静电计以及读数电路。如果第一通道的电离室在治疗患者时发生故障，一般当患者接受了略高于处方剂量几个百分数的照射时，第二通道电离室将会中止机器的辐射出束。

除了输出剂量，剂量监测系统也监测其他运行参数，如射线能量、平坦度及对称性等。要执行这些项目的监测，两个通道的电离室电极必须分成若干个扇形区域，测量的结果被反馈到自动控制电路，用于对加速波导管、束流输运系统里的电子束进行自动导航，以及自动调整其打击 X 射线靶和电子散射箔的位置，从而确保射线束的平坦度与对称性。

（七）辅助控制系统

电子直线加速器的辅助控制系统包括了一系列服务系统，它们虽然没有直接参与电子加速，却也关乎直线加速器中电子加速以及临床应用的可行性和可靠性保障。辅助控制系统主要包括真空系统、稳频系统、温控系统、联锁控制系统和机械控制系统。

1. 真空系统　电子运动区域和加速管内必须保持在高真空的状态（$1.33×10^{-5}Pa=1×10^{-7}Torr$），一方面可以防止电子枪阴极中毒、钨丝材料的热子或灯丝氧化，另一方面可以避免加速管内放电击穿，还可以减少电子与残余气体的碰撞损失。抽真空设备早期使用油扩散泵，但现在一般使用钛泵，它利用了钛金属具有很强气体吸附能力的特性。

2. 稳频系统　是协调微波源与加速管之间电磁振荡频率一致的重要环节。加速管的谐振频率受温度、输入功率、射束负载和加速腔的机械和电性能的影响，使电子相对于波产生滑相，从而使电子能量降低、能谱变宽，最终导致加速器剂量率降低与放射野变差。为了使微波源频率保持与加速管共振频率一致，需要采用频率锁相环电路，又叫自动稳频系统。电子直线加速器应用的自动稳频系统一般有 4 种基本结构形式：晶振型、单腔型、双腔型和锁相型。磁控管和速调管驱动的加速管的稳频控制方法有一些不同。

3. 温控系统　在医用电子直线加速器中，有许多的部件在工作时都要发出大量的热量，如加速管、偏转线圈、聚焦线圈、X 线靶、速调管或磁控管、微波 RF 动器、高频吸收负载、脉冲变压器等，而这些部件只有在恒温条件下才能保证稳定工作。现代医用电子直线加速器常用水循环冷却方式，使各部件保持在相对恒温的状态。内循环的一次水（蒸馏水或去离子水）存储在水箱中，然后由水泵输送到各种产热部件。外循环可以采用自来水或二次循环水，建议采用二次循环水，并用冷却系统为二次循环水降温。

4. 联锁控制系统 为了保证患者、操作人员的安全，并在日常使用期间保护机器，必须使用联锁控制系统对设备进行控制。联锁的类型主要包括剂量和剂量率监测、射束对称性、射束能量、各种附件和计算机控制系统等。一些联锁是为了防止操作人员误操作可能产生的错误治疗，另一些联锁是为了在机器的元器件或子系统出故障时马上关闭机器，防止故障扩大。

5. 机械控制系统 肿瘤放射治疗时，患者摆位和精确治疗需要有许多运动部件的协调配合才能顺利实现，这些运动部件包括机架、治疗床以及各级准直器，它们都需要运动控制系统及其相关控制硬件实现。

除了上述与射线相关的装置外，为了完成患者的临床治疗，医用电子直线加速器还需要配备相关辅助治疗装置，主要有激光灯、治疗床、辅助摆位装置等。

1. 放射治疗激光灯系统 激光灯是医用电子直线加速等中心的位置指示器，是加速器等中心的外在显示，是临床治疗和加速器质量控制的重要辅助工具。在治疗中，通过标记在患者皮肤上的靶中心的投影标记，将靶区置入直线加速器等中心位置，进行射野的等中心摆位。放疗激光灯系统常由 3 个独立的激光灯构成：左右各 1 个冠位激光灯及顶部 1 个矢位激光灯，见图 2-3-6。放疗激光灯系统有固定式和移动式两种。

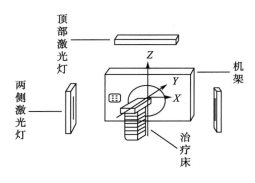

图 2-3-6 放射治疗激光灯系统坐标示意图

激光灯系统是直线加速器的重要辅助工具，其性能的好坏直接关系放射治疗的准确性，YY/T 1537—2017《放射治疗用激光定位系统性能和试验方法》中对放疗激光灯系统的性能要求及测试方法进行了详细规定和介绍。

2. 直线加速器治疗床系统 治疗床是医用电子直线加速器的重要组成部分，是用于患者在治疗过程中的支撑以及实现加速器与患者结合的重要装置。同时，加速器治疗床又是一个相对独立的系统，除了治疗床的公转运动和自转运动外，常见的治疗床还包含了升降运动（Z 方向）、前后运动（Y 方向）与左右运动（X 方向）三个运动自由度。临床上，治疗床需要满足以下设计要求：治疗床的旋转（公转）等中心严格地与加速器的等中心相重合；可以通过 X、Y、Z 三个方向的移动实现患者的摆位治疗；在负重运动中，治疗床面需要保持水平（<0.5°）。

在放射治疗中，除了需要修正靶区的平移偏差（X、Y、Z 方向），还需修正患靶区的旋转偏差（沿 X、Y、Z 轴的旋转）。六维治疗床在常规加速器治疗床的基础上又实现了沿 X、Y、Z 三个轴的旋转运动控制和调整，从而实现了对患者六维精确摆位和修正，定位精度好于 0.5mm 和 0.1°，最大承重 200kg。

目前国际上发达国家在精确放射治疗的临床研究和技术装备的研发上领先于国内同行，精准放射治疗所需的六维床研发公司几乎全部来自欧美发达国家。

3. 放射治疗影像辅助摆位装置 放射治疗中患者所接收到的剂量的准确性受治疗过程中靶区位置不确定度的影响。而每次治疗间及治疗过程中靶区相对于参考标记点的位移，以及摆位误差和其他一些定位偏差都会增大靶区定位的不确定度。传统方法是在靶区体积的外面增加边界，这样的做法通常会导致精确剂量投射技术失去大部分潜在的优越性。利用机载图像引导装置能够在放射治疗前获取患者的解剖影像，从而在日常治疗中确定靶区体积定位的准确信息。

理想的图像引导装置在每次治疗前均应允许获取患者的软组织影像。该系统必须具有快速、简便的优点，尽可能缩短整体治疗时间。同时，该系统还需要具有较好的定位精度（误差保持在允许范围内）能实施适形放射治疗。

目前，临床上使用的图像引导装置主要有电子射野影像系统（EPID）、锥形线束 CT（CBCT）等。通过它们，可以准确地判定是否需要对患者的治疗体位进行调整,以代偿肿瘤区的位移或治疗摆位的误差。

光学体表监测系统是近期出现的一种新型、无创的摆位辅助装置。该系统通过多个立体相机对人体进行扫描和拼接来对人体表面轮廓进行成像。利用三维影像技术获取患者的体表轮廓信息,并实时对体表轮廓信息进行处理、渲染和配准,从而达到监测患者治疗过程中体位变化的目的。该系统可以用于患者的摆位辅助,并可以在治疗过程中实时监测患者运动,进一步提高患者治疗的精确性和安全性。系统也可用于追踪患者的呼吸模式,以便实施与呼吸同步的影像采集和放射治疗。

三、主要性能指标和质量控制

(一)医用电子直线加速器的安全性能指标

医用电子直线加速器的技术越来越复杂,在临床使用中,设备本身的设计如果不符合电器与机械安全标准,有可能使患者处于危险之中。而当设备不能有效控制其辐射或治疗室的设计不满足安全要求时,还可能伤及附近其他人员。因此必须从患者和操作人员两方面关注其使用的安全。安全内容应涵盖电气、机械和辐射安全三个方面。

国家对于加速器的安全问题十分重视,要求加速器必须首先符合国家医用电气设备通用标准 GB 9706.1—2020《医用电气设备 第1部分:基本安全和基本性能的通用要求》,同时必须符合国家医用加速器专用安全标准 GB 9706.5—2008《医用电气设备 第2部分:能量为1MeV至50MeV电子加速器安全专用要求》。

安全规范主要包含8个方面的内容:①对电击危险的防护;②对机械危害的防护;③对不需要的或过量辐射危险的防护;④对医用房间内爆炸危险的防护;⑤对高温、失火及其他危险的防护;⑥运行数据的精确性和对不正确输出的防护;⑦故障状态造成的过热或机械损害;⑧结构要求。

1. 功能设计要求与连锁装置措施

(1)控制台必须显示辐照参数预选值,内容包括辐射类型、标称能量、照射时间、吸收剂量、吸收剂量率、治疗方式、楔形过滤器类型及规格等。

(2)辐照启动功能必须与控制台显示的辐照参数预选值联锁,相关参数设定未确定前,辐照不得启动。

(3)须有两套独立运行的剂量监测系统,两套系统互不干涉;两套剂量监测系统显示的剂量读数在辐照中断或终止后必须保持不变,辐照中断或终止后必须把显示器复位到零,才能启动下一次辐照;由元件或电源失效造成辐照中断或终止,失效时间读数显示必须储存在一个可读系统内,至少保留20min;两套剂量监测系统采用双重组合情况下,当吸收剂量达到预选值时,两套系统必须都能终止辐照;两套剂量监测系统采用初/次级组合情况下,当吸收剂量达到预选值时,初级剂量监测系统必须终止辐照,次级剂量监测系统必须在超过吸收剂量达到预选值不大于15%或不超过等效于正常治疗剂量0.4Gy的吸收剂量时终止辐照。

(4)控制台必须配置带有时间显示的辐照控制计数器,并独立于其他控制系统。

(5)必须对非直射式加速器提供剂量分布监测装置,当剂量分布相对偏差超过±10%时终止辐照。

(6)必须装备检查所有安全联锁的设施,用于在辐照间歇期间检查安全联锁,确保各类系统终止辐照能力以防止过剂量照射。

(7)控制台和治疗室内必须分别安装紧急停机开关。

(8)使用计算机控制系统的加速器软件和硬件控制程序必须加密,未经许可不得存取或修改,用于监视联锁或作为测量线路、控制线路一部分的计算机一旦发生故障,必须终止辐照。

2. 辐射防护相关设计要求

(1)电子束治疗和X线束治疗时,射束内杂散辐射均需要满足相应指标。电子束体现为X射线份额要求(X线污染),用中心轴上实际射程外10cm处的吸收剂量与最大吸收剂量的百分比表示,X线束射束内杂散辐射用最大放射野下射束中心轴上表面吸收剂量与最大吸收剂量的百分比表示。具体要求见表2-3-1。

表2-3-1 X线束射束内杂散辐射用最大放射野下射束中心轴上表面吸收剂量与最大吸收剂量的百分比

射线能量	电子束	X线束
$E<2MV$	≤5%	≤80%
$2MV≤E<5MV$		≤70%
$5MV≤E<15MV$		≤60%
$15MV≤E<35MV$	≤10%	≤50%
$35MV≤E<50MV$	≤20%	≤40%

(2)电子束治疗和X线束治疗时,有用射束外泄露辐射需要满足相关要求。在正常治疗距离(normal treatment distance,NTD)上,固定限束

装置截面内,透过可调限束装置的漏射线吸收剂量与有用射束中心最大吸收剂量之比应满足以下限制:①X线治疗时,在10cm×10cm放射野内不得超过2%;②电子束治疗时,在50%等剂量曲线外4cm至最大有用射束边缘之间的范围内平均不得超过2%;③电子束治疗时,在50%等剂量曲线外2cm至最大有用射束边缘之间的范围内平均不得超过10%;④最大有用射束外的泄露射线(中子除外)限制在正常治疗距离上,垂直于有用射束中心轴并以轴点为圆心、半径为2cm的圆平面上,漏射线最大值不得超过射束中心轴吸收剂量的0.2%,漏射线平均值不得超过射束中心轴吸收剂量的0.1%。

(3)最大有用射束外的中子泄露限制,对X线标称能量大于10MV的加速器,在正常治疗距离上,垂直于有用射束中心轴并以轴点为圆心、半径为2cm的圆平面上,最大有用射束外的中子泄露辐射最大值不得超过射束中心轴吸收剂量的0.05%,平均值不得超过射束中心轴吸收剂量的0.02%。

(4)X线标称能量大于10MV的加速器,距离设备表面5cm和1m处由感生放射性所造成的吸收剂量率分别不得超过0.2mGy/h和0.02mGy/h。

3. 医用电子直线加速器性能指标 在GB 15213—2016标准中详细规定了医用电子直线加速器的性能指标和试验方法,涵盖了剂量性能要求和机械性能要求两个方面。该标准适用于1~50MeV内以放射治疗为目的的医用电子加速器,下表2-3-2罗列了部分主要的性能指标要求。

表2-3-2 医用电子直线加速器主要性能指标

项目	性能指标	
	X射线辐射野	电子束辐射野
辐射值	X射线的辐射质由剂量比 D_{20}/D_{10} 或组织模体比TPR20/10确定,它们的测量值与加速器随机文件给出值的偏差不应超过±3%	加速器电子束的辐射质由其在水面的平均能量 E_0 确定。在SSD=100cm和宽束条件下,实际测出的吸收剂量 R 和电离半值深度 D 与加速器随机文件给出值的偏差不应超过±3%
辐射野均整度	在标准试验条件下,对每挡标称能量,在机架位于0°或90°时,最大吸收剂量和最小吸收剂量的比值:对5cm×5cm至30cm×30cm的方形射野,不应超过106%;对大于30cm×30cm的方形射野,不应超过110%	在标准试验条件下,对每档标称能量和短边不小于5cm的所有电子辐射野,在标准测试深度处,在两主轴上90%和80%的等剂量曲线与几何投影间的最大距离分别不应超过10mm和15mm;在两个对角线方向上,90%的等剂量曲线与几何投影间的最大距离不应超过20mm
辐射野对称性	在标准试验条件下,对每档标称能量,在机架位于0°或90°时,对于大于5cm×5cm的所有方形射野,在均在区域内对于辐射束轴的任意两点的吸收剂量的最大比值不应超过103%	在标准测试深度处,在机架位于0°或90°时,对于大于5cm×5cm的所有电子辐射野,90%等剂量曲线内推1cm的均整区域内对称与辐射束轴的任意两点的吸收剂量的最大比值不应超过5%
辐射野的剂量分布随角度的变化	在标准试验条件下,在机架和限束系统的所有角度位置,对于大于5cm×5cm的所有方形射野,在均整区域内任意一点的吸收剂量和相对于辐射束轴处的吸收剂量之比的变化:标称能量小于30MeV时不应超过3%;标称能量大于等于30MeV时不应超过4%	在标准测试深度处,在机架和限束系统的所有角度位置,对于大于10cm×10cm的所有电子辐射野,90%等剂量曲线内推1cm的均整区域内任意一点的吸收剂量和相对于辐射束轴处的吸收剂量之比的变化不应超过3%
剂量示值重复性	在同一辐照条件下,剂量监测计数与吸收剂量测量值之比的变异系数不超过0.5%	在同一辐照条件下,剂量监测计数与吸收剂量测量值之比的变异系数不超过0.5%
剂量示值线性	在正常治疗距离处的吸收剂量和吸收剂量率范围内,对所有治疗模式,剂量监测计数与吸收剂量的关系应为线性,吸收剂量的测量值和剂量监测计数与线性因子乘积之间的最大偏差不超过2%	在正常治疗距离处的吸收剂量和吸收剂量率范围内,对所有治疗模式,剂量监测计数与吸收剂量的关系应为线性,吸收剂量的测量值和剂量监测计数与线性因子乘积之间的最大偏差不超过2%
剂量示值随机器角度位置的变化关系	在机架的全部角度范围内,$\bar{R}$ 的最大值和最小值之差与其平均值之间的比值不应超过3%	在限束系统的全部角度范围内,$\bar{R}$ 的最大值和最小值之差与其平均值之间的比值不应超过3%

续表

项目	性能指标	
	X 射线辐射野	电子束辐射野
剂量示值随机架旋转的变化关系	在机架联系旋转通过其角度范围内不同部分时所测得的 $\bar{R}$ 值与机架静止条件下所确定的 $\bar{R}$ 的最大值和最小值的平均值之间的最大偏差不应超过 3%	在机架联系旋转通过其角度范围内不同部分时所测得的 $\bar{R}$ 值与机架静止条件下在不同位置所确定的 $\bar{R}$ 的最大值和最小值的平均值之间的最大偏差不应超过 2%
剂量示值的稳定性	短期稳定性包括高剂量辐照后的稳定性、日稳定性和周稳定性,对 X 线辐照,短期稳定性应小于 ±2%	短期稳定性包括高剂量辐照后的稳定性、日稳定性和周稳定性,对电子辐照,短期稳定性应小于 ±2%
辐射野的数字指示	在机架和限束系统全部角度范围内,所有标称能量下,标准测试深度下,数字指示和辐射野实际值之间的偏差:对 5cm×5cm 至 20cm×20cm 的 X 线辐射野,不得超过 ±3mm 或 1.5%;对大于 20cm×20cm 的 X 线辐射野,不得超过 ±5mm 或 1.5%	对所有标称能量和辐射野,标准测试深度上的辐射野尺寸与辐射野数字指示之间的偏差不应大于 2mm
辐射野的光野指示	在正常治疗距离处,在机架和限束系统全部角度范围内,所有标称能量下,两主轴上光野的边与辐射野的边(由 50% 等吸收剂量确定)之间的距离:对 5cm×5cm 至 20cm×20cm 的 X 线辐射野,不得超过 ±2mm 或 1%;对大于 20cm×20cm 的 X 线辐射野,不得超过 ±3mm 或 1%	在正常治疗距离处,光野对边之间的距离与数字指示之间的最大偏差不应大于 2mm
可调节限束系统的几何形状	对由限束装置而不是多元限束装置限定的矩形射野:对边平行度的最大角度偏差不应大于 0.5°,邻边垂直度最大角度偏差不应大于 0.5°;对多元限束装置,在正常距离处,当限束装置旋转 180° 时,对称打开的元件形成的辐射野的最大偏移不应大于 2mm	
辐射束轴指示	在机架和限束系统的全部角度范围内,在正常治疗距离 ±25cm 范围内,患者射入面上的辐射束轴的实际位置与指示点的最大偏差不应大于 2mm	在机架和限束系统的全部角度范围内,在正常治疗距离 ±25cm 范围内,患者射入面上的辐射束轴的实际位置与指示点的最大偏差不应大于 4mm
辐射束轴相对于等中心的偏移	在机架和限束系统的全部角度范围内,每档标称能量的所有辐射野,辐射束轴相对于等中心点的最大偏移不应大于 2mm	在机架和限束系统的全部角度范围内,每挡标称能量的所有辐射野,辐射束轴相对于等中心点的最大偏移不应大于 2mm
等中心的指示	等中心的指示装置相对于等中心的指示点最大偏移不得超过 2mm	等中心的指示装置相对于等中心的指示点最大偏移不得超过 2mm
沿辐射轴的距离指示	设备必须配有指示装置(如机械前指针,光距尺)指示沿辐射束轴到参考点的距离,对等中心设备,参考点必须是等中心;对非等中心设备,参考点须在射束轴上正常距离处。在正常治疗距离 ±25cm 范围内,沿辐射束轴到参考点的指示距离与实际距离的最大偏差不得超过 ±5mm;在等中心处,此偏差不得超过 ±2mm	设备必须配有指示装置(如机械前指针,光距尺)指示沿辐射束轴到参考点的距离,对等中心设备,参考点必须是等中心;对非等中心设备,参考点须在射束轴上正常距离处。在正常治疗距离 ±25cm 范围内,沿辐射束轴到参考点的指示距离与实际距离的最大偏差不得超过 ±5mm;在等中心处,此偏差不得超过 ±2mm
旋转运动标尺的零刻度位置	加速器旋转式机架可以有 12 种自由度,对旋转式机架在下列情况时,机架旋转轴、辐射头横向旋转轴、治疗床的等中心旋转轴和床面自转轴的标尺刻度必须为零;除辐射头纵向旋转轴和床面纵向旋转轴外,其他所有的旋转轴共面,束流轴垂直向下,治疗床的纵轴平行于机架旋转轴或辐射头横向旋转轴,床支架远离机架。当束流轴垂直向下时,机架旋转轴和辐射头横向旋转轴的标尺刻度为零辐射头纵向旋转轴必须为零。当光阑系统的两边分别平行和垂直于机架旋转轴,楔形过滤器的薄端指向机架时,限束系统轴的标尺刻度必须为零。各标尺零刻度位置与规定的零位之间的最大偏差:机架旋转轴、限束系统旋转轴、治疗床的等中心旋转轴、治疗床面旋转轴、治疗床纵向和横向旋转轴最大偏差不应超过 0.5°;辐射头横向和纵向旋转轴的最大偏差不应超过 0.1°	
前后辐射野的重合性	在辐射头倾斜及旋转角度位置为零时,前后辐射野的主轴之间的最大偏移不应大于 2mm	在辐射头倾斜及旋转角度位置为零时,前后辐射野的主轴之间的最大偏移不应大于 2mm
治疗床的运动(通用要求)	当治疗床床面位于等中心的标称高度,床面中线与机架旋转轴共线,治疗床的等中心旋转轴、床面自转轴为零,床面离机架的纵向距离最大时治疗床的直线运动标尺为零	

续表

项目	性能指标	
	X射线辐射野	电子束辐射野
治疗床的垂直运动	床面负载30kg，均匀分布在床面1m的范围内和床面负载135kg，负载均匀分布在床面2m的范围内两种情况下，负载重心均应作用在等中心点；治疗床床面做最大纵向延伸，伸展端至等中心距不足1m时，则135kg负载应均布在2倍从伸展端至等中心的范围内；治疗床床面在正常治疗距离附近做升降运动，在治疗床高度改变20cm时，床面的最大水平位移不得大于2mm	
治疗床的等中心旋转	在上述负载的情况下，治疗床等中心的旋转轴相对于等中心的最大偏移不得超过2mm	
治疗床旋转轴的平行度	当治疗床床面负载135kg，均布在床面2m范围内并且重心作用在等中心点时，治疗床的等中心旋转轴与治疗床床面自转旋转轴之间的最大角度应该不大于0.5°	
治疗床的刚度	纵向刚度：在负载30kg床面缩回和负载135kg床面伸开，且负载中心作用在等中心位置的情况下，治疗床床面等中心附近高度的变化不得大于5mm 横向刚度：在上述30kg和135kg两种负载情况下，治疗床床面做最大横向位移时，床面等中心附近高度的变化不得大于5mm，治疗床床面相对于水平面的侧向倾度不得大于0.5°	

（二）医用电子直线加速器的质量保证与质量控制

放射治疗的临床目的是提高肿瘤的局部控制率，减少正常组织并发症，质量保证（quality assurance，QA）和质量控制（quality control，QC）是达到放射治疗临床目的的重要保障。

质量保证（QA）是指为了保证产品或服务满足要求的质量而采取的一系列有计划的或系统的行为措施。在放射治疗中，质量保证是指经过周密计划而采取的一系列必要的措施，保证放射治疗的整个服务过程中的各个环节按国际标准准确安全地执行，保证在治疗过程中的服务和疗效达到一定的公认水准。质量控制（QC）是指为了达到公认水准所采取一系列的必要措施，使治疗得以安全正常地执行。质量保证和质量控制的概念很接近，质量保证强调质量保证系统性能的控制、量化测量和评估，而质量控制则只侧重性能的控制，它提供了测量的标准及所采取的校正措施。

医用电子直线加速器质量保证的目标是确保机器性能不会显著偏离在验收和调试时获得的基线值。在验证和/或建模治疗机器时，许多基线值被输入治疗计划系统中，因此机器性能的变化可以直接影响在该机器上治疗的每个患者的治疗计划和治疗效果。偏离基线值的医用直线加速器可能导致患者的治疗不理想。在许多因素下，机器参数会偏离基线值。例如，由于机器故障、机械故障、物理事故或部件故障，机器性能可能发生变化；主要部件的更换（波导、加速器结构、偏转磁铁等）也可能改变机器原有性能的参数。此外，机器部件的老化也可能会引起机器性能的变化。在建立定期的质量保证计划时，需要把这些可能的情况都考虑进去。

关于医用电子直线加速器的质量控制规范有很多种，AAPM TG-142报告是目前临床上最为广泛应用的。报告中要求，质控的每一部分都应以目标、公差、执行测试的方法和设备开始，并以记录执行每项测试所需的适当人员和所需时间的汇总表结束。报告中对医用电子直线加速器的质控的项目以及频率给出了详细的推荐（详见表2-3-3～表2-3-5），并明确说明由于不同单位及地区的物理学家资格和监督的地方法规不同，各个机构可能根据自己的需要适当调整测试人员。相关人员可以分为三类：具有资质的放射治疗技师（RTT）、具有资质的医学物理师（QMP）以及由QMP指定并在该QMP监督下工作的个人。

日常质量保证通常由放射治疗技师具体执行，如果由放射治疗技师执行的输出测量超出±5%误差范围，首先建议换一位放射治疗技师复测，如果仍然超出±5%的误差范围，物理师则必须尽快检测，并检查误差原因。

每月的质量保证通常由物理师执行，这些测试也可以由在物理师监督下工作的医学物理学学员（如学生或住院医师）进行。如果由物理师以外的个人执行这些测试，则应记录该个人的能力，包括他或她是否能正确评估和调查差异的原因，并作出适当的调整。应提供执行测试的详细程序和采取必要纠正措施的方法。此外，任何超差测试都应尽快引起物理师的注意。物理师应该在每个月的质量保证测试中签字。

表 2-3-3　日检项目/误差范围/时间/人员/设备要求

项目	non-IMRT/IMRT/SRS 的公差值	测量设备	所需时间/min	人员安排
剂量				
光子和电子输出稳定性	±3%	电离室/静电计、水或固体水	10~20	RTT
机械部分				
激光灯指示	±2mm/±1.5mm/±1mm	前指针、参考标记	2	RTT
等中心位置的距离指示	±2mm	前指针	2	RTT
准直器大小指示	±2mm/±2mm/±1mm	坐标纸、尺子	3	RTT
安全部分				
门联锁装置	检查功能是否正常	无	1	RTT
门关闭安全性	检查功能是否正常	无	1	RTT
视听监控设备	检查功能是否正常	无	1	RTT
立体定向联锁	检查功能是否正常	无	1	RTT
辐射区域监控	检查功能是否正常	无	1	RTT
激光防碰撞装置	检查功能是否正常	无	1	RTT

表 2-3-4　每月质量保证的时间/人员/设备要求

项目	non-IMRT/IMRT/SRS 的公差值	测量设备	所需时间/min	人员安排
剂量				
光子/电子输出稳定性	2%	电离室/静电计、水或固体水	45~60	QMP or Designee
备用监测电离室稳定性	2%	电离室/静电计、水或固体水	45~60	QMP or Designee
典型剂量率输出稳定性	2%/2%	电离室/静电计、水或固体水		QMP or Designee
辐射射野离轴比稳定性	1%	电离室或半导体阵列、胶片、扫描仪	10~60	QMP or Designee
电子束能量稳定性	2% 或 2mm	电离室/静电计、水或固体水	20~30	QMP or Designee
机械部分				
光野/辐射野一致性	2.0mm	胶片或 EPID	30	QMP or Designee
光矩尺指示	1mm			
激光灯指示	2mm/1mm/≤1mm	前指针/Winston-Lutz 测试设备	5	QMP or Designee
机架/辐射头角度指示	1°	水平仪	5	QMP or Designee
准直器附件位置	2mm	无	1	QMP or Designee
铅门位置指示（对称）	2mm	坐标纸	15	QMP or Designee
铅门位置指示（非对称）	1mm	坐标纸	15	QMP or Designee
"十"中心指示	≤1mm	坐标纸	15	QMP or Designee
治疗床的位置指示	2mm，1°/2mm，±1°/1mm，0.5°	坐标纸，尺子	15	QMP or Designee
楔形板位置精度	2mm	坐标纸、直尺、电离室或电离室/半导体阵列	15	QMP or Designee
补偿器位置精度	1mm	坐标纸，尺子	15	QMP or Designee
楔形板及挡块托盘锁止功能	检查功能是否正常	无	5	QMP or Designee
安全部分				
激光防碰撞装置联锁测试	检查功能是否正常	无	1	QMP or Designee
呼吸门控				
束流输出恒定性	2%	电离室/静电计、水或固体水	15	QMP or Designee
相位及呼吸幅度控制	检查功能是否正常	无	1	QMP or Designee
室内呼吸监测系统	检查功能是否正常	无	1	QMP or Designee
呼吸门控联锁装置	检查功能是否正常	无	1~2	QMP or Designee

表 2-3-5　年度质量保证的时间 / 人员 / 设备要求

项目	non-IMRT/IMRT/SRS 的公差值	测量设备	所需时间 / min	人员安排
剂量				
光子射野平坦度稳定性	1%	三维水箱	60~120	QMP
光子射野对称性稳定性	1%	三维水箱	60~121	QMP
电子射野平坦度稳定性	1%	三维水箱	60~122	QMP
电子射野对称性稳定性	1%	三维水箱	60~123	QMP
光子 / 电子射野剂量输出稳定性	1%	测量水箱、电离室 / 静电计	120~180	QMP
光子射野输出因子稳定性	±2%（射野大小<4cm×4cm）±1%（射野大小≥4cm×4cm）	电离室 / 静电计、水或固体水	30~60	QMP
电子射野输出因子稳定性	2%	电离室 / 静电计、水或固体水	60~90	QMP
光子线射线值稳定性（$PDD_{20/10}$）	1%	三维水箱	30~60	QMP
电子线射线值稳定性（R_{50}）	1mm	三维水箱	60~90	QMP
楔形因子稳定性	2%	电离室 / 静电计、水或固体水	30~60	QMP
光子线剂量输出线性	±2%≥5MU ±5%（2~4）MU，±2%≥5MU	电离室 / 静电计、水或固体水	30~60	QMP
电子线剂量输出线性	±2%≥5MU	电离室 / 静电计、水或固体水	30~60	QMP
光子线剂量输出稳定性 vs 剂量率	2%	电离室 / 静电计、水或固体水	30~60	QMP
光子线剂量输出稳定性 vs 机架角度	1%	电离室或电离室 / 半导体阵列	30~90	QMP
电子线剂量输出稳定性 vs 机架角度	2%	电离室或电离室 / 半导体阵列	60~120	QMP
电子线 / 光子线射野离轴比稳定性 vs 机架角度	3%	电离室或电离室 / 半导体阵列	60~120	QMP
机械部分				
准直器旋转中心	1mm	前指针	10~15	QMP
机架旋转中心	1mm	前指针	15~30	QMP
治疗床旋转中心	1mm	前指针	10~15	QMP
电子限光筒功能联锁	功能正常	NA	10~15	QMP
辐射野等中心与机械等中心的一致性	±2mm/±2mm/±1mm	前指针、胶片或 EPID	30~60	QMP
治疗床下倾	2mm	前指针、激光灯和尺子	10~15	QMP
治疗床角度指示	±1°/±1°/±0.5°	坐标纸	10~15	QMP
治疗床位置	±2mm	坐标纸、尺子	10~15	QMP
立体定向配件、锁定装置等	功能正常	无	10~15	QMP
安全部分				
遵循制造商的测试程序	功能正常	无	30~45	QMP
呼吸门控				
束流输出恒定性	2%	电离室 / 静电计、水或固体水	15~30	QMP
相位 / 位移幅度门的时间精度	±100ms	呼吸运动模体、胶片或 EPID	60~120	QMP
校正相位 / 位移量的替代值	±101ms	呼吸运动模体	60~121	QMP
联锁试验	功能正常	NA	5~10	QMP
中断测试	1%	VMAT QA phantom 体膜	10~15	QMP

年度质量保证必须由物理师执行。年度测试的项目更多也更复杂，需要对测试项目、测试设备和直线加速器的所有组件有更深入的了解。年度报告应包括总结部分，详细说明年度质量保证的结果及结论。完成后，报告应由物理师主任检查、签字。正如 AAPM TG-142 报告所建议的，尽管直线加速器的质量保证计划是一个团队的努力，管理直线加速器质量保证计划的总体责任应该分配给一个人，即指定的管理人员。

所有执行测试的文档都是非常重要的。所有结果应以永久的电子或纸质文档形式记录下来，并应便于检查。对于每日质量保证，建议物理师每天要对检测结果进行审核并签署报告。对于月度质控报告，物理师应在完成后 15 天内审核并签署报告。在完成年度测量之后，建议生成一份全面的年度质量保证报告。报告应包含一个摘要部分，说明基于推荐表公差值的重要结果。质量保证（QA）报告应由物理师主任签署和审查，并存档，以备将来机器维护和检验的需要。

四、日常故障案例

医用电子直线加速器是非常精密的仪器，对于故障需要详细分析和排除，故障排除后还需要物理师做必要的质控检测后方可投入临床治疗。以瓦里安直线加速器为例，列出了常见的 10 宗故障现象及处理方法。

（一）案例一

1. **故障现象**　加速器操作电脑主界面无法进入系统，启动过程中报 DATA31，之后一直显示 C:/VARIAN。

2. **故障分析**　DATA31 报错代码指向比较明确，一般是由专用键盘故障引起，因此优先排查专用键盘，同时测量观察机器静态电压等常见参数来综合判断。

3. **解决方法**

（1）检查控制柜电压，发现 -12V 丢失，保险 F9 烧断。

（2）拆开专用键盘，发现其控制板上 U1 有短路痕迹。

（3）断开专用键盘，更换保险 F9 后开机依然烧保险，说明除专用键盘外还有其他短路的部件。

（4）在断电状态下将 -12V 的所有负载插头断开，上电后保险正常，之后将负载插头依次一个个接回去，发现插上 Console Backplane 上 J28 时

（MLC 信号）保险又烧了，进一步排查 MLC 控制盒，发现其 Interface 板上 C17 烧毁。

（5）最终更换 MLC Interface 板和专用键盘控制板后机器恢复正常。

（二）案例二

1. **故障现象**　做 Portal Dosimetry 验证时 LFIMRT 只能采集到 Beam Hold 前半部分图像，Arc 验证则无图像显示。

2. **故障分析**　此故障只在 PD 验证时出现，正常治疗出束不受影响。初步怀疑影像采集系统错把 Beam Hold 信号当作 Beam Off。而且此机器刚做完 PD 升级，怀疑大概率是配置问题。

3. **解决方法**

（1）翻阅相关资料和图纸后得知，PFS3 板跳线 W7 与此有关。

图纸显示 W7 A-B=normal setting，即跳线连接 A-B 为普通模式。

B-C=allows ACQEN signal to be active during the dynamic portion of an EDW treatment，把跳线连接 B-C 为 ACQEN 信号激活模式。

（2）将 PFS3 板上 W7 跳线由 A-B 改跳到 B-C，PD 验证恢复正常。

（三）案例三

1. **故障现象**　准直器（小机头）不转，其他运动都正常。

2. **故障分析**　此故障只有小机头不转，其他运动都正常，且无 HWFA 联锁，说明与位置读数系统无关，重点排查驱动这一路。其驱动控制信号由控制柜 Motor Interface 板发出，经 Console Backplane J25 到 Aux Electronics BP J35 再到 XA1（PWM 板插槽）。

3. **解决方法**

（1）首先测量小机头旋转马达两端电压，用手控盒驱动时两端同时有 29V 电压加载，但不随拨轮的拨动而变化，说明从 PWM 板过来的电压信号正常，其控制信号异常。

（2）调换 PWM 板无效果。

（3）维修模式下观察 Motor Status 电压随拨轮的拨动有变化，说明 STD Bus 里发给 Motor Interface 的控制信号正常。

（4）测量 PWM 板插槽 XA1-30A 的"COLRO-TCT"信号，发现拨动的时候无变化，说明问题出现在 Motor Interface 与 Aux Electronics 背板之间。

（5）更换 Motor Interface 板后小机头运动恢复正常。

（四）案例四

1. **故障现象**　机器在机架 260° 附近报 YLD 联锁。

2. **故障分析**　此故障与机架角度有关，初步判断与电缆线有关。

3. **解决方法**

（1）在维修模式下出束，故障时的靶电流为 0A，而正常时在 300MU 剂量率下为 12.2A 左右。

（2）转机架角度就能恢复正常，确定与靶电流采样信号有关。

（3）故障时断开靶电流线 W107，测得加速管靶电流采样水管与外壳之间电阻为无穷大，排除水管短路的可能。

（4）更换靶电流采样电缆 W107 后机器恢复正常。

（五）案例五

1. **故障现象**　出束时报错 CLFA/DS12。

2. **故障分析**　偶发性出现 CCI 时 MU1＝0，MU2＝200，但此时维修模式下出束正常，可排除电离室至控制柜的电离室反馈信号，又因为非单个能量出现，因此排除了能量板，问题大概率出现在校验控制信号上。

3. **解决方法**

（1）找到 ION1 CAL 信号，与 ION2 CAL 信号做比较，有可能可快速定位故障点。

（2）因为 W13 穿过机架，故障的概率高一些，所以可以先从这里入手，该电缆两端分别接在 Gantry Patch Panel 和 Aux Electronis 上。

（3）拆开机壳准备测量时发现 GPP 上有水渍，但此时机架在 0° 并未发现漏水点，仔细观察并转动机架，发现只要转到 270° 及以下，旋转接头处便有大量水漏出来，进一步检查发现橡胶水管被铜头撑裂，水流到 GPP 上导致某些信号异常（比如 ION1 CAL）。

（4）最终清理干净残留水渍并更换橡胶水管解决了此故障。

（六）案例六

1. **故障现象**　机器无法上电，按下启动键可通电，但是一松手就掉电了。

2. **故障分析**　此故障多为急停开关未复位或者 24V 电压不正常引起，首先检查所有急停开关，若正常再检查控制柜 24V 电源。

3. **解决方法**

（1）经过排查后发现急停开关正常，24V 电源烧了，遂更换 24V 电源。

（2）但是更换新电源后，24V 仍不正常，开机后 5V、±12V 均在波动，怀疑后级有短路。

（3）在 24V 电源的输出端断开所有负载再依次接上：①先接上 +5V，正常；②接上 -12V，只剩下波动的 1~2V，同时 +5V 接点只测得 0.5~1.5V；③断开 -12V，接 12V，正常；④再接上 24V，也正常；⑤问题明确了，-12V 短路；⑥测量 -12V 对地电阻，沿线路逐个插头和电路板断开，断开至 Console Backplane J8（Dual monitor driver）时，电阻恢复到 1.8MΩ；⑦继续排查，发现 DMD 板上 -12V 滤波电容短路，剪断后临时使用，机器可以正常上电。

（七）案例七

1. **故障现象**　出束过程中突然整机断电，重启后重新出束，显示 HVCB 联锁，HVPS 空开跳闸，治疗无法进行。

2. **故障分析**　HVPS 空开跳闸是由 HVPS 空开至 PFN 之间的零件故障引起的，重点排查这一区域，出束瞬间跳闸说明存在打火现象。

3. **解决方法**

（1）首先判断跳闸原因，依次断开 HVPS 空开的输出线、Plate Transformer 的输出线、整流桥的输出线后出束，发现只要接上整流桥堆就会跳闸，因此先更换整流桥。

（2）更换整流桥后，最开始可以出束，但 200MU 后依旧先无剂量率，后整机断电。

（3）断开滤波电容与 PFN 之间的连线，出束，除 UDR 外无其他异常。

（4）复原所有连线出束，最开始也正常，但用手机录像发现主闸流管后面貌似有火光，大概也是 200MU 后主闸突然一阵强烈的辉光，此时机器剂量率也降至 0 剂量，持续 2s 左右后机器断电。

（5）进一步排查发现 L1 到 R3 之间的电缆有对地短路的现象，更换 W48 电缆与 R3 后，HVPS 仍然会偶尔跳闸。

（6）仔细检查 PPD 里的高压接触器，发现 K3（MODE A）接线柱有烧焦的痕迹，拆出来与 K4（MODE B）临时对换，之后出束一直正常。

（7）更换 K3 高压接触器后机器完全恢复正常。

（八）案例八

1. **故障现象**　偶发性出现 MOD I/L，可在任何时候出现。

2. **故障分析**　MOD 联锁一般是由磁控管打火引起，但这类故障往往在出束瞬间出现，此故障随机出现在出束的任一过程中,大概率排除磁控管问题。

3. 解决方法

(1)进入维修模式,注意到 MAGFIL V 和 MAGFIL I 不正常,及时在 0 模式下,MAGFIL V 也可以由 13.3 漂到 0,初步判断 Step0、1、2 混乱了。

(2)检查 PFN 和磁控管区域,未发现打火痕迹。

(3)注意到 APD 的 K12 在不应该吸合的时候吸合了。

(4)综合判断电路板故障的概率更大,由于 MOD 联锁是由 Faut Conditioning PCB 产生的,因此优先考虑更换它。

(5)更换完 Fault Conditioning 板后故障解决。

(九)案例九

1. 故障现象 机器出束报低剂量率联锁,所有能量都如此。

2. 故障分析 低剂量率联锁首先观察机器出束的参数,判断是否由微波、PFN 或者枪端故障引起,本案例中微波和枪端参数正常,PFN V 偏高,因此重点排查 PFN 区域。

3. 解决方法

(1)用示波器观察 PFN V 与 HVPS I 波形,发现 HVPS I 波形为全波状态(正常时应该有截止波可见)。

(2)说明 DQ 闸流管工作不正常,尝试更换之,但故障仍然存在。

(3)DQ 闸流管要正常工作必须受闸流管栅极控制板控制,怀疑问题出现在控制板上。

(4)更换闸流管栅极控制板后,DQ 波形回归正常有截止波的状态。

(5)调节剂量率后机器恢复正常。

(十)案例十

1. 故障现象 电子线无剂量率。

2. 故障分析 低剂量率联锁首先观察机器出束的参数,判断是否由微波、PFN 或者枪端故障引起,本案例中 PFN V 和枪端参数正常,微波自动频率控制不正常,因此重点排查微波频率控制区域。

3. 解决方法

(1)故障背景是在这之前有人更换过 W109 电缆,且换之前电子线剂量率正常。

(2)观察机器参数,出束时 AFC 为 10.23 左右,手动频率控制可调,且在 -6 附近剂量率正常,说明自动频率控制故障。

(3)测量 W15 上的 AFC A、AFC B 信号,无接地或断路现象。

(4)由于是上次维修过后出现的故障,因此重点怀疑更换电缆可能接触到的移相器区域。

(5)经过仔细检查发现,AFC 的前向波采样接头松了(但未脱离,不仔细观察很难发现)。

(6)将该接头拧紧固定好,电子线出束恢复正常。

第四节 磁共振图像引导放射治疗系统

一、概述

图像引导放射治疗(image guided radiotherapy,IGRT)是根据治疗前或治疗中获取的定位影像校正治疗靶区的位置误差,从而提高放射剂量准确度的一种技术。X 射线影像引导的放疗已成为现代放射肿瘤学的一个标准临床技术。集成到直线加速器的锥形线束 CT(cone beam computed tomography,CBCT)可提供患者在治疗体位的影像,与模拟计划的计算机断层扫描(computed tomography,CT)影像进行比对可得到患者治疗靶区的定位误差。受限于较差的 CBCT 软组织对比度,在许多情况下无法提供清晰的解剖结构信息。许多常见的肿瘤如胰腺、食管、直肠、子宫颈、头颈、膀胱、前列腺、肾、淋巴结等在 CBCT 上很难看清楚。因而,这类肿瘤的放疗靶区体积在空间和时间上仍然有较大的不确定性。显然,提升在线影像的软组织对比度可以更准确地确定治疗靶区位置,提高剂量递送的准确度,以避免正常组织的过量照射。然而,CBCT 因 X 射线物理特性带来的技术瓶颈,已不再有很多改进的空间。

因此,磁共振成像为 IGRT 提供了新的发展可能。近十年来,不断提出将磁共振扫描设备与放射治疗设备集成一体化,实现实时采集放射治疗的定位影像,能够在根本上解决实施放射治疗的过程中靶区病灶可视化差的困难,如图 2-4-1。

目前磁共振成像引导放射治疗设备分为高场磁共振 1.5T 与低场磁共振 0.5T 以下两类。高场磁共振与低场磁共振相比有更高的信噪比、更高的空间分辨率及更快的成像速度。高场磁共振可提供具备诊断影像质量的图像。如图 2-4-2 所示,用于放疗引导的磁共振影像与诊断影像的图像质量相等。

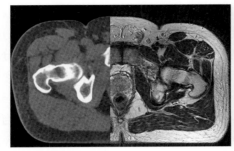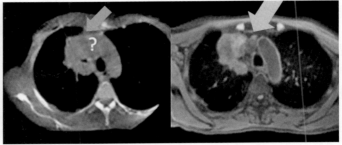

图 2-4-1　CBCT 图像与磁共振图像对比

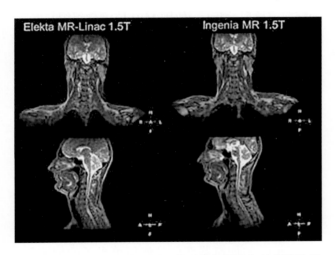

图 2-4-2　同一患者放疗引导的磁共振影像与诊断影像的比较

　　磁共振图像引导放射治疗是一种全新的临床技术。磁共振影像可清晰地显示肿瘤与正常组织的边界。在每次治疗前利用磁共振影像确定治疗靶区的实际位置并在此基础上更新治疗计划，这种能够根据靶区的实际位置而实时变更治疗计划的技术叫作自适应放射治疗。图 2-4-3 显示头颈部肿瘤在治疗前和治疗中发生了显著的变化，使用自适应放射治疗可保证肿瘤接受足够的处方剂量，同时避免正常组织受到高剂量照射。目前常规的技术通常使用同一个治疗计划完成整个疗程的治疗，难以应对临床条件的变化。

　　自适应放射治疗与目前常规的放疗相比从对设备的技术要求到临床流程都有很多变化，也是磁共振成像引导放射治疗设备临床应用的一个主要特点。由于人体的解剖组织总是不断运动的，能够在患者每次治疗时实施适应于当前靶区及危及器官位置的放射治疗计划能够有效地保护正常组织，提高治疗效果，减少毒副作用。大量的临床前研究和上市后的临床经验表明磁共振成像引导放射治疗设备对头颈部肿瘤、胸腹部肿瘤、盆腔肿瘤等全身多个部位的放射治疗具有无可比拟的优势：①在每个治疗分次内开展实时成像，根据肿瘤和附近正常组织的大小、形状和位置，采取自适应治疗；②每日成像可以减少肿瘤位置的不确定性，从而缩小靶区照射范围，降低正常组织的照射剂量，有望提升治疗效果和降低毒性；③更好分辨不同的组织类型，传统的 X 射线影像难以准确地分辨出软组织肿瘤，而运用磁共振技术就能更有效地分辨出来；④磁共振功能性成像可提供肿瘤内细胞活性的信息，为临床医师评估放射治疗疗效，根据肿瘤的反应情况及时调整治疗计划。

　　此外，研究者还推测在磁共振成像引导放射治疗设备有望采取更高放疗剂量、更少治疗分次的治疗模式，从而缩短治疗的疗程并提高其效率。

　　将磁共振成像（magnetic resonance imaging，MRI）实时容积跟踪与治疗执行系统整合的新系统已被设计开发，如 2002 年美国公司研发的 Renaissance 系统。该系统是一个结合了磁共振影像功能及钴-60 放射源放射治疗功能的设备。其能够为需要接受放射治疗的任何身体部位提供立体定向放射治疗、图像引导的调强适形放射治疗及三维适形放射治疗，该系统是世界上第一次提出运用 MRI 引导的放射治疗系统。

　　Renaissance 系统由三个主要部分组成：①MRI 系统，一个垂直分开水平螺型超导体 0.35T 全身

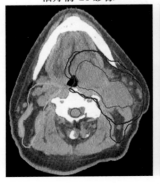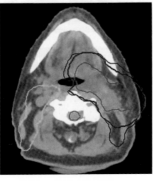

图 2-4-3　头颈肿瘤治疗过程中发生的变化

治疗前 CT 影像　　治疗中 CT 影像

MRI；②放射治疗传送系统，一个机器控制的三头钴-60系统，可从三片等中心点的10.5cm×10.5cm区域提供的剂量率为550cGy/min；③适应性放射治疗计划系统，三个钴-60放射源安装有数控MLC，用于进行γ射线的图像引导放射治疗（图2-4-4）。

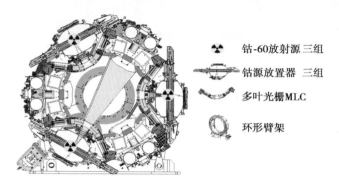

钴-60放射源 三组

钴源放置器 三组

多叶光栅MLC

环形臂架

图2-4-4 三个钴-60的图像引导放射治疗设备结构简图

Renaissance系统使用钴-60作为放射源并能在治疗过程中获取连续的图像流。系统直接追踪肿瘤软组织，获得的图像自动与计划中的靶组织图像相比较，当靶组织移出照射区域时系统会自动暂停射束，便于治疗师能调整照射区域对准靶肿瘤以及能实时适应患者因呼吸等引起的解剖位置改变。系统的MRI功能也被用于治疗前的患者影像检查，帮助患者定位以及分辨靶组织及周围组织。系统也可使用治疗前影像预测肿瘤治疗的放射剂量。治疗师可以使用这项功能来判断患者的解剖位置变动是否影响疗效。其优点是钴-60射线束放射衰变不会干扰MRI功能，其缺点是钴-60射线束的半影特性和只

有0.35T的低磁磁场（数值越大，磁场强度就越大，图像就越清晰，扫描时间也会越短）（图2-4-5）。

随后，在越来越追求速度与更好的剂量分布的需求下，MRI引导的医用直线加速器的概念被提出，并积极研发出MRIdian系统，该系统把三个放射源钴-60更改为低能量医用直线加速器并与低场磁共振0.35~0.5T相融合。2017年以后，Unity设备运用1.5T的高场强磁共振设备与标准直线加速器相结合，能获得更好的软组织对比度，以及在放射治疗前或放射治疗后，使用MRI监测软组织与器官的变化，为实现自适应放射治疗创造条件。

二、磁共振图像引导放射治疗系统结构与物理特性

（一）磁共振图像引导放射治疗系统

典型的磁共振图像引导放射治疗系统主要由以下几个部分组成。

1. 加速器系统 外环臂架上承载了射束传输系统，控制射束至治疗传递系统，当中包括三个子系统部分，见图2-4-6。

Unity的加速器部分是使用单光子的加速管，产生7MV无均整器（FFF）的光子射线。加速器部件安装在磁共振设备外部的导轨上，源-轴距（SAD）较长，为143.5cm。最大剂量率为450cGy/min。准直器不能旋转，臂架因机械结构问题不可倾斜，治疗床只能升降不能旋转，只能提供共面照射治疗。

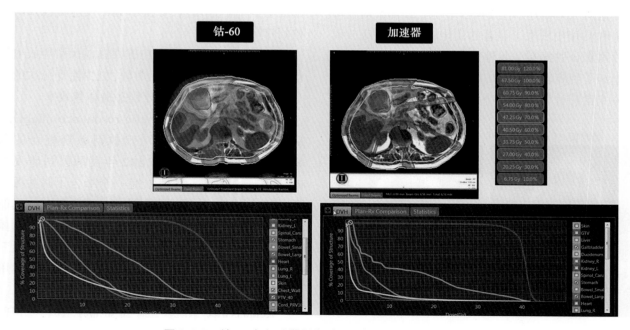

图2-4-5 钴-60与加速器影像引导设备剂量分布对比（肝）

A
带电离室的放射治疗器
电子枪，加速器波导与离子泵
射线束整形驱动模块
循环器
射线束高压发射器感应接口与六氟化硫感应器
自动稳频控制器
磁控管
调谐驱动部件
移动部件
射频调制器

B
网络分配单元
信号滑环接口与PE拾音器
实时计算机
影像控制器
MV探测器
MV探测器电源
臂架配电电源
射线束发生器配电电源

C
水冷系统
离子泵控制模块
射线束控制模块
枪控制模块
射线束整形控制模块
19寸的机架

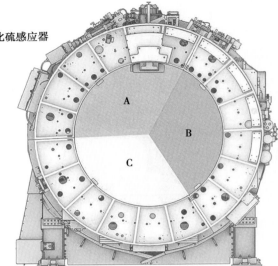

图 2-4-6　Unity 加速器简图
A.射线发生器与控制 MLC 部分；B.影像接收与实时控制电脑系统；C.整体设备的冷却装置。

2. 内环的高分辨率磁共振成像系统　该部分为飞利浦提供的磁共振设备，见图 2-4-7。Unity 的 MRI 部分由荷兰一家公司提供，其磁场强度为 1.5T，最大扫描孔径达 70cm，具有强大的功能，能够快捷、准确、高质量地完成各种类型的临床检查，实现了数字线圈、数字接口与全程数字传输，突破了传统磁共振模拟信号源的瓶颈，在保证原始图像信号无损真实还原的基础上，加入了数字网络控制

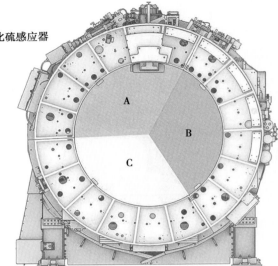

图 2-4-7　MRI 主体图
1. 屏蔽线圈；2. 初级线圈；3. 梯度线圈；4. 系统主体线圈；5. 前线圈；6. 低温恒温区；7. 后线圈。

系统，从而控制射频、梯度、重建各核心部件实时同步、精准协作。

3. 患者治疗床定位系统　平板治疗床在孔外可以升降，而一旦进入扫描孔内，床的高度和横向方向就不能再改变（磁共振不能在不同高度进行扫描），仅支持床的纵向运动。因此，已有计划无法调整患者的位置，只能选择优化现有计划或重新制订计划。与常规加速器不同的是 Unity 的等中心（iso-center）通常不在靶区内，在治疗床上方 14cm 处。因为 Unity 属于图像引导放射治疗系统，必须基于患者在其当前治疗位置获得的图像来优化剂量，这也意味着等中心通常不在靶区内。

（二）磁共振引导放射治疗系统物理特性
　　Unity 将 1.5T 诊断级磁共振成像、精密放射治疗加速器和智能软件完美结合（图 2-4-8）使得在线自适应放疗成为现实。治疗期间的实时成像功能能够使肿瘤医生在治疗过程中获取肿瘤和周围正常组织的磁共振影像，在线调整治疗计划，并对治疗结果进行评估。
　　Unity 主磁场的方向指向治疗床尾，射线束与磁力线任何时候都垂直。洛伦兹力作用于带电的二次电子，电子被该作用力拉向与当前运动和磁场正交的方向，产生电子返回效应（electron returning effect），扰乱了剂量沉积的方式。这在射线束内和外的影响较小，但是在射线束剖面线边缘处明显可见。

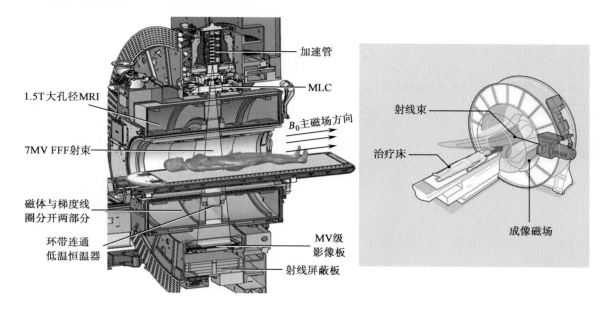

图 2-4-8　Unity 结构简图

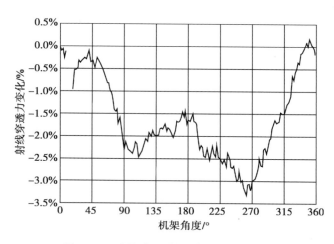

图 2-4-9　低温恒温器对臂架角度的影像

从射线源到患者，射线束会穿过装有液氦的低温恒温器环带（成分为液氦、铝和铁）和 MRI 体线圈（材料为铜）。因此会增加少量的散射线，但射线束经过低温恒温器环带与 MRI 体线圈后，会变得更加平整，线束硬化（beam hardening）。在臂架+13° 方向有一个超导线管道，这个管道不允许任何直接照射。因此，对于臂架在 9°~17° 之间射野的大小有一定限制。另外，因低温恒温器的关系，与传统加速器 40cm×40cm 的最大射野不同，Unity 在纵向上最大射野为 22cm，横向上为 57cm。如果射野太大，就会对磁场均匀度产生很大影响，因此只能限制 Y 方向射线束的大小（参照 IEC 61217 标准）。

对于 10cm×10cm 的射野，低温恒温器与 MRI 体线圈的散射贡献了 1% 的等中心的剂量。这影响了相对输出因子、散射因子和剖面线（profile）。图 2-4-9 的数据采集可得出不同机架角度对射线穿

透力的影响。值得注意的是，机架在 13° 时是没有对应数据的，因为射线不能直接照射超导线管道。这一特殊性已被治疗计划系统（treatment planning system，TPS）纳入建模，因此并不影响实际临床应用效果。

1. 绝对剂量测量　绝对剂量测定的参考条件为在臂架角度 90°，设置等中心的射野为 10cm×10cm，源-皮距 SSD=133.5cm，深度 D=10cm，69.6cGy 为 100MU。这相当于在最大深度（D_{max}）为 1.3cm 时，在同样的测定条件下每 100cGy 为 100MU。

2. 深度剂量剖面线　由于 FFF 光束锥形的形状和洛伦兹力让横向方向 crossline 不对称，评估剖面线的标准（参照 IEC 60976）方法以及剖面线 QA 不再有效。平坦度（flatness）和对称性（symmetry）可以由剖面线比对射野内 80% 部分的方法来代替。剖面线在边缘部分的不对称十分明显，X 方向平均移动+0.24cm。洛伦兹力和横向方向（crossline）的移动必须在治疗计划系统中进行充分的建模和计算。如图 2-4-10 所示，射野大小为 22cm×22cm 的深度剂量剖面线，绿色为纵向方向（inline），紫色为横向方向（crossline）。

3. PDD 与皮肤表面剂量　对于 10cm×10cm 射野的射线，D_{max}=1.3cm，比没有磁场的加速器浅。其中电子返回效应产生的剂量约占 D_{max} 剂量的 10%。返回电子在患者或者模体中的有效距离为 1.2±0.1cm。对于标准直线加速器，所有临床 10cm×10cm 射野的相对表面剂量在 10%~25% 范围内。而值得注意的是 Unity 用胶片测量的

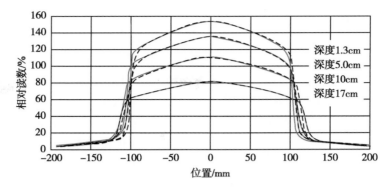

图 2-4-10 深度剂量剖面图

10cm×10cm 射野的入射表面剂量为 36%。需要留意电子返回效应会增加患者的出射表面剂量。

三、磁共振图像引导放射治疗系统核心参数

磁共振加速器核心参数见表 2-4-1。

表 2-4-1 磁共振加速器核心参数

放疗投照系统	
机架结构	能够围绕 MRI 扫描仪连续 360° 旋转的机架
最大旋转速度	6r/min
光束概述	
X 射束能量	7MV（FFF）
源-轴距（source-axis distance，SAD）	143.5cm
最大剂量深度	1.4cm
最大剂量率	>450cGy/min
X 射线最大对称性	<103%
最大剂量深度处 10cm×10cm 区域的半影	MLC 小于 5.5mm，钨门小于 6.5mm 最大剂量深度区域范围内的均匀半影
电动多叶准直器系统	
MLC 叶片数量	80 对
等中心处叶片宽度	7.18mm
叶片方向	头脚方向
叶片最大移动速度	6cm/s
等中心处最大射野尺寸	57.4cm×22.0cm
等中心处最小射野尺寸	0.5cm×0.5cm
叶片漏射	叶片间漏射率 0.2%，叶内平均漏射率小于 0.375%
联合使用叶片和钨门在等中心处的准直调整精度	1mm

续表

电子射野影像系统	是校准工作流程子系统中的一部分，用于验证辐射场精度。成像尺寸：22cm×8.5cm
射束阻挡器	对穿过电子射野影像系统（EPID）的射束进行阻挡
MRI 影像系统和成像性能	
MR 在工作流程的作用	治疗前成像、治疗期间的运动监测、治疗分次内成像、治疗后成像
场强	1.5T
低温类型	液氦
扫描孔径	70cm
扫描孔长度	132cm
几何精度	20cm 视野范围内≤1mm 34cm 视野范围内≤2mm 42cm 视野范围内≤2mm
磁场均匀度	≤2.0ppm 50cm×50cm×45cm
分辨率	范围 24cm（头脚方向）；层厚 1.5mm；分辨率 1.5mm×1.5mm 范围 24cm（前-后方向）；层厚 3.5mm；分辨率 1mm×1mm
梯度场	
梯度场强	34mT/m
梯度场切换率	120T/（m·s）
线性度	<0.5%
最短成像时间	0.283ms
区域	>50cm
射频线圈	内置体线圈同时接收/发射射频信号
前片和后片线圈	
线圈单元通道数	总通道数 8 个 前片线圈通道 4 个 后片线圈通道 4 个
前片线圈绿区（RF 可照射区）	40cm

续表

前片线圈辐射衰减	0.6%
后片线圈辐射衰减	1.5%
最大灵敏度因子	4
影像和放疗患者摆位系统	包括治疗床、指示系统、接收线圈、患者耳机、患者对讲系统、CT平板床等装置
治疗床	
床面尺寸	2 078mm（长）×522mm（宽）
床体纵向行程	2 900mm
最低床面位置	40cm
最高床面位置	87cm
床体定位精度	<1mm
床体最大负重	227Kg
治疗记录验证系统和放射治疗控制系统	具备
在线和离线的自适应治疗计划系统	具备
离线流程	具备参考计划、影像导入、DICOM-RT格式信息导入、自动勾画、MR影像的剂量计算等功能
在线流程	具备日常影像评估、摆位验证、自适应影像、影像配准、在线自适应计划、治疗计划评估、剂量计划验证、靶区运动监测等功能
配置相应的质控、物理测量设备和患者体位固定装置	质控设备包含配备质量保证平台、MV射束等中心调节模体、MR-MV校准模体、固体水模接口、MR用PIQT模体、MR用三维几何QA模体
报警及安全指标	具备

四、日常故障案例

（一）案例一

SF₆ 气压不足。

1. 故障现象　报错信息：BGM_SF$_6$ Gauge Pressure Out Of Range。

2. 故障处理　机架转至 300° 附近，显示气压表，取下堵塞阀并装上 SF$_6$ 通气阀。打开 SF$_6$ 的同道上的气阀，设备间和楼上共有两处阀门，打开 SF$_6$ 钢瓶气阀，调节设备间墙上 SF$_6$ 控制开关"AREA52"从 CLOSE 状态至 GANTRY FILL 状态。缓慢松开机架上的黑色圆形阀门（逆时针），加气并在维修模式下观察 SF$_6$ Pressure 气压读数值不高于 0.89bar，调节设备间墙壁上 SF$_6$ 控制开关"AREA52"从 GANTRY FILL 状态至 CLOSE，关闭机架 SF$_6$ 阀门。

（二）案例二

磁控管打火。

1. 机器提示　治疗患者时出现：BGM_RF Arc Warning，RF Mod Not Charged（CCPS PWM），RF Mod Shot Period Arc。

2. 故障处理　Reset 重传中断计划（第一次重传时只能传世中断的射野，当次射野治疗完成后需要手动记录，后续射野则需要整合打包重传至加速器）。如无法重传，则需要患者离开，让机器进行磁控管训练。

第五节　螺旋断层放射治疗系统

一、概述

从 1990 年开始，美国威斯康星大学 Rockwell Mackie 和 Paul Reckwerdt 等人受到 CT 技术的启发和影响，提出了一种叫作"断层治疗"的方法，将加速器和螺旋 CT 有机结合起来造就了螺旋断层放射治疗系统。螺旋断层放射治疗系统（helical tomotherapy）是一种全新的调强放射治疗技术，"tomotherapy"从字面上理解是断层治疗的意思，"tomo"是来自希腊语的前缀，意思是"薄片"。简单地说螺旋断层放射治疗系统就是把直线加速器放在 CT 的滑环机架上，使用扇形 X 光束实施照射。图 2-5-1 是螺旋断层放射治疗系统的外观图。

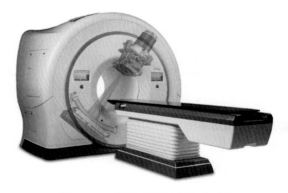

图 2-5-1　螺旋断层放射治疗系统

螺旋断层放射治疗系统外形和结构就是一台兆伏级的螺旋 CT 机，只是在传统 CT 机 X 光球管的位置上换成了一个 6MV 的小型加速器。该加速器可产生双能兆伏级 X 射线，既可以像传统螺旋 CT 一样扫描患者，也可以用调强后的射线来治疗癌症患者。治疗过程相当于逆向 CT 重建，可以产生非常精确的按照肿瘤形状分布的理想剂量分布。螺旋断层放射治疗系统能在治疗前生成传统的 CT

影像,根据该CT影像快速计算当天患者所受剂量,依据肿瘤和解剖结构的变化重新优化计划,产生自适应后的新计划来完成剩余的分次照射,从而保证原始处方、计划和目标能够在整个治疗过程准确无误地实施。螺旋断层放射治疗系统可以实施的放疗技术包括调强放疗、影像引导的调强放疗、剂量引导的调强放疗、大分割治疗及立体定向放射治疗。

螺旋断层放射治疗系统是一种在CT图像实时引导下以调强治疗为主的当代最先进的放疗设备之一,其360°全角度照射概念、单次照射多达数万的子野数目、薄层照射理念、气动二元多叶准直器、实时IGRT影像引导与独创的自适应计划等创新科技及专利技术,被公认为现代影像引导放疗的代表之作,是目前在正常组织保护方面表现最好的X光治疗设备。

从2003年通过FDA批准上市至今,螺旋断层放射治疗系统全球累计装机超过700台,主要用于头颈部肿瘤、复杂的腹腔及盆腔肿瘤、全脑全脊髓、全骨髓照射、全皮肤治疗等,其适应证几乎覆盖所有适合放射治疗的病例,特别是调强治疗的病症。它着重强调并解决了当代以及今后精确放射治疗所关注的三大议题:①逆向调强IMRT;②影像引导IGRT;③自适应放疗ART(剂量引导DGRT)。

二、结构与原理

(一)螺旋断层放射治疗系统的基本组成部分

螺旋断层放射治疗系统的主体基本几何结构如图2-5-2所示。产生、形成和调制射束的组件如

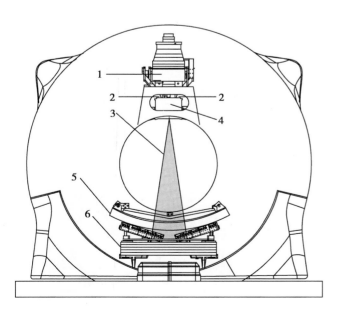

图2-5-2　螺旋断层放射治疗系统的基本几何结构
1. 直线加速器;2. 铅门;3. 射束;4. 多叶准直器;5. 探测器;6. 射束挡块。

机架12点钟位置所示,淡蓝色射束穿过机架孔径横穿过患者,CT探测器安装在直线加速器的对面,射束挡块安装在探测器的下方。

螺旋断层放射治疗系统的体系结构包括四个主要的子系统(图2-5-3),即照射实施子系统、治疗计划子系统、优化子系统和数据服务器子系统。

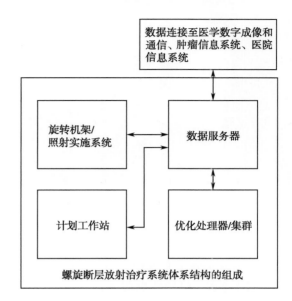

图2-5-3　螺旋断层放射治疗系统的体系结构

1. 照射实施子系统　对患者的放射治疗是通过照射实施子系统实现的。照射实施子系统的主要组成部分包括操作员工作站、状态控制台、患者治疗床、包含直线加速器和图像探测器在内的CT式旋转机架、电源分配单元和激光定位系统。

治疗师使用操作员工作站和状态控制台来启动、控制、监视成像和治疗的实施。治疗师在操作员工作站上从数据服务器中检索患者的治疗方案(也称为分次治疗方案),实施兆伏级CT图像采集,如有必要对患者的摆位进行调整,确保患者的实际摆位和计划摆位一致,等旋转机架和治疗床准备就绪后进行分次治疗。在扫描成像以及放射治疗中治疗床用于承载患者,治疗床与标准CT患者床的作用类似,在扫描成像和实施治疗时将患者输送到旋转机架孔中。旋转机架和CT的机架类似,直线加速器、准直器、图像探测器和控制电子元件等组件均安装在一个装有保护外壳的旋转框架上。旋转机架支持螺旋和固定角度照射模式,每个模式有支持固定铅门和动态铅门(TomoEDGE)模式。电源分配单元将电网电源转换为照射实施子系统组件所需的电源并将转换后的电源分配给这些组件。照射实施子系统还包括一套静止绿色激光和一套可移动红

色激光。绿色激光用于确定机器的等中心，主要由物理师在质量保证时使用。可移动的红色激光由治疗师在患者定位时使用。典型的旋转机架和患者治疗床的安装如图2-5-4所示。

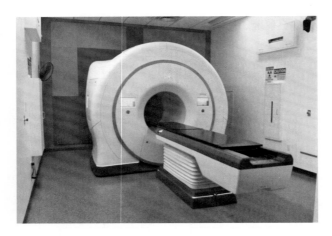

图2-5-4　旋转机架和患者治疗床

图2-5-5是螺旋断层放射治疗系统的典型安装示意图。照射实施子系统包括A、B、E。C是计算机及数据库系统，包括数据服务器和优化处理器/集群。D代表计划子系统。

2. 治疗计划子系统　治疗计划的创建和批准是通过计划子系统完成的。图像，一般指诊断CT图像，用于确定和定义治疗区域、需避免照射的区域、剂量和分次信息。治疗计划经计划子系统创建后，经反复审阅、修改和进一步优化，直至被医生批准实施。

3. 优化子系统　优化子系统用来优化治疗计划子系统生成的治疗计划。该系统包括用于生成治疗计划的具有处理功能的硬件和软件、经优化后的治疗参数规定了旋转机架的具体参数，同时也反映了治疗计划的要求。优化引擎从数据服务器检索旋转机架的具体参数，通过卷积/叠加算法生成治疗计划，然后将生成的治疗计划放到数据服务器上进行后续审查、批准，并最终实施。

4. 数据服务器子系统　数据服务器子系统提供其他子系统所需要的数据存储功能，如患者资料、质量保证结果、治疗计划和机架具体参数等数据，都存档在数据服务器上。此外，数据服务器还作为DICOM数据输入、输出至肿瘤医院信息系统数据的网关。

（二）螺旋断层放射治疗系统的主要部件

螺旋断层放射治疗系统采用的是单一能量为6MV的直线加速器。直线加速器的加速部分大约30cm长并且与辐射束方向平行。这种特性不需要像某些放射治疗设备须通过电磁手段对辐射束方向进行控制。在进行治疗时，直线加速器总是以6MV运行。图2-5-6详细说明了形成和调制辐射束的组件。为了清楚起见，产生射频能量供给直线加速器的组件或提供射束电流的组件均不显示。

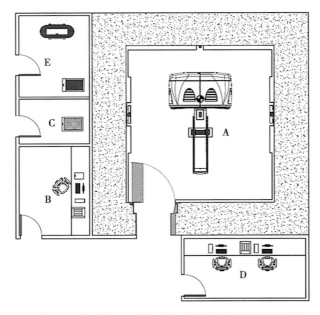

图2-5-5　螺旋断层放射治疗系统的典型安装示意图
A. 包含旋转机架和患者治疗床的治疗室；B. 操作员工作站计算机状态控制台和打印机；C. 数据服务器和计算机集群（安装在计算机及数据库系统的机柜内）；D. 计划工作站计算机和打印机；E. 包含电源分配单元和空气压缩机（由用户提供）的设备间。

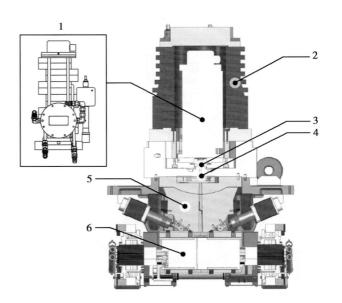

图2-5-6　射束形成系统
1. 直线加速器；2. 一体化屏蔽；3. 靶；4. 初级准直器；5. 铅门准直器；6. 多叶准直器。

直线加速器出口端下方安装有固定准直器用于辐射野的初级准直,辐射野尺寸随后还将通过铅门进行进一步的准直。

铅门准直器位于固定准直器的下方。图2-5-7A是铅门准直器处于全开(最大机械开度,这个位置不用于临床)时的图片。图片描述了经编码后的执行器是如何对每个铅门进行定位的。连接到每个铅门的两个大弹簧使冲击力降到最低(即弹簧总是与执行器相反方向拉动铅门)。顶部和底部的可见物为位置传感器(条形编码器),用于读取铅门位置,它独立于执行器编码操作。执行器和条形编码器不一致会导致故障。

图2-5-7B是近看的铅门准直器打开的图片。在铅门底部可见的小开口(两个水平条带)是附于直线加速器出口的固定准直器。因为铅门放置于最大机械开度处,所以固定狭缝准直器边缘可见。在临床使用中,铅门的位置会将固定准直器的边缘遮挡住。

铅门准直器确定了辐射野(即扇形射束)的最大可用尺寸。横轴方向上(横跨患者治疗床,即图2-5-7中从上到下的方向)等中心处的辐射野尺寸为固定的400mm。铅门开口宽度的改变允许纵轴方向上(患者治疗床长度方向,即图2-5-7中从左到右的方向)等中心处的辐射野尺寸在10~50mm间的任意处。对于固定铅门照射模式,纵轴方向上等中心处的射野宽度为1cm、2.5cm和5cm。对于动态铅门照射模式,纵轴方向上等中心处的射野宽度根据计划参数在1cm和2.5cm或5cm间变化。

多叶准直器(MLC)位于铅门准直器下方。多叶准直器包含跨越初级准直器横向范围的64片材质为钨的叶片(即横轴方向等中心处跨越的宽度为400mm)。叶片沿纵轴方向滑进或滑出辐射束。一半的叶片朝机架前部运动以阻挡射束;另一半叶片则向机架后部运动以阻挡射束,即两排穿插设置的叶片,每排32片。图2-5-8为朝向直线加速器方向所看到的多叶准直器视图。多叶准直器有一片叶片打开,形成了一个子野。图2-5-9为多叶准直器的前视图(即朝机架孔方向所看到的视图),显示了横向跨越等中心400mm的叶片的扇形束排列情况。图中所看到的从左到右的叶片、缝隙、叶片、缝隙的顺序是由叶片前后穿插的方式形成的。

进行放射治疗时,通过打开和关闭叶片可为

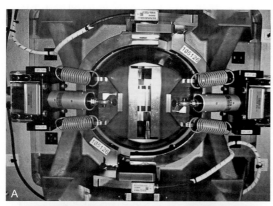

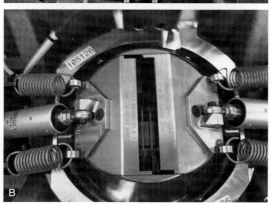

图2-5-7 准直器
A.铅门准直器;B.固定准直器。

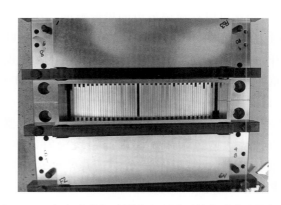

图2-5-8 朝向直线加速器方向所看到的多叶准直器视图

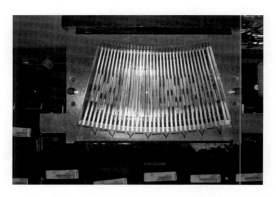

图2-5-9 多叶准直器的前视图(即朝机架孔方向所看到的视图)

感兴趣区提供高度适形的剂量,并保护周围正常组织只受到低剂量的辐射(即打开一个叶片即可使子野辐射作用于相应靶组织)。每个角度照射时每个叶片的位置由治疗计划确定。患者接受的辐射强度与特定叶片打开时间的长度成正比。通过控制打开和关闭叶片时间的长短来改变投照剂量,即在时间域内调制射束。因此,螺旋断层放射治疗系统提供了独具特色的调强放射治疗手段(IMRT)。

多叶准直器的叶片由气动方式控制。从概念上讲,叶片要么完全打开,要么完全关闭。从物理角度讲,叶片从关闭到打开或从打开到关闭状态大约需要20ms的时间。叶片的当前位置通过光学传感器进行评估。当叶片处于关闭泊位(一种可在行程末端提供缓冲的"缓冲器")时,关闭位置的光学传感器接收到叶片关闭的信号。当叶片处于打开泊位时,打开位置的光学传感器接收到叶片打开的信号。当两组传感器均未启动,则表示叶片处于状态转换中。系统通过软件监测光学传感器,如果监测到叶片位置与计划中所规定的位置不一致,则治疗会被中断。

螺旋断层放射治疗系统的辐射束是扇形束,且采取共面方式照射,因此在患者的后方放置一个CT探测器可以获得扇形束的投影数据。在进行成像时,探测器用于采集未经调强(即MLC所有叶片打开时)的兆伏射线的投影数据。这些投影数据用于重建治疗区域的兆伏级计算机断层(MVCT)图像,最终用于治疗前患者的摆位验证。

图2-5-10所示为安装于环形机架的探测器和射束挡块。蓝色金属支架内的铅块为射束挡块,可以屏蔽主射束,从而降低对治疗室的辐射屏蔽要求。

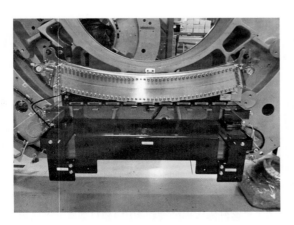

图 2-5-10 环形机架的探测器和射束挡块

所使用的探测器是由576个充满氙气的单元组成的单排探测器,采样率为每秒300帧。重建后的CT图像的视野为40cm(X轴和Z轴),512×512可视像素(经滤波反投影重建后的像素尺寸为0.78mm)。

对于高对比度的物体,如对骨和软组织的分辨,MVCT的图像质量几乎等同于标准的千伏级CT的图像质量。MVCT图像的低对比度分辨率略逊于常规螺旋CT,但图像质量足以确定患者摆位是否与计划要求一致。MVCT图像值与射线穿透成像物体后的衰减成正比,因此可以用于确定患者密度。

(三)螺旋断层放射治疗系统治疗原理

不同于传统加速器只从几个固定射野进行照射,螺旋断层放射治疗系统设计为围绕患者螺旋照射。螺旋断层放射治疗系统把6MV直线加速器安装在CT滑环机架(与诊断CT使用相同的技术)上,窄扇形射线放射野可以环绕机械等中心做360°连续旋转照射(图2-5-11),即机架旋转的同时,治疗床根据机架等中心进床,放射野射线围绕患者产生了一个螺旋形照射通量图。治疗过程中机架按照特定的恒速旋转,每旋转一圈有51个方向的调制射野(机架每旋转7°算一个射野方向)。连续的螺旋照射方式解决了层与层衔接处的剂量不均匀问题(图2-5-12)。

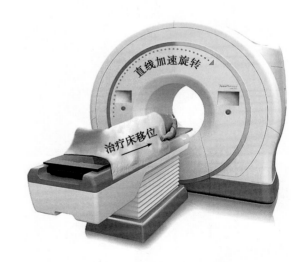

图 2-5-11 连续旋转照射

螺旋断层放射治疗系统基于360°的51个射野,以及每个射野角度上的快速非均匀的强度调制。在一个螺旋照射通量图中,螺旋断层放射治疗系统有几万个子野。子野是射野的基本组成元素,而通常螺旋断层放射治疗系统照射计划都会有几百

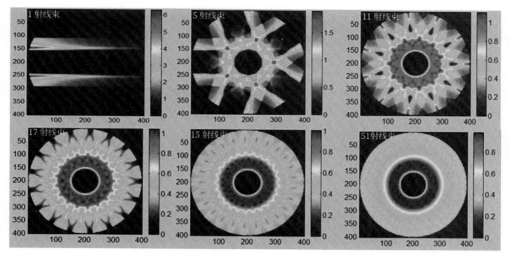

图 2-5-12　螺旋照射通量图

个射野。一个子野就是指通过一叶片在特定的机架角度调制的射线，子野宽度为 0.625cm（叶片在等中心处的投影宽度），子野的长度则根据治疗计划决定（范围从 0.5~5.0cm）。每个子野与相应叶片打开的时间成正比，均为总剂量分布做出最优化的贡献。螺旋断层放射治疗系统使用几万个子野分布在360°的螺旋照射中，所以治疗不会受到特定照射角度的限制，也就是说螺旋断层放射治疗系统可以选择任何角度对患者进行照射。而且更多的子野角度意味着在设计治疗计划时有更多的调制能力，治疗精度也就更高，肿瘤剂量的适形度更好，正常组织发生并发症的风险则更低。

举例来说明一下子野的数量，假设有一个 5cm 长的圆柱体，直径为 5cm。选择 2.5cm 的放射野宽度，螺距设定为 0.2。这样一个治疗计划通常需要床运动 8cm，根据螺旋 0.2 得出需要机架旋转 16 次［8cm/（2.5cm×0.2）=16］。机架每旋转一周会有 51 个调制射野。每个调制射野由多叶准直器分成 64 个子野，但是只有中间 5cm 长的叶片开闭参与射线调制，其余叶片在照射过程中始终关闭。那么子野总数为 16×51×9=7 344 个。

三、螺旋断层放射治疗系统主要参数、质量控制指标

螺旋断层放射治疗系统主要技术参数见表 2-5-1。

螺旋断层放射治疗系统的二元多叶准直器（MLC）是准直器核心部件，也是该平台的独特技术。

表 2-5-1　螺旋断层放射治疗系统主要技术参数

整体重量	约 5 吨
最小机房要求	2.7m×6m×5m（高、长、宽）
加速管类型	驻波（0.3m）
加速管功率	3.1MW
剂量率	850~1 000MU/min
X 线能量	6MV
MLC 参数	64 片 单片宽度 0.625cm 10cm 厚度
MLC 速度	200cm/s，20ms 开关控制时间
射野宽度	1cm，2.5cm，5cm
最大放射野	135cm×40cm（长度×宽度）
照射方式	螺旋断层照射
机架转速	1~10r/min
机架孔径	85cm
MVCT 扫描方式	螺旋扇形束（同诊断 CT） 扫描间距：1mm、2mm、3mm、4mm、6mm
主屏蔽系统厚度	13cm

1. **工作原理**　螺旋断层放射治疗系统的 MLC 采用气动二元多叶准直器设计，64 片互锁设计的二元叶片调制，在等中心处形成 40cm 宽的放射野。优化程序的结果决定叶片的运动序列和开闭时间，叶片的运动序列和开闭时间完成了对子野强度的调制，64 片叶片的共同作用实现了医生的临床要求（图 2-5-13）。

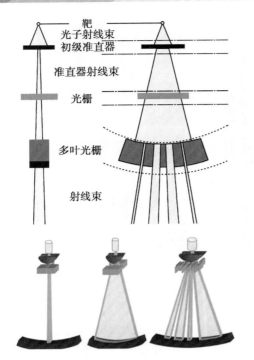

图 2-5-13 螺旋断层放射治疗系统射束调制原理

2. 物理参数

MLC 主要技术参数见表 2-5-2。

表 2-5-2 MLC 主要技术参数

叶片数量	64 个（交错式，前后各 32 个）
最大治疗体积	长度为 135cm 的圆筒形，直径为 60cm
叶片宽度	实际叶片宽度为靠近加速管侧为 2mm，靠近患者侧为 3mm
叶片高度	10cm
漏射	野外区域 0.2%，野内 0.5%
叶片材质	合金
叶片切换时间	20ms
叶片运动速度	250cm/s
正常工作气压	413.7kPa

3. 工作方式 在治疗过程中，MLC 可以将扇形射束切割成多个光束，而所谓的二元，指的是由于螺旋断层放射治疗系统采用了特殊的气动开关来控制 MLC 叶片的开合，所以叶片只有开和关两种状态，通过开关时间来调制子野强度。MLC 64 个叶片均可独立开关，再加上螺旋断层放射治疗系统每一个旋转周期有 51 个投影，这样每个旋转周期就可以有 3 264（即 64×51）个可用的子野，以一个 30 个旋转周期的计划为例，可以产生多达 97 920 个子野。由于采用了独特的气动活塞控制，MLC 叶片的运动速度达到了 250cm/s，而且螺旋断层放射治

疗系统在一个旋转周期内有 51 个投影，在每个投影中又能快速地产生不均匀强度，最终实现完美的调强放疗。

四、螺旋断层放射治疗系统的优势

（一）剂量分布和临床疗效

评判一个放疗系统或者平台先进与否，不在于它的外在形式，最重要的是取决于它所能达到目标的高与低，即是否能减少放疗的并发症，提高患者的治愈率。要达到这项目标，取决于放疗系统能否产生医生所想要达到的剂量分布，该剂量分布是否能和肿瘤的形状保持高度一致（剂量的适形性），靶区内的剂量是否尽量均匀（剂量的均匀性），危及器官是否得到很好保护。另外，要判断系统所治疗的肿瘤的种类多少，复杂程度有多高，以及能够治疗的肿瘤的范围和大小。这些因素将直接关系放射治疗的效果和患者最终的治愈率。

根据上述标准来看，国际放疗界的理论权威 Steve Webb 和 Tomas Bortfeld 教授在其论著中已经证明了，和其他任何系统（常规加速器的静态和动态调强、最新的容积旋转调强等）相比较，螺旋断层放射治疗系统所产生的剂量分布最接近理想的剂量分布要求，即螺旋断层放射治疗系统可以很好地应对各种复杂的剂量分布要求。

（二）治疗病种的全面性和复杂性

由于能够产生最优异的剂量分布，螺旋断层放射治疗系统在治疗的肿瘤病种和类型上比起常规加速器更具优势，是单一平台上能够治疗病种最多的系统。在同一病种中，螺旋断层放射治疗系统对正常器官的保护也是最好的，所治疗肿瘤的形态也是最复杂的。很多种类的肿瘤是常规加速器根本无法治疗的，如多发转移、全骨髓照射（TMI）等。图 2-5-14 是在螺旋断层放射治疗系统上，一个计划一次摆位就能完成治疗的各种肿瘤的典型病例。

（三）能够治疗病变的大小和范围

再从肿瘤治疗的大小和范围上看，螺旋断层放射治疗系统能够治疗小到 1cm 左右的中枢神经系统的单个或多个肿瘤，大到全身范围内（60cm×160cm）多发和大范围的病灶，比如全身骨髓调强治疗。在如此大范围内的调强放疗是常规加速器根本无法做到的（图 2-5-15）。螺旋断层放射治疗系统的这一先进功能改变了许多病种的放疗指南。以前难于治疗或者无法治疗的病种在螺旋断层放射治疗系统上也可以顺利完成，使放射治疗不

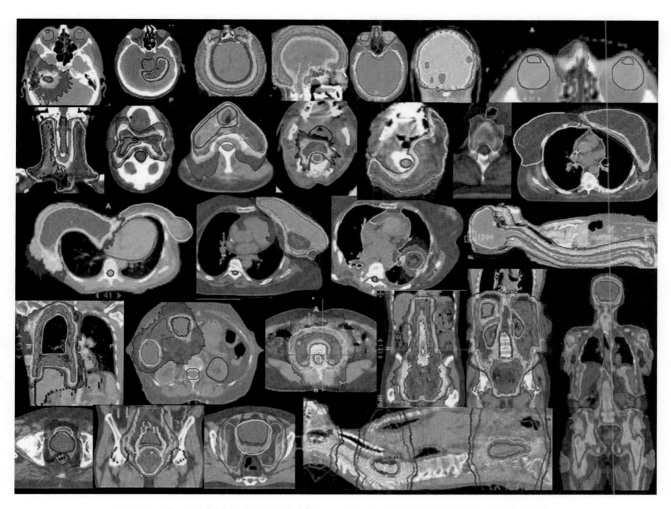

图 2-5-14 在螺旋断层放射治疗系统上一个计划一次摆位就能完成治疗的各种肿瘤

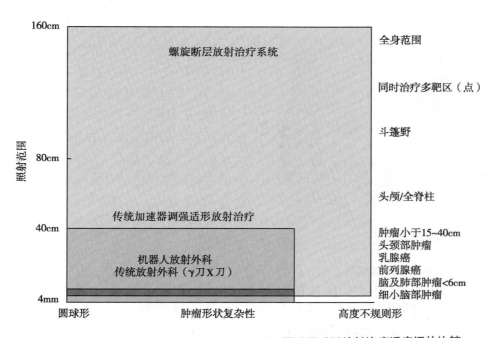

图 2-5-15 螺旋断层放射治疗系统与传统加速器调强适形放射治疗适应证的比较

再受制于肿瘤的形状与大小。已经有大量临床文献从剂量学和临床循证医学角度上证明了螺旋断层放射治疗系统的先进性，即能够减低放射治疗的并发症，提高治愈率（后面会引用具体的实例来加以说明）。

（四）放疗历史发展角度

传统加速器的技术平台是 40 多年前，根据 C 形臂 X 光机发展出来的，基本电路和设计几十年来基本上没有实质性变化。为了满足放疗的临床要求和发展，在以前 C 形臂平台上不停添加附属器件，使得系统变得复杂而且不易操作。与此路线不同，螺旋断层放射治疗系统的技术平台是在 CT 基础上，融合了小型加速器发展而来的数字化系统，具有高度的集成性。

螺旋断层放射治疗系统是专门为调强适形放射治疗（IMRT）以及图像引导放射治疗（IGRT）而设计出来的，采用了滑环机架的结构，代表了放疗未来的发展方向。现在常规加速器的最新发展就是容积旋转调强放疗。毫无疑问，螺旋断层放射治疗系统滑环机架结构设计代表了影像引导下旋转治疗的发展趋势：滑环机架的等中心最精确，在 0.1mm 左右（这是任何常规加速器无法达到的精确度），可以实现最精确的成像和治疗。滑环结构最稳定，是实现 360° 旋转照射最理想的平台结构。滑环机架结构比较安全，不会发生患者碰撞（如图 2-5-16）。

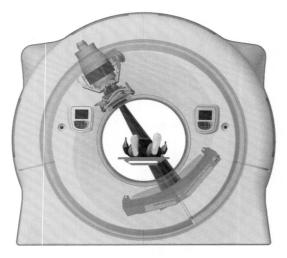

图 2-5-16　滑环机架结构

（五）系统简便性、易用性

先进的系统一定是运用简便的系统。螺旋断层放射治疗系统就是设计成面向未来的放疗系统，计划简单、实施简便。简化从以下地方着手：①集成化的机载 CT 成像设备；②精确的一体化治疗计划系统，能产生计算和实测高度一致的照射剂量分布，并且螺旋断层放射治疗系统的治疗计划系统卷积迭代模型在机器出厂前就完成建模、拟合、验证和测试工作，不需在现场采集数据建模；③螺旋断层放射治疗系统能够实现大范围的 IMRT 放射野（直径 60cm，长 160cm）而且无需考虑射野衔接问题。所以在螺旋断层放射治疗系统上，复杂的治疗可以容易地实现，多处部位的肿瘤治疗可同时进行。在保持靶区剂量均匀性的同时，对正常组织的保护也更加容易。除此之外，螺旋断层放射治疗系统没有传统 C 形臂加速器的许多主要附件，比如无射线均（平）整器、准直器（铅门）旋转、限光筒、楔形板、光野指示器、光学源-皮距指（显）示器等。

螺旋断层放射治疗系统不仅具备优异的 IMRT 和 IGRT 功能，还具有强大的自适应能力，可以进行剂量引导下的调强放疗（DGRT）。自适应放疗在传统精确放疗的基础上，将放射治疗的水平又提升到一个新的高度。放疗系统要能够实施自适应放疗，至少应该具备下面两个前提条件：首先，系统能够在患者治疗前获取患者的三维真实 CT 图像，即该图像的 CT 值和患者组织的电子密度必须成精确的线性关系，以便用于做准确的剂量计算（常规加速器上的 kVCT 图像由于散射太大和不规律，不具备这个能力）。其次，系统必须具备相应的做自适应计划的计算工具，以便能够实施计划的验证和修改。由螺旋断层放射治疗系统的 MVCT 图像和患者组织电子密度成精确线性关系，具备了准确计算剂量的条件。不仅如此，螺旋断层放射治疗系统的 CT 气体探测器还可以实时探测穿透患者的剂量强度，从而可以反推患者体内的实际剂量分布。螺旋断层放射治疗系统的这两项特征一开始就为实现自适应放疗奠定了坚实的基础。目前，螺旋断层放射治疗系统的自适应放疗功能在 2005 年已获得 FDA 通过。已有大量的文献报道了应用螺旋断层放射治疗系统自适应放疗系统取得的优异临床价值。

五、日常故障案例

（一）案例一

螺旋断层放射治疗系统开机常见故障及处理。

1. **故障现象**　开机时发现 MLC 没有自检声音，报错信息如图 2-5-17 所示。

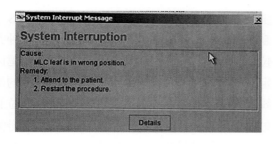

图 2-5-17 MLC 故障

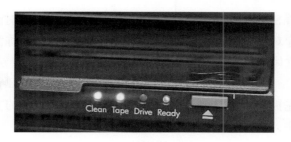

图 2-5-19 磁带机面板指示灯

2. 故障处理

（1）机器重启。

（2）若故障依旧，首先打开机架后盖，查看机架后边气压表的读数，正常气压表读数为 60psi±2psi（1psi=6.89kPa）。如果读数为 0psi（图 2-5-18），检查空气压缩机运行情况，可能是空压机没有启动或者故障。

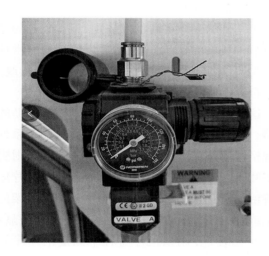

图 2-5-18 气压表

（二）案例二

治疗工作站和物理计划工作站开机后弹出备份失败信息栏。

1. 故障现象 开机后，治疗工作站和物理计划工作站弹框提示前一天晚上服务器数据备份结果。

2. 故障处理

（1）如果提示备份失败，首先排除磁带是否设置了写保护。

（2）其次检查磁带机面板上"Clean"指示灯是否亮起，如果清洗磁带机指示灯亮起（图 2-5-19），插入清洗磁带，磁带机会自动开始清洗，10min 左右完成清洗工作并自动退出磁带。磁带机清洗完成后更换回当日备份用磁带，等待第二天查看备份提示信息。

注意：螺旋断层放射治疗系统服务器每天晚上会自动执行磁带备份，请每天按照流程更换当日磁带。

（三）案例三

治疗工作站无法进入治疗界面。

1. 故障现象 开机后启动治疗软件界面时，等待很长时间并最终没能成功启动。

2. 故障处理 ①检查电源分配 PDU 上的 UPS 状态，长按 UPS 开机键（图 2-5-20）看是液晶屏否有显示，如果没有显示或者显示电量数值很低，可能是前一晚关机时忘关 UPS，导致电池没电；②开启 PDU 主闸，螺旋断层放射治疗系统机架侧面钥匙转到"ENABLED"的位置，并按下绿色"ON"按钮，如图 2-5-21。这时系统会自动给 UPS 充电。等待 30min，再整机关机，重新按开机流程开机。

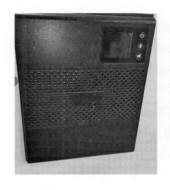
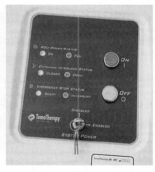

图 2-5-20 UPS   图 2-5-21 螺旋断层放射治疗系统电源控制板

第六节 X 线立体定向放射治疗系统

一、概述

立体定向放射外科（stereotactic radiosurgery，SRS）是一种小野三维聚焦单次大剂量照射的治疗技术。其借助于立体定向系统和 CT、MR 等先进影像设备以及三维重建技术实现精确的靶区定位，利用三维治疗计划系统制订剂量分布高度适形的治疗方案，由高机械精度的治疗机实现精确的照射。随着 SRS 技术在肿瘤治疗中的推广应用和适形放射治疗对定、摆位精度的要求，出现了它们的结合，称为立体定向放射治疗（stereotactic radiotherapy，SRT）。

1950 年初，瑞典神经外科专家 Lars Leksell 首先提出了将立体定向技术与放射治疗相结合的方法，并将其称为立体定向放射外科。

当时 LarsLeksell 使用能量为 200kV 的 X 射线，对颅内病灶进行了单次大剂量照射，由于射线从多个方向聚焦到靶区，周围正常组织受照剂量非常小，射线对病灶起到类似手术的作用，保护了病灶周围的重要组织。这种基于深部 X 射线的放射外科治疗在 20 世纪 50 年代后期逐步停止使用，但是颅内聚焦照射的概念在新型放射束上得到了更加广泛的应用，从回旋加速器的质子束、钴-60 γ 射线，一直到直线加速器的兆伏级 X 射线。

20 世纪六七十年代，γ 刀装置在瑞典 Karolinska 研究所临床试用和发展，形成了经典的使用 201 个钴-60 源集束照射 γ 刀装置，到目前最新型的使用 192 个钴-60 源，内置准直器的 γ 刀。与 γ 刀的出现几乎同时，美国科学家提出使用直线加速器的兆伏级 X 射线以非共面多弧度等中心旋转方式实现多个小野三维集束照射病灶，实现与 γ 刀相同的作用，称之为 X 刀（X-Knife），1974 年 Larsson 首先在理论上探讨了使用直线加速器进行放射外科的可行性。1984 年 Beti 和 Derechinsky 则进一步报道了基于直线加速器的多弧非共面旋转聚焦照射技术的发展和临床应用情况。此后不久，这一新技术分别由 Colombo 等人在意大利维琴察，Hartmann 等人在德国海德尔堡投入临床使用。1986 年美国波士顿的哈佛大学与加拿大蒙特利尔的麦吉尔大学也相继开展了这一技术，这两家机构是北美最早开展以直线加速器为基础的放射外科治疗的单位。哈佛大学采用了多弧非共面旋转技术（muliple non-converging ares technique），而麦吉尔大学则发展了动态立体定向放射外科（dynamic stereotactic radiosurgery）方法。1988 年 John Alder Jr 博士提出了影像引导无框架立体定向放射外科的概念，1992 年 Alde 及同事研制出最原始的无框架立体定向放射外科治疗设备即射波刀（CyberKnife）的雏形。射波刀治疗系统是将工业机器人和小型直线加速器技术巧妙结合的全身立体定向放射外科设备。

二、立体定向治疗系统主要结构

立体定向治疗系统的基本组成包括治疗实施系统、立体定向系统、治疗计划设计系统（TPS）、影像系统 4 个部分。其中立体定向系统包括各种立体定位框架和摆位框架，它们的作用是为计划靶区精确定位和照射建立一个与患者治疗部位固定的坐标系统。立体定位摆位框架也用于辅助患者摆位和治疗过程中的体位固定。治疗计划系统的作用是为患者制订一个优化照射病灶和保护重要器官组织的治疗方案，计算立体定向放射外科的三维剂量分布，并以等剂量曲线的形式在含有解剖结构的诊断图像上显示出来。影像系统包括各种影像设备，如 CT、MRI、数字减影血管造影（DSA）等用于正常组织结构、靶区的显示勾画与定位，结合靶区立体定位软件和立体定位框架，可以确定靶区在立体定向系统中的参考坐标。

（一）X 刀治疗实施系统

X 刀治疗实施系统是以直线加速器和高能 X 射线为基础的立体定向治疗装置，以加速器为基础的放射外科治疗（又名 X 刀）可以使用现有常规等中心型直线加速器，通过对其部分装置进行改进，使之符合更加严格的机械、电子误差标准。

这些改进措施相对简单，主要包括：辅助的准直器，包括定义放射外科小圆形放射野的一系列不同规格的附加准直器，或可以定义不规则放射野的小多叶准直器（MLC）；远距离操控的自动治疗床或旋转治疗椅；在治疗中用以固定立体定位框架的床托架或地面支架；治疗床角度和高度的连锁显示；特殊制动装置，用以治疗过程中固定治疗床的升降、进出和侧向移动。等中心直线加速器放射外科目前主要包括多弧非共面聚焦技术、动态立体定向放射外科以及锥形旋转聚焦技术。这些技术的划分主要依据加速器机架和患者治疗床从起始角度到终止角度的旋转运动方式来决定。

应用多弧非共面聚焦技术时（图 2-6-1），在加速器臂架旋转照射过程中，治疗床保持静止。在这种治疗方式中，固定在患者头部的立体定向框架与固定在治疗床基座上的支架刚性连接，基座配有 3 个经过校准的手动操作驱动器，可以移动患者头环，使预先确定的靶区位置与直线加速器的等中心对准，靶区定位不需要参考加速器的激光灯，避免激光线宽度等变化因素对治疗精确性的影响。

使用动态立体定向放射外科治疗时，机架和治疗床同时旋转运动（如当机架从 30°~330° 旋转运动 300° 时，治疗床从 +75° 到 −75° 旋转 150°）。由于在动态旋转治疗过程中，加速器治疗头必须经过患者

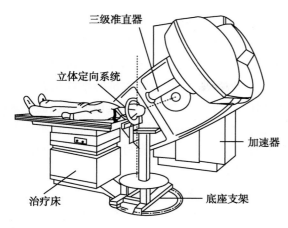

三级准直器
立体定向系统
加速器
治疗床
底座支架

图 2-6-1 多弧非共面聚焦技术

下方,因此在多弧非共面聚焦照射中使用的基座固定方式不适合,在该方式中立体定向框架直接通过支架与治疗床连接,并在照射中锁定治疗床以保持稳定性,避免垂直方向发生意外的移动。

使用锥形旋转聚焦技术治疗时,加速器机架保持静止,患者随治疗椅旋转运动。在上述 3 种技术中,最常使用的是多弧非共面聚焦技术,其次为动态立体定向放射外科。

加速器配备的传统准直器并不适用于放射外科,其铅门形成矩形射野而不是放射外科所需的圆形射野。X 刀的治疗准直器通过适配器附加于直线加速器的治疗准直器下方形成三级准直器,在等中心可以形成直径为 5~40mm 的圆形射野。由于直线加速器射野 20%~80% 剂量范围的半影约为 6~8mm,采用三级准直器可将半影距离进一步减少到 3mm 以下,大大提高了 X 刀剂量分布的梯度。由于延长源到准直器底端的距离可有效减少射野半影宽度,在不影响机架旋转范围的情况下,三级准直器下端距离等中心越近越好。对头部 X 刀治疗系统,此距离一般为 25~30cm;对胸腹部治疗的 X 刀治疗系统,此距离一般为 30~35cm。圆形准直器的另一优点是避免了照射过程中的准直器旋转,当 X 刀治疗系统的适应证扩大到治疗体积较大的肿瘤时必须开展分次治疗。准直器的形状应当是不规则的,目前有手动和自动两种微型准直器,前者因照射过程中射野形状不能改变,不能做多弧非共面旋转,后者因照射中射野形状能变,可做多弧非共面旋转。

(二)立体定向系统

所有的立体定向系统的功能主要包括如下几个方面:在定位和治疗时固定患者体位;建立扫描影像坐标系与立体定向坐标系统的对应关系;治疗时将立体定向系统与治疗射束对准;如果用于分次立体定向治疗,立体定向系统还需要能够实现重复固定,保证分次治疗间患者靶区坐标的一致性。

目前有许多种定位框架应用于立体定向放射治疗,其中最主要的几种是 Leksell、BrownRoberts-Wells(BRW)、Riechert-Mundinger、Gill-Thomas-Cosman、Todd-Wells 等。其中大多数框架系统是利用局部麻醉,通过特定的固定针和螺丝与患者头骨固定形成刚性结构,从而在患者治疗部位建立一个保证在定位、计划和治疗整个过程中不变的患者三维坐标系统。定位时借助适配器与 CT、MRI、DSA 等影像设备诊断床连接,定位框架外围的"N"或"V"字形杆状显像材料在扫描图像上留下定位框架的标记点,通过检测标记点的相互位置,计划系统的三维坐标重建软件计算出靶区和重要器官组织的空间位置、范围和大小。治疗时,利用治疗摆位框架将靶区中心置于加速器等中心。

以直线加速器为基础的 X 刀系统多数使用 BRW 型定位框架(图 2-6-2),这种 CT 定位框架头环通过螺丝与患者头骨相连形成刚性结构。框架上装有 9 个基准杆,包括 6 个垂直杆和 3 个对角杆,形成 3 个"N"形结构,其为特殊材料制成的可在 CT 断层图像上显示为若干个定位点。通过计算对角杆和垂直杆的相对距离,可以确定图像中的任意点相对于定位框架的坐标。治疗时用对接装置把患者定位框架固定在直线加速器床上,依靠这种系统,框架的坐标原点和直线加速器的等中心点重合的误差

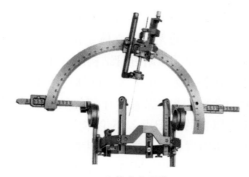

Leksell立体定向系统

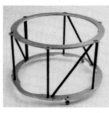 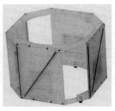

BRW型CT定位系统

图 2-6-2 立体定向框架系统

在 0.2~1.0mm 之间。

血管造影式定位框架包括 4 个金属板,并附着于 BRW 头环。每个金属板镶嵌有 4 个铅粒,作为血管造影图像的基准标志。磁共振成像定位架是 CT 定位架的修改版,能与 MRI 相兼容,借助于 BRW 框架,使得 MRI 图像中的任何一点都可以精确定位。

这两种框架系统都属于侵入式框架系统,可以达到很高的固定精度。尽管这些框架亦可用于分次立体定向放射治疗,但实际操作非常困难,通常应当使用无创型头环。一种特殊设计的 Gill-Thomas-Cosman 框架系统可用于进行分次 SRT,图 2-6-3 包括一个为患者定制的牙咬块、头枕托架、尼龙搭扣带。牙咬块与头枕托架相连构成一个环形系统夹紧患者的头部,相比于热塑面罩型和三点(鼻梁和左右外耳孔)型无创框架系统舒适性更好。

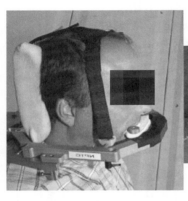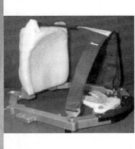

图 2-6-3 Gill-Thomas-Cosman 框架系统

当 X 刀技术应用到胸、腹部的病变治疗时,因为解剖部位的特殊性,不可能使用这种有环系统,必须用图 2-6-3 的无框架立体定位系统。例如:可用患者体内治疗部位附近骨结构的 3 个或 3 个以上的特殊点代替;或者在靶区周围通过手术植入 3 个或以上的金标;或在患者治疗部位的皮肤上设置 3 个或 3 个以上的标记点。不论体内解剖标记、体外标记还是体内置金标都能够起到坐标系参照物代替框架系统的作用。从定位到分次治疗过程中,通过标记点能够维持患者治疗部位坐标系的一致性,这就要求设置上述标记点后,它们与病变间的相对位置要与头环和患者颅内靶区刚性结构相一致。在每次治疗摆位时,通过标记点就可以推算当时治疗体位下靶区中心的位置。影响标记点与病变(靶区)间刚性结构的因素有 3 个:①呼吸和器官运动对标记点与靶区间相互关系的影响;②患者治疗部位的皮肤的弹性移位对标记点实际位置的影响;③定位

和摆位时,标记点确认方法。

无框架立体定位系统提供的靶区定位准确性接近于侵入式的立体定位框架,使用这种定位技术实施放射外科时,需要借助大量的现代化数字影像(CT、MRI、X 射线影像)和光学、电磁在线监控系统实现精准治疗。随着科技的迅速发展,在不远的将来,无框架立体定位系统有可能取代现有的框架立体定位方法。

(三)治疗计划设计系统

三维治疗计划系统是立体定向治疗系统中不可缺少的重要组成部分。其主要任务是:①根据输入的带有定位标记点的 CT、MRI、DSA 图像,重建出包括体表轮廓在内的病变和重要器官组织结构的三维立体图像;②规划射野入射方向、大小及剂量权重以及等中心位置,制定优化病变和正常组织特别是危及器官剂量分布的治疗方案;③打印治疗方案的细节及治疗摆位的详细数据。

一个完善的 X 刀治疗计划系统应具备下述基本功能:①具备三维图像处理功能,包括三维图像重建及显示,其中至少有横断面、冠状面、矢状面显示以及治疗床和加速器位于不同角度时 CT/MRI 图像重建及显示;②三维剂量计算、剂量归一方式,同时参考等剂量线(面)的选取必须遵循国际辐射单位和测量委员会(International Commission on Radiation Units and Measurements, ICRU)第 50 号报告的有关规定;③系统应当具有评价治疗方案的基本工具,包括通过靶区及重要器官的横断面、冠状面、矢状面内以及 CT/MRI 图像为背景的等剂量曲线分布,以及截面离轴剂量分布;④提供射野方向观(BEV)功能,从放射源的方向观察射野与靶区的适形度以及危及器官的相互空间关系;⑤实现 CT/MRI 图像与 X 射线血管造影片等中心位置及等剂量曲线显示的映射,这是一项极其重要的功能,它帮助医生进一步确认制订的治疗方案的等剂量分布与靶区的适配情况;⑥靶区及重要器官组织结构内剂量体积直方图(DVH)显示,DVH 以定量方式告诉医生靶区或重要器官内剂量大小与受照射体积的关系,一个好的治疗计划应当使靶区内接受参考剂量水平的剂量体积不小于靶区总体积的 90%;⑦靶体积与等剂量面的三维显示,定性的显示等剂量面与靶区表面的三维适形度。

三、立体定向治疗剂量学

在立体定向治疗剂量学中有 3 个非常重要的参

数,包括中心轴深度剂量分布(百分深度剂量或组织最大比)、离轴比和输出因子。由于以下两个因素的存在使得这些物理量的测量变得非常复杂:与射野面积有关的探测器的大小和带电粒子是否平衡。基于上述因素,探测器大小必须尽可能与射野面积大小一致。

对于中心轴深度剂量的测量,一个重要的原则是探测器的灵敏体积应当受到均匀的剂量射线照射(如在±0.5%以内)。因为在一个小圆形射野内,剂量均匀的中心轴区域直径不超过几毫米,这对探测器的直径提出了一个很高的要求。对于离轴比的测量,由于射野边缘的剂量分布非常陡峭,探测器的大小同样重要。在这种情况下,剂量探测器必须有较高的空间分辨率,从而可以精确地测量射野半影,这对于立体定向治疗是至关重要的。几种不同类型的探测系统已用于立体定向治疗的剂量测定中,包括电离室、胶片、热释光剂量仪和半导体剂量仪。这些系统都有各自的优缺点。例如,电离室的测量精确性最高且不依赖射线能量,但其物理尺寸会限制测量;胶片空间分辨率最高,但其有能量依赖性和测量不确定性;热释光剂量仪能量依赖性较小且体积小,但是与胶片有相似的测量不确定性;半导体剂量仪体积较小,但具有能量依赖性和方向依赖性。因此,立体定向治疗的剂量探测系统的选择取决于需测量的剂量大小和测量条件。

(一)离轴比

Dawson 等人已对探测器的大小对射线束分布精确性的影响进行了研究。结果表明,直径为3.5mm的探测器对于直径在12.5~30.0mm圆形射野的射线离轴分布的测量可以精确到1mm。由于离轴比分布是相对剂量测量(以中心剂量作为归一化剂量),而且对于小射野,光子能谱变化不大,半导体剂量仪和胶片可以作为探测器的选择。

不同深度的射线束分布可以用胶片来测量,将胶片夹在密度均匀模体板间并与中心轴平行。由于在胶片剂量的测定中,空间分辨率主要由光密度计的分辨率决定。

(二)中心轴深度剂量分布

小射野百分深度剂量测量要求探测器的尺寸必须足够小,以便与射线剂量分布均匀的射野区域相适应。对于直径为12.5mm或更大的射野,百分深度剂量可以用直径不超过3.0mm的平行板电离室进行准确地测量,更小的射野需要直径更小的电离室。

胶片或半导体剂量仪也可以用于中心轴的百分深度剂量分布测量,尤其是面积非常小的射野。由于低能散射光子的比例随深度增加而增加,必须考虑到胶片或半导体剂量仪对能量的依赖性。深度依赖校正因子可通过比较使用更大射野(如直径30~50mm)时的胶片、半导体剂量仪和电离室的电离曲线来决定。

(三)输出因子

如离轴分布和深度剂量的测量一样,小射野的输出因子也需要选择和射野大小相适应的探测器尺寸。研究表明,对于直径为12.5mm或更大的射野,直径为3.5mm的圆柱形或平行板电离室可以使输出因子的测量精确到0.5%之内。

对于极小射野(直径10mm或更小),胶片、热释光剂量仪和半导体剂量仪是更适于剂量分布、深度剂量和输出因子测量的探测器。由于其体积小,这些系统可以提供较高的空间分辨率,这一点在类似的测量中至关重要。然而在测量前应当使用电离室对它们进行剂量校准,通常使用对于电离室足够大的射野(如直径3~5cm)来测量。

四、验收测试

虽然治疗实施的方式不同,但是放射外科设备验收测试所涉及的基本原则十分相似。在放射外科技术临床应用之前,需要考虑的问题包括:治疗过程的每一个环节从靶区定位、计划设计到治疗实施,都必须要经过实际验证,保证用于放射外科的各种软件和硬件设备的可靠性和准确性;放射外科设备的机械精度必须在可接受的误差范围内,保证治疗准确可靠地实施;采集射束的剂量学数据,保证患者治疗安全和治疗计划剂量计算的准确性。验收测试的基本要求包括定位准确性、机械精度、准确优化的剂量分布、患者治疗安全4个方面。

(一)定位准确性

立体定向放射治的一个最重要的方面是将患者框架坐标系统与加速器坐标系统对准,对准程序使治疗靶区定位于加速器的等中心,这一过程通常依赖安装在治疗床基座和直接安装在治疗床上的刚性支架或者基于标记点定位时的图像配准来完成。

立体定向框架系统的性能应当符合生产商的规定,在立体定向放射外科系统准备就绪并准备对患者治疗前,应当测试整个系统流程包括从定位到摆位过程的几何准确性。可以使用内含金属点的模体来进行测试,采用与患者实际定位和治疗相同的条件照射模体后,分析胶片上金属球与射野中心的距离,即射野中心和靶区中心的距离,可以确定治疗的几何准确性。这些距离偏差数据可进一步用于确定治疗时靶区外放边界,保证靶区的剂量覆盖。

(二)机械精度

在实施治疗程序前,应当确定治疗床、机架和准直器旋转过程中等中心的稳定性,对所有临床使用的机架角、准直器角、治疗床角范围,这些旋转轴应当相交在一个直径为1mm的球体内。

安装在治疗室墙壁上的激光灯提供了一个重要的坐标参考系统,通常需要配备3个激光灯,包括1个屋顶激光灯,2个侧位激光灯。激光线应当准确地经过等中心并且尽量平行,激光灯的安装架应当允许精细调节激光灯的位置。激光线与等中心的重合性应当小于1mm,并定期检查是否漂移。

患者适配器将定位框架与治疗床对接,其刚性程度应当尽可能地高并且尽量减少患者对系统的扭矩。对于基座连接框架系统,其坐标与等中心的准确性应当小于1mm;对于治疗床连接框架系统,患者与加速器等中心的对准依靠治疗床电机完成,应当使用游标卡尺微调系统保证准确性精度小于1mm。

(三)剂量分布准确性

AAPM TG-21号报告提出靶区吸收剂量的不确定性应当小于5%。此外模拟金属靶点照射剂量分布的偏移应当小于1mm,经过三级准直器系统准直的射野剂量分布半高宽变化应当不超过2mm。射野中心轴上百分深度剂量(PDD)或TMR、射野离轴比、射野散射因子等是立体定向治疗计划系统进行剂量计算必需的数据,这些数据的准确测量是确保治疗剂量准确的基本前提。治疗准直器的剂量分布特性用其半影宽度表示,等中心处半影区的剂量梯度(0~20%)应当小于3mm。

(四)患者治疗安全

在患者治疗安全方面,对于X刀应当通过软件和硬件方法限制机架和治疗床可能发生碰撞的区域,避免对患者造成伤害。如果次级准直器开放边界超出了三级准直器,可能会造成头部正常组织的过度照射,此时应有连锁提示。

此外,一些针对X刀的验收测试项目包括治疗区域辐射巡检、辐射泄漏测试、辐射擦拭测试、计时器的稳定性和线性测试、计时器准确性测试、计时器开关错误、门连锁、急停开关、出束灯、音频视频监控、治疗床移动准确性、微动开关、液压系统、射

野剂量分布曲线、本底辐射、散射因子等。

五、立体定向治疗设备的质量保证

立体定向放射外科是一项十分复杂的治疗技术,不仅需要参与人员密切合作,还需要准确的靶区定位和计划设计以及遵循严格的质量保证规范。立体定向放射外科的质量保证程序主要包括每次治疗前的质量保证:用于放射外科治疗前相关设备的校准与准备以及患者治疗程序和治疗参数的验证;常规质量保证;用于维护放射外科靶区定位、三维治疗计划设计、各种剂量实施设备的正常使用。

由于立体定向治疗的复杂性,质量保证程序应当建立详细的治疗流程检查表,确保每一环节的精确性,最大限度减少治疗错误的发生,主要检查内容如下。

(一)靶点位置验证

小野集束照射形成的高剂量大梯度变化突出了对靶点精度的要求,使其成为立体定向治疗的第一要素。立体定向治疗的总精确度是定位精确度和摆位精确度的累积效果。精确度包括准确度和精度两个方面,准确度是测量值与真实值的误差,而精度是对测量仪器或方法的重复性量度,属于随机误差。设n个靶点坐标真实值(U_i,V_i,W_i),实际测量值为(x,y,z),则可根据下面的公式计算精度和准确度。

X方向误差:$\Delta x_i = x_i - u_i$ (公式2-6-1)

X方向准确度:$\Delta x = \frac{1}{n}\sum_{i=1}^{n}\Delta x_i$ (公式2-6-2)

X方向精度:$S_x = \sqrt{\frac{1}{n-1}\sum_{i=1}^{n}(\Delta x_i - \Delta x)^2}$ (公式2-6-3)

距离误差:$\Delta r_i = \sqrt{\Delta x_1^2 + \Delta x_1^2 + \Delta x_1^2}$ (公式2-6-4)

距离准确度:$\Delta r = \frac{1}{2}\sum_{i=1}^{n}\Delta r_i$ (公式2-6-5)

距离精度:$S_r = \sqrt{\frac{1}{n-1}\sum_{i=1}^{n}(\Delta r_i - \Delta r)^2}$ (公式2-6-6)

Y,Z方向误差、准确度、精度与X方向对应参数的计算公式相同。

影响CT扫描靶点定位精确度的因素有像素点大小、扫描层厚、扫描层面与头环平行程度、计划系统坐标重建算法等。像素大小主要影响X、Y坐

标精确度,扫描范围应选择刚好包括所有标记点为宜。扫描层厚主要影响 Z 坐标的精确度,靶点 Z 坐标最大误差约为层厚的 1/2,建议在不等间距扫描靶区范围内使用最小层厚,靶区外使用较大层厚,靶区外定位精度只影响剂量计算,对固定野 PDD 计算影响大约为 0.5%/mm,多弧集束照射时影响更小。扫描层面尽量保持与头环平行。计划系统应当有标记点自动探测和 CT 倾斜扫描校正功能,同时还应注意靶区定义的不确定性。

摆位精度的主要影响因素有摆位框架和激光灯代表的加速器的等中心精度。加速器等中心的定期检查和激光灯的定期调整是质量保证的一项重要内容。患者摆位的影响因素还包括体重可能引起的头环下沉和患者无意识运动以及分次治疗间面罩固定的重复性。

治疗前靶点位置的验证可以通过拍摄射野方向观(beam's eye view, BEV)的 X 射线影像,并与治疗计划重建的数字影像(digitally reconstructed radiograph, DRR)比较来实现,当位置差异小于 1mm,可以实施治疗。

(二)激光线检查

治疗床框架连接系统的准确性依赖治疗室内的固定激光灯,应当首先检查激光灯与等中心的重合是否满足限值的要求。可以使用经过校准的机械前指针来对准激光灯,将一个放射不透明的标记点置于激光线的交叉点,在不同的机架和治疗床角度下拍摄一组胶片确定不透明标记点与等中心的一致性和射野同心度。

(三)靶点定位准确性验证

在 CT 定位过程中将一个已知坐标的靶点放置在颅外,使其与内靶区位置相对接近。外部靶点与定位框架连接,CT 扫描后将框架连同外靶点固定到 BRW 模体基座(phanton base)上。用模体基座测量外点的坐标作为已知坐标,使用计算患者治疗靶区坐标的计划系统软件和扫描的 CT 断层图像来计算外靶点坐标。当外靶点计算坐标与 BRW 模体基座测量值一致性满足要求时,表明软件系统坐标计算的准确性可以用于计算患者靶区的坐标。患者治疗靶区坐标计算应当至少由两人或者使用两种软件程序分别计算,CT 扫描时应当采用尽可能薄的层厚扫描靶区图像以减小定位误差。

(四)头环移动测试

BRW 弧形系统或者其改进型号可以用来测试 BRW 头环在初次放置和治疗间是否发生移动。头环与患者固定后,将 BRW 系统与其连接,使用弧形系统的指针在患者头皮上标记 3~4 个点,记录相应的坐标。治疗前将弧形系统再次与头环相连,使患者头部保持相同的位置,如果几个标记点坐标值仍然相同则可以确定头环未发生移动。

(五)治疗摆位参数验证

对于 BRW 定位框架系统,Lutz 等提出可以使用靶区模拟器测试验证治疗设备的靶区坐标设置准确性(图 2-6-4)。测试通过将一个小金属球放置在靶区坐标位置模拟患者的病灶并且在几种代表性的机架和治疗床位置拍摄 X 射线影像来验证。当准直器和 BRW 地板支架固定好后,一人负责将地板支架与正确的坐标系对齐,另一人将模拟基座设置为相同的坐标系。BRW 基座可以精确定义 BRW 空间的靶区位置,接着将靶区模拟器与基座连接,用放大镜将模拟器臂上的金属球与模体基座指针尖端相接,再将靶区模拟器从基座上移出连接到 BRW 地板支架上。如果没有错误,此时模拟器球

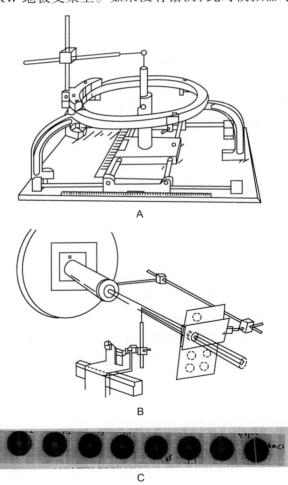

图 2-6-4 治疗摆位参数验证
A. 靶区模拟器与 BRW 模体基座相连;B. 靶区模拟器与地板支架相连;C. 八个不同治疗角度的金属球验证胶片结果(lutz 等 1988)。

靶点的位置应当位于加速器等中心处。在机架和治疗床运动范围内拍摄若干张胶片图像,如果金属球与等中心的位置偏差在限值范围内,表明治疗设备参数设置正确,可以用于病灶的治疗。该测试可以检查坐标设置和附加准直器或 BRW 地板支架设置是否错误。

六、X 刀常规质量保证项目

X 刀治疗的突出特点是靶区定位和摆位的准确以及剂量在靶区内的高度集中。整个治疗过程中靶点位置的总精确度是定位精确度和摆位精确度的叠加效果。在精良的机械条件下,加速器型的立体定向系统执行精度可以达到±0.5mm。由于利用加速器实施放射外科的技术十分复杂,发生较大误差(如遗漏部分靶区)的概率远大于伽马刀治疗机,其质量保证程序比伽马刀更加严格。因此质量保证和质量控制是 X 刀立体定向治疗的首要问题。质量保证的主要检查项目应包括:①治疗计划系统剂量计算的准确性;②CT/MRI 线性;③立体定向定位框架;④直线加速器设备剂量、机械、安全测试。

(一)治疗计划系统

这项测试的目的是确定计划系统计算的剂量分布、几何定位参数与测量数值的一致性。诊断影像传输到治疗计划系统包括坐标转换和立体定向坐标系中已知靶点位置的确定,应当在 3 个正交平面内确定已知靶点位置和测量位置的偏差,计算等剂量曲线和测量等剂量曲线。测试项目包括以下几项。

1. 单野模型测试　验证单个静态射束的剂量深度计算,比较在水模体中心轴处测量和计算的80%、70% 和 50% 等剂量线深度的差异,计算深度不确定度应当小于 0.5mm。

验证单个静态射束的离轴比计算,比较在水模体中等中心处测量和计算的 50%、10% 和 5% 等剂量线宽度的差异,计算宽度不确定度应当小于0.3mm。

2. 旋转射束角度插植测试　验证连续旋转射束的计算模拟机架旋转的角度增量必须使模体中计算等剂量线与测量等剂量线相一致。对于旋转射束,大于 50% 的等剂量线,偏差小于 0.3mm;20%~50% 的等剂量线,偏差小于 5mm。

3. 计划离轴比曲线测试　验证某一选定立体定向计划的离轴比剂量分布,使靶点依次位于距离球形模体中心 0cm、2cm、6cm 处,计算与测量的离

轴曲线宽度差异在 80% 剂量水平小于 0.5mm,在50% 剂量水平小于 1.0mm,在 20% 剂量水平小于10.0mm。

4. 治疗跳数计算　验证治疗计划系统计算的治疗跳数准确性,比较模体中靶点处方剂量和测量剂量的差异,对于给定剂量的跳数计算偏差应当小于 3%。

(二)CT/MRI 线性

肿瘤定位通常使用增强 CT 或者 MRI 来完成,这些影像设备用于立体定向定位时应当定期检查其线性。在靶区范围内尽可能采用薄层扫描方式并且扫描视野也应尽可能小。虽然 MRI 空间分辨率可以到 1mm,但在脉冲序列中涡流(eddy current)导致的磁场非均匀分布和非线性会使图像发生畸变,引起病灶和重要器官偏离正确的立体定向坐标。因此在 MRI 定位前,应当使用特殊模体(图 2-6-5)测量和校正这种位置的偏移。

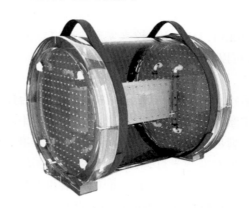

图 2-6-5　用于 MRI 几何畸变分析的 3D 模体

(三)立体定向定位框架

定位框架必须检查它的 X、Y 方向两侧定位板的平行度和间距偏差,以及 Z 轴标记线的精度。摆位框架的三维坐标是可读的,其精度由标尺的刻度误差和可读精度决定,在系统安装验收时确定;坐标原点必须定期校验,使其与定位框架一致。立体定向定位和摆位框架与头环建立共同的参考坐标系,计划系统的三维坐标重建软件根据定位框架的标记点计算靶区及重要器官的位置,给出摆位坐标。

(四)直线加速器设备剂量、机械、安全测试

对于加速器设备的质量保证,X 刀治疗对一些测试项目的要求比三维适形调强放射治疗更为严格。表 2-6-1 列出了这些相关项目。关于加速器设备的其他测试项目应当参考 IMRT 的限值标准,一些测试方法总结如下。

表 2-6-1　X 刀立体定向治疗的常规质量保证项目

项目	限值	频率
CT 传输	正常工作	每季度
CT（MRI）线性	<1mm	每周
立体定向定位框架	参照厂家规定	每季度
治疗计划系统		
静态单野剂量深度计算	80%、70% 和 50% 等剂量线深度差异<0.5mm	每月
静态单野离轴比计算	50%、10% 和 5% 等剂量线宽度差异<0.3mm	
旋转射束剂量计算	大于 50% 等剂量线<0.3mm；20%~50% 等剂量线<5.0mm	
计划离轴比曲线	80% 等剂量线<0.5mm；50% 等剂量线<1.0mm；20% 剂量线<10.0mm	
治疗跳数计算	<3%	
加速器设备机械、剂量、安全		
激光线定位指示	±1mm	每日
光学定向联锁	±2mm	每日
射野大小指示	±1mm	每日
立体定向联锁	正常工作	每日
剂量输出稳定性	±2%	每月
治疗床位置指示	±1mm/±0.5°	每月
激光线定位指示	<±1mm	每月
SRS 弧形旋转模（范围：0.5~10MU/度）	剂量输出：1MU 或者 2%（取较大值）；机架角准确性：1° 或 2%（取较大值）	每年
剂量输出线性	±2%	每年
剂量输出稳定性	±2%	每年
辐射等中心和机械等中心的一致性	1mm	每年
准直器、机架和治疗床旋转轴与等中心的重合性	1mm	每年
立体定向附件锁定	正常工作	每年

1. 激光线定位指示　治疗室内的激光灯是将治疗摆位坐标置于加速器等中心的关键。两侧墙壁及屋顶激光灯不仅要求严格相交于加速器等中心，而且要求保证在治疗范围内两侧激光灯十字线严格平行且重合以及与屋顶激光灯垂直。

对于屋顶激光线定位指示验证，使机架角设置为 0°，将一张坐标纸放置于治疗床上，将 SSD 调整至 100cm，读取顶部激光灯偏离光野十字线竖线的距离，并目测两者是否平行。将 SSD 调整至 80cm，读取激光灯偏离距离。对于两侧激光线定位指示验

证，将机架角转至 90° 或 270°，把水平仪竖直放置在准直器下方的基准面上，微调机架角保证准直器轴线水平。手持一张坐标纸垂直准直器轴线平移至等中心位置，读取激光灯十字线在横、竖方向偏离光野十字线的距离，并目测横、竖方向两十字线的平行度。平移坐标纸至 SSD=120cm 处，读取十字线偏离距离。

2. 光学距离指示器指示偏差　在源-皮距为 100cm 处插入机械前指针，调整机械前指针的距离为 100cm，读取光学距离指示器的读数。再将 SSD 分别调整到 80cm 和 120cm，读取光距尺的读数，比较光矩尺读数和机械前指针指示的差异。

3. 射野大小指示　机架角度设置为 0°，床面升至等中心高度，将坐标纸固定于治疗床表面，分别检查灯光对称野与非对称野实际尺寸，比较实际灯光野尺寸指示值和坐标纸上灯光野尺寸数值。

4. 剂量输出稳定性　机架角度设置为 0°，准直器角度设置为 0°，设定测量参考条件。通常在水中测量，SSD=100cm，射野大小 10cm×10cm，对 X 射线测量深度取 5cm，出束 100MU，用指型电离室测量输出剂量。重复出束 3 次，计算输出剂量平均值。如果偏差超过限值，需要调整刻度，使跳数最大点吸收剂量的关系为 1cGy=1MU。剂量输出稳定性检测应当包括使用 X 射线能量的所有剂量率挡。

5. 剂量输出线性　在标称吸收剂量范围内，以相等的间隔选取几个（例如 $i=1\sim5$）不同机器监测跳数（MU_i）。如果吸收剂量率是连续可调的，则从 20% 到最大吸收剂量率的范围内取几档不同的剂量率值（$j=1\sim5$），在某一挡吸收剂量率下进行 5 次照射并测量剂量值。

令 D_{ijk} 为第 i 个吸收剂量预置机器跳数和第 j 挡吸收剂量率下第 k 次（$k=1\sim5$）照射的吸收剂量测试值。计算在第 i 个吸收剂量预置机器跳数（MU）和第 j 挡吸收剂量率下进行 5 次吸收剂量测量结果的平均值 $\overline{D}$ 如公式 2-6-7。

$$\overline{D_{ij}} = \frac{1}{n}\sum_{k=1}^{5} D_{ijk} \qquad (公式 2\text{-}6\text{-}7)$$

计算在第个吸收剂量预置机器跳数（MU_i）下，不同挡吸收剂量率的平均值 $\overline{D}$，则有公式 2-6-8。

$$\overline{D_i} = \frac{1}{5}\sum_{j=1}^{5} \overline{D_{ij}} \qquad (公式 2\text{-}6\text{-}8)$$

将机器跳数（MU_i）和对应的测量平均剂量 $\overline{D}$

用最小二乘法拟合为一条直线,求出每个器的机器跳数对应吸收剂量的计算值,如公式2-6-9。

$$D_{ci}=a \cdot MU_i+b \qquad (公式2-6-9)$$

式中 D_{ci} 最小二乘拟合法求出的吸收剂量计算值,a 为拟合直线斜率,b 拟合直线在纵坐标轴的截距;MU_i 为第 i 个吸收剂量预置机器跳数。用公式2-6-10计算测量平均值 $\overline{D}$ 与最小二乘拟合法计算值 D_{ci} 的最大偏差 Δ。

$$\Delta = max\left(\frac{\overline{D_i} - D_{ci}}{D_{ci}}\right) \times 100\%$$

$$(公式2-6-10)$$

6. 治疗床位置指示 对于治疗床横向位置指示验证,将机架角度设置为 0°、准直器角度设置为 0°、治疗床角度设置为 0°,将坐标纸平置于治疗床面且与十字线对齐。横向移动治疗床,记录床读数,并与十字线对准的坐标纸数据进行比较。

对于治疗床纵向位置指示验证,将机架角度设置为 0°、准直器角度设置为 0°、治疗床角度设置为 0°,钢卷尺沿治疗床纵向紧贴床面放置,且与十字线及激光线平行对齐。纵向移动治疗床,记录床读数,并与十字线对准的钢卷尺读数进行比较。

对于治疗床垂直位置指示验证,将机架角度设置为 0°、准直器角度设置为 0°、治疗床角度设置为 0°。首先在机头上安装机械前指针,前指针距离为 100cm,使床面与前指针尖刚好接触。将钢卷尺悬挂在治疗机头上,记录此时钢尺读数作为参考值。垂直移动治疗床,记录钢尺读数,该读数与参考值相减得到实际床垂直位置,并与系统指示值比较。

对于治疗床旋转角度指示验证,将机架角度设置为 0°、准直器角度设置为 0°、治疗床角度设置为 0°,在最大光野下旋转治疗床使床端边缘与灯光野十字线平行,记录治疗床的角度读数。在床面放置坐标纸并与十字线重合,将治疗床在 90°~270° 范围内旋转,每隔 45° 记录治疗床角度读数并与坐标纸读数比较。

7. 弧形治疗 弧形旋转治疗的验证通过设置一定的直线加速器剂量监测跳数和治疗弧度开始照射。当照射停止后,剂量输出与设定值相差 1MU 或者 2%(取较大值),和机架角度与设定值相差 1° 或 2%(取较大值),测试应当包括常用的能量和治疗形式以及几何弧度范围。

8. 辐射等中心和机械等中心的一致性 分别验证机架、准直器、治疗床旋转轴与辐射等中心相交的情况。

首先将机架角度设置为 0°、准直器角度设置为 0°,将慢感光胶片或铬胶片粘贴于一固体模体上,使之位于机架旋转中心轴轨迹平面内,胶片中心尽量接近机架旋转轴。用细针在胶片上机架旋转轴位置扎孔,后用另一固体模体将胶片夹持稳定。准直器射野调至最小,在辐射线不会发生重叠的机架角度下曝光,测量辐射线中心轴交点与针扎点的位置偏差,偏差应当小于 1mm。

将机架角度设置为 0°、准直器角度设置为 0°,在 SSD=100cm 处将事先准备好的胶片平放在治疗床上,用细针在胶片上准直器旋转轴位置扎孔。打开准直器上铅门,同时关闭下铅门使其为一条窄缝。在胶片上面放上建成模板,将准直器转动不同的角度以覆盖准直器的整个旋转范围,曝光 6~7 次,不要选取相差 180° 的准直器角度以避免辐射线重叠,这样胶片上就得到多条星形辐射线。更换一张新胶片,将下铅门打开,上铅门关闭成一条窄缝,再重复上述过程,测量辐射线中心轴交点与针扎点的位置偏差,偏差应小于 1mm。

调整治疗床高度,使其表面位于 SSD=100cm 处,将一张胶片平放在治疗床面上,用细针在胶片上治疗床旋转轴位置扎孔。打开准直器上铅门,将下铅门关闭成一条窄缝。在胶片上放上 1 张建成模板。使治疗床转动一系列不同角度以覆盖整个治疗床转动范围,在同一张胶片上曝光 6~7 次,为了避免辐射线的重叠,不要选取相差 180° 的治疗床角度。测量辐射线中心轴交点与针扎点的位置偏差,偏差应小于 1mm。

9. 准直器、机架和治疗床旋转轴与等中心的重合性 直线加速器的等中心为机架旋转轴、准直器转轴和治疗床转轴的交点,该点的精度代表了直线加速器的机械性能。

将机架角度设置为 0°、准直器角度设置为 0°,将等中心校验仪置放于治疗床上。用水平仪调整其水平度,平移治疗床使等中心校验仪的指针位于灯光野十字线中心上。旋转机架至 90°,升高治疗床使等中心校验仪的指针位于光野十字线中心上,并按以下步骤操作并记录参数:机架置于 0°,准直器旋转至 90° 或 270° 时,目测灯光野十字线中心与等中心校验仪的指针尖的位置偏差。准直器旋转轴、机架旋转轴和治疗床旋转轴应相交在一个球体空间内,该球的半径不能大于 0.5mm。

七、日常故障案例

1. 故障现象 SGS-I伽马刀在治疗患者运行靶点过程中，X轴或Y轴提示运行超时，治疗中断。

2. 故障分析与解决 在手动模式下调整X轴或Y轴的相对位置后，运行自检初始化，故障依然存在。检查X轴或Y轴驱动器运行均正常，仔细观察X轴或Y轴的运行机械部分轨道和齿轮比较干涩有锈迹，清洁锈迹后，加入适量润滑油，在手动模式下，反复推拉X轴或Y轴后，初始化（自检）设备，自检通过；运行模拟治疗患者，X轴或Y轴提示运行亦正常，故障排除。

第七节 放射外科手术机器人

一、概述

20世纪Leskell教授提出立体定向放射治疗的概念，这一技术结合了物理剂量学和生物学优势，通过运用立体定位和摆位技术，将来自多个放射源、具备多个放射野、表现为多线束的高能射线，通过三维空间聚焦于目标靶区之内。立体定向放射治疗的实现需要结合特殊的射线装置，其治疗优势在于使得肿瘤病灶组织受到足够剂量照射，周围正常组织受量尽可能少，以此获得较好的临床疗效，并有效减少因为放射治疗所引起的副作用。

1982年Colombo首先提出将直线加速器用于立体定向放射治疗，历经几十年的发展，基于直线加速器的X刀技术已成为当今立体定向放射治疗的主流。近年来，直线加速器与智能机器人相结合形成的射波刀（CyberKnife）放疗系统，其临床治疗的总精度已可达到亚毫米级。

射波刀（图2-7-1）是由John R. Adler教授于1987年研发出的无创放疗外科手术治疗系统，可应用于全身的肿瘤放射外科治疗。以伽马刀为代表的传统放疗外科手术系统只能治疗头部及颈部肿瘤，射波刀更进一步将精确放疗的概念推广到了全身各部位的肿瘤放射外科治疗，开创了立体定向放射外科的无创治疗时代。射波刀系统解决了困扰现代放疗的两大难题：一是用影像引导系统解决了患者摆位精度和重复性问题；二是用呼吸追踪系统解决了患者治疗过程中的器官运动问题。呼吸追踪系统令医护人员可以在治疗过程中持续探测、追踪和校准肿瘤的位置，确保精确放射治疗的开展。

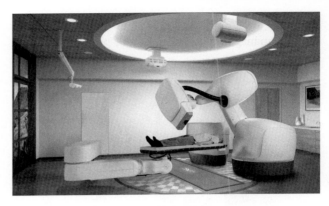

图2-7-1 第六代射波刀（CyberKnife M6）

射波刀是一种新型高端全身肿瘤立体定位放射外科手术治疗设备。该系统将X波段的小型直线加速器安装在机器人治疗臂上，实时的影像引导治疗前和治疗中的靶区，用追踪系统结合影像引导系统提供的信息对治疗过程中的肿瘤运动进行实时的六维修正。由精确、灵活的机器人治疗臂完成肿瘤运动的实时六维修正追踪，从而实现精准的放射外科手术治疗。

射波刀系统的核心是交互式机器人技术。这套完全一体化的系统会持续接收患者位置、肿瘤位置和患者呼吸运动的反馈，并实时调整治疗床的位置和加速器的照射角度，使治疗前、治疗中X线照射的准确性始终得以保持，提高了治疗的准确性。

射波刀和目前的其他立体定位治疗系统相比，具有实时追踪照射、无须有创定位框架的特点，使得射波刀可以精准地实现同一部位多次大剂量的照射、同步追踪和呼吸运动或生理蠕动相关的肿瘤，确保了全身不同部位肿瘤的放射外科手术治疗精度，临床应用范覆盖了颅内、头颈部、胸腹部等主要肿瘤发生部位。它整合了先进的机器人技术和智能影像实时监控、追踪系统的放射外科治疗系统，尤其擅长对颅内肿瘤进行精确的立体定向放射治疗、对体部运动器官进行精准的追踪照射治疗。

二、结构与原理

射波刀硬件系统由机器人机械手臂交互系统（treatment robot system）、直线加速器系统（linac system）、患者定位系统（patient position system）、目标定位系统（taget locating system）、准直器自动切换系统（x-change robotic collimator change）、呼吸追踪系统（synchrony respiratory tracking system）、治疗

计划系统（treatment planning system）及数据管理系统（data management system）组成，见图2-7-2。

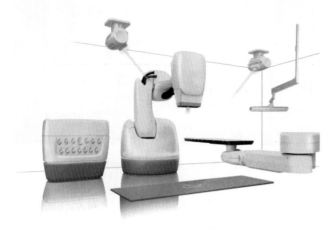

图2-7-2　治疗室内的射波刀系统设备示例

（一）机器人治疗臂系统

机器人机械臂系统包含了六轴机械手臂和机械臂手控盒。

机器人机械臂装载了直线加速器，负责把加速器送至准确的治疗位置，以便对患者实时治疗如图2-7-3所示。

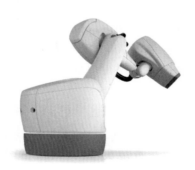

图2-7-3　机器人治疗臂

机械臂有六个活动关节，由计算机进行控制，在一个预置的固定不变的工作空间里运动，工作空间的设计考虑治疗机房内物体的位置，包括治疗床、成像源、探测器、地板和天花板，并建立合适的移动路径。此外，工作空间由预先分配的空间中的点（称为节点）构成，机器人治疗臂允许在节点处停止，以便于传输辐射剂量。基于机器人治疗臂的六轴结构，机械臂在工作空间（图2-7-4）内分布有大量的节点（根据系统布局差异而有所差异），每个节点有10个投射方向，由此可提供3 000个以上的射束选择，治疗计划系统根据计划设计的要求自由选择100~300条射束进行治疗。在每个节点处，直线加速器可以提供多角度的辐射，可以提供等中心或非等中心治疗，照射距离在650~1 000mm之间，可

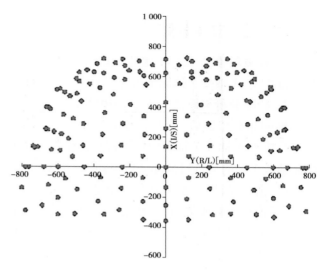

图2-7-4　射波刀M6工作空间

以根据治疗需求随时进行调整。在治疗过程中机械臂可以有限度地对靶区定位系统确定的六个自由度方向的偏差进行自动修正。

射波刀软件系统具有接近探测程序（proximity detection process，PDP），通过使用治疗时治疗室空间参数文件和实时治疗机械手臂位置数据，防止机械手臂在治疗执行期间与已知障碍物发生碰撞。

机器人机械手臂手控盒是一台手持计算机，可用于手动操作机械手手臂。在手控盒工作时，PDP处于非活动状态，此时射波刀软件系统的补充探测器接近程序（SPDP）处于活动状态以防止机械手臂发生碰撞。

（二）患者定位系统

患者定位系统包含治疗床，用于安置患者以便治疗。与常规加速器一致，患者可以在治疗床仰卧、俯卧或者侧卧完成治疗，同样包括了床板、手控以及读书显示单元。射波刀提供了5个自由度的标准治疗床和6个自由度的RoboCouch治疗床。

标准治疗床的最大承重为159kg，RoboCouch治疗床最大承重为227kg。标准治疗床有3个平移自由度（上下、前后和左右）和2个旋转自由度（左右旋转和螺距）。对于标准治疗床，需要手动水平旋转，以满足治疗需求，而RoboCouch治疗床可以自动完成6个自由度的移动。

（三）目标定位系统

目标定位系统（图2-7-5）是射波刀系统的重要组成部分，目标定位系统包含了X射线源、X射线发生器、X射线影像探测器，负责对治疗床上的物体进行X射线摄影，在获取的图像中查找预定的目标区域，例如颅骨、金标和脊柱等。通过影像中目

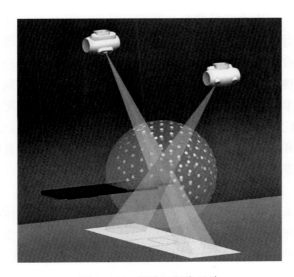

图 2-7-5　射波刀影像系统

标区域与计划中的位置比较,从而确定患者的摆位偏差。

目标定位系统提供千伏级的 X 射线成像系统,可以在治疗中进行靶区定位和验证。实时影像引导系统包括 2 个装在顶棚的 X 射线源和 2 个装置在地板上的图像探测器,可自动调整加速器照射角度,行实时体位验证(治疗前和治疗中),以弥补体位的不一致性(最大到 10mm 或 1° 的体位差别),验证准确度到 1mm。X 射线源的位置保证产生相互正交的射束,成像中心距离地板 92cm(36.22 英寸)。在射波刀立体定向放射外科系统上进行的所有治疗都是以成像视野为基础,实时图像被数字化重建并与患者 CT(DRR)数据得到的合成图像进行对比。这项技术可以用于确定分次内放疗靶区的移动以及治疗实施过程中的自动补偿。当使用呼吸追踪系统时不需要移动患者即可进行补偿的运动。系统可以补偿任意方向上不超过 ±25mm 的靶区平移运动。

(四)直线加速器系统

射波刀加速器(图 2-7-6)系统不同于传统的 S 波段加速器,采用小型化的 X 波段加速管。加速器部分总重量仅有 140kg,安装在机器人机械手臂的末端,能输出 6MV 的高能 X 线对患者进行治疗。加速器采用无均整器技术(flattening filter free,FFF),剂量率可达到 1 000cGy/min。加速器的机头可以在靶区周边 270° 左右的球面上及 1 200 个射线束方向做非等中心照射。通过逆向治疗计划系统,可以制订更合理的治疗计划,使剂量在靶区内分布均匀、准确。处方剂量线与肿瘤区形状高度一致,周围正常组织受照极少。

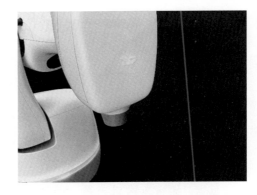

图 2-7-6　第六代射波刀系统的直线加速器

加速器附带了 12 个辅助固定准直器(fixed collimator),孔径大小分别为 5mm、7.5mm、10mm、12.5mm、15mm、20mm、25mm、30mm、35mm、40mm、50mm、60mm。此外射波刀系统也可以选择 Iris 可变孔径准直器(Iris variable aperture collimator)和 InCise 多叶准直器(InCise multileaf collimator)。

Iris 可变孔径准直器是次级准直器,其孔径可在计算机控制下调整,固定在加速器机头的位置。通过使用坞段快速调整孔径(两组并排的六边形坞段,每组坞段高 6m),可以根据需要形成 12 个不同边长的规则 12 边形的放射野,在每个加速器位置提供多种大小的射束。

InCise 多叶准直器系统是次级准直器,其孔径可在计算器控制下进行调整,如图 2-7-7。MLC 采用钨叶片快速调整孔径,可从每个加速器位置输出形状可变的射束。MLC 在 800mm SAD 处形成最大 115mm×110mm 的临床形状,每片叶片的宽度为 3.85mm,所有的叶片都可以完全咬合和互相重叠。

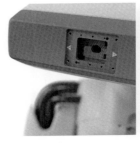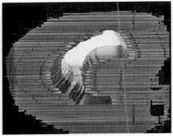

图 2-7-7　射波刀 InCise 多叶准直器系统

(五)机械手准直器更换系统

射波刀准直器更换系统(图 2-7-8)是在治疗前和治疗期间存放准直器的系统。射波刀准直器更换系统支持标准可互换固定孔径准直器、可变孔径准直器和多叶准直器。

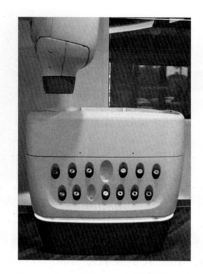

图 2-7-8　射波刀准直器更换系统

（六）射波刀追踪系统

射波刀根据临床应用部位不同、靶区特点不同，而分门别类设计多种不同的专用追踪系统，主要分为呼吸、自适应、标记点、脊柱、肺部和颅骨等追踪系统。

1. 呼吸追踪系统　呼吸追踪系统（图 2-7-9）由 3 个红外线发生器（固定于患者体表）和红外线照相系统组成，能够连续同步治疗射束和由呼吸引起的靶区运动，用于探测患者的呼吸运动建立相应模型，引导加速器照射运动中的肿瘤。呼吸追踪系统实时监测患者的呼吸模式，并创建呼吸模式与靶区内多个点在一次呼吸中位置的校正模型。通过 X 射线成像确定靶区的位置，器官病变、内部标记变得可视化。同时，通过外部标记（基于 LED、光学追踪标记）对呼吸模式进行实时追踪和监视。

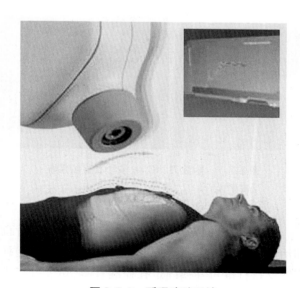

图 2-7-9　呼吸追踪系统

通过呼吸节奏与肿瘤运动节奏的相关性预测对肿瘤的位置进行引导，可以降低因为呼吸运动导致的治疗边界扩大，减少正常组织受照体积，治疗精度进一步提高。而传统的呼吸门控和呼吸抑制技术需要 5~10mm 肿瘤外放区域以弥补摆位和靶区的不确定性。美国乔治敦大学医学院模拟呼吸运动和肿瘤运动模型，对呼吸追踪系统预测肿瘤位置的准确性验证，误差为 0.9mm。

2. 自适应成像系统　自适应成像系统是一个基于时间的运动跟踪技术，用于补偿靶区分次内的非周期运动。在系统中，当靶区运动高于用户设定的阈值时，用户可以选择让系统触发自适应成像。超过这一阈值，系统自动降低最大允许的图像范围，用户也可以选择允许系统继续治疗，不再触发急停。

3. 标记点追踪系统　标记点追踪系统可以用于软组织或脊柱的追踪，适用范围非常广泛，可以用于颅骨外的所有部位的靶区追踪。

4. 脊柱追踪定位系统　脊柱追踪定位系统是一种影像分析工具软件，主要针对脊柱位置的分析计算校正邻近肿瘤治疗位置和定位的一致性。在系统帮助下能够不用向体内植入任何基准标记物而准确进行脊柱及邻近肿瘤的立体定向放射治疗。相关研究显示，在颅内病灶的治疗中，射波刀的系统误差低于 1mm，在体部运动肿瘤的治疗中，系统误差在 1.25mm。

5. 肺部追踪系统　肺部追踪系统不使用标记点，而是利用图像中病变和背景的强度差异直接追踪肺部肿瘤。肺部追踪系统和脊柱追踪定位系统联合使用，追踪病变的平移运动。利用脊柱追踪定位系统里的脊柱分割功能完成患者对准，治疗时，肺部追踪系统跟踪肿瘤的平移运动。

对于一些体积≥15mm 的边缘型肺癌，我们可以考虑选择肺部追踪方式。肺部追踪方式可以通过影像上肿瘤和背景的灰度值差异直接追踪肺部肿瘤运动，而无需使用标记点。当使用肺部追踪配准患者时先使用脊椎追踪定位系统对患者摆位，然后用肺追踪系统追踪肿瘤运动。

肺部追踪系统使用 X 线影像来观察肿瘤来确定靶区，通过基于同步呼吸探测系统对体外标记点进行监控，实时追踪患者的呼吸模式，可以手动或自动选择呼吸影像序列，用 X 线影像序列和外部胸廓运动序列自动建立运动修正模式。在可选择的呼吸影像序列范围内，系统自动选择最小总修正误差的最佳运动修正模式进行治疗。

CyberKnife 系统不采用传统的呼吸门控技术或屏气技术,对肿瘤的三维运动追踪技术可以在正常的呼吸运动中给予肿瘤高度精确的治疗剂量。采用此技术后,肿瘤的外扩边界完全由临床医生来决定,显著减小了在其他系统中由于传统技术摆位和治疗的外扩边界。

6. 六维颅骨追踪 CyberKnife 立体定向放射外科系统中的 6D 颅骨追踪功能可以直接、非侵入式地追踪颅内病变,利用 DRR 图像和实时图像间的强度、亮度梯度来识别和跟踪刚性颅骨解剖结构,从而完成靶区追踪和运动补偿;能够非侵入式地进行患者摆位、对准以及病变追踪,不需要使用刚性头部支架。

(七)治疗计划系统

与常规加速器使用的治疗计划系统作用相同,射波刀配备了相应的治疗计划系统——Precision(图 2-7-10)。Precision 是针对放射外科和高精度放射治疗计划的基于工作流的高度交互软件应用程序。基于计算机强大的计算能力,precision 提供综合的治疗计划解决方案,主要包含了多模态图像融合和形变配准模块、勾画模块、计划优化模块、计划审查模块、计划合并模块以及计划质量保证模块。

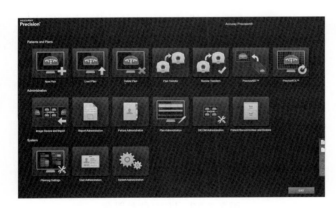

图 2-7-10　Precision 治疗计划系统界面

(八)数据管理模块

IDMS 集成化数据管理系统(图 2-7-11)对治疗系统和软件提供集中数据管理,提供存储、检索、数据处理、数据备份和恢复功能。这种集中式架构具有一套强大的安全功能,可防止未经授权的访问,同时保护患者隐私,提升使用者易用性。数据管理系统主管着 CyberKnife 系统的数据、处理 MultiPlan系统的计划运算要求、CyberKnife 照射执行系统和管理员工作站。

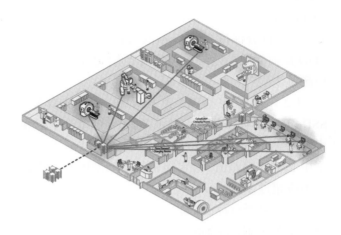

图 2-7-11　IDMS 数据管理系统

三、主要参数、质量控制指标

(一)射波刀主要参数

机械手臂参数	
承重	300kg
最大运动范围	2 500mm
工作空间	41m³
轴数	6
重量	1 220kg
加速器参数	
加速管类型	驻波
X 射线能量	6MV 单光子能量
剂量率	1 000MU/Min
最大剂量深度	15mm
固定限光筒	12 个直径在 5~60mm 方位内的圆野固定限光筒,SAD 为 800mm
Iris 可变孔径准直器	直径 5~60mm 之间,SAD 为 800mm
MLC 最大几何射野	115mm×100mm
MLC 叶片宽度	在 SAD 为 800mm 下 3.85mm
标准治疗床参数	
承重	159kg
床面运动方式	五轴运动
目标定位系统参数	
X 线发生器	管电压:40~150kV,电压功率:50kW
平板影像探测器	2 个,非晶硅
探测器尺寸	单块,40mm×40mm
探测器分辨率	1 024×1 024 像素

(二)射波刀质量控制指标

1. 射波刀 X 射线辐射源

(1)X 射线辐射质:射波刀 X 射线辐射质取SSD＝80cm,直径 60mm 的准直器,模体 20cm 和

10cm 深度处的组织-模体比（tissue-phantom ratio，TPR）或百分深度剂量（percentage depth dose，PDD），辐射质检定结果与实际使用的数值偏差不应超过 2%。

（2）射野均整度：直径 40mm 的准直器，SSD=75cm，在 X 射线束轴水下 5mm 处垂直于射线束轴的平面，放射野 80% 宽度内，最大或最小剂量于中心轴的偏差值，检定结果与实际使用的数值偏差不应超过 2%。

（3）射野对称性：直径 40mm 的准直器，SSD=75cm，在 X 射线束轴水下 5mm 处垂直于射线束轴的平面，放射野 80% 宽度内，中心轴对称任意两点剂量差与中心轴剂量的最大比值不应超过 1.02。

（4）剂量指示值的偏差：在规定的吸收剂量率测量下，剂量监测系统的剂量指示值与实际测量的结果不应高于 2%。

（5）剂量指示值的重复性：在规定的吸收剂量率测量下，剂量监测系统的剂量指示值与实际测量的重复性不应高于 0.5%。

（6）剂量指示值的线性：在规定的吸收剂量率测量下，剂量监测系统的剂量指示值与实际测量的重复性不应高于 1%。

2. 射波刀追踪精度

（1）自动质量保证（automatic quality qssurances，AQA）：为检查射波刀系统中心精度方法的一种。将两张 AQA 胶片放入 AQA 模体，采用标记点追踪模式，在设定的 0° 和 90° 方向对模体投照一定的剂量，取出胶片进行分析，AQA 精度检测结果不应超过 1mm。

（2）端对端测试：检测射波刀系统的整体精度。对于静态追踪方式，要求端对端测试（end-to-end test，E2E）检查结果不应超过 0.95mm。

3. 执行质量保证　执行质量保证（delivery quality assurance，DQA）是对射波刀计划进行类似调强计划的一种异化验证质量保证程序。DQA 同时对治疗执行的位置进行剂量验证，能够监测治疗的整体精度。

对于静态追踪方式，要求 DQA 执行允许距离（distance to agreement，DTA）即对于计算剂量的某一点，如果在照射模体的对应点一定范围内找到一定的偏差范围内的剂量，就可以认为该点剂量通过验证）2mm/2%，通过率 90%；对于动态追踪方式，要求 DQA 执行 DTA 3mm/3%，通过率 90%。

4. 成像系统　成像系统校正利用特制的支架

将中心水晶放在系统中心位置（isopost）位置，获取中心水晶影像。分析中心水晶是否在影像中心的位置，中心水晶距离中央像素处小于 2 像素（放大 400%）或 1mm。

四、日常故障案例

（一）案例一

球管预热报错。

1. 故障描述　早晨开机后球管预热持续报错，故障描述为 Image subsystems are out of synch，X-ray source B has a recoverable fault。

2. 解决步骤

（1）复位 PDU 上的高压发生器 Generator A 或者 B 开关。复位方法：向下将开关扳到底，10s 后把开关合上（图 2-7-12，E570 对应 Generator A，E571 对应 Generator B）。

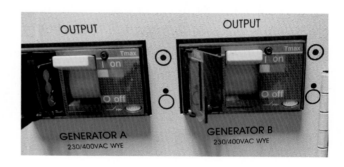

图 2-7-12　PDU 高压发生器

（2）UCC 左上角下拉菜单中选择"Restart Software"（图 2-7-13），重启软件。

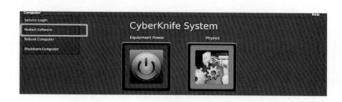

图 2-7-13　UCC 软件服务

（3）UCC power on 完成后重新尝试预热球管。

（二）案例二

机器人系统无响应。

1. 故障描述　开机时机器人系统无响应并报错，如图 2-7-14 所示。

2. 解决步骤

（1）重启制器。重启方法：如图 2-7-15 所示，绿框处开关逆时针旋转 90°，等待指示灯全熄灭以后顺时针转 90°。

（2）UCC Power 界面点击"power on"重新上电。

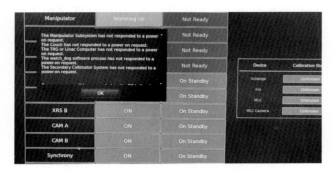

图 2-7-14　Power on 无响应报错

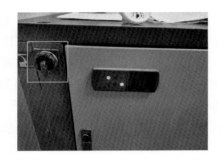

图 2-7-15　控制器

（三）案例三

屏幕显示故障。

1. 故障描述　屏幕没有反应或者屏幕白屏。

2. 解决步骤

（1）首先检查显示器、键盘、鼠标接口，排除显示或者键盘鼠标连接问题。

（2）在 UCC 键盘上同时按下组合键 CTRL+ALT+K，屏幕会变黑数秒并重新回到 UCC 界面。

第八节　质子重离子放射治疗系统

一、概述

对肿瘤进行足够高剂量的辐射照射，它就会被杀灭。但是这样一来，我们的患者会怎样呢？这带来了关于放射治疗第二个显而易见的事实，过量的辐射会杀死健康组织。因此，理想的治疗应该向癌症区域提供致死剂量，同时使周围的正常组织免受辐射的有害影响。换句话说，当致命剂量的辐射沉积在癌症区域时，放射治疗的有益效果就会出现，而当健康组织在癌症治疗过程中受到过量辐射时，就会出现放射治疗的有害影响。所有放射治疗的目标都是给予靶区足够的处方剂量，同时尽量减低周围正常组织的受量。近年来，基于 X 线的治疗技术已经取得了显著进展，包括三维适形放射治疗

（3DCRT）、调强适形放射治疗（IMRT）和容积旋转调强放射治疗（VMAT）等。然而，这些治疗技术进展都只是治疗计划某些部分的改进，都受到入射光子束物理特性的限制。

高能光子都遵守如下物理定律，即在入射方向最初的几毫米内存在一个剂量建成区，随着光子束在人体内的逐渐深入，光子剂量呈指数沉积，最终穿过人体。如果初始的剂量建成和后续的剂量沉积超出了靶区边界，会损伤肿瘤或感兴趣区附近的正常组织或器官，可能会在日后导致健康问题。正是这些关键结构所受的不必要照射成为肿瘤区剂量给予的限制因素并降低了治疗比。另一方面，质子及带电粒子治疗近些年得到了很好的发展。由于质子具有正电荷和质量，质子在体内的表现与 X 射线非常不同，指向肿瘤的质子束以直线轨迹向目标行进，在被称为布拉格峰的定义深度释放其大部分能量，然后停止。质子将大部分癌症杀伤能量沉积在肿瘤区域内（图 2-8-1）。与 X 射线相比，质子束疗法能够通过增加递送到肿瘤的剂量来提高治愈率，同时通过减少对周围健康组织的剂量来减少副作用。比如当肿瘤直接与重要器官或结构如脊髓、视神经、心脏等相邻，质子治疗依然能在有效治疗肿瘤的同时保护这些重要器官或结构的功能，这在常规辐射治疗中是不可能的。

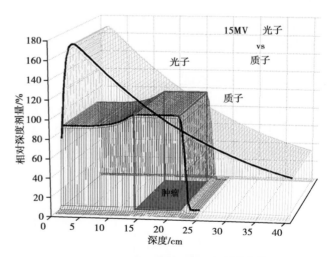

图 2-8-1　质子和光子的深度剂量曲线

自 20 世纪 30 年代早期开始，Ernest lawrence 在美国加利福尼亚大学伯克利分校研发了回旋加速器进行核物理研究后，物理学家一直在研究和利用加速的质子束。1946 年物理学家 Robert Wilson 提出利用质子进行辐射治疗。1954 年，首例患者接受质子治疗。由 C.A.Tobias 和 J.H.Lawrence 负责，在

Lawrence Berkeley 实验室中利用回旋加速器进行治疗,他们共治疗了 30 位垂体瘤患者。20 世纪 50 年代,瑞典乌普萨拉市的 Larson 和 Leksell 研制出放射外科技术用于治疗颅内肿瘤,使用的是 180MeV 同步回旋加速器,他们最先使用射程调制和射束扫描技术产生较大的治疗射野,治疗了 73 名患者。之后,Lars Leksell 研发出伽马刀。1961 年,Ray Kjellberg(麻省总医院的神经外科医师)开始在哈佛回旋加速器实验室治疗颅内病灶。质子放射治疗已有较长历史,射束传输和射野产生的技术已得到很大的进展。

质子和重离子治疗是当前医学物理界的一大前沿热点,是在 20 世纪电子直线加速器肿瘤放疗的基础上,放疗方法的一个新的质的飞跃。虽然人们早在 20 世纪 50 年代就已知道其原理,但是由于其定位精度要求远高于常规放疗,对产生质子和重离子的加速器技术指标、对肿瘤的定位诊断精度、对旋转机架的等中心点精度、对计算机的快速数据传输和处理以及医用影像学等都有很高的要求。因而直到 21 世纪初,质子与重离子治疗才得以在 20 世纪 80 年代后发展起来的加速器应用技术、计算机技术和 CT 影像诊断技术等高科技的基础上逐步得到发展和推广。质子和重离子治疗装置是核技术、计算机技术、精密机械、图像处理、数据通信、自动控制和医学影像、医疗方法、先进管理等高科技相互交叉和整体集成的产物,是一项医学和核技术的高科技工程,具有相当高的复杂性。

二、结构与原理

用于肿瘤治疗的放射线大体上可以分为光子放射线和粒子放射线两种(如图 2-8-2 所示)。光子放射线就是高能量的光子,比如用于传统放疗的 X 射线和伽马射线等都是目前常用的放射线。粒子放

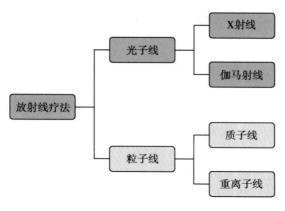

图 2-8-2　放射线疗法

射线恰如其名,就是利用氢原子核、碳原子核等粒子产生的放射线。因此,从放射线的性质来分类,质子和重离子与传统的放疗有本质区别。

(一)质子

带电量为 $1.602\ 19\times10^{-19}C$,静质量为 $1.672\ 61\times10^{-27}kg$,放射治疗所用质子能量范围为 50~250MeV。质子是一个亚原子的粒子,与中子和电子一同为原子的主要组成部分,这 3 种粒子是在约 1.4×10^{11} 年前的宇宙大爆炸后不久形成的。质子有 1 个单位的质量和 1 个单位的正电荷。后来研究发现,质子并不是一个基本粒子,它是由 3 个夸克(2 个上夸克和 1 个下夸克)和胶子所组成。夸克的静质量只贡献出大约 1% 质子质量,剩余的质子质量主要源自夸克的动能与束缚夸克的胶子场的能量。因为质子是由 3 个夸克组成,所以质子不是基本粒子,质子具有物理尺寸,但其尺寸并不能准确测量。质子的半径(更谨慎地说,是电荷半径)为 0.84~0.87fm。质子一般被认为是一种稳定的粒子,不会自行发生衰变。迄今为止,还没有任何实验观察到自由质子的自发性衰变。但是,在粒子物理学里,有些"大统一理论"的学者认为,质子应该会发生衰变,平均寿命低于 10^{32} 年;有些理论预测,质子平均寿命低于 10^{36} 年。所谓质子治疗,就是利用回旋加速器或者同步加速器将失掉电子的氢原子核加速到约 70% 光速,以这种极快的速度穿透到人体内部,到达癌细胞所在的特定部位,速度突然降低并停止,释放出最大能量,产生布拉格峰,将癌细胞杀死,同时有效地保护周围正常组织,且副作用小。

(二)重离子

重离子是指原子序数大于 2 的原子失去电子的离子。所有的重离子和轻离子中,只有一小部分才能用于肿瘤治疗。考虑用于肿瘤放射治疗的重离子是下述几种:重氢($_1^2H$)、氦($_2^4He$)、锂($_3^7Li$)、铍($_4^9Be$)、硼($_5^{11}B$)、碳($_6^{12}C$)、氮($_7^{14}N$)、氧($_8^{16}O$)、氟($_9^{19}F$)、氖($_{10}^{20}Ne$)、硅($_{14}^{28}Si$)、氩($_{18}^{40}Ar$)、氙($_{54}^{132}Xe$)。美国比克利国家实验室和日本放射线综合研究所在临床实验研究基础上达成共识,氖元素以上的重离子,会直接给肿瘤前的正常细胞带来难以容许的伤害,不适用于肿瘤治疗。在上述情况下,通常又将较轻质量的离子,如重氢($_1^2H$)、氦($_2^4He$)、锂($_3^7Li$)算"轻离子治疗";又将利用较重质量的离子,如碳($_6^{12}C$)、氮($_7^{14}N$)、氧($_8^{16}O$)算"重离子治疗"。从定义讲质子也是离子,质子治疗也是"轻离子治疗",但由于质子治疗的普遍和特殊性,特称"质子治疗"。

判断重离子是否适合于肿瘤治疗,还必须考虑重离子照射对正常组织的伤害程度,如伤害过大不宜使用。1994年放疗研究界普遍认为碳离子是最佳的治疗用重离子,不论日本放射线综合研究所和德国亥姆霍斯重离子研究所用碳离子作为重离子治疗的唯一粒子。人们也似乎认为重离子治疗即是碳离子治疗。从1994年6月到2009年2月日本用碳离子治疗了4 504名患者;德国从1997年到2007年10月用碳离子治疗了384名患者。但从上述碳离子治疗中人们发现,由于碳离子重量还是过大,被治疗的肿瘤及其边缘区即使从宏观上来看剂量是均匀的,但从微观看,仍存在某些癌细胞没有照射到的冷点。这种冷点处的癌细胞在以后有复发的可能,此效应称为后效应。2001年瑞典卡罗林斯卡肿瘤研究所提出选择微观不均匀度较轻、冷点少、比碳离子更轻一点的重离子,比如选择氦、锂、铍等较轻的重离子,可以克服这种令人担忧的后效应。因此,人们不再认定碳离子是最优的治疗用重离子,而寄希望于锂、铍等更轻的重离子。但至今尚没有条件利用这些离子做这些临床试验。由此可见重离子治疗还在发展中,远未成熟。

(三)带电粒子与X线的比较

基于特有的能量沉积特点,带电粒子(如质子和重离子)相比兆伏级X线更具有剂量学优势。下面的讨论主要针对质子束,也同样适用于重离子。质子在组织表面具有较低的电离密度,但是随着穿透深度的逐渐增加,质子的电离密度也会缓慢增加。在质子路径的末端附近,电离密度会在一个狭窄的区域内急剧增加,从而导致布拉格峰。质子的穿透深度可以根据入射质子的初始能量和介质的阻力计算出来。为了达到治疗目的,临床上通常会选择穿透深度能够到达线束方向靶区最远边界的质子能量。质子束能够避免在靶区以外的组织中沉积多余的能量。这是质子束与X线的最大不同之处,后者在穿过组织过程中其强度呈指数下降,超出靶区范围的辐射剂量将会不可避免地影响到正常组织。此外,在高能X线的射野内,沿光子束方向,浅部正常组织所受的辐射剂量将随着与肿瘤区距离的增大而增加。图2-8-1分别展示了一个兆伏级X线束,一个单能质子束和一个调制质子束的深度剂量曲线。

(四)扩展布拉格峰和剂量均匀性

布拉格峰的宽度只有几毫米,因此这些"未处理的"质子射束只能治疗一些小的病灶。幸运的

是,可以通过把不同能量的射束结合在一起,得到一个扩展布拉格峰。不同能量的质子束会产生许多不同深度剂量曲线,这些曲线叠加产生所谓的扩展布拉格峰(SOBP)。如果各能量射束的强度选择适当,可以得到比较平坦的SOBP。不同能量射束的数量可以调整,以适应靶区的范围(深度)。通过对不同能量质子布拉格峰的分布进行求和,可以在患者体内的感兴趣深度产生均匀的剂量区域,即扩展布拉格峰(SOBP)。为了达到均匀的三维剂量分布,从加速器发射的质子束必须沿横向和纵向两个方向扩散。被动散射系统使用散射箔片组合来创建横向分布质子束,而旋转调制轮或脊形过滤器用来实现纵向分布。均匀扫描系统利用磁铁实现线束的横向扩散,以及利用类似的射程转换硬件来创建深度分布。考虑到预期的质子路径长度的变异,散射和均匀扫描系统都在治疗发射器的末端采用补偿器来进一步调整治疗区域的远端形状以提高剂量分布适形性,并且通过改变质子能量来改善质子束路径上的均匀性。散射和均匀扫描系统也使用黄铜挡块(brass apertures)来调节靶区外周的质子射野的形状(图2-8-3)。多叶准直器(MLC)也已被引入到质子治疗中,并已被应用于临床。

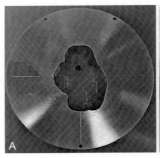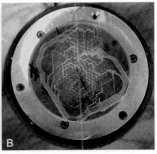

图2-8-3 挡块和补偿器

A. 挡块决定了射野方向上的射野形状;B. 补偿器于调整治疗区域的远端形状。所有的挡块和补偿器有固定的形状,都是因患者和射野而异。

另一种用于调整横向和纵向射野形状的方法是笔形束扫描(PBS)。在PBS中,在治疗发射器的上游范围进行射程调制,扫描磁体控制质子束对治疗区域内的每一个点进行扫描。基于不同能量质子束的剂量学特点,在肿瘤区的不同深度选择不同能量的质子笔形束,能够实现肿瘤区的三维体积照射及复杂的剂量学要求。与相同水平的X线剂量分布相比,任何质子的传递方法都可相对简单地创建满意的剂量分布,不需要像X线那样需要设计多个角度、多个不同大小的治疗野、多种光子束能量、多种

光子强度的调整等。与X线相比，质子能够降低肿瘤前方的表浅正常器官的吸收剂量，肿瘤区内剂量均匀分布且没有肿瘤后方的出射剂量。这些特点使质子束在放射治疗计划制定过程中具有明显优势。

（五）放射生物效应

质子与电子、光子都是低传能线密度（LET）辐射，放射生物学性能与下列参数有关：①氧增强比（oxygen enhancement ratio，OER）为乏氧细胞与富氧细胞产生相同程度生物效应所需剂量之比，它描写了该种辐射的放射敏感性对细胞含氧量的依赖关系；②相对生物效能（relative biological effectiveness，RBE）为产生相同程度的生物效应时该种辐射所需剂量与钴60的γ辐射所需剂量之比；③传能线密度（linear energy transfer，LET）为沿次级粒子单位径迹长度上的电离密度，其单位为 keV/μm。当 LET 低于 10keV/μm 时，OER 及 RBE 几乎不变，OER 高，RBE 低。当 LET 高于 10keV/μm 后，OER 开始下降，RBE 逐步上升。因此，称 10keV/μm 以下为低 LET 辐射，包括 X 射线、β 射线和 γ 射线；另一类是高 LET 射线，包括快中子、负 π 介子和重离子。

质子治疗的优势几乎全部归因于其非常好的剂量分布，而不是其特殊的放射生物学特性。尽管质子的初始布拉格峰具有很高的 LET，但是 SOBP 中的 LET 相对较低。SOBP 是几个低 LET 坪区和一个高 LET 布拉格峰的混合辐射区，这就显著降低了临床使用射束的平均 LET，使得质子治疗的放射生物学效应可能是最低的。因此，临床使用的质子射束没有体现出高 LET 放射治疗声称具有的生物学优势，如肿瘤中乏氧细胞会减弱此效应。和光子相比，SOBP 中质子的生物学效应有小幅提高，在给予处方剂量和比较临床结果时，应该考虑这一点。ICRU 第 78 号报告推荐，在比较质子和光子放射治疗剂量时，推荐的质子相对生物效能（RBE）为 1.1。也就是说，质子扩展布拉格峰产生的生物学效应比光子高 10%。这样有些过于简化，但是，由于 RBE 取决于许多因素如剂量率、照射次数、质子在感兴趣点的能谱等。

重离子属高 LET 射线，它的剂量分布与质子和氦离子相当。散射线虽然很少，但由于粒子捕获爆炸后所致的次级粒子射程较长，造成在理论射程后有一定剂量。布拉格峰可以扩展以达到在肿瘤体积内有均匀照射，主要差别是重离子在整个扩展布拉格峰内都是高 LET 射线，因此它们剂量分布的特点兼备了质子照射的优点而又具有高 LET 射线治疗

一定类型肿瘤的好处。

相对生物效能（relative biological effectiveness，RBE）是一个与 LET 有密切关系的参数，主要是为了表达不同种类的电离辐射产生某一特定效应的效率差别，高 LET 射线的生物效应大于低 LET 射线。在相同吸收剂量的情况下，射线的 LET 值愈大、生物效应也越大，两者呈正相关的关系。但这种正相关的关系并非是绝对的，它与 LET 值的范围有关。当 LET 在 10keV/μm 以内时，RBE 随 LET 增加而增加的幅度很小；当 LET 处于 10~100keV/μm 时，RBE 随 LET 的增加而迅速上升；当 LET>100keV/μm 时，RBE 随 LET 的升高不但不增加，反而下降。不同细胞的 RBE 从 1.10 至 3.02 不等，不同离子的 RBE 也不同。相同细胞、相同离子不同 LET 时，其 RBE 也不同，例如 76keV/μm 碳离子的 RBE 为 2.74，而 133keV/μm 碳离子的 RBE 为 1.30，在多种靶细胞不同离子的 LET 值为 125keV/μm 时所得到存活效应最大的 RBE 值。另外影响 RBE 值的原因很多，如观察指标、辐射剂量分布、照射时间、受照射组织的种类、不同细胞周期时相、氧浓度以及 pH 等。这些重离子照射对细胞存活影响的基础研究，为重离子放疗达到最优化提供了直接的实验基础。

氧效应是放射生物学的基本问题之一。早在 1921 年，Holthausen 等就注意到了无氧对辐射的抗拒作用，但直到现在某些基本机理还没有完全澄清。氧效应的机理目前比较公认的理论是"氧固定假说"，即当带电粒子穿过生物物质时产生许多电子对，这些电子对寿命极短，约为 10^{-10}s，当生物物质吸收了射线以后形成自由基。这些自由基是高度活动分子，能击断化学键造成靶分子的损伤（通常是 DNA），从而启动一系列反应并最终以损伤的形式表达出来。在有氧存在的情况下，氧与自由基 R 作用形成有机过氧基（RO_2），它是靶物质的不可逆形式，于是损伤被化学固定了下来。因此，认为氧对照射的损伤起了"固定"作用，称之为"氧固定假说"。

OER 随射线类型的不同而不同，对于低 LET 辐射，OER 值一般在 2.5~3.0 之间，LET 射线较高时，OER 较低；对于很高的 LET 射线，如重粒子，OER 可等于 1。

（六）质子治疗加速器

典型的质子治疗设备主要由以下几个部分组成（图 2-8-4）：①带有能量选择装置的加速器系统；

②射束传输系统，控制射束至治疗传递系统；③传递系统。后者包括几个子系统，可能包括以下组件中的部分或者全部：机架、治疗头、端口、靶区追踪和射束门控装置、患者定位和固定系统。加速器系统结合能量选择装置产生高能质子。质子治疗设备的屏蔽外壳用于把加速器和射束传输系统从治疗室分开，目的是保护患者和工作人员。加速器及其能量选择、射束传输和治疗传递系统之间需要协调工作，才能产生期望的剂量分布和治疗效果。如对靶区进行扫描照射时，要协同改变能量，这可能需要加速器循环周期或能量选择系统、射束传输系统、治疗头、射束端口做出某些相应改变。

质子加速过程中通常有 5 个阶段：①离子源，产生用于加速的质子（使用氢气）；②注入，质子进入加速器；③加速，对质子进行加速；④引出，从加速器中引出质子；⑤射束传输/射束分配装置，引导射束进入不同的治疗室。

在放射治疗中，主要使用两种加速器对质子加速：①回旋加速器，包括等时性回旋加速器（isochronous cyclotron）和同步回旋加速器（synchrocyclotron）；②同步加速器，这些类型的加速器通常都是圆形的设备，使用电场对质子进行加速，通过磁场使质子的运动轨道变为圆形。加速器所用的磁铁有超导或非超导两种类型，超导磁铁由于其独特的技术优势越来越受到欢迎。

1. 回旋加速器 1930 年欧内斯特·劳伦斯提出回旋加速器的理论并于 1932 年首次研制成功。回旋加速器证明了一个观点，可以通过低电压对带电粒子进行多次加速来代替通过高电压对带电粒子进行一次性加速，而使粒子获得很高的速度。回旋加速器的主要结构（图 2-8-5）为两个半圆形的金属扁盒（D 形盒）隔开相对放置在磁极间的真空室内，D 形盒上加交变电压在间隙处产生交变电场。置于中心的粒子源产生带电粒子射出来，受到电场加

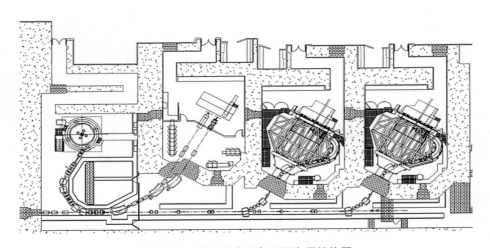

图2-8-4 质子治疗设备平面布局结构图

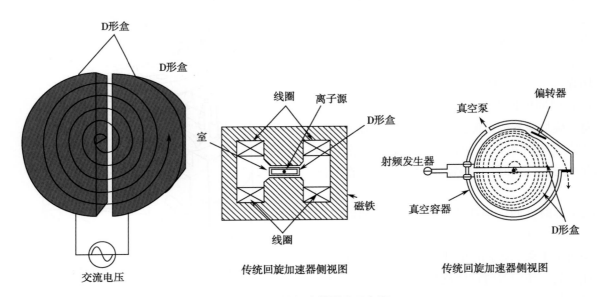

图2-8-5 回旋加速器原理示意图

速,在 D 形盒内不受电场力,仅受磁极间磁场的洛伦兹力,在垂直磁场平面内做圆周运动。绕行半圈的时间为 $\pi m/qB$,其中 q 是粒子电荷,m 是粒子的质量,B 是磁场的磁感应强度。如果 D 形盒上所加的交变电压的频率恰好等于粒子在磁场中做圆周运动的频率,则粒子绕行半圈后正赶上 D 形盒上电压方向转变,粒子仍处于加速状态。由于上述粒子绕行半圈的时间与粒子的速度无关,因此粒子每绕行半圈受到一次加速,绕行半径增大。经过很多次加速,粒子沿螺旋形轨道从 D 形盒边缘引出,能量可达几十兆电子伏特。回旋加速器的能量受制于随粒子速度增大的相对论效应,粒子的质量增大,粒子绕行周期变长,从而逐渐偏离了交变电场的加速状态。

（1）同步回旋加速器:用于放射治疗的质子动能可高达 250MeV,质子的静止能量是 950MeV。质子的动能占静止质量的很大一部分。在这种情况下,牛顿力学就不再适用,需要使用狭义相对论的相关理论来解释。在狭义相对论中,当物体的速度增大时,物体的质量也随之增加。随着速度增大,粒子的质量增大,使绕行半圈的时间变长,以致逐渐偏离了交变电场的加速状态,经典回旋加速器的基础就不再成立,因而粒子的能量达到一定的限度就不能再增大。因此,经典回旋加速器只能提供较低的能量,大都在 10~15MeV。针对以上问题有两种解决办法:一种是使磁极外圈的磁场逐渐增强,抵消相对论性效应的影响;另一种是调节加速电场的变化频率,使之适应相对论性效应的影响。这两种方法都是为了使粒子在磁场中做圆周运动的频率与加速电场的变化频率维持同步。前一种改进措施发展成为扇形聚焦回旋加速器,后一种改进措施发展成为同步回旋加速器。

大部分质子治疗加速器采用同步回旋加速器,让磁场强度增大。如果磁场的梯度合适,质子将会继续以相同的周期在磁场中运动,质子获得能量,同时向回旋加速器的外侧运动。同步回旋加速器的一个优点是射频可以在加速过程中保持不变。为了满足粒子稳定和聚焦的需求,需要有螺旋形磁极件。

（2）等时性回旋加速器:经典回旋加速器仅能将质子加速到 10~15Mev,远低于治疗所需的能量。超过该上限,质子的相对论质量增加会导致共振条件失效。使用等时性回旋加速器可以克服相对论质量增加的问题,其相对论质量的增加通过增大

磁场半径进行补偿,也因此维持了共振条件,即有恒定的轨道频率。当磁场强度随半径增大时,射束出现轴向散焦现象,这将导致射束偏离中心平面并撞击磁铁的磁极块。散焦的补偿可通过引入变化的磁场方位角来实现:允许磁场随半径增加而增加,通过磁极块上放射状或螺旋的峰和谷实现垂直聚焦,以形成高低场强交替的扇区（图 2-8-6）。磁场的强度沿半径方向与离子的能量同步增长,使离子的旋转周期在加速过程中始终保持恒定,不随能量改变而改变。

等时性回旋加速器的结构和普通回旋加速器很相似。主要区别是为了形成沿方位角调变的等时性磁场,在磁极表面有特殊形状的垫铁和垫补磁场用的线圈。环形垫铁及环形线圈可以用来垫补平均磁场沿半径的分布情况;扇形磁铁及扇形线圈可用来垫补磁场沿方位角的调变情况。

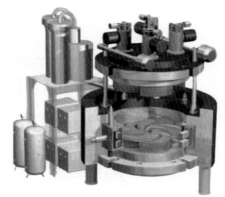

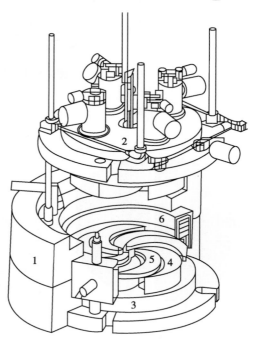

图 2-8-6 250MeV 回旋加速器的剖视图

1. 磁轭;2. 上磁极块;3. 下磁极块;4. 磁极块上的螺旋峰;
5. 置于磁极块谷中的螺旋 RF 的 D 形电极;6. 电磁线圈。

兰州重离子加速系统是我国最大的一个等时性回旋加速器系统,它包括一台能量常数 K=450 的大型分离扇加速器和一台作为注入器的 K=69 的扇聚焦等时性回旋加速器。这个系统可以加速周期表上从碳至氙元素的离子至每核子 100MeV(轻离子)或 5MeV/A(重离子),束流强度 1 012~1 014 粒子/s,束流能散度 5×10⁻³,发射度 10πcm·mrad。

2. **同步加速器** 粒子在回旋加速器中,从中心以螺旋轨道运行到腔壁时,粒子回旋加速器的最大半径限制了粒子最后所获得的全部能量。另一方面,以增加磁场强度的方式来提高加速能量也有其极限,所以有同步加速器的出现。同步加速器中的粒子束具有固定轨道,借着改变参数使带电粒子获得能量,在真空的环境(储存环)中不断地运行。同步加速器中的储存环包含了直线段与弯曲的部分(图 2-8-7),前后相连在一起,因此在结构上和粒子回旋加速器有很大的不同。而储存环中弯曲的部分会有许多磁铁设施使粒子束改变运行方向;直线段的部分则设置高频共振腔使用高能量的微波提供粒子加速所需的电场。为了保证轨道半径不变,随着质子能量增加,磁场强度也增加。加速是在同步加速器周围位于直线部分的微波 RF 加速腔中进行的,加速机制基本上与直线加速器的 RF 波导一样。RF 的频率一定要和磁场同步增加,以保持质子持续加速,因此被称作同步加速器。射束产生的步骤如下:①从离子源和注入装置中把质子注入加速器中;②在环形腔中对粒子加速;③引出射束;④返回步骤①,重复上述过程。注意,最后产生的质子射束是脉冲的,不是连续的。这样就很难进行点扫描,会对质子调强放射治疗技术的应用有一定的限制。

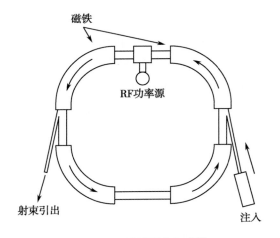

图 2-8-7　质子同步加速器

注:质子在环形 RF 腔中加速并获得能量,RF 频率和磁场强度一定要同步增加。

目前,同步加速器是唯一广泛应用的能把质子加速到很高能量的设备(>1TeV)。欧洲核子研究组织(CERN)的大型强子对撞机(LHC)使用的就是同步加速器,LHC 中质子的能量大约是 9TeV,比用于治疗的质子能量高约 5 个数量级。同步加速器的优点是可以产生不同能量的质子,同时射束流和剂量率较低。

(七)治疗发射技术

粒子加速器射束的空间分布通常与所期望的目标不是共形匹配的。因此,必须引导光束轨迹,并在横向和纵向(深度)上"展开"光束。在这样做的时候,一方面试图优化三维分布,另一方面创建四维(4D)分布,后者包括相对于患者运动的光束传输的时间依赖性。一个关键目标是提供与预定治疗计划一致的物理剂量分布。这个治疗计划包括指定扩散光束进入患者的方向。基于任何系统的所有质子发射过程都是质子被加速到所需的能量后再射入靶区内。从治疗计划的角度,发射系统可分为两类:①挡块和补偿器(单散射、双向散射和均匀扫描);②笔形束扫描(PBS)。

1. **基于挡块/补偿器的治疗计划** 基于挡块/补偿器的计划制订质子治疗采用了与 3DCRT 相似的正向计划方法。在治疗计划系统的辅助下,通过调节射野宽度和补偿器的厚度,以使目标剂量分布与靶区适形,并尽量减少对附近组织的照射。挡块用来调整侧方剂量分布(即靶区在射野方向上的轮廓投影)的适形性。补偿器的作用则是使高剂量区域与射野方向上的靶区远端区域保持适形。质子治疗中使用的挡块类似于 3DCRT 计划中使用的高密度挡块,目前光子治疗中更为常用的是多叶准直器(MLC)。入射方向上质子的射野形状由挡块形状决定,并且需要适当的挡块厚度以确保所有的入射质子都完全沉积在挡块内。挡块通常由高密度材料制成,如黄铜或铅合金(如图 2-8-3A 所示)。根据射野的大小,有些挡块孔径会较大,并且必须足够厚以阻挡高能质子。在这些情况下,往往需使用多重挡块。

在挡块/补偿器系统中,由于质子束的散射,质子的辐射源会很大。就像过去的钴(Co)放射治疗一样,这种体积大的辐射源会无形中增加射野的几何半影,进而使得射野边缘出现不必要的剂量。为了减轻这种几何半影的影响,在治疗过程中,通过使用可伸缩的限光筒,使挡块尽可能地接近患者。治疗中患者与限光筒末端的距离通常小于10cm。

补偿器（图2-8-3B）也称为"bolus"，通常被放置在挡块之后，以调整入射质子在某一部位的射程范围。补偿器的设计是为了使射野远端的剂量分布形状与靶区形状一致。材料多由原子序数比较小的物质制作而成，如卢塞特树脂或机械蜡，以在质子的能量减低过程中尽可能减少质子的散射。应该指出的是，每个患者和每个放射野都需要一套独特的挡块和补偿器。任何靶区的变化及计划的调整都需要重新调整乃至重做这些挡块和补偿器。

计划系统根据质子束从患者体表到体内靶区末端的特异路径设计补偿器。沿着每条射线的入射方向，计算出质子的路径长度，以最深处的质子路径长度作为基准，其他质子路径长度与基准长度的差值就通过补偿器厚度来进行补充。这种额外的补偿器材料会将辐射范围拉回到需要的地方，并与靶区保持一致。

物理补偿器的另一个好处是，在补偿器设计中可以兼顾由摆位误差而导致的不确定性，这个过程被称为补偿器涂抹（compensator smearing）。由于在计划制订过程中每个线束都需要经过计算，那么考虑到摆位误差就需将相邻线束的作用计算在内。通过补偿器涂抹的应用，能够纠正由摆位重复性不好带来的潜在影响。虽然这将导致靶区远端适形度的减低，但能够保证靶区最深处也能获得合理剂量。

2. 笔形束扫描治疗计划 笔形束扫描（PBS）治疗计划采用的是类似于调强放射治疗（IMRT）的逆向计划设计。在逆向计划制订过程中，目标剂量按照优先顺序使用迭代方法来评估和优化。优化器会根据束流点位置、束流能量和束流点位权重进行调整，以最大限度地降低剂量目标的成本函数。PBS计划可能会通过几千个点达到理想的靶区覆盖的同时实现最低的危害器官的OAR剂量。有若干研究表明，与光子逆向调强计划和基于挡块/补偿器的质子治疗计划相比，基于PBS的逆向计划可以提供更好的靶区覆盖度。

在支持挡块/补偿器的计划系统中，PBS能够同时实现靶区侧方和远端的靶区适形度。而PBS扫描系统通过控制每个点的位置，在没有挡块和补偿器辅助的情况下，也可以达到相同的靶区侧方和远端的适形性（图2-8-8）。通过控制PBS点位的强度，还可以实现剂量的空间调整如同期加量。

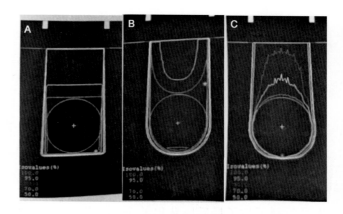

图 2-8-8 上部入射质子单野照射球体

当单个靶区需要不止一个PBS治疗野时有两种优化技术，即单野均匀剂量（SFUD）优化和多野优化（MFO）。SFUD优化要求每个射野单独对整个靶区贡献一定的均匀剂量，靶区内没有高量存在，这就使得摆位偏差对整个计划执行的影响不大，但对靶区剂量的适形性及正常组织的保护可能欠理想。MFO技术能够使不同的射野之间进行剂量叠加，由于每个射野不要求一定要覆盖整个靶区，因此这个技术能够达到更好的剂量适形性，从而更好地保护正常组织。

MFO的缺点在于当存在靶区或正常器官运动、摆位存在偏差或者射程不确定时，计划执行时的实际剂量分布可能与计划存在较大偏差。

内部运动、摆位误差和射程不确定性可能造成实际剂量分布与计划所示剂量分布的偏差。因此计划制订时需要充分评估这些潜在的偏差以确认是否已经充分考虑了这些不确定性，这个过程被称为鲁棒性评估（robustness evaluation）。一个鲁棒性好的计划能够在存在不确定性时仍能提供足够的处方剂量。鲁棒性评估包括在已知治疗射野偏差的前提下重新计算计划点类型。为了模拟射程不确定性，故意引入转换错误后重新计算计划点类型并评估其剂量分布。在所有这些情况下，必须对临床靶区（clinical target volume，CTV）的覆盖范围进行评估，并明确该计划是否可以安全地应用于患者。这是计划评估过程中的一个额外步骤，也是PBS计划中非常独特的一个步骤。较新的治疗计划系统能够将鲁棒性评估直接纳入优化过程。通过在优化时加入鲁棒性，更容易受患者摆位误差或射程不确定性影响的那些点将优先处理，并在总体权重上有所下降。这一过程可能会降低靶区覆盖率并增加OAR剂量，但有可能使实际执行中的剂量分布与计划中所展示的剂量分布一致。目前，鲁棒性尚无统一的评估流程和普遍接受的评估标准。

三、主要参数、质量控制指标

（一）典型加速器的运行参数

目前，等时性回旋加速器（isochronous cyclotron）或慢循环同步加速器（slow-cycling synchrotrons）都是质子治疗中常用的加速器。这两种类型的加速器都能提供非常适合在临床环境中应用的质子束，并且都已商业化应用。质子治疗设备中使用的一些等时性回旋加速器和慢循环同步加速器的典型运行参

数如表 2-8-1 所示。对于治疗深部肿瘤的质子治疗设备，要求其能量范围在 225~250MeV。如果由于射束入射角度高度倾斜而使射程超过 37cm，或者计划利用质子放射成像，则能量需要达到 300MeV。表 2-8-1 中列出了一些远低于 300MeV 质子治疗设备的运行参数。

（二）质量控制指标

有关质子治疗系统的质量保证体系的文献中，经常要涉及许多专用术语，若不了解这些专用术语的意义，往往难以看懂。表 2-8-2 为对摘自行业中

表 2-8-1　质子治疗设备中一些加速器的典型运行参数

参数	回旋加速器		同步加速器	
	MGH	PSI	LLUMC	PMRC
磁环或磁铁直径 /m	4.34	3.198	6.71	7.00~7.82
磁铁重量或环中磁铁数量	165t	90t	8 个磁铁	6 个磁铁
提取时的能量 /MeV	230	250	70~260	70~250
束流或每脉冲	300nA	500nA	3.4×10	7.5×10
脉冲重复率 /s	CW	CW	2.2s/ 周期	2~7s 溢出长度；溢出间隔 0.2~0.5s
提取系统	静电场偏转 70kV	静电场偏转	Lambertson 磁铁	RFDE
RF 腔频率 /MHz	106.1	74	0.974~9.713	1.5~2.0
磁场强度 /T	2.9	约 3.6		
最大波谷	0.9	约 2.0	1.52	1.814
平均功耗 /kW	446	350	350	
离子源或注入类型	冷阴极	冷阴极	2MeV 微波	7MeV 直线加速器
RF 电压 /kV	峰值 130	峰值 100	0.3	1.3

表 2-8-2　摘自行业中的半权威性文章中的定义归纳

质量保证（QA）	这是一个和放射肿瘤学中要做的许多工作都有关的重要命题，这个 QA 包含很大的具有"相互作用的治疗工作"的范围。如治疗的医学物理，患者在治疗时的实时数据，长期治疗后的跟踪和治疗效果分析等内容为一个产品提供能满足在质量和安全上承诺过的要求的全部计划或系统的动作
验收测试（acceptance test）	通过验收表明用户所订购产品的指标和安全（辐射和电气危险）标准已经达到要求。这个测试以制造厂方代表为主，由买方代表参加
调试	在验收后进行的测试工作，从而能清楚地了解运行中的全部范围内的设备性质的有关技术特性 此调试工作包含过程的准备、方案协议、指令、治疗服务用的数据，也包括标准操作程序的 SOBP 开发、QC 测试和训练
周期性 QA	有规律地执行的 QA 手续，并允许进行评估
患者质控（patient specific QA）	在患者特定的治疗计划或设备上的 QA 步骤
质量控制（QC）	通过一种调节过程能测量出真实的质量性能，并和现存标准比较，这种过程一直到与标准值相符后才结束
QC 过程（QC process）	①先定义出参数特性；②根据定义的参数特性，测量该参数性能；③将测量值和规定值相比较。若测量值在规定值之外，则可能需要控制动作，这时需规定一个能接受的容差
容差（tolerances）	在测试时，能接受的与参考值相差最大的偏差，容差经常由某种装备所规定，一个测量值内含的不确定性也在容差之内 能接受的范围，若超过此范围则需校正作用，容差经常由某种装备和应用所规定偏差
偏差（deviation）	测量值和计算值或参考值之间的差值，偏差和许多因素有关，如束流中的位置 测试水箱和治疗计划的复杂度与剂量计算算法
不确定性（uncertainty）	一个测量值的不确定性是包含在容差之内（首选）或在以后加上，典型的有算法、束流传递、束流特性、CT 数据和剂量测定等的精确度

的半权威性文章中的定义的归纳，仅供参考。

（三）治疗中心的设备运行和常规定期质量保证

为确保质子治疗装置的正常工作状态，并能产生治疗要求精度的数据，质子治疗中心都采用下述三种方法：一是有一个质子治疗装置运行维修班，全天候保证所有设备处于正常工作状态；二是建立一个常规定期质量保证和患者专用装置质量保证；三是在患者治疗前进行患者治疗质量保证。图2-8-9是设备运行和常规定期质量保证的工作原理图。

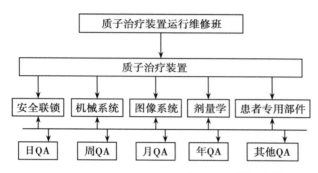

图2-8-9 设备运行和常规定期质量保证的工作原理图

1. 质子治疗装置运行维修班是确保质子治疗装置的所有设备处于正常工作状态的重要措施，实质上是确保质子治疗系统的质量验证的前提，因此做好质量验证首先必须保证将系统维护好。

2. 在上述设备正常运行的前提下，再将易产生误差的设备分成五种类型，即图2-8-9中的安全连锁、机械系统、图像系统、剂量学和患者专用部件，分类检查。

3. 制定一个定期质量保证规范，即规定每日、每周、每月和每年要对上述五种类型中的哪些项目进行质量验证，并规定出要求的检查水平，从目视、测量到校正等内容。

（四）剂量学质量保证和患者治疗前质量保证

图2-8-10是质子治疗装置的患者治疗前质量保证工作原理图，回旋加速器的引出束流通过能选系统，选择所需的工作能量，然后通过束流输运系统和旋转机架将加速器的输出束流（即治疗头入口处的束流，用束流能量、束流大小、束流形状、束流波形、束流流量等表示）送入治疗头，形成患者治疗用的束流，然后送入等中心点。若不算正式患者治疗照射工作模式，仅就质量验证的角度而言，有两种QA：一种是将束流引向剂量仪，进行各种定期机器QA中测量和验证有关治疗参数用；另一种是患者治疗前QA，这时将TPS治疗配方的所需设备参

数送入装置，用治疗QA水箱模拟患者。运行后，将实测和计划治疗参数比较，若误差小于容差，表示此患者的治疗计划方案通过质量验证，允许进行治疗。

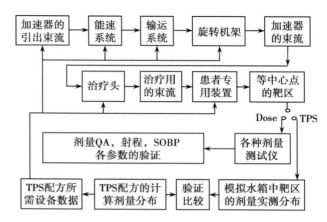

图2-8-10 质子治疗装置的患者治疗前QA工作原理图

（五）美国M.D.Anderson质子治疗中心的质量保证方案

美国M.D.Anderson质子治疗中心是美国著名的癌症治疗中心，引进了日本日立的Probat系统。

1. 定期质量保证检查 定期质量保证检查见表2-8-3，所有定期检查都分四个专业。

（1）安全：检查各种有关安全的按钮、指示灯和监视器。

（2）剂量学：对关键参数，如量程、SOBP等每日要检测；对参数的均匀性以及与旋转角的关系等每月检测；对参数的更高精度的要求，如线性度、稳定性、精度校正等则每年一次。

（3）图像系统：每日必须保证当天患者治疗时图像系统（PPS、PAS、CBCT等）都能正常使用，等中心也定位正确。对这些图像装置的性能和精度，如彼此的等中心点、一致性、线性度、重复性等则每年检校一次。

（4）机械系统：在患者治疗时，许多误差都与患者的定位有关，这些都涉及旋转机架，定位床，在散射治疗时治疗头内调制器等组件，患者喷嘴，准直器和补偿器的正确等中心定位以及精密机械的调整，需要在每月检查和年检分批完成。

2. 患者专用装置QA

（1）散射治疗头QA：准备安排测试需15min，再进行MU验证。

（2）扫描治疗头QA：用伽马射线扫描判断质量验证能否通过。表2-8-4是美国M.D.Anderson患者专用装置QA。

表 2-8-3　M.D.Anderson 的定期质量保证（QA）检查

项目	安全	剂量学	图像系统	机械系统	备注
每日 QA	关键的安全联锁	测量每 MU 的剂量；量程；SOBP；束点位置	图像系统的功能	患者定位系统的功能	计算机间的相互通信
每周 QA				每周检查定位等中心点	每治疗室需 30min 检查
每月 QA	门联锁，事故按钮	旋转角 0°，90°，270° 测 MU；量程；SOBP；对称性检查量程的均匀度	检查 X 射线和质子视野的一致性	检查旋转机架的等中心点	每个散射旋转机架需 12~16h 检查项目
				治疗床平移精度，机械等中心	
		输出和旋转角的曲线		喷嘴水平运动精度	
		点准直测试		患者定位精度	
年检 QA	门联锁，事故按钮，辐射监视	剂量监视系统的校正重复度，线性度，有效性	X 射线系统 kVp、半价层 HVL 和定时器的精度	定位床的六维移动	用 LAEA-TRS-398 型带 PTW30013 圆柱游离室校正
	束暂停和流产按钮	每日 QA 剂量学基线常值检查	X 射线系统曝光重复性	喷嘴全面检查	
	辐射指示光牌	检查 PDD，量程，SOBP 宽度，半阴，束宽等	X 射线系统的线性度	能量调制器全面检查	

表 2-8-4　M.D.Anderson 患者专用装置 QA

患者专用装置（扫描治疗）QA	患者专用装置（散射治疗）QA
QA 容差	MU 验证测量每个放射野视 10min，再加建立时间 15min
点剂量：在计算值 2% 或 2mm 之内	容差：计算值差 3%
二维剂量分布：90% 的点格要通过 2% 和 2mm 距离	外部容差：用孔径和补偿器 QA 的测量值，每个照野 10min（孔径必须和计划配合补偿器厚度容差小于 0.5mm）
若 QA 的结果超过允许容差则应有反应，明白不能符合的根源，并改正任何测量和计划事件	外部容差：对小视野重加工的临时二维剂量验证

第九节　后装治疗设备

一、概述

近距离放射治疗（brachytherapy），是指把具有放射活性的放射源放置到靶区（主要是指肿瘤内）或靠近靶区的地方进行放射治疗的一种方法。近距离放射治疗系统是将封装好的放射源通过施源器或输源导管直接植入患者的肿瘤部位，放射源贴近肿瘤组织，肿瘤组织可以得到有效的杀伤剂量，主要用于近距离照射及腔内照射。

1898 年居里夫人发现了天然放射性元素镭（^{226}Ra）。1903 年 Strebel 曾报告使用后装放射治疗的雏形，即将一根导管插入肿瘤中，然后将镭送入进行治疗。1921 年，Sievert 提出点源、线源的剂量计算公式，著名的 Sievert 积分公式一直沿用至今。1930 年，英国 Paterson 及 Parker 建立了 Manchester 系统，描述了插植规律、剂量学及计算方法，组织间照射得到迅猛发展。1931 年，Forssel 首次提出以希腊文 "brachtherapy" 代表近距离治疗。1934 年他们提出了更为严谨的布源规范和照射数据表，一直沿用至今。1953 年 Henschke 首先应用放射性金粒送入事先植入肿瘤内的尼龙管中进行治疗，并使用 "afterloading" 一词，沿袭至今。1960 年，美国 Henschke 首先设计了后装法腔内近距离治疗设备，相继在荷兰、英国、法国等制造了手操作式或半自动式后装放射治疗机，这种技术较好地防止了医护人员在放射治疗中的职业性放射问题，在解决防护问题上向前跨进了一大步，成为先进近距离治疗发展的重要基础。1965 年，Pierquin 和 Dutrex 提出植入的放射源无论是铱丝还是等距离封装在塑管中的串源呈直线型，彼此相互平行，各线源等分中心位于同一平面，各源相互等间距，排布呈正方形或等边三角形，源的线性活度均匀且等值、线源与过中心的平面垂直,该剂量学规则被称为"巴黎系统"(Paris system)。

20 世纪 70 年代以后,镭已被更新的人工合成放射性同位素钴(^{60}Co)、铯(^{137}Cs)取代。1987 年荷兰公司推出换代后装机,装有高活度(10Ci)微型(φ0.5~1.1mm)铱(^{192}Ir)放射源,更适合纤细体腔的治疗。这种新型后装设备设计简单,有安全连锁系统的计算机控制、按个体化程序及剂量分布计算优化的放射治疗计划系统,有可靠的剂量监测和安全保障系统。从此,传统的近距离治疗从妇科肿瘤领域开始向全身各个部位扩展,并与体外照射配合可治疗多种癌症,成为现代近距离治疗的主流技术之一。至此,现代遥控后装机的机型和品种已经定型(图 2-9-1)。

20 世纪 80 年代,寻求新型放射源机械的发展有了新的动向。1983 年苏联研制的锎(^{252}Cf)中子后装机用于临床治疗,把具有更高放射生物学效应的中子应用于后装机治疗,能杀灭抗辐射的乏氧细胞,显著提高抗肿瘤的疗效,但造价十分昂贵,临床评价也有待总结。

20 世纪 70 年代前,主要采用传统的腔内镭疗治疗妇科肿瘤及少量头颈部肿瘤,如牙龈癌、舌癌的植入治疗。20 世纪 70 年代后,应用手工操作的后装近距离治疗机,我国开始引进和应用国外生产的高、低剂量率后装机。20 世纪 90 年代初,我国生产的计算机控制、步进电机驱动的微型高剂量率铱-192 后装机投入临床使用,标志着我国后装治疗进入新的阶段。21 世纪随着科技迅猛发展,置源用微机控制,步进电机的精度进一步提高,肿瘤治疗效果得到进一步提升。

目前,我国已有多家厂商生产与国外先进产品同类的高剂量率后装治疗机,治疗范围从妇科肿瘤扩展到头颈部、胸、腹部肿瘤及身体其他部位的一些肿瘤共 30 余种。

(一)近距离后装机发展历史及种类

1. 根据放射源在治疗时的剂量率,可分为高剂量率(>12Gy/h)、中剂量率(4~12Gy/h)、低剂量率(0.2~4.0Gy/h)。

2. 根据放射源在治疗时的传送方式,可分为手动式后装和遥控式后装。

3. 根据放射源在治疗时的运动状态,可分为固定式、步进式、摆动式等。

4. 根据施源器的类型,可分为斯德哥尔摩式、巴黎式以及曼彻斯特式等。

5. 目前国内绝大多数是高剂量率类型。

(二)后装治疗机特点

当代后装治疗机的特点如下:

1. **单一性** 采用高强度微型铱-192 源,源运动由电脑控制的步进电机执行,虽仅为 1 个放射源,但可对 1~18 个通道进行治疗。单一微型源可保证各种功能的执行,易于保护,剂量计算更为精确。

2. **微机化** 当代后装机均具有电脑控制的治疗计划系统及机器控制系统。治疗计划系统包括放射源在三维空间坐标重建,优化处理,保证治疗的个体化控制系统,保证放射源储留位置和储留时间,并使放射源按计划进入不同的管道治疗,可记录治疗过程,储存资料,显示及笔绘剂量分布。

3. **多功能** 可进行腔内放疗、管道治疗及组织间照射,可进行手术中照射及手术后照射。

4. **安全性高** 采用单一微型铱-192 源严密封闭于铂金或不锈钢的外套中,外套亦具有过滤作用,能吸收源衰变过程中产生的非治疗性射线。机

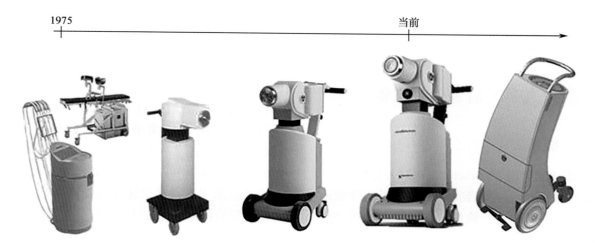

1975   当前

图 2-9-1 后装治疗机的发展

器有各种内锁、自检、模拟源、报警、紧急退源、TPS系统,使机器安全性得到保证。

二、近距离治疗系统原理

近距离治疗原理是放射性同位素放射 α、β、γ 三种射线,辐射剂量随距离的增加而迅速降低,即与距离的平方成反比。放疗中主要使用 β、γ 射线来对肿瘤部位进行照射治疗。

在近距离照射中,肿瘤及正常组织的照射剂量直接取决于放射源在组织中的几何分布。因此,准确地测定每个放射源的位置是计算剂量分布的前提。放射源的定位通常采用 X 射线成像技术。其步骤是:①根据临床要求,按照特定的剂量学系统的布源规则,确定放射源的几何排列,并按规则将施源器或输源导管插植入靶区;②然后放入假源(dummy source),经 X 射线成像后,得到模拟实际照射时源在靶区内的几何排列;③根据源的几何位置,计算剂量分布,选择最佳方案后换以真源实施照射。因此,放射源的定位是近距离照射计划设计中很重要的步骤。

1. **正交技术** 正交影像定位技术,即正位和侧位成像技术,也称为等中心成像技术。通常是在模拟机条件下,采用等中心方法,拍摄两张互相垂直的影像片,其中心一般选择在放射源分布的几何中心。

2. **立体-平移技术** 立体-平移技术的要点是摄取的两个影像片为同一方向,只是中心之间相距一定距离,如 20cm 或更多,它可通过平移患者或 X 射线管实现。

3. **立体变角技术** 立体变角成像技术利用等中心方式,机架左右旋转 20°~40°,拍摄两张影像片。如前述,近距离照射剂量学最基本的特点之一是放射源周围剂量分布的高梯度变化,这意味着放射源位置计算的微小误差都会带来很大的剂量计算的误差。例如,4cm 长的两个线源间隔 1cm 排列,2mm 的位置误差会造成两线源之间的剂量计算值约 20% 的偏差。

上述三种放射源定位技术利用胶片作放射源位置重建时会产生误差。若使用放射治疗模拟机来摄取 X 射线影像,由于该类型机器有很高的等中心几何精度,胶片提供的几何数据较为准确。误差则主要来源于对影像片源投影位置数据的准确测量和拍摄影像片时患者体位的移动。放射源的位置一般可直接从影像片读取,精度取决于影像显示质量和放大倍数的计算。当前的做法是将其经数字化仪输入治疗计划系统,自动完成重建。对此,必要时应将重建结果如重建线源长度,与真实长度比较。摄取胶片过程中患者的运动是影响放射源定位精度的主要问题,如支气管管内照射、乳腺癌插植照射时,患者的呼吸会直接影响前后两次摄取胶片时患者体位的一致性。最好能使患者始终保持平静浅呼吸状态。

三、后装治疗机的结构

(一)后装治疗机主要组成部分

后装治疗机主要组成为施源主机、放射源、控制系统、监视系统、附属安全设备和施源器、治疗床,部分一体化后装治疗主机配有定位用 X 射线 C 形臂。

1. **施源主机** 主要由分度头、储源罐、送丝组件和升降结构组成。分度头可连接多个输源管、施源器,储源罐内只装一个放射源,通过分度头的引导控制。放射源可依次通过相应管道达到治疗区,按计划实施治疗。施源主机的工作原理如图 2-9-2 所示。

2. **放射源** 主要产生治疗所需射线或粒子,如图 2-9-3 所示。

3. **控制系统** 后装治疗机的控制系统采用计算机与可编程逻辑控制器或计算机与单片机之间的串行通信,遵循自由通信协议。控制系统主要包括电机驱动系统、制动器和离合器,机械运动控制机

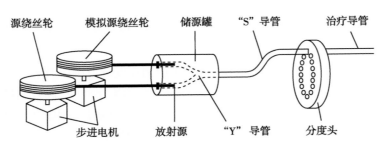

图 2-9-2 施源主机

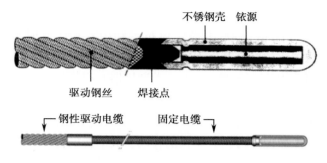

图 2-9-3　后装治疗机放射源

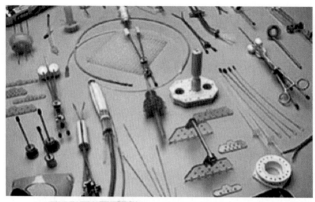

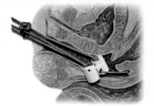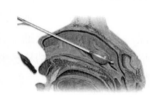

图 2-9-4　施源器

架的升降及源的进出。

（1）通道选择方法：①将通道进行编码，根据机器型号有 6，18，30 通道，选择具体通道，分度盘会显示；②找基准位，在基准位的基础上进行分度累加。

（2）送丝方法：采用步进电机进行控制，通过脉冲控制步进电机旋转，步进控制送丝。

目前市面上后装治疗机大都是高剂量遥控式后装机。后装治疗时，事先将输源导管置入患者体内，然后采用遥控的方式将治疗源通过输源导管送入患者体内进行病灶的照射。为保证治疗效果，防范辐射伤害，减少不必要的医疗事故，所以它对控制系统有着比较高的要求。

后装治疗设备控制系统必须能准确地控制照射条件，应有放射源启动、传输、驻留及返回工作贮源器的源位显示与治疗日期、通道、照射总时间及倒计数时间的显示。

后装治疗设备控制系统应有安全锁等多重保护和联锁装置。必须能防止由于计时器控制、放射源传输系统失效、源通道或控制程序错误以及放射源连接脱落等电气、机械发生故障或发生误操作的条件下造成对患者的误照射。严禁在去掉保护与联锁控制装置的条件下进行放射治疗。

4. **监视系统**　主要包括摄像头和监视器，主要用于监视治疗室后装机工作状态和治疗室患者的情况。

5. **附属安全设备**　能实时检测治疗室内的放射性活度，从而提示工作人员注意放射源的运行或存储状态。

6. **施源器**　后装机的施源器是插入人体的部分，按临床需求及放射源特性的不同，施源器类别不同，可根据肿瘤治疗的实际需要选择合适的施源器，如图 2-9-4 所示。

7. **联锁装置**　包括安全联锁、电源联锁、阻丝联锁、插管联锁、插管锁紧联锁、位移联锁、计时联锁等。

（二）后装治疗机操作及运行注意事项

后装治疗机操作及运行要严格按照以下步骤：①选择与本次治疗相符的治疗计划和程序，务必检查剂量分布和优化程序是否已经符合要求；②选择正确的施源器和与之匹配的传导管，当应用针状施源器进行组织插植时，采用长针接短管传导管最为危险；③治疗前应检查施源器及附件是否有机械故障，如软管施源器及接头弹簧扭曲成角、硬管堵塞破损等；④接管时应注意有无成角，最容易成角的位置是分度头出口处以及传导管与施源器衔接部分；⑤适当调整患者体位，务求出源全程进出顺畅；⑥在某些狭小的管腔实施治疗时，多用假源试通几次，让狭窄部位有所扩张或在假源试通时涂上少许的消毒石蜡油润滑；⑦进行多通道治疗时，当治疗程序正在进行，但全程尚未完成，即出现某个通道堵塞时，可将不用的通道堵塞而改用无故障的通道，继续进行治疗。

四、后装治疗的实施

（一）治疗计划设计

1. **体格检查**　详细的体格检查及各种特殊检查（包括内镜、B 超、X 线、CT、MRI 等），明确肿瘤的大小，侵及范围以及和周围组织、器官的关系，确定靶区和治疗范围，设置剂量参考点和参考剂量。

2. **高低剂量率的转换**　转换系数多为 0.60~0.65。

3. **拍摄定位片**　先将治疗容器置于所需的治疗部位并加以固定，再将定位所用的金属标志串

（间距 10mm）送入治疗容器内。在模拟机或 X 线机下拍摄 2 张不同的 X 线片。摄片首先确定中心点，再确定通过此点的中心轴，此点可作为三维空间坐标重建的原点。摄片定位的方法有正交法、等中心法、半正交法、变角法及空间平移法等。其中以正交法及等中心法为最常用。

4. 将设置好的剂量参考点及参考剂量输入计算机，进行剂量计算。

5. 优化处理 优化处理是指通过计算机进行复杂的数学运算，使距源相同或不同距离的参考点达到相同的剂量，这需放射源在各贮留点停留不同的时间来完成。优化处理完成后，可从菜单中的剂量分布项中找出不同平面的剂量分布图，如剂量分布欠满意，可进行调整，如增减某贮留点的贮留时间或重新优化，直到满意为止。

（二）后装治疗机的治疗流程

1. 根据医学影像信息确定治疗体积和危及器官。

2. 应用治疗计划系统，在二维或三维医学图像的基础上设计、优化和制订治疗计划。

3. 由放疗医师检查签署治疗计划，物理师将治疗参数传输至治疗机工作站。

4. 根据治疗计划结果，将所需施源管和布源装置连接于施源器的环状接口，注意实际安装次序和编号必须与治疗计划相符。

5. 根据具体的治疗部位，施放相应的布源装置并将其与施源管/施源器接口相连。

6. 治疗结束后，工作人员确认放射源已顺利复入贮源室，患者体内无放射源滞留。

五、日常故障案例

后装机常见故障，需要特别注意的有卡源、探头故障导致的不能监测伽马射线以及施源器连接导致的问题。

（一）案例一

卡源。

放射源不能按正常程序进出，是比较重要的一种故障现象。后装机虽然采取了许多措施来尽量减少卡源现象的发生，但有时也会出现卡源突发事件。卡源多数是人为操作造成的，因此正确按程序要求操作，避免人为错误是防止卡源的关键。

1. **回源** 在处理卡源时，首先用软件提供的回源功能，或重新启动计算机。如果仍未能回源，采用强回源功能。值得注意的是在突然停电时，强制

回源是靠 UPS 电池供电，应经常检查 UPS 能否正常工作。

2. **回源失败后的应急措施** 若采用前面的方法还不能回源，应果断采取应急措施：①由工作人员进入治疗室将患者施源器连同卡源拔出，将患者迅速撤离治疗室；②应急小组研究卡源原因，分析排除卡源的可能性，然后分工合作完成，目的是将入室接触放射的时间分别由多人承担，不要过分集中在一个人身上，避免个别工作人员超剂量损伤。一般而言，一个人将施源器除去，另一个人可徒手将真源推进轮逆时针方向旋转，迅速将源拉回贮源罐。

采取应急措施时必须记录每个人进入治疗室的时间和放射源的活度，佩戴剂量仪，最好在剂量监测人员的监督下进行，并记录当时排出卡源的情况，报相关部门备案。

（二）案例二

施源器连接故障。

假源从机器出来探测通道时，软件报错根据故障现象，发现假源在通道某一位置处探测到有摩擦或阻塞。一旦出现"报错"，首先应该查看报错的通道和位置，因为配置的传输管长度为某一具体值，所以假如位置显示小于这个具体值，说明传输管有问题，管内有灰尘等阻碍源通行或管损坏，换另一传输管进行治疗即可；假如位置显示刚好为这个值，说明传输管和施源器未连接好，导致假源无法通过传输管顺利通往施源器，就会向治疗控制电脑 TCS 报错，重新连接传输管和施源器即可；如位置显示超这个值，先检查物理师是否将最大源距离（Indexer）长度输错，当长度大于实际长度时，假源无法向前也会报错；如无问题，说明施源器管内有灰尘等阻碍源通行或管已损坏。

（三）案例三

探头故障。

在非出源状态，控制室墙上 LUDLUM 375 型数字壁挂式区域监视器发出蜂鸣声，Det Fail 灯亮，数字一栏显示"-0L-"。LUDLUM 375 型数字壁挂式区域监视器通过线路与后装治疗机房内敏感伽马探头相连，当探头检测到辐射时，会反馈给监视器使其发出报警声，且 High Alarm 灯亮，数字一栏显示检测到的辐射量，数值范围为 0~9 999。而平时未检测到辐射时，灯不亮且数值显示为 0，故区域监视器显示异常；用手持式的辐射检测仪从机房门口到整个机房探测，发现机房内都是本底剂量，排除

源泄漏;将区域监视器关机重启后,故障暂时消失,但几十分钟后故障再次出现;观察一段时间后发现,因正值夏季,机房内空调温度为 23°C,而外界温度为 30°C 以上,工作时开启抽风送风系统时,热空气进入机房,与机房内的冷空气交汇,机房地面出现水珠,机房内的湿度超 70%,因此怀疑是探头受潮,用手擦拭探头外盖时发现较为湿润。此种情况需要注意机房温湿度控制,并做好探头定期维护检测工作。

第十节 术中放射治疗设备

一、概述

1907 年 Carl Beck 通过 7 例胃癌及 1 例结肠癌患者将未切除的肿瘤移到手术切口进行 X 线照射,率先应用术中放疗技术治疗消化道肿瘤。1915 年 Werner 通过外科手术暴露肿瘤后利用 X 线近距离直接照射治疗。Pack 等在 1940 年提出了在术中放疗时对周围正常组织加以保护,以减轻射线对正常组织的损伤。术中放疗(intraoperative radiotherapy,IORT)已经有百年历史,但由于受到当时物理技术的限制,只能产生出能量较低的 X 射线束,对组织的穿透力和生物效应都比较低,对肿瘤的杀伤作用也是十分有限。

随着高压 X 线机和医用直线加速器的出现,可以获得多种高低能量的射线束,从而很大程度地促进了术中放疗的发展,许多欧美国家也相继开展起了术中放射治疗肿瘤的临床应用。我国开展术中放疗起步较晚,20 世纪 70 年代末,才出现对胃癌、结肠癌等消化道肿瘤的术中放射治疗,20 世纪 80 年代中期术中放疗逐步应用在肺癌、食管癌等病种上。随着技术的进一步提升,术中放疗目前已成为胰腺癌、直肠癌、乳腺癌、脑癌等恶性肿瘤辅助治疗的重要手段。

术中放疗是指在手术中手术者眼睛直视,用射线对临床及可能出现残留的肿瘤组织进行单次大剂量照射(约为 15~30Gy)的方式。术中放疗可分为术中电子线放疗、光子线放疗和术中高剂量率后装放疗(intraoperative high-dose-rate brachytherapy,HDR-IORT)。由于术中放疗可以用眼睛直观确立受照射靶区的位置和范围,可以准确地对病灶施用大剂量的照射,又避免对正常组织、敏感组织的损害。实践证明,术中放疗对提高肿瘤患者

的 5 年生存率和生存质量对比单纯的手术治疗、化疗和放疗要高。术中放疗专用加速器的发展,近年在电子技术及影像技术的辅助下有了长足的进步,术中放疗在肿瘤治疗上能发挥更大、更好的作用。

术中放疗是直观给靶区单次大剂量放疗,因此精确地计算术中放疗物理剂量,采用合适的物理补偿和防护手段确立优化的放射治疗方案,给肿瘤区以足够剂量的照射而肿瘤周围正常组织和器官受到辐射最小,是保证治疗增益比最大化的前提。由术前影像明确靶区,确立治疗方案,术中病变范围证实,和手术医师协商再次确定靶区,调整治疗计划等一系列流程,确定术中放疗是一种复杂的治疗技术,与常规高能电子束放射治疗相比在临床剂量学上有其独特性。尤其是手术中采集 CT 解剖影像数据的困难,使得术中放疗不能像常规放疗那样进行三维治疗计划和优化以获得每个患者的精确剂量分布。因此,测量和分析术中放疗临床剂量学特性、制订有效的质量保证措施,对术中放疗的临床开展具有较大的实际意义。

近年来,外科手术在肿瘤治疗中取得了很大的成绩,但是手术往往不能将肿瘤完全切除,如肿瘤与大血管和重要器官粘连而无法切除,或还有遗留局部微小病灶;放射治疗能够显著改善一些深部肿瘤的疗效,但是当病灶附近有危及器官与重要组织,或由于组织学类型、病灶体积及乏氧细胞比例等因素使肿瘤表现为对射线抗拒特性时,放射治疗往往不能做到根治肿瘤,因此手术和放疗均有一定的局限性。术中放疗将手术和放疗相结合,既能在眼睛观察下直接精确地照射手术残余病灶,加强根治作用,又降低了外照射治疗的剂量,减少放疗并发症的发生。随着现代电子科技的发展以及术中放疗的深入研究,尤其是术中放疗专用加速器的发展,术中放疗在肿瘤治疗方面发挥出一定的优势作用。

二、术中放疗设备

术中放疗设备,由加速器产生的高能(6~20MeV)电子线、光子线为最佳选择,现代术中放疗技术于 20 世纪 60 年代在日本兴起,20 世纪 70 年代在美国得到发展,20 世纪 80 年代扩展到欧洲、亚洲。1997 年,首台可移动式 IORT 加速器在加利福尼亚大学投入使用,其较小的体积、较轻的重量、较低的防护要求,使得机器可以在手术室内直

接使用,可移动性则使为多台手术提供 IORT 成为可能。

(一)常规医用直线加速器

术中放疗初期,采用传统的放疗直线加速器进行术中放疗,患者需要在手术实施过程中从手术室转移到直线加速器机房进行照射治疗。这样既要协调加速器治疗机房提前做好灭菌消毒工作,又要特意停止治疗常规放疗患者以空出时间,才能做到从手术室到加速器上进行术中放疗的无缝衔接,耗费大量人力物力,因此这种术中治疗方式受到极大的客观条件限制,难以实施。

(二)移动式术中放疗加速器

移动式术中放疗加速器是直接放置在手术室内的放疗设备,能在手术室内方便灵活地实施治疗。其优点是设备体积小,可以在不同手术室之间移动,治疗室防护改建费用少,容易实施。近年来专门用于术中放疗的移动式加速器得到了长足的发展。根据不同的能量可以分为两种类型。

1. 移动式电子束 IORT 加速器 移动式电子束 IORT 加速器,通过产生电子线,对患者体内的肿瘤组织进行单次大剂量直接照射,从而达到消除或减小肿瘤的目的。美国公司生产的 Mobetron 术中放疗加速器,是世界上第一款移动式自我防护的电子线加速器(表 2-10-1)。

表 2-10-1　Mobetron 移动式电子束 IORT 设备规格

治疗单元	
重量	1 396kg
宽	108.5cm
长	269cm
高	治疗时 248~276cm,关机时 198cm
控制单元	
重量	66kg
宽	71cm
长	66cm
高	122cm

Mobetron 术中放疗加速器的结构组成可分为治疗单元、调制单元、控制单元三个部分。治疗单元即加速器部分,它包括了射线的产生、位置固定监测系统及平移与旋转的机械部分。它采用 X 波段高频磁控管(10GHz),产生用于治疗的电子线,具有 4MeV、6MeV、9MeV 和 12MeV 等 4 种能量,治疗剂量率为 10Gy/min,源-皮距为 50cm 时最大深度剂量所在平面内,最大治疗野(直径为 10cm)

中央区 80% 的电子射线强度变化为 ±5%,最大治疗野(直径为 10cm)中央区 80% 内等均分布于对中央轴线对称等距离的任何两点间的强度差异小于 2%。整个单元采用 C 形臂设计(图 2-10-1)。加速器机头安放于 C 形臂上,机头能够沿 C 形臂作等中心旋转,也可以做左右前后各 5cm 幅度的平移,还可在垂直方向 ±15cm 范围升降。加速器还根据不同的应用场景提供不同的配件,有限光筒、等效组织填充物、挡块等。其中以治疗限光筒的应用最为广泛,治疗限光筒全部为圆形,按其断面可分为 0°、15°、30° 三个角度,直径从 3cm 到 10cm,按 0.5cm 等差递增共 15 种,通过适配底座与固定系统相连,再通过固定系统固定在手术床上。限光筒还配有一套大小与限光筒断面形状相同,厚度分别为 0.5cm、1.0cm 的组织补偿器,用于提高表面剂量(图 2-10-2)。治疗时,首先将限光筒安放于患者需要照射的部位,再通过固定系统将其固定在手术床上。移动加速器,利用激光定位系统实现射束中轴与限光筒中心轴对准,在控制单元上进行治疗。控制单元为人机交互界面操作平台,是用于设置加速器照射参数、控制开关及射野方向的观察系统。调制单元用于加速器参数仪表的数据显示、电源控制。

2. 移动式光子线 IORT 系统 使用 30~50kV 低能 X 射线为微型射线源的术中放射治疗设备,其代表的公司有 Axxent 微型近距离治疗机与 INTRABEAM 术中放疗设备(如图 2-10-3)。Axxent 微型近距离治疗机 2015 年进入国内市场,该设备的 X 射线源直径 2.25mm,利用微型 X 射线源贴近靶区,配合机器人及腔镜等微创手术,可进行术中放疗,短时高效,且该设备无放射性粒子,无须特殊防护。

INTRABEAM 术中放疗设备系统的核心是微型加速器,电子束经加速后通过 3mm 的漂移管后轰击 1μm 厚的金靶,产生低能量光子线(最高 50kV 的光子线)。该微型加速器可以在针尖处产生一个独特的球形剂量分布,这个设计使得放疗剂量可以集中于肿瘤区从而保护附近健康的组织和器官。INTRABEAM 术中放疗设备系统的移动升降,得益于其机械手系统。该机械手使用电磁制动装置,锁定 X 射线源在不同的治疗角度,误差在 1mm 以内。INTRABEAM 推车是设备的操作工作平台与底座固定部件,操作人员可以直接在推车上进行质控工作。把术中放疗设备固定在推车上,即能在手术室

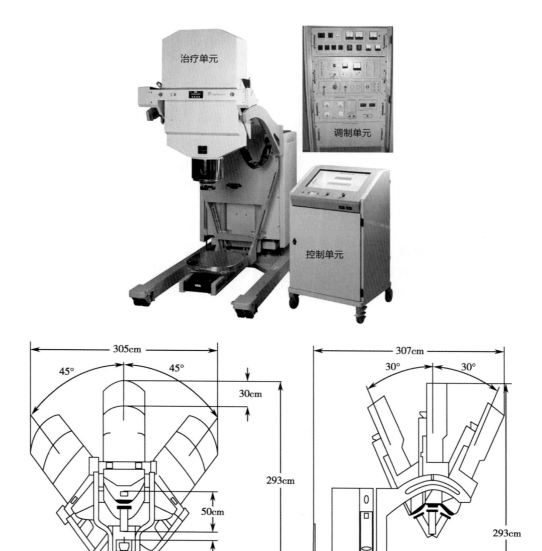

图 2-10-1　移动式电子束术中放疗设备

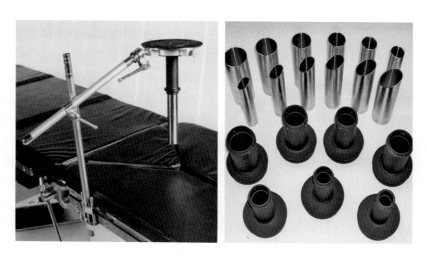

图 2-10-2　限光筒与固定夹

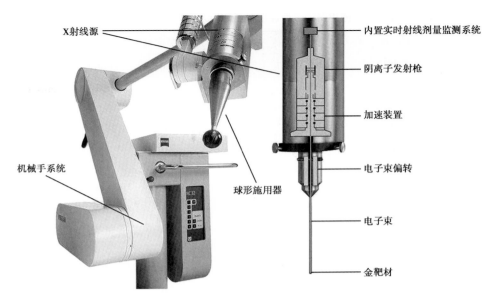

图 2-10-3 移动式光子线 INTRABEAM 术中放疗设备

内外安全地移动。

INTRABEAM 术中放疗设备系统还配置了各种适配器,如表面施用器、球型施用器、针型施用器等。自带质控设备包括高精度水假体和电离室,用于调试能量和剂量率分布独立验证,可用于不同部位肿瘤的放疗。外科医生切除肿瘤后,根据肿瘤区域可疑残余肿瘤组织情况及深度,选择相应的适配器和治疗剂量,由控制系统确定照射时间,经物理师确认后,将适配器接上放射源,支架装上消毒罩,适配器经过承载系统锁定在治疗位置,照射部位周边用薄铅板屏蔽以保护正常组织,全部准备工作完成后,实施照射治疗。

如图 2-10-4 所示,各式的施用器可针对不同的临床应用进行使用,不同施用器的表面深度剂量率以及不同深度下的深度剂量值如表 2-10-2 所示。针形施用器可用于介入型肿瘤的治疗,如椎体转移瘤、脑肿瘤等。针形施用器会产生从中央发射到探针尖端的球形剂量分布,并直接在原位灭活肿瘤或填充肿瘤切除术产生的肿瘤腔。针形施用器材料为不锈钢、聚醚及聚碳酸酯,采用无菌包装,只能一次性使用,直径大小为 4.4mm。

表面施用器可用于身体表面的肿瘤治疗,例如黑色素瘤皮肤癌照射,亦可以用于以美容效果为目的的治疗,效果也特别明显。表面施用器可以直接在目标表面产生优化的平面射野,并可以使用位置标记环,标记固定待照射的区域。表面施用器制成材料为锈钢、聚醚及乙烯丙烯二烯单体橡胶,表面施用器和位置标记环可灭菌后重复使用。其尺寸大小有 10mm、20mm、30mm、40mm。

平板施用器则用于放射治疗肿瘤手术中暴露的平面切面,如胃肠癌手术治疗。平板施用器在距施用器表面 5mm 处产生优化的平面射野。材料与表面施用器相同,亦可重复使用,直径大小有 10mm、20mm、30mm、40mm、50mm、60mm 共六种选择。

球形施用器可用于腔内放疗,例如乳腺癌保乳手术或脑肿瘤治疗。球形施用器产生从中心到探针尖端发射球形剂量分布;施用器填充肿瘤切除后造成的瘤腔;施用器可灭菌后重复使用,材料为不锈钢及聚醚酰亚胺,直径尺寸大小分别是 15mm、20mm、25mm、30mm、35mm、40mm、45mm、50mm。

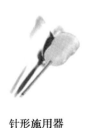
针形施用器

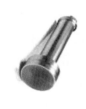
表面施用器

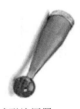
平板施用器

球形施用器

图 2-10-4 各式施用器

表2-10-2 不同施用器的表面深度剂量率以及不同深度下的深度剂量值

直径/mm		表面剂量率/(Gy·min⁻¹)	深度剂量值/Gy					
			0mm	2mm	5mm	10mm	15mm	20mm
平板施用器	10	9.93	55.6	24.4	10.0	3.5	1.7	0.9
	20	2.51	31.9	18.9	10.0	4.5	2.4	1.4
	30	1.12	24.6	16.6	10.0	5.1	3.0	1.9
	40	0.65	21.3	15.4	10.0	5.6	3.4	2.2
	50	0.47	19.8	14.6	10.0	5.8	3.6	2.4
	60	0.37	18.8	14.3	10.0	6.0	3.8	2.5
针形施用器	4	287.90	242.5	48.5	10.0	2.1	0.8	0.4
球形施用器	15	3.58	28.6	18.1	10.0	4.7	2.6	1.6
	20	2.07	24.7	16.7	10.0	5.1	3.0	1.9
	25	1.34	22.0	15.6	10.0	5.4	3.2	2.1
	30	0.92	20.0	14.8	10.0	5.7	3.5	2.3
	35	1.33	22.5	15.7	10.0	5.4	3.3	2.0
	40	0.91	20.2	14.8	10.0	5.7	3.5	2.3
	45	0.64	28.7	14.3	10.0	6.0	3.8	2.5
	50	0.48	17.9	13.9	10.0	6.1	4.0	2.8

INTRABEAM术中放疗系统具有非常灵活的移动性，可以从机械手系统中迅速拆卸然后安装到第二个或第三个手术室的机械手系统上。这能让手术方便安全地进行，也能很容易地整合到现有的工作流程中。它可以部署在多个不同的手术室，由一位肿瘤放疗医生管理并操作进行放疗。与直线加速器和其他辐射防护不同，INTRABEAM术中放疗系统不需要额外高成本、复杂的辐射防护措施即可满足辐射防护要求。这样可以节省时间和费用，也意味着仅需很低的屏蔽要求即可给予患者和医护人员最高的安全性。整个放疗过程中辐射剂量可由INTRABEAM控制台监控，系统可以实时记录物理剂量率及自动检测来保证各治疗参数的正确性。

三、术中放疗设备的质量控制

在质量保证（QA）开展过程中，采取整体与局部相结合的方式，对术中放疗系统进行全面的检查，见图2-10-5。

1. 术中放疗加速器的质量保证 加速器质量保证工作是确保术中放疗准确进行的关键。无论是固定式加速器还是移动式加速器都需要依据AAPM TG-40报告和AAPM TG-48报告关于加速器机QA的要求，从机械运动和剂量特性等方面制订术中放疗质量保证相关措施。

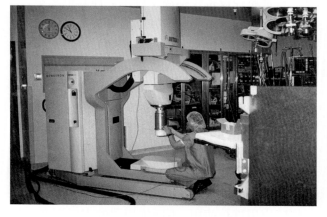

图2-10-5 日常维修与测量

机械运动方面检查加速器机架运动范围、速度、控制及运动精度，手术床推行方向控制、推行阻力、升降运动、紧急停止系统、安全报警系统、门连锁、出束警示灯、声音提醒、限光筒、挡铅附件检查等。

剂量系统检查包括束流特性，如能量、表面剂量、剂量率、X线污染、剂量系统连锁、电离室线性度、重复性、第二电离室精度等，具体包括以下几个方面检查项目。

（1）电子线输出稳定性每日使用前检查、每月校正。

（2）电离室线性度、限光筒对接系统每日安全检查。

（3）电子线治疗深度剂量、平坦度对称性每月检查、每年检查。

（4）限光筒输出因子、能量、不同机架角度输出每年检查。

术中放疗物理剂量学的质量保证，AAPM TG-48报告讨论的用于术中放疗加速器QA的建议，表2-10-3总结了上述报告的相关要求。

表2-10-3　术中放疗物理剂量学QA检查项目要求

检查频率	项目	要求
每天检查	输出稳定性	≤3%
	能量稳定性	百分深度剂量偏差≤2mm
	机房门联锁检查	检查功能完好
	机械系统运动检查	检查功能完好
	限光筒衔接检查	检查功能完好
每周检查	输出稳定性	≤2%
	能量稳定性	百分深度剂量偏差≤2mm
	平坦度、对称性	≤3%
	限光筒衔接检查	检查功能完好
	紧急开关检查	检查功能完好
每年检查	参考条件输出校正	≤2%
	标准限光筒百分深度剂量	≤2mm
	选择限光筒百分深度剂量	≤2mm
	标准限光筒平坦度、对称性	≤2%
	选择限光筒平坦度、对称性	≤3%
	限光筒输出因子	≤2%
	监测电离室线性度	≤1%
	所有机械方向输出因子、百分深度计量、剖面曲线恒定性	≤1%

在维修或周检后，物理师需要按照国家计量检定规程校测外照射治疗辐射源，可以使用IAEA TRS 277号文件规定的测量方法。在规定剂量深度，打开10cm×10cm射野，有效测量点处校正，允许精度为±2%。同时检测治疗机剂量线性，允许精度为±1%。每月由物理师和工程师使用感光医用胶片检查灯光野与放射野的一致性，允许精度为±2mm，以及加速器束流平坦度和对称性，允许精度为±3%。每年用三维水箱检查加速器电子束不同能量的变化及不同限光筒百分深度曲线和剖面剂量曲线。定期接受上级剂量监督部门对放疗设备的剂量检测。校正用电离室剂量仪及气压计、温度计每年送到国家标准或次级标准实验室进行比对，才可

用于临床测量。

为了减少重量和漏射线，移动式加速器设计时放弃采用可调整的准直器和偏转磁铁，虽成功地简化了整个系统，但是使电子线能量更依赖微波的变化以及与加速管的耦合状况。移动式加速器每天运送到手术室时要进行部分拆分，增加了加速管耦合状况的不确定性。因此，移动式加速器除了上述QA措施外，要求放疗物理师在每天使用前检查电子线输出和能量。另外，移动式加速器限光筒采用软对接方式，易对治疗射野的平坦度和对称性产生影响，需要每天检查对接系统是否安全可靠，每月检查射野的平坦度和对称性。可见，移动式加速器一方面需要比固定式常规加速器更频繁的束流测试，另一方面移动式加速器用于很少或没有辐射防护屏蔽的手术室时，从放射防护安全角度考虑，需要优化QA措施，适当控制加速器QA检查的出束时间和剂量。

2. 术中放疗限光筒系统的质量保证　每次术中放疗开展以前，检查所有限光筒及其衔接系统和附件的数量、尺寸和性能状况。在限光筒系统与加速器准直系统的耦合连接中，一定要注意保证加速器束流中心轴与限光筒中心轴相一致。第一类是采用非接触式自由空气间隙对向连接，要求体腔筒的中心轴线与加速器束流中心轴严格重合；第二类有机玻璃加黄铜制成的各种形状的体腔筒插入手术切口内，要保证安全准确。

3. 术中放疗治疗床的质量保证　为了患者的安全，每次开展术中放疗以前需要检查术中放疗手术床的机械运动性能、安全锁紧装置性能和相关附件是否工作正常，特别要防止血水渗入手术床或手术缝合线缠绕轮子，确保术中放疗手术床能够精确进行前后左右上下移动，便于实现限光筒平滑对接，并有足够的行程承重能力。术中放疗治疗床必须有固定装置，保证照射过程中不发生位移，确保照射的准确和安全。

四、术中放疗流程

对比常规放疗技术，术中放疗技术的开展具六个方面的特性：①直观性，暴露肿瘤区，直视下直接精确地照射手术残余病灶；②协作性，多科室、多人员密切配合，共同协作完成；③复杂性，手术加放疗，需要多种设备和技术配合；④无菌性，手术室、运送过程、治疗机房严格无菌消毒，防止感染；⑤单次大剂量照射，术中放疗单次剂量范围在

10~25Gy；⑥风险性，手术、麻醉风险高，尤其在放疗过程需要远程麻醉监控。

术中放疗的工作流程包括术前准备阶段、计划阶段和实施阶段三个部分（图2-10-6）。三部分紧密结合，整个治疗过程才能顺利地进行。

（一）术中放疗术前准备阶段

放疗医师和手术医师进行术前讨论，明确靶区，初步确立术中放疗治疗方案。初步确立肿瘤的界限、手术入路、切除范围、相邻组织关系、切缘定位和治疗方案。

工程师应对机器运行情况做一次全面、认真的检查。物理师与工程师配合对机器运行中的各种参数、可能选用的各种剂量以及机器的剂量率等应逐一进行检查、调试、核对。检查完毕后，安装好术中限光筒体腔筒，确保机器处在最佳工作状态。需要注意有机玻璃限光筒使用一段时间后会产生裂缝或变形，因此在实际使用中需要经常检查，建议1~2年重新测量物理数据，以保证临床应用质量。加速器治疗室按无菌手术间要求准备：使用0.02%过氧乙酸消毒液擦拭墙面、地板、台面、机器外壳。术中限光筒、挡铅块应在术前12h用2%戊二醛浸泡消毒。运送通道、控制室、治疗室均用紫外线消毒30min以上，要求空气细菌数≤200CFU/m³。

（二）术中放疗计划阶段

计划阶段分为影像数据采集、术前治疗计划设计、术中治疗计划调整三个方面。首先在患者体表布置标记点后进行术前CT扫描，治疗计划系统通过网络等手段接受患者术前CT影像，在计算机中重建患者体表轮廓、病变靶区及重要器官，建立患者治疗坐标系，计算患者体内剂量分布，设计一个初步治疗方案。由于术中目标靶区放射必须在手术过程中，由放疗医师、外科手术医师结合病理切片以及肿瘤切除的过程来确定。而在术中进

行CT扫描来为治疗计划提供精确的影像数据是非常困难的，因此术前治疗计划体表轮廓、靶区与术中或术后的靶区常有不同，必须在术中放射治疗前修改术前的治疗计划，根据手术切口情况修改体表轮廓；将手术刀口的覆盖部分删除，按术中的实际情况将某些器官移开，将某些部位用挡铅遮挡；按实际情况将手术的暴露面作为入射面，调整确认限光筒大小、治疗深度、能量及入射角度，重新计算剂量分布，从而获得更加接近实际的较准确的剂量分布。

（三）术中放疗实施阶段

在麻醉师和护理人员配合下移动治疗床，并把与治疗床相连的各种仪器、手术器械、麻醉器械保持连贯、整体移动。放疗医师与物理师根据肿瘤浸润的深度及肿瘤残留大小、肿瘤部位及肿瘤附近的淋巴引流区，选择不同的限光筒和不同的能量（选择能量的原则是照射后的正常组织得到最小剂量），根据处方要求计算加速器出束剂量，制订初步治疗方案。通过高年资医师和物理师二级审核确定治疗计划后，与医生配合操作治疗床升降。对准照射的部位插入限光筒，确保限光筒缓慢贴近病灶，要注意各方向运动时要平稳，切不可忽快忽慢运行，防止限光筒挤压正常器官、大血管。术中放疗限光筒装置各衔接部位应保持同轴紧密连接，避免各关节之间形成夹角而造成放射野内剂量分布不均匀。

照射前撤离治疗室时应再次检查输液通路和机械通气系统以及麻醉监护设备。患者头面部和胸腹部尽量置于摄像机监视范围内，以便照射时通过遥控摄像系统严密监测血压、心电图、脉搏、氧饱和度和各参数。发现异常情况立即停止照射，及时进行处理。

推开限光挡，按照调整后的治疗计划方案，包

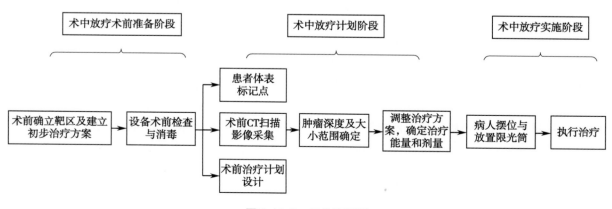

图2-10-6 工作流程图

括射线能量束、治疗深度、出束剂量和补偿措施等进行出束治疗。结束治疗后，缓慢取下限光筒，患者移回手术位置继续完成手术。

五、日常故障案例

案例：治疗过程中出现中断。

1. **故障现象** 手术过程中出现故障，术前质控一切正常，插上施源器后放入患者体内，开始治疗出束 5s 后停止，随后物理师把施源器取下重新做质控，再次套上施源器放入患者体内，第二次治疗 8min 后再次报错停止，20Gy 的剂量只达到 0.03Gy（图 2-10-7）。随后医生考虑患者风险，放弃 IORT 治疗。

2. **故障分析** 两次治疗中质量控制均没有出现问题，设备故障可能性较小。进一步检查出错记录，发现外部辐射检测器 IRM 曲线异常，没有在 100% 附近（允许范围 100%±10%）。IRM 曲线在治疗过程中监测后向接收到的光子计数，一定程度上指示 XRS 针管准直度，若 IRM 无法接收到 100% 计数，说明治疗过程中针有弯折。为了进一步确认判断，调取机器外部辐射监测比率 IRM Rate 记录，根

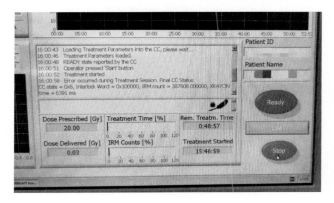

图 2-10-7 术中治疗出错状态图

据图 2-10-8A 所示第一次治疗 IRM Rate 只能达到 58%，故无法继续治疗，图 2-10-8B 所示第二次治疗 IRM Rate 在 90% 上浮动，始终无法达到 100%，在 8min 后降到 90% 以下，治疗中断，此时 X/Y 方向补偿 offset 均显示较大偏差，指示电子束不在靶面中心。

3. **故障处理** 手术时开腔较大，选用了最大号的 5cm 施源器，侧向平放置入，并且荷包缝合后考虑不够贴近组织，在外部用胶带压紧。应该是治疗过程中施源器受到患者组织压迫，压到 XRS 探针发

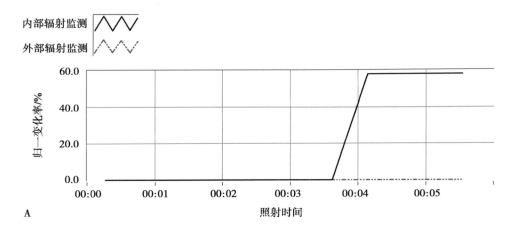

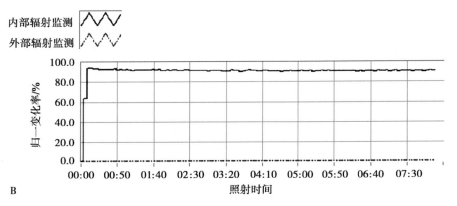

图 2-10-8 IRM 曲线图
A. 第一次治疗；B. 第二次治疗。

生轻微弯折,导致系统中断治疗,故每次治疗时要检查探针是否存在弯曲。

(李启钦 王骁踊 张焜毅 王学兵)

参考文献

[1] 余晓锷,龚剑. CT 原理与技术[M]. 北京:科学出版社,2013.

[2] 张卫萍,甘泉,郭化明,等. Revolution 能谱 CT 技术原理与临床应用[J]. 医疗卫生装备,2018,39(3):99-102.

[3] JIANG H C, VARTULI J, VESS C. Gemstone-the Ultimate Scintillator for Computed Tomography[R]. GE White Paper CT-0376-1108-EN-US, 2008:1-8.

[4] 徐品,陈奭,袁刚,等. 基于光子计数探测器的能谱 CT 的研究[J]. CT 理论与应用研究,2015,24(6):819-825.

[5] LENG S, BRUESEWITZ M, TAO S, et al. Photon-counting Detector CT: System Design and Clinical Applications of an Emerging Technology[J]. Radio Graphics, 2019, 39(3):729-743.

[6] 王欣,陈刘成,周牧野,等. CT 能谱成像基本原理及其临床应用进展[J]. 中国中西医结合影像学杂志,2021,19(2):197-200.

[7] DESPRÉS P, GAEDE S. COMP report: CQPR technical quality control guidelines for CT simulators[J]. Journal of Applied Clinical Medical Physics, 2018, 19(2):12-17.

[8] 张坤,李芳,陈力,等. 大孔径 CT 模拟定位机扫描条件对 CT 值影响分析[J]. 现代肿瘤医学,2021,29(9):1575-1579.

[9] 中华医学会放射肿瘤治疗学分会放疗技术学组,中国医师协会医学技师专业委员会. CT 模拟定位技术临床操作指南中国专家共识(2021 版)[J]. 中华放射肿瘤学杂志,2021,30(6):535-542.

[10] 韩鸿宾. 磁共振成像设备技术学[M]. 北京:北京大学医学出版社,2016.

[11] McRobbie DW, Moore EA, Graves MJ, et al. MRI from Picture to Proton[M]. Cambridge University Press, 2017.

[12] 金玮,王龙辰,李斌. 磁共振 k 空间采集技术及其研究进展[J]. 中国医疗器械杂志,2014,38(1):54-56.

[13] 张桂珊,肖刚,戴卓智,等. 压缩感知技术及其在 MRI 上的应用[J]. 磁共振成像,2013,4(4):314-320.

[14] 中华人民共和国卫生部. WS/T 263—2006 医用磁共振成像(MRI)设备影像质量检测与评价规范[S/OL].(2006-11-15)[2022-11-06]. http://www.nhc.gov.cn/zwgkzt/pcrb/201212/33604.shtml.

[15] 巩汉顺,徐寿平,徐伟等. MRI 模拟定位机验收测试

[16] 任雯廷,陈辛元,戴建荣. 磁共振放疗模拟定位技术应用现状与问题[J]. 中华放射肿瘤学杂志,2015,24(1):93-96.

[17] American College of Radiology. Magnetic resonance imaging quality control manual[EB/OL].(2015-04-12)[2017-01-05]. https://www.acr.org/-/media/ACR/Files/Clinical-Resources/QC-Manuals/MR_QCManual.pdf.

[18] American Association of Physicists in Medicine. AAPM Report 100: Acceptance testing and quality assurance procedures for magnetic resonance imaging facilities[R]. MD: AAPM, 2010.

[19] 孙新臣,于大海,孙向东. 肿瘤放疗设备与技术质量保证规范[M]. 南京:东南大学出版社,2017.

[20] ERICJ. HALL, AMATO J G. Radiobiology for the Radiologist[M]. 7th ed. Wolters Kluwer, 2015.

[21] DIETERICH S, CAVEDON C, CHUANG C F, et al. Report of AAPM TG 135: Quality assurance for robotic radiosurgery[J]. Med Phys, 2011, 38(6):2914-2936.

[22] 刘海,李益坤,杭霞瑜,等. 螺旋断层放射治疗系统物理性能的验收测试与质量保证[J]. 医疗卫生装备,2014,35(5):97-102.

[23] BUJOLD A, CRAIG T, JAFFRAY D, et al. Image-guided radiotherapy: has it influenced patient outcomes?[J]. Semin Radiat Oncol, 2012, 22(1):50-61.

[24] DING G X, COFFEY C W. Radiation dose from kilovoltage cone beam computed tomography in an image-guided radiotherapy procedure[J]. Int J Radiat Oncol Biol Phys, 2009, 73(2):610-617.

[25] 陈展鳞,张焜毅,迟峰,等. 瓦里安 Trilogy 电离室故障及剂量分布的处理[J]. 医疗装备,2017,30(12):83-84.

[26] 李启钦,张焜毅,张春光,等. Trilogy 加速器 GFIL 连锁问题的探讨[J]. 医疗卫生装备,2016,37(06):153-154.

[27] Palta, J.R., Mackie, T.R.(eds)Uncertainties in External Beam RadiationTherapy. AAPM Medical Physics. Monograph No. 35. Proceedings of the 2011 AAPM Summer School. Medical Physics Publishing, Madison, WI.

[28] CHUNG C S, YOCK T I, NELSON K, et al. Incidence of Second Malignancies Among Patients Treated With

Proton Versus Photon Radiation[J]. International Journal of Radiation Oncology Biology Physics, 2013, 87(1): 46-52.

[29] SETHI R V, SHIH H A, YEAP B Y, et al. Second nonocular tumors among survivors of retinobla stoma treated with contemporary photon and proton radiotherapy[J]. Cancer, 2014, 120(1): 126-133.

[30] BLANCHARD P, GUNN G B, LIN A, et al. Proton Therapy for Head and Neck Cancers[J]. Semin Radiat Oncol, 2018, 28(1): 53-63.

[31] WEBER D C, SCHNEIDER R, GOITEIN G, et al. Spot scanning-based proton therapy for intracranial meningioma: long-term results from the Paul Scherrer Institute[J]. International Journal of Radiation Oncology Biology Physics, 2012, 83(3): 865-871.

[32] HAUSWALD H, RIEKEN S, ECKER S, et al. First experiences in treatment of low-grade glioma grade I and II with proton therapy[J]. Radiation Oncology, 2012, 7(1): 1-7.

[33] SHIH H A, SHERMAN J C, NACHTIGALL L B, et al. Proton therapy for low-grade gliomas: Results from a prospective trial[J]. Cancer, 2015, 121(10): 1712-1719.

[34] PAN H Y, JIANG J, HOFFMAN K E, et al. Comparative Toxicities and Cost of Intensity-Modulated Radiotherapy, Proton Radiation, and Stereotactic Body Radiotherapy Among Younger Men With Prostate Cancer[J]. J Clin Oncol, 2018, 36(18): 1823-1830.

[35] YU J B, SOULOS P R, HERRIN J, et al. Proton versus intensity-modulated radiotherapy for prostate cancer: patterns of care and early toxicity[J]. J Natl Cancer Inst, 2013, 105(1): 25-32.

[36] SHEETS N C, GOLDIN G H, MEYER A M, et al. Intensity-modulated radiation therapy, proton therapy, or conformal radiation therapy and morbidity and disease control in localized prostate cancer[J]. JAMA, 2012, 307(15): 1611-1620.

[37] KIM S, SHEN S, MOORE D F, et al. Late gastrointestinal toxicities following radiation therapy for prostate cancer

[J]. Eur Urol, 2011, 60(5): 908-916.

[38] BRADLEY J D, PAULUS R, KOMAKI R, et al. Standard-dose versus high-dose conformal radiotherapy with concurrent and consolidation carboplatin plus paclitaxel with or without cetuximab for patients with stage IIIA or IIIB non-small-cell lung cancer (RTOG 0617): a randomised, two-by-two factorial phase 3 study [J]. The Lancet Oncology, 2015, 16(2): 187-199.

[39] HONG J C, SALAMA J K. Dose escalation for unresectable locally advanced non-small cell lung cancer: end of the line?[J]. Transl Lung Cancer Res, 2016, 5(1): 126-133.

[40] LIN S H, KOMAKI R, LIAO Z, et al. Proton beam therapy and concurrent chemotherapy for esophageal cancer[J]. Int J Radiat Oncol Biol Phys, 2012, 83(3): e345-351.

[41] MACDONALD S M, PATEL S A, HICKEY S, et al. Proton therapy for breast cancer after mastectomy: early outcomes of a prospective clinical trial[J]. International Journal of Radiation Oncology Biology Physics, 2013, 86(3): 484-490.

[42] STROM E A, OVALLE V. Initial clinical experience using protons for accelerated partial-breast irradiation: longer-term results[J]. International journal of radiation oncology biology physics, 2014, 90(3): 506-508.

[43] KAMMERER E, GUEVELOU J L, CHAIKH A, et al. Proton therapy for locally advanced breast cancer: A systematic review of the literature[J]. Cancer Treat Rev, 2018, 63: 19-27.

[44] DARBY S C, EWERTZ M, MCGALE P, et al. Risk of ischemic heart disease in women after radiotherapy for breast cancer[J]. N Engl J Med, 2013, 368(11): 987-998.

[45] 李玉, 徐慧军. 现代肿瘤放射物理学[M]. 北京: 中国原子能出版社, 2015.

[46] (美) 小威廉·斯莫尔, (美) 南希·J. 塔贝尔, (美) 姚敏. 临床放射肿瘤学: 适应证、技术与疗效(原书第3版)[M]. 李晔雄, 译. 北京: 中国科学技术出版社, 2020.

[47] 刘世耀. 质子治疗系统的质检和调试[M]. 北京: 科学出版社, 2016.

第三章　放射治疗物理学

扫描二维码
浏览本章插图

第一节　肿瘤放射治疗物理基础

一、基本物理量和单位

电离辐射与受照物质相互作用的物理量度十分重要，这是肿瘤放射治疗学、放射防护学和放射损伤防治所必不可少的重要基础。国际辐射单位与测量委员会（International Commission on Radiation Units and Measurements，ICRU）专门研究并提出关于电离辐射量与单位，以及有关电离辐射量的测量和应用方面的技术报告。本节主要根据 ICRU 相关报告，重点介绍与放射治疗和放射防护有关的辐射量及其单位。

（一）辐射学的量和单位

电离辐射居留的空间称作电离辐射场。辐射学的量是关于辐射场如 X 辐射或 γ 辐射、粒子线辐射的基本量，常用的辐射学的量如下。

1. 通量　粒子数和辐射能量随时间的变化率称作粒子通量和能量通量。粒子通量的单位为 s^{-1}，能量通量的单位为 $J \cdot s^{-1}$ 或 W。

2. 注量　粒子注量（particle fluence），符号为 Φ，是以入射粒子数目描述辐射场性质的一个量，Φ 的单位为 m^{-2}。单位时间内粒子注量的增量，称为粒子注量率，这个量也可称作粒子通量密度，单位为 $m^{-2} \cdot s^{-1}$。

能注量（energy fluence），符号为 ψ，是以进入辐射场内某点处单位截面积球体的粒子总动能描述辐射场性质的一个量，能注量的单位为 $J \cdot m^{-2}$。能注量对于计算间接致电离辐射在物质中发生的能量传递以及物质对辐射能量的吸收用途较大。单位时间内的能注量的增量称为能注量率，这个量也可称作能通量密度，单位为 $J \cdot m^{-2} \cdot s^{-1}$。

（二）相互作用系数

相互作用系数是描述辐射和物质之间相互作用的量。

1. 靶体的截面 σ　对于入射的带电或非带电粒子所产生的一次相互作用，靶体的截面是对一个靶体的相互作用概率（P）除以 Φ 所得的商，截面 σ 单位为 m^2。

对某一给定的靶体，可能有几种独立的相互作用（如光电效应、康普顿效应、电子对效应和相干散射等），可用总截面 σ（或 σ_{tot}）表示各分截面 σ_J 之和。

2. 质量衰减系数 μ/ρ　某物质对非带电粒子的质量衰减系数 μ/ρ 是 dN/N 除以 ρdl 所得的商。其中 dN/N 为粒子在密度为 ρ 的物质内穿行距离 dl 时经历相互作用的分数。质量衰减系数单位为 $m^2 \cdot kg^{-1}$。

$$\frac{\mu}{\rho} = \frac{1}{\rho dl} \cdot \frac{dN}{N} \qquad （公式 3-1-1）$$

μ 是线性衰减系数。

对于光子也可写做：

$$\frac{\mu}{\rho} = \frac{\tau}{\rho} + \frac{\sigma_c}{\rho} + \frac{\sigma_{coh}}{\rho} + \frac{\sigma_k}{\rho} \qquad （公式 3-1-2）$$

上式右边四项分别表示光电、康普顿、相干散射和电子对的质量衰减系数。

3. 质能转移系数 μ_{tr}/ρ　光子在与物质相互作用过程中将一部分能量转移为电子（光电子、俄歇电子、电子对）的动能，其余的能量由一些能量较低的光子（特征 X 射线、康普顿散射光子和湮没辐射）带走。物质对光子的质能转移系数是 dE_{tr}/EN 除以 ρdl 所得的商，其中 E 为光子的能量（不包括静止能量），N 为粒子数，dE_{tr}/EN 为光子在密度为 ρ 的物质中穿行距离 dl 时，其能量由于相互作用而转变为带电粒子能量的份额。质能转移系数单位为 $m^2 \cdot kg^{-1}$。

$$\frac{\mu_{tr}}{\rho} = \frac{\tau_a}{\rho} + \frac{\sigma_{ca}}{\rho} + \frac{k_a}{\rho} \qquad （公式 3-1-3）$$

上式右边三项分别为光电、康普顿和电子对的质能转移系数。

4. 质能吸收系数 μ_{en}/ρ 电子从光子获得的动能,将通过碰撞和辐射等作用过程而损失掉。电子碰撞损失的能量将被物质局部吸收,引起物质的电离和激发。而轫致辐射损失的能量则以较大的概率逸出作用区域。如果用 g 代表电子在辐射作用中损失能量的平均份额,则 $1-g$ 代表被物质吸收的份额。某物质对光子的质能吸收系数是质能转移系数 μ_{tr}/ρ 和 $(1-g)$ 的乘积,其中 g 为在该物质中次级带电粒子的能量以轫致辐射方式损失的分数。质能吸收系数单位为 $m^2 \cdot kg^{-1}$。

$$\frac{\mu_{en}}{\rho} = \frac{\mu_{tr}}{\rho}(1-g) \qquad (公式3-1-4)$$

5. 总质量阻止本领 S/ρ 带电粒子通过物质时,通过各种相互作用过程逐渐损失其能量。带电粒子在密度为 ρ 的物质中穿行距离 dl 时损失的能量是 dE,dE 除以 ρdl 所得的商叫作某物质对带电粒子的总质量阻止本领,总质量阻止本领单位为 $J \cdot m^2 \cdot kg^{-1}$。

$$\frac{S}{\rho} = \frac{1}{\rho} \cdot \frac{dE}{dl} \qquad (公式3-1-5)$$

E 用 eV 作单位时,总质量阻止本领的单位为 $eV \cdot m^2 \cdot kg^{-1}$,此时 S 为总线阻止本领。

核反应可忽略不计的能段,总质量阻止本领计算公式如下。

$$\frac{S}{\rho} = \frac{1}{\rho}\left(\frac{dE_{col}}{dl}\right) + \frac{1}{\rho}\left(\frac{dE_{rad}}{dl}\right) \qquad (公式3-1-6)$$

式中 (dE_{col}/dl) 和 (dE_{rad}/dl) 分别为线性碰撞阻止本领和线性辐射阻止本领。

6. 传能线密度 L_Δ 又称定限线碰撞阻止本领。为了研究带电粒子在吸收介质中局部沉积的能量,有一个能量限值 Δ,粒子能量小于 Δ 时,可以认为能量是在初始作用点就地沉积。某物质对带电粒子的传能线密度是 dE_Δ 除以 dl 所得的商,其中 dE_Δ 为带电粒子在穿行 dl 距离时由于与电子碰撞而损失的能量,在此类碰撞中能量损失小于 Δ,传能线密度单位为 $J \cdot m^{-1}$。

$$L_\Delta = \left(\frac{dE_\Delta}{dl}\right) \qquad (公式3-1-7)$$

E 用 eV 作单位时,L_Δ 单位为 $eV \cdot m^{-1}$ 或 $keV/\mu m$,Δ 可用单位 eV 表示,如 L_{100} 就是能量截止值为 100eV 的传能线密度。

(三)原子核自发转变现象的量

放射性物质在衰变中释放出各种带电和不带电粒子,因此放射性活度等的计量,也是电离辐射剂量学的重要内容。

1. 放射性活度 A 在一确定的时刻,某一特定能态的一定量放射性核素的活度是 dN 除以 dt 所得的商,其中 dN 是在时间间隔 dt 内该放射性核素自发核跃迁数的期望值。放射性活度单位为 s^{-1}。

$$A = \frac{dN}{dt} \qquad (公式3-1-8)$$

放射性活度单位的专用名是贝可勒尔(Bq),$1Bq = 1s^{-1}$。曾用单位为居里(Ci),$1Ci = 3.7 \times 10^{10}Bq$。活度越大表示放射性越强。

用放射性活度的大小来表示物质放射性的强弱,活度越大表示放射性越强。贝克勒尔是纪念法国著名科学家安东尼·亨利·贝克勒尔而所命名的。

2. 衰变常数 λ 放射性核素在某一特定能态的衰变常数是 dp 除以 dt 所得的商,其中 dp 是在时间间隔 dt 内,给定的原子核发生自发核跃迁的概率。衰变常数单位为 s^{-1}。

$$\lambda = \frac{dp}{dt} \qquad (公式3-1-9)$$

放射性核素的半衰期,符号为 $T_{1/2}$,就是一定量放射性核素的活度降至其初始值一半时所需的时间。$T_{1/2}$ 可通过 $\ln2/\lambda$ 计算得出。

3. 空气比释动能率常数 Γ_δ 用于描述不同活度、不同核素,距放射源不同距离处比释动能率大小的物理量。发射光子的放射性核素,其空气比释动能率常数是 $l^2 K_\delta$ 除以 A 所得的商,其中 K_δ 是距离活度为 A 的发射光子的放射性核素的点状源 l 处,由能量大于 δ 的光子所造成的空气比释动能率。空气比释动能率常数的单位为 $m^2 \cdot J \cdot kg^{-1}$。

$$\Gamma_\delta = \frac{l^2 K_\delta}{A} \qquad (公式3-1-10)$$

如以 Gy 和 Bq 表示单位则为 $m^2 \cdot Gy \cdot Bq^{-1} \cdot s^{-1}$。

(四)放射防护中使用的量和单位

放射防护有关的量是电离辐射剂量学中的重要组成部分,由于它关系到对人的健康量度,因此被人们所重视。

1. 当量剂量(equivalent dose) 符号为 H_T,等于某一组织或器官 T 所接受的平均的吸收剂量 $D_{T,R}$(吸收剂量的定义将在下节详细描述),经辐射质为 R 的辐射权重因子(radiation weighting factor)W_R 加权处理的吸收剂量,计算公式如下。

$$H_T = \sum W_R \cdot D_{T,R} \qquad (公式3-1-11)$$

H_T 的单位为 $J \cdot kg^{-1}$;专用名为希沃特(Sievert),

符号为 Sv，1Sv=1J·kg^{-1}。

当量剂量是描述辐射防护剂量学的基本的量，是严格意义上的吸收剂量，故国际辐射防护委员会（International Commission on Radiological Protection，ICRP）1990 年的第 60 号出版物恢复其早期的名称，以区别曾用名称剂量当量（dose equivalent）。名称的改变反映由品质因子（quality factor，Q）到辐射权重因子 W_R 的改变。辐射权重因子代表特定辐射在小剂量照射时诱发随机性效应的相对生物效能（RBE）的数值，W_R 值大致与 Q 值一致，见表 3-1-1。

表 3-1-1　辐射权重因子 W_R 值

类型	W_R
所有能量光子	1
所有能量电子和介子	1
中子 <10keV	5
10keV≤中子≤100keV	10
100keV< 中子≤2MeV	20
2MeV< 中子≤20MeV	10
中子 >20MeV	5
质子，>2MeV 的反冲质子	5
α粒子，裂变碎片，重核	20

2. 剂量当量率 $\dot{H}$　是 dH 除以 dt 所得的商，其中 dH 是在时间间隔 dt 剂量当量的增量。剂量当量率 $\dot{H}$ 单位为 J·kg^{-1}·s^{-1}。

$$\dot{H} = \frac{dH}{dt}　　（公式 3-1-12）$$

3. 有效剂量 H_E　是人体各组织或器官的当量剂量 H_T 乘以相应的组织权重因子 W_T 后的和。W_T 值由 ICRP 给出（表 3-1-2），其余组织由除表上所列组织以外，接受剂量最高的其余五个器官或组织，

每一组织的 W_T 值为 0.05。

表 3-1-2　不同组织或器官的辐射危险度权重因子 W_T 值（ICRP.pub.60）

组织	W_T	组织	W_T
性腺	0.20	肝	0.05
红骨髓	0.12	食管	0.05
结肠	0.12	甲状腺	0.05
肺	0.12	皮肤	0.01
胃	0.05	骨表面	0.01
膀胱	0.05	其他	0.05
乳腺	0.05		

4. 个人剂量当量（personal dose equivalent）　符号为 $H_p(d)$。个人剂量当量是人体上某一指定点下面某一适当深度 d 处软组织的剂量当量。①对强贯穿辐射，推荐 d=10mm，$H_p(d)$ 写为 $H_p(10)$；②对弱贯穿辐射，推荐 d=0.07mm，$H_p(d)$ 写为 $H_p(0.07)$；③对眼晶体，d=3mm，$H_p(d)$ 写为 $H_p(3)$；④可用佩戴在人体表面，用适当厚度的组织等效材料（或代用品）罩在探测器上来测量强贯穿辐射场中的个人剂量当量。

主要辐射量和单位见表 3-1-3。

二、核物理基础概念

（一）基本概念

1. 原子和原子核　原子是物质组成的基本单元。原子中心是带正电的原子核，原子核的周围是带负电的电子，电子围绕原子核运动。原子核由不同数量的质子和中子组成。中子和质子统称为核子，它们的质量近似相等，但每个质子带正电荷，中子不带电。

通常情况下，原子是不带电的，电子数等于质

表 3-1-3　主要辐射量和单位

中文名称	英文名称	符号	单位中文名称	单位英文名称	符号	定义	换算关系
放射性活度	activity	A	贝可勒尔	Becquerel	Bq	1Bq=1s^{-1}	
			居里	Curie	Ci		1Ci=3.7×10^{10}Bq
吸收剂量	absorbed dose	D	戈瑞	Gray	Gy	1Gy=1J/kg	
			拉德	rad	rad		1rad=10^{-2}Gy
剂量当量	dose equivalent	H	希沃特	Sievert	Sv	1Sv=1J/kg	
			雷姆	rem	rem		1rem=10^{-2}Sv
照射量	exposure	X	库伦/千克	Coulomb/kg	C/kg		
			伦琴	Roentgen	R		1R=2.58×10^{-4}C/kg

注：居里、拉德、伦琴均非我国法定计量单位。ICRP 建议从 1985 年开始停止使用。

子数。决定一个原子化学性质的是它的电子数。具有确定质子数和中子数的原子的总体称为核素。质子数相同中子数不同的两个原子在化学性质上是相同的。质子数相同而中子数不同的两个原子核互称为同位素。

在核物理中，通常将核素 X 用符号 $_Z^A X$ 表示，其中 A 表示原子质量数，是原子中的核子数（质子数 Z 与中子数 N 之和，$A=Z+N$）；Z 表示原子序数，原子序数等于质子数；X 是化学符号，如 $_{27}^{60}\text{Co}$，$_{88}^{226}\text{Ra}$ 等。

中子的概念最早由卢瑟福（Ernest Rutherford）提出。1932 年查德威克（James Chadwick）在阿尔法粒子轰击实验中证实中子的存在。中子呈电中性，质量为 $1.673 \times 10^{-27}\text{kg}$。自由中子是不稳定的，可通过弱作用衰变为质子，放出一个电子和一个反中微子，平均寿命为 896s。

2. 原子结构　1911 年，卢瑟福从 Geiger-Marsden 实验结果推断，正电荷和原子绝大部分质量集中在原子核，负电荷分布在原子核的外围。

1913 年，玻尔（丹麦文原名：Niels Henrik David Bohr）在卢瑟福原子模型的基础上提出了玻尔原子模型。电子分布在原子核外允许的壳层上，在原子中具有相同量子数（用 n 表示）的电子构成一个壳层，$n=1, 2, 3, 4, 5, 6, 7$ 的各层分别称为 K，L，M，N，O，P，Q 层；每层最多容纳 $2n^2$ 个电子。

3. 原子和原子核能级　在原子核外边，电子是分层排列的。电子在原子核库仑场中具有势能，势能大小主要由主量子数 n 和轨道量子数 l 决定，随 n 和 l 的增大而提高。习惯上规定，当电子与原子核相距无穷远时，势能为 0。因此当电子位于原子核外某一个壳层时，势能为负。n 和 l 的变化就构成了分立的原子能级。

电子填充壳层时按照从低能级到高能级的顺序以保证原子能处于最低状态，这种状态称为基态。当一个自由电子填充壳层时，会以发射光的形式释放能量，能量值的大小等于壳层能级能量的绝对值，这些能级称为相应壳层的结合能。

当电子获得能量，从低能级跃迁到高能级而使低能级出现空位时，这种状态称为原子的激发态，处于激发态的原子很不稳定，高能级电子会自发跃迁到低能级空位上而使原子回到基态。两能级能量的差值便会以电磁辐射的形式发射出去，这种电磁辐射称为特征辐射，当特征辐射的能量进入 X 射线能量范围时，这种特征辐射又称为特征 X 射线。另一种可能是将能量传递给外层电子，获得能量的外

层电子脱离原子束缚而成为自由电子，这种电子称为俄歇电子，它的能量等于相应跃迁的 X 射线的能量减去该电子的结合能。

不同元素的原子，其轨道电子能级不同，因而当轨道电子从高能级向低能级跃迁时所放出的辐射能量也是不同的，这就是说，每一种元素都有它自己的特征辐射。通过探测物质所发射的特征辐射，可以确定物质的成分及各成分的含量。

原子中存在壳层结构和能级，在原子核内部也存在类似原子的壳层结构和能级，每个壳层只能容纳一定数量的质子和中子。核子填充壳层的顺序也遵从低能级到高能级的顺序。如 ^{12}C 的基态能量为 0，激发态能量分别是 4.4MeV，7.7MeV，9.6MeV，10.7MeV，11.8MeV，12.7MeV，16.6MeV，17.2MeV 和 18.4MeV。当原子核获得能量，可以从基态跃迁到某个激发态，当它再跃迁回基态时，以 γ 射线形式辐射能量，能量值等于跃迁能级之差，跃迁回基态的过程可以是一步完成，也可首先跃迁到其他较低的能级，再经数步回到基态。

当电子从所处的壳层跃迁到更高壳层，导致壳层空缺或没有完整的电子结构时发生激发，即原子的激发。当电子脱离原子时发生原子电离，也就是说电子获得足够能量克服结合能而逃脱原子的束缚，即原子的电离。轨道电子通过多种相互作用获得一定的能量后，发生原子的激发和电离。这些相互作用包括：①与带电粒子的库仑场相互作用；②光电效应；③康普顿效应；④电子对效应；⑤内转换；⑥电子捕获；⑦正电子湮没等。

（二）放射性

1. 放射性现象　1896 年，贝可勒尔在研究铀矿荧光现象中，发现了穿透力很强并能使照相底片感光的不可见射线。这是人类首次观察到核变化，人们普遍把这重大发现看成是核物理学的开端。

自然界存在的核素包括稳定核素和不稳定核素，不稳定的核素会自发地转变为另一种原子核或另一种状态，并伴随射线的发射。所有 $Z>83$（铋）的元素都具有放射性。原子核发生放射性衰变时，会发射出三种主要类型的辐射。

（1）伽马射线（γ 射线）：是一种高能光子（中性）。任何从原子核和正负电子湮没反应中发射出来的光子都叫伽马射线，从其他来源发射出来的高能光子叫 X 射线，两者的区别是来源而不是能量。一个 X 射线光子可能比一个 γ 光子的能量高，也可能低。

γ射线能量一般在几十千电子伏至兆电子伏，穿透能力强。1MeV 的 γ射线可以穿过几十厘米厚的铝板。

（2）α粒子：即氦核（$_2^4$He），这些粒子在物质中的运动距离很短。能量一般为 4~6MeV，穿透能力很弱，用一张普通的纸就可以阻挡住。它在空气中只能穿行几个厘米就被完全吸收掉了。但是它的电离能力很强，穿过空气时可以把空气电离。

（3）β粒子：包括正电子（β$^+$）或负电子（β$^-$）。通常情况下，质子和中子不会自发地从原子核中发射出来。

放射性核素可以自然地存在，也可以在粒子加速器和核反应堆中人为地制造出来。一般说来，大部分自然存在的放射性同位素属于三种"衰变"系（铀系、锕系和钍系）中的一种，且所有系都最终衰变为铅（Pb）的某种稳定同位素。

2. 放射性衰变 不稳定核素会自发释放射线，转变为另一种核素，这种现象叫放射性，这个过程称为放射性衰变。发出的射线种类可能有 α射线、β射线和 γ射线，还可能有正电子、质子、中子等其他粒子。发生衰变前的核叫作母核，发生衰变后的叫作子核。根据能量守恒定律，衰变能等于衰变前后诸粒子静止质量之差所对应的能量，并以子核和发射粒子动能的形式释放。一个不稳定的原子核，可以发生多种不同方式的放射性衰变。有些同位素的衰变方式不止一种，下面将讨论三种主要的方式：α衰变，电磁衰变和β衰变。

（1）α衰变：原子核自发地放射出 α粒子（也就是氦的原子核），这个过程叫作 α衰变。

α衰变的表达式如下：$_Z^A X \rightarrow _{Z-2}^{A-4} D + _2^4 He$

以 ^{226}Ra 衰变到 ^{222}Rn 为例，从镭中发射出来的 α粒子，具有单一的动能约为 4.5MeV。不同放射性核素进行 α衰变时，发射出来的 α粒子动能范围在 4~9MeV。任何给定放射性同位素发射的 α粒子的能量基本都是一样的。在任何放射性衰变（或核反应）中，电荷、原子数衰变前后一定要守恒。等式左右两边电荷的下标加起来要相等，左边的原子数之和要等于右边的原子之和。

（2）β衰变：β衰变中，有 β$^-$衰变、正电子发射和电子俘获。

1）β$^-$衰变：在 β$^-$衰变中，原子核发射一个电子。

β$^-$衰变的一般表达式：$_Z^A X \rightarrow _{Z+1}^A D + _{-1}^0 \beta + _0^0 \overline{V}$

公式中的 V 上面的横线表示反中微子。

β$^-$衰变的例子：
$$_{15}^{32}P \rightarrow _{16}^{32}S + _{-1}^0\beta + _0^0\overline{V}$$
$$_{38}^{90}Sr \rightarrow _{39}^{90}Y + _{-1}^0\beta + _0^0\overline{V}$$
$$_{40}^{90}Zr + _{-1}^0\beta + _0^0\overline{V}$$

在 ^{90}Sr 的衰变中发射出来的 β能量很低，被样本自身吸收了。从钇衰变中产生的 β射线可以治疗翼状胬肉这种罕见的眼病，在临床上通常利用眼科敷贴器近距离照射。β能量 E_{max}=2.27MeV。

不稳定的原子核富含中子，经常发生 β$^-$衰变。β$^-$衰变是失去中子的一种方式。在原子核内部，一个中子衰变成一个质子，一个 β粒子和一个反中微子。

衰变表达式是：
$$_1^0 n \rightarrow _1^0 P + _{-1}^0\beta + _0^0\overline{V}$$

2）正电子（β$^+$）发射：中子不足的原子核或富含质子的原子核发生正电子（β$^+$）发射，原子核中质子被转化成了中子，发射出一个正电子（β$^+$）和一个中微子。

$$_Z^A X \rightarrow _{Z-1}^A D + _{+1}^0\beta + _0^0\overline{V}$$

正电子和负电子发生湮没，产生两个 0.511MeV 的光子。两个光子的运动方向相反（180°角），这正是正电子成像技术所利用的原理。

正电子发射的例子：
$$_{11}^{22}Na \rightarrow _{10}^{22}Ne + _{+1}^0\beta + _0^0\overline{V}$$
$$_8^{15}O \rightarrow _7^{15}N + _{+1}^0\beta + _0^0\overline{V}$$

3）电子俘获：电子俘获的过程是另一种正电子发射。两种过程相互竞争：一个核素可能通过两种过程衰变，两种过程的结局是相同的，都将 Z 减 1。在轻元素中正电子衰变更普遍，而在重元素中电子俘获更普遍。在电子俘获中，一个内层电子，通常是来自 K 层的电子被原子核俘获，然后和一个质子结合成一个中子，如 ^{125}I，它的半衰期为 60.2 天。

$$_{53}^{125}I + _{-1}^0\beta \rightarrow _{52}^{125}Te + _0^0\overline{V} + \gamma（35.5keV）$$

（3）电磁衰变：原子核与原子一样，都有能级，但原子核的能级更为复杂。一个原子核进行 α或 β衰变时，原子核常常处一种激发态，原子核释放多余的能量，有多种不同的方式。

1）核去激：通过发射 γ射线，这个过程称作"γ发射"。在 γ发射中，A 和 Z 不发生变化。

2）内转换（IC）：通过发射原子中的电子。

在一个放射性同位素样本中，处于激发态的原子核，一定比例的原子核通过 γ发射发生衰变，而剩余的原子核通过内转换发生衰变。通常发射出的电子（也叫"内转换电子"）是 K 层电子。一旦原子中的电子被射出，原子就失去了一个电子，失去电子可能会造成两种情况：①发射荧光或特征 X 射线，即电子"跌落"到能量更低的电子层，这些空置的电子层发射具有确定能量的不连续的 X 射线，这些射线的波长是确定某一元素的特征；②俄歇电子发射，内层空缺被外层电子填充，同时另一外电子层发射出电子。例如，假设由于内转换衰变，K 层有一个空缺，这一空缺会有一个 L 层的电子填充，同时一个 M 层的电子会从原子中发射出去。K 层和 L 层的能量差传递给发射出的 M 层电子，并将剩余的动能给予该电子。

3. 放射性度量 实验发现，在时间间隔 $t \rightarrow t+\mathrm{d}t$ 内发生衰变的原子核数目 $\mathrm{d}N$ 和 t 时刻的原子核数 N 以及时间间隔长度 $\mathrm{d}t$ 成正比，即

$$-\mathrm{d}N = \lambda N \mathrm{d}t \qquad （公式 3\text{-}1\text{-}13）$$

式中 λ 称衰变常数，表示单位时间内每个原子核衰变的概率；其数值大小因核素而异，值越大，衰变越快。对上式求积分，利用初始条件 $t=0$ 时，$N=N_0$ 可得 t 时刻的原子核数目为：

$$N = N_0 e^{-\lambda t} \qquad （公式 3\text{-}1\text{-}14）$$

式中 λ 称衰变常数，N_0 为初始时刻原子核数目，上式说明放射性衰变服从指数规律。

放射性活度是单位时间内放射性核素发生核衰变的总数，可用公式表示为：

$$A = \frac{\mathrm{d}N}{\mathrm{d}t} = \lambda N = N_0 e^{-\lambda t} = A_0 e^{\lambda t} \qquad （公式 3\text{-}1\text{-}15）$$

公式中 A 和 A_0 分别是 t 时刻和初始时刻的放射性活度。

4. 放射性核素的产生 放射性同位素主要有四种来源：①自然存在；②作为核裂变的副产品产生；③核反应堆中，通过中子的猛烈轰击产生；④粒子加速器（例如回旋加速器）产生的带电粒子束照射物质产生。

三、X(γ)线与物质作用方式

现代辐射的种类主要有电磁辐射、粒子辐射、电离辐射和非电离辐射。电磁辐射主要有 X 射线和 γ 射线及紫外线；粒子辐射主要有 α 粒子、电子和正电子、质子、中子、负介子和重离子。

除 X 辐射和 γ 辐射之外，其他的电磁辐射电离能力都较弱，是非电离辐射。X 辐射和 γ 辐射的本质是相同的，都是电磁辐射。X 辐射是带电粒子经过原子核或其他带电粒子的电场时，因库仑场相互作用发生速度改变，带电粒子将一部分动能转换为具有连续能谱的电磁辐射称为韧致辐射或 X 辐射。γ 辐射是放射性核素在衰变过程发射出的辐射，辐射能量取决于原子核能级之间的能量差，辐射波谱具有不连续性。

具有足够动能的电子、质子等与原子的核外电子发生相互作用，核外电子获得足够的能量，挣脱原子核的束缚，造成原子电离。电子、质子等这些带电粒子，可以通过碰撞直接引起原子电离，叫作直接电离粒子。不带电粒子如光子（X 射线、γ 射线）、中子等，本身不能使原子电离，但能与原子的核外电子或原子核作用产生次级粒子，如电子、反冲核等，次级粒子再与物质原子作用，引起原子电离，这些不带电粒子称为间接电离粒子。由直接电粒子和间接电离粒子，或者两者混合组成的辐射称为电离辐射。

X(γ)射线与物质的相互作用的特点：①X(γ)光子不能直接引起物质原子电离或激发，而是首先把能量传递给带电粒子；②X(γ)光子与物质的一次相互作用可以损失其能量的全部或很大一部分；③X(γ)光子束入射到物质时，其强度随穿透物质厚度近似呈指数衰减。X(γ)射线与物质相互作用的主要过程有光电效应、康普顿效应和电子对效应；其他次要的作用过程有相干散射、光致核反应等。本节重点讨论前三个主要作用，以及它们在介质中的转移和吸收的相对重要性，对其他次要过程做简要介绍。

（一）光电效应

能量为 $h\nu$ 的 X(γ)光子与物质原子的轨道电子发生相互作用，作用后把全部能量传递给对方，X(γ)光子消失，获得能量的电子从原子中激发出来，发射出来的电子叫作光电子。此时原子的电子轨道出现一个空位而处于激发态，它将通过发射特征 X 射线或俄歇电子的形式回到基态，这个过程称为光电效应（图 3-1-1）。

由能量守恒定律知，发生光电效应时，入射 X/γ 光子能量 $h\nu$ 和光电子的动能 E_e 满足以下关系式。

$$h\nu = E_e + \varepsilon_i \qquad （公式 3\text{-}1\text{-}16）$$

式 3-1-16 中 ε_i 为原子第 i 层电子的结合能，大小与原子序数和壳层数有关。激发出一个电子所需能量取决于原子的原子序数和电子所处的能级（K、L、M 等），当光子能量刚刚超过激发出某一层电子所需的能量时，线性衰减系数会大大增加。

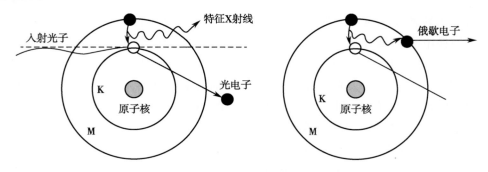

图 3-1-1　光电效应示意图

K 层和 L 层电子发生光电效应的概率最大,如果入射 X(γ)光子的能量大于 K 层电子结合能,则 K 层电子光电效应截面占原子总截面的 80% 以上。光电效应质量衰减系数可以用下式表示。

$$\frac{\mu_\tau}{\rho} \propto \left(\frac{Z}{h\nu}\right)^3 \qquad （公式 3-1-17）$$

由上式可知,当 Z 增大时,光电效应的质量衰减系数也随之快速上升,而当 hν 升高时,质量衰减系数则迅速下降。Z 值对质量衰减系数影响十分显著,与 Z 的三次方成正比;随原子序数的增大,光电效应发生的概率迅速增加;与光子能量的三次方成反比,随能量增大,光电效应发生的概率迅速减小。

这对诊断性辐射具有重要的指导意义。大部分软组织主要由水构成,骨组织含有丰富的钙,因此骨组织有效 Z 值相对较高,这样在诊断级 X 射线下,骨组织呈现高度不透明状,显示十分清晰,而软组织界限则不是十分清晰。公式 3-1-17 是使用诸如钡、碘等对比剂的理论依据。钡和碘的 Z 值都很高(分别为 56 和 53),因此在辐射中射线穿透率低。

(二)康普顿效应

在治疗能量范围,康普顿效应是最重要的光子与物质相互作用过程。在 25keV 到 10MeV 范围内,软组织中最主要的作用就是康普顿效应。在康普顿效应中,光子与原子中的电子发生相互作用,电子吸收一部分光子的能量并从原子中发射出,光子则失去一部分能量,并偏离原来的运行轨道,改变运动方向,此种作用过程称为康普顿效应。损失能量后的 X(γ)光子称散射光子,获得能量的电子称康普顿电子(图 3-1-2)。

电子获得大量的动能,在它穿过物质过程中将剂量沉积到物质中。设散射光子与入射方向成 θ 角,康普顿电子与入射方向成 φ 角,则可以由相对论的能量和动量守恒定律,推导出散射光子能量 hν' 计算公式如下。

$$h\nu' = \frac{h\nu}{1+a(1-\cos\theta)} \qquad （公式 3-1-18）$$

对于电子,$\alpha = h\nu/m_0C^2$,$m_0C^2 = 0.511\text{MeV}$,其前提是假设电子不受最初原子的束缚。

公式 3-1-18 说明,在入射 X(γ)光子能量一定的情况下,散射光子能量 hν' 随散射角 θ 增大而减小。当 θ=90° 时,$h\nu' = \frac{h\nu}{1+a}$,$\alpha \gg 1$,$h\nu' = \frac{h\nu}{1+a} = \frac{h\nu}{a} = m_0C^2 = 0.511\text{MeV}$。因此,90° 时散射光子的能量最大但不超过 0.511MeV;当 θ=180° 时,$h\nu' = \frac{h\nu}{1+2a} = \frac{h\nu}{2a} = \frac{1}{2}m_0C^2 = 0.255\text{MeV}$,反向散射光子的最大能量为 0.255MeV。当 θ=0° 时,$h\nu' = h\nu$,散射光子能量最大,康普顿电子动能为零。这表明,在这种情况下,入射 X(γ)光子从电子旁掠过,它的能量没有损

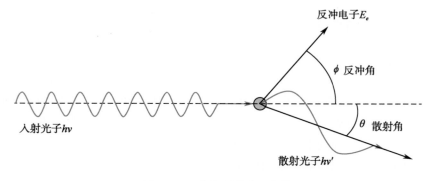

图 3-1-2　康普顿效应示意图

失。这些极限情况对了解进行辐射屏蔽是十分重要的。

康普顿效应可看作是 X（γ）光子和处于静止的自由电子之间的弹性碰撞，每个原子的康普顿效应总截面、转移截面和散射截面均与原子序数成正比。康普顿效应线性衰减系数、线性能量转移系数都近似等于电子截面与物质电子密度的乘积。康普顿效应质量衰减系数、质能转移系数都近似等于电子截面与物质每克电子数 N_c 的乘积。由于所有物质的每克电子数均十分接近（氢除外），故康普顿效应的质量衰减系数和质能转移系数与原子序数近似无关，也就是说，所有物质的这些系数值都基本相等。

（三）电子对效应

当 X（γ）光子从原子核旁经过时，在原子核库仑场的作用下形成一对正负电子，此过程称电子对效应，见图 3-1-3。与光电效应类似，电子对效应除涉及入射 X（γ）光子和轨道电子以外，还需要有原子核参加，才能满足动量守恒定律。

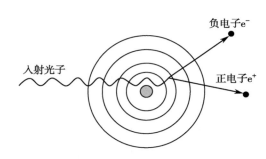

图 3-1-3　电子对效应示意图

因原子核质量大，它获得的能量可忽略，因此可认为 X（γ）光子能量的一部分转变为正负电子的静止能量（$2m_0C^2$），另一部分作为正负电子的动能（E_+ 和 E_-）。

$$hv = E_+ + E_- + 2m_0C^2 \quad （公式 3-1-19）$$

由公式 3-1-19 知，只有当入射 X（γ）光子能量大于 $2m_0C^2$=1.02MeV 时，才能发生电子对效应。随着入射 X（γ）光子能量的增加，正负电子的角分布趋向于光子的入射方向。获得动能的正负电子在物质中通过电离或辐射的方式损失能量，当正电子停止下来时，它和一个自由电子结合而转变为两个光子，此过程称电子对湮没，湮没时放出的光子属湮没辐射。根据能量和动量守恒定律，两个光子的能量均为 0.511MeV，飞行方向正好相反。经电子对湮没后，入射 X（γ）光子的能量最终将转化为两部分，一部分是正负电子的动能，另一部分是次级光子的能量。

电子对效应的质量衰减系数 μ_p/ρ 是单位质量物质中的原子数与原子的电子对效应截面之乘积，即：

当 $hv>2m_0C^2$ 时，$\dfrac{\mu_p}{\rho} \propto Zhv$ （公式 3-1-20）

当 $hv\gg2m_0C^2$ 时，$\dfrac{\mu_p}{\rho} \propto Zln（hv）$
（公式 3-1-21）

由上面的公式看出，电子对效应的质量衰减系数与原子序数成正比；当能量较低时，质量衰减系数随 X（γ）光子能量线性增加；当能量较高时，质量衰减系数随 X（γ）光子能量的变化逐渐变慢。质能转移系数随原子序数和光子能量的变化情况也是如此。

（四）相干散射

X（γ）光子具有波粒二象性，既是粒子也是电磁波。当入射电磁波从原子附近经过时，引起轨道电子共振，振荡电子将发射波长相同但方向不同的电磁波。不同轨道电子发射的电磁波具有相干性，故称此过程为相干散射。在相干散射过程中，X（γ）光子仅改变运动方向而没有能量转移。

（五）光致核反应

X（γ）光子与原子核作用引起的核反应称光致核反应。光致核反应是有阈能的反应。当 X（γ）光子能量大于阈能时，反应截面随 X（γ）光子能量增加而增大。由于光致核反应截面很小，在剂量学考虑中往往忽略光致核反应的贡献，但治疗室以及防护门必须能够屏蔽中子辐射，中子可以活化加速器治疗头内的材料（尤其是 X 射线靶），使之具有放射性。如果加速器产生的射束能量高于 10MV，可能会产生大量的中子。在机房防护设计时，需要考虑（γ, n）反应，进行中子防护。

（六）各种相互作用的总系数和相对重要性

各种相互作用的总系数和相对重要性是不同的：①在上述五种作用形式中，光电效应、康普顿效应和电子对效应是主要作用形式，相干散射对总截面的贡献很小但不可忽略，光致核反应的贡献可以忽略。总质量吸收系数是光电效应、康普顿效应和电子对效应产生的质量吸收系数之和；②X（γ）光子与物质相互作用的三种主要形式与 X（γ）光子能量、吸收物质原子序数的关系各不相同，表现为对不同原子序数在不同能量范围，它们的质量衰减系数变化较大；③对于低能射线和原子序数高的物质，光电效应占优势。对于中能射线和原子序数低的物质,康普顿效应占优势。对于高能射线和原子序数高的物质,电子对效应占优势。光子射线三种主要相互作用与光子能量吸收物质原子序数的关系见图3-1-4。

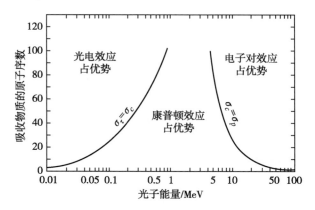

图 3-1-4 光子射线三种主要相互作用与光子能量、吸收物质原子序数的关系

四、带电粒子与物质的相互作用

前面我们叙述了 X(γ)射线与物质的相互作用,X(γ)射线与物质发生相互作用并产生带电粒子(间接电离辐射)。这些次级带电粒子将能量沉积到物质中。

带电粒子与物质的相互作用,主要是与原子中的电子或带正电的原子核的库仑场相互作用。粒子之间的相互作用可以分为两大类:弹性碰撞和非弹性碰撞。在弹性碰撞中,碰撞前和碰撞后所有粒子的总动能守恒。个别粒子的动能可能会增加或减少,但是所有粒子的总动能是保持不变的。非弹性碰撞则会损失一部分动能,这些损失的动能以其他的能量形式释放出来,例如激发能、电离能、轫致辐射等。

带电粒子和 X(γ)射线与物质之间的相互作用是大不相同的。光子穿过物质或被吸收掉之前,只有少量的光子发生相互作用,是按指数衰减;带电粒子穿过物质时会损失其全部能量时,会发生大量相互作用。带电粒子有确定的射程,超过此射程,就找不到该粒子了。带电粒子在穿过物质的过程中会形成踪迹,即电离轨迹。

从物质间的相互作用分析,带电粒子可以分成两类:轻带电粒子和重带电粒子。轻带电粒子包括电子和正电子,重带电粒子包括质子、α粒子、π介子、重核等。重带电粒子和轻带电粒子的质量相差很大,重带电粒子穿过物质时,运行轨迹相对来说比较直;相反,轻带电粒子的运行路径则呈锯齿状。

由于电子质量小,遇到高 Z 值原子核时更容易发生散射,因此要选用高 Z 值物质来阻挡。

具有一定能量的带电粒子入射到靶物质中,与物质原子发生作用,其作用主要方式有:①与核外电子发生非弹性硬撞;②与原子核发生非弹性碰撞;③与原子核发生弹性碰撞;④与原子核发生反应。

(一)带电粒子与核外电子的非弹性硬撞

当电子穿过物质时,会与物质原子内的电子发生相互作用,这些电子会被激发而处于激发态。在此过程中,入射电子将一部分能量传递给物质内的电子,这种相互作用被称为软碰撞。由于在电子运行路径上都有库仑力作用,故大量地发生小的能量损失,从而导致能量转移。如果入射电子与某个原子中的电子十分接近,则这个入射电子主要与靠近的电子发生相互作用,并传递大部分能量,这就是硬碰撞,也叫正面碰撞。原子内电子将会从原子中发射出来,并获得很大的能量,此时原子处于离子状态。发射出的电子会形成其特殊的电离径迹,此径迹叫作 δ 射线。如果发射出的是内层电子则会产生特征性 X 射线,或释放俄歇电子。在硬碰撞或软碰撞中损失的能量都叫作碰撞能量损失。如果电离出来的电子具有足够的动能,会进一步引起物质电离,则它们为次级电子或电子,由次级电子引起的电离称为次级电离。

带电粒子与原子、分子或其他束缚态的电子发生库仑相互作用,使电子跃迁到较高的能级,这个过程叫激发。如果相互作用的结果使电子离开了束缚体系而成为自由电子,则称这个过程为电离。带电粒子与核外电子发生非弹性碰撞,导致物质原子电离和激发而损失的能量称为碰撞损或电离损失,线性碰撞阻止本领(linear collision stopping power)和质量碰撞阻止本领(mass collision stopping power)是描述电离(碰撞)损失的两个物理量,线性碰撞阻止本领是指入射带电粒在靶物质中穿行单位长度路径时电离损失的平均能量,其单位是 $J \cdot m^{-1}$,还常用到 $MeV \cdot cm^{-1}$ 这个单位。质量碰撞阻止本领等于线性碰撞阻止本领除以靶物质的密度,其 SI 单位是 $J \cdot m^2 \cdot kg^{-1}$,还常用到 $MeV \cdot m^2 \cdot kg^{-1}$。

(二)带电粒子与原子核的非弹性碰撞

当带电粒子从原子核附近掠过时,在原子核库仑场的作用下,运动方向和速度会发生变化,但通常能量损失很少,带电粒子的一部分动能就变成具有连续能谱的 X 射线辐射出来,这种辐射称为轫致辐射。如果物质 Z 值较高,则原子核的电荷也较高,使得入射电子偏离更加明显,因此电子的运行轨迹也十分弯曲。在发生轫致辐射过程中,电子损失一部分动能,当物质的 Z 值更高时,发生轫致辐射概率更大,这种形式的能量损失称为辐射损失。由于重带电粒子与原子核的库仑场作用时获得速度很小,所以不会发生轫致辐射。

与线性碰撞阻止本领、质量碰撞阻止本领类似,用线性辐射阻止本领(linear radiative stopping power)和质量辐射阻止本领(mass radiative stopping power)来描述单位路程长度和单位质量厚度的辐射能量损失。

根据量子电动力学理论得到下面的关系式。

$$\left(\frac{S}{\rho}\right)_{rad} \propto \frac{z^2 Z^2}{m^2} NE \quad (公式 3-1-22)$$

上式中,m 是入射带电粒子的静止质量,Z 是靶原子原子序数,E 是粒子能量,z 是入射粒子的电荷数,N 是单位质量靶物质中的原子数。从上式可以得到以下结论:①辐射能量损失率与 m^2 成反比,因此电子的辐射能量损失率或电子的轫致辐射强度比重带电粒子要大得多;②辐射能量损失率与 Z^2 成正比,表明电子打到重元素靶物质中,容易发生轫致辐射;③辐射能量损失率与粒子能量 E 成正比,所以电子能量低时,电离损失占优势,能量高时,辐射损失就变得重要。

因此,在高能 β 粒子的防护中,重要的问题是屏蔽轫致辐射。

(三)带电粒子与原子核的弹性碰撞

当带电粒子与靶物质原子核库仑场发生相互作用时,尽管带电粒子的运动方向和速度发生了变化,但不辐射光子,也不激发原子核,则此种相互作用满足动能和动量守恒定律,属弹性碰撞,也称弹性散射。碰撞发生后,为满足入射粒子和原子核之间的能量和动量守恒,入射粒子损失一部分动能使核得到反冲,碰撞后,绝大部分能量由散射粒子带走。重带电粒子由于质量大,与原子核发生弹性碰撞时运动方向改变小,散射现象不明显,因此它在物质中的径迹比较直。相反,电子质量很小,与原子核发生弹性碰撞时运动方向改变可以很大,而且还会与轨道电子发生弹性碰撞。经多次散射后,电子的运动方向会偏离原来的方向。

弹性碰撞发生的概率与带电粒子的种类和能量有关。只有当带电粒子的能量很低,其速度比玻尔轨道的电子速度(约 2.183×10^8 cm/s)小很多时,

才会有明显的弹性碰撞过程。

(四)带电粒子与原子核发生核反应

当一个重带电粒子如质子、碳粒子等,具有足够高的能量(约 100MeV),并且与原子核的碰撞距离小于原子核的半径时,如果有一个或数个核子被入射粒子击中,它们将会在一个内部级联过程中离开原子核。失去核子的原子核处于高能量的激发态,将通过发射所谓的"蒸发粒子"(主要是一些较低能量的核子)和 γ 射线而退激。

除上面介绍的作用方式以外,当一个粒子与其反粒子发生碰撞时,它们的质量可能转化为 γ 辐射的能量,这种辐射称为湮没辐射。例如,当一个正电子与一个负电子碰撞时,产生两个能量为 0.511MeV 的 γ 光子。当高速带电粒子在透明介质中以高于光速在该介质的传播速度运动时,还能产生切连科夫辐射,即带电粒子的部分能量以蓝色光的形式辐射出来。

(五)重带电粒子作用和布拉格峰

重带电粒子包括质子、α 粒子和重离子等。重带电粒子与物质中的原子发生作用,能量损失与电子的不同,它的电离轨迹几乎是直的,因为它不像电子那样轻易发生散射,同时能量损失可以忽略不计。重带电粒子能量损失与速度的平方成反比,当粒子运动速度减慢时,能量沉积率迅速上升。因此,绝大部分能量沉积在轨迹的末端。这就导致吸收能量的沉积出现一个尖峰,并且是与深度相关的函数,这个尖峰叫布拉格峰。

(六)中子与物质的相互作用

中子的质量与质子的质量大约相等,并且中子与 γ 射线一样也不带电。因此,中子与原子核或电子之间没有静电作用。当中子与物质相互作用时,主要是和原子核内的核力相互作用,与外壳层的电子不会发生作用。中子与物质相互作用的类型主要取决于中子的能量。根据中子能量的高低,可以把中子分为慢中子(能量小于 5keV,其中能量为 0.025eV 的称为热中子)、中能中子(其能量范围为 5~100keV)、快中子(0.1~500MeV)。

中子与物质的原子核相互作用过程,基本上可以分为两类:散射(弹性散射和非弹性散射)和吸收。能量小于 5keV 的慢中子与原子核作用的主要形式是吸收。能量为 5~100keV 中能中子和快中子与物质作用的主要形式是弹性散射。发生弹性散射时,中子与原子核相互作用的结果改变了中子原来的运动方向和动能,并使靶核获得反冲动能,作用

前后体系的总动能保持不变。弹性散射作用发生以后，出射粒子仍为中子，剩余核仍是靶核。对于能量大于 10MeV 的快中子，以非弹性散射为主。入射中子的能量损失不仅使原子核得到反冲，而且使其处于激发态，处于激发态的靶核退激时会放出一个或几个特征 γ 光子。

中子射入靶核后，与靶核形成一个复合核，这个反应被称为中子俘获。而后复合核通过发射一个或几个特征 γ 光子跃迁到基态。由于特征 γ 光子的发射与复合核的寿命有关，故称为"中子感生瞬发 γ 射线"。发生中子辐射俘获后，新形成的核素是放射性的，就是常说的中子活化。直线加速器某些组件（如均整器）的活化，在维修这些仪器时要格外注意，报废的高能直线加速器的均整器可能还有一定放射性。

在上述的中子和物质的相互作用过程中，除了弹性散射之外，其余各种现象均会产生次级辐射。

在进行辐射屏蔽设计时，了解中子与物质的相互作用过程是十分重要的。当中子被辐射屏蔽材料原子核吸收时，原子核会释放 γ 射线，而 γ 射线需要对其进行屏蔽。中子首先必须被衰减掉，然后才是吸收中子所释放的 γ 射线。对中子能够有效吸收的物质是富含氢的材料，如人体脂肪、石蜡、聚乙烯塑料、混凝土等。虽然铅在屏蔽光子方面效果很好，但屏蔽中子能力很弱。

第二节 电离辐射的物理剂量及测量

一、电离辐射的物理剂量量度

患者的治疗结果与受到的照射剂量的关系十分重要，因此需要研究电离辐射能量在物质中的转移和沉积的规律。辐射剂量学中的量比较重要的有吸收剂量，比释动能，照射量，剂量当量，下面分别进行叙述。

（一）授予能

电离辐射在一定体积的介质内发生的所有能量沉积事件中沉积能量的总和称为授予能（ε），计算公式如下。

$$\varepsilon = R_{in} - R_{out} + \sum Q \quad \text{（公式 3-2-1）}$$

式中 R_{in} 和 R_{out} 是进入和离开该体积的辐射能量，也就是进入和离开该体积的所有带电和非带电粒子能量的总和（不包括静止能量）。$\sum Q$ 为在该体

积内发生的任何核转化中核和基本粒子的一切静止质量能量变化的总和（减少为正，增加为负）。授予能 ε 单位为 J。ε 是一个随机量，ε 的期望值 $\bar{\varepsilon}$ 是平均授予能，是非随机量。

（二）吸收剂量

吸收剂量（absorbed dose），符号为 D，等于 $d\bar{\varepsilon}$ 除以 dm 所得的商，即电离辐射给予质量为 dm 的介质的平均授予能。

$$D = \frac{d\bar{\varepsilon}}{dm} \quad \text{（公式 3-2-2）}$$

D 的单位为 $J \cdot kg^{-1}$；专用名为戈瑞（Gray），符号表示为 Gy，曾用单位为拉德（rad）。

单位时间内吸收剂量的增量，称吸收剂量率，单位为 $Gy \cdot s^{-1}$。

（三）比释动能

1. **比释动能（kinetic energy released in material, kerma）** 符号为 K，等于 dE_{tr} 除以 dm 所得的商，即不带电电离粒子在质量为 dm 的介质中释放的全部带电粒子的初始动能之和。计算公式如下。

$$K = \frac{dE_{tr}}{dm} \quad \text{（公式 3-2-3）}$$

K 的单位为 $J \cdot kg^{-1}$，专用名为戈瑞（Gy）。

比释动能用以衡量不带电电离粒子与物质相互作用时，表示在单位质量物质中转移给次级带电粒子初始动能总和。因此，与吸收剂量不同，比释动能只适用于间接致电离辐射，但适用于任何介质。在带电粒子平衡状态下，当轫致辐射可忽略不计时，比释动能与吸收剂量接近等值。

2. **比释动能率 $\dot{K}$** 是 dK 除以 dt 所得的商，其中 dK 是在时间间隔 dt 内比释动能的增量。比释动能率单位为 $J \cdot kg^{-1} \cdot s^{-1}$，也可用专名戈瑞（Gy）表示，单位为 $Gy \cdot s^{-1}$（$1Gy \cdot s^{-1} = 1J \cdot kg^{-1} \cdot s^{-1}$）。

$$\dot{K} = \frac{dK}{dt} \quad \text{（公式 3-2-4）}$$

对于指定的放射性核素，常用空气比释动能率常数 Γ_δ（是单位活度的指定放射性核素点源在空气中一米 1m 远处由能量大于 δ 的光子产生的比释动能率）。在 Γ_δ 给定的条件下（可以从表格中查到），距离放射源 r 的空气中某点产生比释动能率：

$$\dot{K} = \frac{A\Gamma_\delta}{r^2} \quad \text{（公式 3-2-5）}$$

（四）照射量

照射量（exposure），符号为 X，等于 dQ 除以 dm 所得的商。即 X（γ）辐射在质量为 dm 的空气中产

生的全部次级电子（正负电子）完全被空气阻止时，在空气中形成的同一种符号离子总电荷的绝对值（不包括因吸收次级电子发射的轫致辐射而产生的电离）dQ 与 dm 的比值，即：

$$X = \frac{dQ}{dm} \qquad （公式 3-2-6）$$

X 的单位为 C/kg，未定义专用名，曾用单位为伦琴（R）。

照射量是用来衡量 X(γ)辐射致空气电离程度的一个量，不能用于其他类型辐射（如中子或电子束等），也不能用于其他物质（如组织等）。根据照射量的定义，它不包括次级电子发生轫致辐射被吸收后产生的电离，只能适用于射线能量 10keV~3MeV 范围内的 X(γ)射线。

根据照射量的定义可知，dQ 等于光子在质量为 dm 的空气中碰撞转移能的平均值 dE_{tr} 与 $\left(\frac{e}{W}\right)$ 的乘积。

$$X = \frac{dE_{tr}}{dm}\left(\frac{e}{W}\right) \qquad （公式 3-2-7）$$

式中 $\left(\frac{e}{W}\right)$ 是次级电子在空气中碰撞损失单位能量时产生的电离电荷的平均值，其倒数等于产生一个离子对所需能量的电子伏数：即 $\frac{1}{\left(\frac{e}{W}\right)} = 33.85 J \cdot C^{-1}$。照射量 X 与比释动能 K 的关系：如果 X(γ)射线能量不是很高，次级电子产生的轫致辐射可忽略，则空气中某点的照射量就是 X(γ)辐射在该点空气中比释动能 K_{air} 的电离当量，即

$$X = \frac{e}{W}K_{air} \qquad （公式 3-2-8）$$

在实际测量中，为使用方便，照射量可不只限于空气介质，如常提到的在其他介质如水介质中的照射量。对此可以理解为，在水介质中某点处一小体积单元以空气替代后测得的照射量。

照射量仅对光子能量介于几千电子伏至几兆电子伏范围内的 X(γ)射线适用。照射量是长期使用的一个物理量，在辐射剂量学中普遍采用 SI 单位制以后，由电离电荷量到能量的换算很不方便，因此现在更多采用空气碰撞比释动能来取代照射量。

单位时间内照射量的增量，称为照射（量）率，单位为 $C \cdot kg^{-1} \cdot s^{-1}$（曾用单位 $R \cdot s^{-1}$）。

（五）电子平衡

电子平衡（或带电粒子平衡）是辐射剂量学的一个重要概念。设体积为 V 的介质受到 X(γ)射线的照射，通过相互作用，X(γ)光子在其中释出次级电子。如果进入一特定的小体积 ΔV 内的次级电子带入的能量，与离开这个小体积的次级电子所带走的能量相等，则这个小体积内的中心点存在电子平衡。电子平衡成立的条件是：①小体积 ΔV 周围的 X(γ)辐射场是均匀的，以使 ΔV 周围 X(γ)光子释出的电子注量率保持不变。这不仅要求 ΔV 周围的辐射强度和能谱不变，而且要求 ΔV 周围（图中虚线以内部分）的介质是均匀介质；②由小体积 ΔV 向各个方向伸展的距离 d，至少大于由初级辐射所产生的次级带电粒子的最大射程 R_{max}，即 $d \geq R_{max}$。在 $d \geq R_{max}$ 的区域内辐射的强度和能谱恒定不变。在实践过程中，对两种物质相邻的界面附近条件作适当的近似处理，以使在一定的精度范围内，可认为电子平衡成立。当 X(γ)射线能量较低［低于 Co-γ 射线能量（1.25MeV）］时，由于次级电子射程相对较短，X(γ)光子的衰减可以忽略，则在受照射的某些介质中，可认为近似存在电子平衡。在电子平衡条件下，可以认为吸收剂量与比释动能相同。

（六）照射量、吸收剂量、比释动能的关联和区别

下面将阐述照射量、吸收剂量和比释动能之间概念上的区别和数值间的关联。

间接致电离辐射在放射治疗中主要指 X(γ)辐射，即放射性核素产生的 γ 射线以及各类X射线治疗机和医用加速器产生的 X 射线。间接致电离辐射的能量转移和吸收，可分为两步，如图 3-2-1 所示。

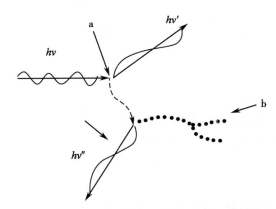

图 3-2-1　X(γ)在介质中发生能量转移示意图

首先，在（a）点入射光子 hv 将其部分或全部能量转移给介质而释放出次级电子，光子能量在（a）

点释放出次级电子的损失，即光子的能量转移，以比释动能来度量。其次，在(b)点获得光子转移能量的大部分次级电子再与介质原子中的电子作用，以使原子电离或激发的形式损失其能量，即被介质所吸收。最后，少数次级电子与介质原子的原子核作用，发生轫致辐射产生 X 射线。沿径迹(b)的损失，即光子的能量被介质所吸收，以吸收剂量来度量。图中 hv' 为在(a)点的散射光子，hv'' 为次级电子产生的轫致辐射。

因此，比释动能和吸收剂量在概念上是两个完全不同的物理量，前者是入射光子在作用点(a)处释放给次级电子的总动能，后者为次级电子沿其径迹(b)释放给介质的能量。只有当次级电子的射程很短，能量很低时，次级电子产生之后就将其获得的能量全部释放给作用点(a)的附近介质，介质作用点(a)处体积元内所吸收的射量即是吸收剂量，在数值上等于入射光子释放给介质的比释动能。

当入射的 X(γ)射线的能量很低时，X(γ)光子产生的次级电子的射程短、能量低，在低原子序数介质中，主要以使介质中原子电离或激发的能量转移形式损失能量，轫致辐射损失的能量极微。但当 X(γ)射线的能量较高时，因次级电子的射程变长、能量较高，次级电子要沿径迹(b)损失能量，加以轫致辐射损失份额的相对增多，只有在某些特定的条件下，介质内一点的吸收剂量才能在数值上与该点的比释动能近似相等。

对照射量、吸收剂量、比释动能的关联和区别可以阐述如下：①吸收剂量适用于任何电离辐射和任何介质，比释动能适用于间接致电离辐射和任何介质，照射量仅适用于能量在几千电子伏至几兆电子伏范围内的光子(X 和 γ 射线)和空气介质。②提及这几个辐射量时，均必须注意指明介质和所在位置。③照射量是根据次级电子对空气的电离能力来表征 X 或 γ 射线辐射场。严格按照定义测量照射量必须满足电子平衡条件(即进入与离开所考察体积元的次级电子的总能量及能谱分布均等同)。④非带电电离粒子与物质相互作用可分为两个步骤，首先非带电电离粒子在物质中产生带电电离粒子，带电电离粒子和物质作用，将能量授予物质。这两个步骤一般并不发生在同一地点。比释动能表示第一步骤的结果，而吸收剂量表示第二步骤的结果。比释动能和吸收剂量虽然有相同的量纲及单位，但概念完全不同。⑤如果在物质内部，确定比释动能的那点处存在着带电粒子平衡，并且轫致辐射损失可

以忽略不计，则该点处的比释动能与吸收剂量数值相等。⑥测得照射量 X 就可进一步推算出相应的吸收剂量 D。⑦比释动能和照射量所反映的都是非带电电离粒子与物质相互作用的结果。比释动能适用于任何的非带电电离粒子和任何物质，而照射量只适用于能量在几千电子伏至几兆电子伏范围内的光子(X 和 γ 射线)和空气介质。当 X 或 γ 射线与物质相互作用时，如果轫致辐射的损失和次级过程产生的带电粒子可以忽略不计，则照射量数值就等于空气中比释动能的电离当量。吸收剂量、比释动能及照射量之间的关系和区别见表 3-2-1。

表 3-2-1　吸收剂量、比释动能及照射量之间的关系和区别

辐射量	照射量 X	比释动能 K	吸收剂量 D
剂量学含义	表征 X(γ)辐射致空气电离程度的一个量	表征不带电电离粒子在单位质量物质中转移给次级带电粒子初始动能总和的一个量	表征单位质量受照物质中所吸收的平均辐射能量
适用介质	空气	任何介质	任何介质
适用辐射类型	X 射线、γ 射线	非带电粒子辐射	任何辐射

二、吸收剂量测量方法

用剂量计测量是确定吸收剂量的主要和常用方法。为了测定介质受电离辐射照射时某点的吸收剂量，可以在介质内设一个充气空腔。如果知道空腔内的带电粒子注量与空腔周围介质中的带电粒子注量之间的关系，就可以由空腔内的电离电荷来确定介质中的吸收剂量，这就是腔室理论。腔室理论是研究由腔室测得的信息确定介质中的吸收剂量、比释动能和照射量等剂量学的理论基础。

电离是辐射与物质相互作用最基本的过程。利用电离电荷测量剂量的方法称为电离法。把电离电荷不加放大地完全收集起来的器件叫电离室。电离室是进行吸收剂量测量的主要设备。本部分主要介绍电离室进行吸收剂量测量的原理、影响因素和应用。

(一)电离室吸收剂量测量原理

电离室是吸收剂量测量的常用工具，其形状是根据其用途和制造条件决定的。空腔电离室内部是充气空腔，中心有一个收集电极，还有必要的绝缘体和连接部件。用于测量组织和体膜中吸收剂量的电离室材料，必须选用组织等效材料；测定照射量或者空气中吸收剂量的电离室，则选用空气等效材

料。室壁的厚度必须以保证带电离子平衡为原则。

测量基本过程是通过测量电离辐射在与物质相互作用过程中产生的次级离子的电离电荷量，经过计算得到吸收剂量。

电离室基本原理参照图 3-2-2，由两个互相平行的电极组成，之间充满空气，图中所示虚线包括的范围，称为电离室灵敏体积。电离辐射在灵敏体积内与空气相互作用产生次级电子，这些电子在其运动径迹上使空气原子电离，产生正负离子对。在电场作用下，正负离子分别向两极漂移，在外接电路中形成电离电流。在电子平衡条件下，测量到的电离电荷，理论上应为次级电子所产生的全部电离电荷量。根据这一原理，可制成自由空气电离室。空气电离室一般为国家一级或二级计量标准实验室所配置，作为标准，主要用于对现场使用的电离室型剂量仪进行校准，并不适用于现场医院使用。

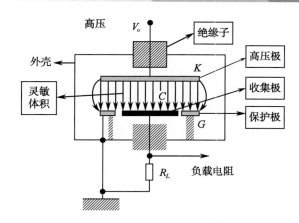

图 3-2-3　电离室基本结构示意图

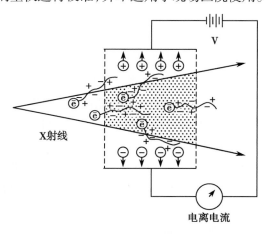

图 3-2-2　电离室工作原理示意图

（二）电离室的基本结构

电离室主要由两个相互平行的平板电极构成，极间相互绝缘并分别连接到电源高压的正负端，电极间充有空气。电离室的一个极板与电源高压的正端或负端相连；另一极板与静电计输入端相连（称为收集极）。电离室的灵敏体积是指由通过收集极边缘的电力线所包围的两电极间的区域。在灵敏体积外的电极称作保护极，其作用是使灵敏体积边缘处的电场保持均匀，同时使漏电流不经过测量回路，减少对被测信号的影响。在实际应用中，电离室的输出信号电流为弱电流，必须使用弱电流放大器（静电计）进行放大，此类静电计通常被称为剂量测量仪。静电计实质为一负反馈运算放大器。电离室的基本结构如图 3-2-3 所示。

1. 电离室的工作特性　为了保证电离室测量的精度，除定期（一般每年一次）将其和静电计送国

家标准实验室校准外，在实际使用时，必须了解电离室本身所具有的特性，注意掌握正确的使用方法和给予必要的修正。

（1）电离室的方向性：电离室的灵敏度会受电离辐射入射方向的影响。

（2）电离室的饱和特性：输出信号电流不再随工作电压改变而保持恒定，此时电离室工作在饱和区。电离室正常工作时应处在饱和区。

（3）电离室的杆效应：电离室的金属杆和绝缘体及电缆，在辐射场中会产生微弱的电离，叠加在电离室的信号电流中，影响电离室的灵敏度，这一效应称为杆效应（stem effect）。

（4）电离室的复合效应：电离室即使工作在饱和区，也存在正负离子复合效应（recombination effect）的影响。通常采用称为"双电压"的方法进行校正。

（5）电离室的极化效应：对给定的电离辐射，电离室收集的电离电荷会因收集极工作电压极性的改变而变化，这种变化现象称为极化效应（polarity effect）。

（6）环境因素对工作特性的影响：非密闭型电离室，电离室室腔中的空气密度随环境温度和气压变化而改变。现场使用时，必须给予校正。电离室工作环境中空气的相对湿度的影响一般比较小。如电离室校准时的相对湿度为 50%，若现场测量时的相对湿度在 20%~70% 范围内，不需要对电离室的灵敏度作相对湿度的校正。

如上所述，电离室及静电计有其固有的一些特性。为保证吸收剂量测量的精度，除对其正确使用外，在选择时也应该注意其相关的技术指标。

2. 电离室测量吸收剂量的原理　电离室可以用来测量电离辐射在空气中或在空气等效壁中产生的次级粒子的电离电荷。在空气中每产生一正负离

子对所消耗的电子动能，基本是一常数，即平均电离能为 33.97J/C。用电离室测量吸收剂量可分为两步：①首先测量由电离辐射产生的电离电荷；②利用空气的平均电离能计算并转换成电离辐射所沉积的能量，即吸收剂量。

由于电离室本身的特性，采用这种方法测量吸收剂量时，对不同能量的电离辐射，依据的基础和计算方法有所不同，下面分别给予介绍。

（1）中低能 X（γ）射线吸收剂量的测量：低于 2MV X 射线或钴-60 γ射线能量时，室壁厚度（或加平衡帽后）可达到电子平衡；介质中的吸收剂量可以用相同位置的照射量进行转换，如下式。

$$\frac{D_m}{D_a} = \frac{(\overline{\mu_{en}/\rho})_m}{(\overline{\mu_{en}/\rho})_a} \cdot \frac{\psi_m}{\psi_a} \quad （公式 3-2-10）$$

式中 ψ_a 为空气中某点的能注量，ψ_m 为相同位置以某种介质（如水）置换空气后的能注量。在电子平衡条件下，可按公式 3-2-10 分别计算空气中和介质中的吸收剂量。

在电子平衡条件下，将空气中的吸收剂量与照射量的转换关系式代入公式 3-2-10 可得公式 3-2-11。

$$D_m = X \cdot \frac{W}{e} \cdot \frac{(\overline{\mu_{en}/\rho})_m}{(\overline{\mu_{en}/\rho})_a} \cdot \frac{\psi_m}{\psi_a}$$

$$（公式 3-2-11）$$

（2）高能电离辐射吸收剂量的测量：用电离室测量照射量转换为吸收剂量的方法，前提条件是必须建立电子平衡，这只能在 X（γ）射线的能量不高于 2MV X 射线或钴-60 γ射线的能量时才能达到。另外，照射量的定义仅适用于 X（γ）光子辐射，不能用于其他类型的电离辐射，如电子和中子等。

高能电离辐射不满足电子平衡条件。布拉格-戈瑞空腔理论认为，电离辐射在介质中的沉积能量即介质吸收剂量，可通过测量其置放在介质中的小空腔内的电离电荷量转换得到。设在一均匀介质中有一空气腔，如图 3-2-4 所示。

电离辐射如 X（γ）射线，其在介质中产生的次级电子穿过空腔时会在其中产生电离。假定气腔的直径远远小于次级电子的最大射程，即空腔的引入不影响次级电子的注量及能谱分布；空腔周围的邻近介质中 X（γ）射线的辐射场是均匀的，即空腔的引入并不改变次级电子的分布，则介质所吸收的电离辐射的能量 E_m 与空腔中所产生的电离量 J_a 应有如下关系。

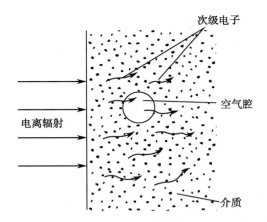

图 3-2-4 布拉格-戈瑞空腔理论示意图

$$E_m = J_a \cdot \frac{W}{e} \cdot \frac{(\overline{S}/\rho)_m}{(\overline{\overline{S}}/\rho)_a} \quad （公式 3-2-12）$$

式中 $\frac{W}{e}$ 为电子的平均电离能，$\frac{(\overline{S}/\rho)_m}{(\overline{\overline{S}}/\rho)_a}$ 为介质与空气的平均质量阻止本领率之比。上式即为布拉格-戈瑞关系式。

（3）总结：根据低能 X（γ）射线和高能电离辐射（包括电子射线等）的测量原理进行吸收剂量测量时，需注意以下几点：①中低能 X（γ）射线吸收剂量测量，首先测量照射量，电离室壁材料不仅要达到空气等效，而且室壁厚要满足电子平衡条件；②高能电离辐射吸收剂量测量用布拉格-戈瑞空腔理论测量吸收剂量时，不需要电子平衡条件，因为根据空腔电离理论，气腔中产生的电离电荷量只和介质中实际吸收的能量有关；③对中低能 X（γ）射线测量时，只要电离室壁材料和空气等效，对空腔的大小没有特别的限制；④用空腔理论测量高能电离辐射的吸收剂量时，空腔应足够小，一般要小于次级电子的最大射程，但应该避免过小以致由次级电离产生的电子大量跑出气腔，而使布拉格-戈瑞关系式失效。

三、辐射能量的确定

辐射能量通常用电离辐射质（radiation quality）来表示，就是电离辐射穿射物质的本领。放射治疗常用的电离辐射是 X（γ）射线和高能电子束。下面主要介绍 X（γ）射线和高能电子束射线质的确定方法。

（一）X（γ）射线质的确定

放射治疗中所用的 X（γ）射线分为中低能和高能 X 射线，以及某些放射性核素发射的 γ射线，其射线质的确定方法不尽相同，需分别给予叙述。

1. 中低能 X 射线 中低能 X 射线质,可通过 X 射线光子束贯穿某种介质时的减弱程度来定义,通常用半值层(half value layer,HVL)来表示。

X(γ)光子穿过吸收体时,与吸收体相互作用被部分吸收和散射,遵循指数衰减定律。半值层(HVL)定义为使入射 X(γ)射线光子的强度或注量率减低一半时所需要的某种材料吸收体的厚度,它与线性吸收(线性衰减)系数的关系为:$\mu \cdot HVL = 0.693$。线性吸收系数 μ 依赖射线质和吸收体的材料,所以用某种材料的半值层就可以表示射线穿射介质的本领,即可用它表示 X(γ)射线的射线质。

临床剂量学中,半值层通常按 X 射线机管电压的大小和使用的滤过板,分别用铝(Al)或铜(Cu)材料的厚度来表示,如 2mm Al,0.5mm Cu 等。半值层相同的射线质,其 X 射线的能谱也会不同,百分深度剂量分布也可能不同。因此,中低能 X 射线质除用半值层表示外,还应给出管电压数,或同质性系数(homogeneity coefficient),它定义为第 1 和第 2 半值层的比值。

2. 放射性核素产生的 γ 射线 γ 射线由放射性核素特定能级衰变而来,因此能量是固定的,钴-60 衰变过程中会释放两种射线,其能量为 1.17MeV 和 1.33MeV,且概率相同,平均能量为 1.25MeV。对能谱较为复杂的放射性核素,需对不同能量的射线的衰变概率加权取平均。一般用其核素名和辐射类型表示,如钴-60 γ 射线、铯-137 γ 射线等。

3. 高能 X 射线 高能 X 射线的射线质原则上也可以用半值层来表示,但是因高能 X 射线的穿透力较强,线性衰减系数随射线质的变化幅度比较小,因此高能 X 射线的射线质通常用电子的标称加速电位(nominal acceleration potential)表示,单位为百万伏或兆伏(MV)。

电子的标称加速电位应该等于电子击靶前的电子束能量,但因电子束击靶前的能量不易测量,因此也经常用辐射质指数(radiation quality index)表示。

定义方法有两种(图 3-2-5):①保持源到探测器的距离(SDD)等于源-轴距(SAD),用水体模中 20cm 处与 10cm 处的组织体模比 TPR 的比值表示;②保持源到水体模表面的距离(SSD)等于源-轴距(SAD),用水体模中 20cm 处与 10cm 处的百分深度剂量(PDD)的比值表示。

(二)高能电子束射线质的确定

电子束是带电粒子,它的能谱随着射线束在穿越介质的路径中连续变化。加速器产生的高能电子束,在电子引出窗以前,能谱相对较窄,基本可认为是单能。电子束引出后,经过散射箔、监测电离室、空气等介质,并经准直器限束到达模体(或患者)表面和进入模体后,能谱逐渐变宽。因此,对于高能电子束,首要关心模体表面和水中特定深度处的能量的定义和表示方法。

1. 模体表面的平均能量 高能电子束模体表面的平均能量 $\overline{E_0}$,是表示电子束穿射介质的能力和确定模体中不同深度处电子束平均能量的一个重要参数。确定方法:由高能电子束在水中的百分深度剂量曲线半峰值剂量深度 R_{50}(单位:cm)来确定。其关系式为如下。

$$\overline{E_0} = 2.33 R_{50} \qquad (公式 3-2-13)$$

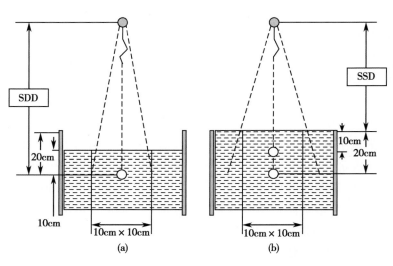

图 3-2-5 辐射质指数测量示意图

式中系数的单位是 MeV·cm^{-1}，它是利用蒙特卡罗法模拟高能电子束百分深度剂量而得来的。定义 50% 剂量深度为 $R_{50,d}$，角标 d 表示吸收剂量曲线得出的数值。要求固定源（即靶位置）到电离室的距离，然后测量其百分深度剂量或深度电离量。进行测量时首先得到的是深度电离量，转换后才能得到百分深度剂量值。也可以定义 50% 深度电离量深度为 $R_{50,i}$，角标 i 表示由深度电离曲线得出其数值。

若 $R_{50,d}$ 或 $R_{50,i}$ 由固定源到模体表面距离来测定，平均能量为：

$$\overline{E_0} = 0.656 + 2.059 R_{50,d} + 0.022 (R_{50,d})^2$$
（公式 3-2-14）

$$或：\overline{E_0} = 0.818 + 1.35 R_{50,i} + 0.040 (R_{50,i})^2$$
（公式 3-2-15）

为克服射野的影响，测量时应采用较大的射野，一般为 15cm × 15cm 或者更大，特别对大于 15MeV 的高能电子束更应如此。

2. 模体表面的最大可几能量　模体表面的最大可几能量 $E_{P,0}$ 是一个常用的参数，由电子在水中的射程 R_p 确定。电子射程 R_p 定义为水中百分深度剂量或深度电离曲线下降部分梯度最大点的切线，与韧致辐射部分外推延长线交点处的深度（单位：cm）。百分深度剂量或深度电离曲线的测量应注意源（靶位置）到模体表面距离为 100cm，采用较大射野。

$$E_{P,0} = C_1 + C_2 R_p + C_3 R_p^2 \quad （公式 3-2-16）$$

式中系数分别为 C_1=0.22MeV，C_2=1.98MeV·cm^{-1} 和 C_3=0.002 5MeV·cm^{-2}。该值根据测量和蒙特卡罗法计算得出，在 1~50MeV 能量范围内，误差为 2%。

3. 不同深度处的平均能量　随模体深度的增加，电子束能量发生变化。在深度 z 处的电子束的平均能量 $\overline{E_z}$，可近似用其表面平均能量 $\overline{E_0}$ 和射程 R_p 来表示。

$$\overline{E_z} = \overline{E_0}(1 - z/R_p) \quad （公式 3-2-17）$$

该式仅对较低能量的电子束（E_0<10MeV）或较高电子能量时较小深度处成立。

电离辐射与受照物质相互作用的物理量度十分重要，这是肿瘤放射治疗学、放射防护学和放射损伤防治必不可少的重要基础。ICRU 专门研究并提出关于电离辐射量与单位，以及有关电离辐射量的测量和应用方面的技术报告。本节主要根据 ICRU 相关报告，重点介绍了与放射治疗和放射防护有关的辐射量及其单位。

第三节　高能 X 线剂量学

一、模体的概念

由于人体组织构成复杂，以及传感器的尺寸限制，难以在人体内直接进行测量 X 射线、电子束及其他重粒子能量沉积。因此，必须使用人体组织的替代材料（tissue substitutes）构成的模型代替人体进行研究，该模型简称模体（phantom）。

（一）组织替代材料

ICRU 第 44 号报告中建议使用组织替代材料一词，其定义是"模拟人体组织与射线相互作用的材料"。被替代组织的物理化学组成以及对射线吸收和散射特点是目前选择组织替代材料的主要依据。人体组织构成复杂，具有多种物理性质，完全匹配的理想替代材料难以找到。因此多使用一种材料替代人体组织，其主要成分与射线相互作用的特点与人体组织相似。若某种材料与被替代组织对 X（γ）射线的总线性（总质量）衰减系数完全相同，则等厚度的该种材料和被替代组织将使 X（γ）射线以相同程度衰减，此时定义该材料为被替代组织的 X（γ）射线替代材料。在不同 X（γ）射线能量段，射线与组织间的相互作用形式不完全相同，材料的原子序数和电子密度对替代性能有显著影响。

组织替代材料的质量密度还应与被替代组织相似，以保证在相同体积时质量相等。人体软组织中含有大量的水，软组织和肌肉对 X（γ）射线、电子束的散射和吸收与水几乎相同，因此水是最容易得到的、最高效的组织替代材料。但是水作为替代材料的缺点也十分明显，使用电离室探头时，必须采取防水措施以防止测量受干扰。

（二）模体

模体由组织替代材料组成，目的是了解射线与人体组织或器官的相互作用过程，模拟射线在组织或器官中的散射与吸收。ICRU 第 23 号，第 24 号，第 30 号报告中对各种模体作如下分类与定义。

1. 标准模体（standard phantom）　长、宽、高分别为 30cm 的立方体水模体，用于 X（γ）射线、电子束、中子束吸收剂量的测定与比对。用于低能电子束的水模体，其高度可以低一些，但其最低高度应大于等于 5cm。

2. 均匀模体（homogeneous phantom） 用固态或干水组织替代材料加工成的片形方块，构成边长为 30cm 或 25cm 的立方体，代替标准水模体作吸收剂量和能量的常规检查。

3. 人体模体（human body phantom） 人体模体分均匀型和非均匀型，前者用均匀的固态组织替代材料加工成，类似标准人体外形或组织器官外形的模体；后者用人体各种组织（包括骨、肺、气腔等）的相应的组织替代材料加工而成，类似标准人体外形或组织器官外形的模体。

4. 组织填充模体（bolus phantom） 用组织替代材料制成的组织补偿模体，直接贴于射野入射侧的患者皮肤上，用于改变患者皮肤不规则轮廓对体内靶区或重要器官剂量分布的影响，提供附加的对线束的散射、建成或衰减。

（三）剂量准确性要求

组织替代材料模体在实际使用中，对测量精度有较高的要求，对吸收剂量的测量误差不能超过标准水模体测量值的 1%。若超过 1%，则应改用较好的材料，或用下述方法进行修正。X(γ)射线的校正系数 $C_F = e^{\bar{\mu}(d-d^n)}$，其中 d 为替代材料的厚度，d^n 为等效水厚，$\bar{\mu}$ 为替代材料的射线的有效线性衰减系数。

二、剂量学常用概念及定义

（一）照射野及有关名词定义

1. 放射源 在没有特别说明的情况下一般规定为放射源前表面的中心，或产生辐射的靶面中心。

2. 射野中心轴 射线束的中心对称轴线。临床上一般用放射源 S 穿过放射野中心的连线作为射野中心轴。

3. 照射野 射线束经准直器后垂直通过模体的范围，用模体表面的截面大小表示照射野的面积。临床剂量学中规定模体内 50% 同等剂量曲线的延长线交于模体表面的区域定义为照射野的大小。

4. 物理半影 射线束在模体或人体内形成的照射野边缘，随着与射线中心轴距离的增大，吸收剂量发生急剧变化，这种变化的区域称为物理半影，规定为在某一深度处，80% 与 20% 等剂量曲线或 90% 与 10% 等剂量曲线之间的范围。

5. 参考点 规定模体表面下射野中心轴上某一点作为剂量计算或测量参考的点，表面到参考点的深度记为 d_0。对高能 X 射线或 γ 射线参考点取在

模体表面下射野中心轴上最大剂量点位置（$d_0 = d_m$），该位置随能量变化并由能量确定。

6. 校准点 在射野中心轴上指定的用于校准的测量点。模体表面到校准点深度记为 d_c。

7. 机器等中心点 机架的旋转中心轴、准直器的旋转中心轴及治疗床的旋转中心轴在空间的交点。

8. 源-皮距（SSD） 放射源到模体表面照射野中心的距离。

9. 源瘤距（STD） 放射源沿射野中心轴到肿瘤内所考虑点的距离。

10. 源-轴距（SAD） 放射源到机架旋转轴或机器等中心的距离。

（二）百分深度剂量

如图 3-3-1 所示，百分深度剂量（PDD）定义为射野中心轴上某一深度 d 处的吸收剂量率 $\dot{D}_d$ 与参考点深度 d_0 处剂量率 $\dot{D}_{d_0}$ 的百分比。

$$PDD = \frac{\dot{D}_d}{\dot{D}_{d_0}} \times 100\% \qquad （公式 3-3-1）$$

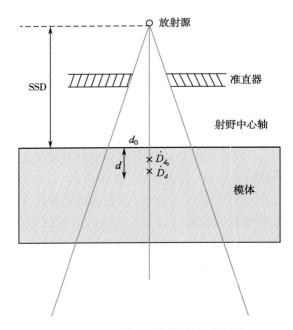

图 3-3-1　百分深度剂量定义示意图

最大剂量点深度 d_m 随射线能量增加而增加：对 6MV X 射线，最大剂量点在 1.5cm 深度处；对 8MV X 射线，最大剂量点为 2cm 深度处；对半值层为 1~2mm Cu 的大射野低能 X 射线，最大剂量点为略在表面下深度处，而低能 X 射线的参考点在表面，故最大吸收剂量点处的百分深度剂量大于 100%。

1. 电子建成效应 高能 X(γ)射线与人体或模

体相互作用时,在体表或皮下组织中产生高能次级电子;高能次级电子穿射一定深度的组织直至其能量耗尽后才停止;高能次级电子导致的吸收剂量随组织深度增加而增加,并在次级电子最大射程附近达到最大;高能 X（γ）射线的强度随组织深度增加而按指数和平方反比定律减少,产生的高能次级电子数随深度增加而减少,其总效果,在一定深度（建成区深度）以内,总吸收剂量随深度的增加而增加,直至最大剂量深度处之后开始降低。这种效应称为建成效应。

2. 影响百分深度剂量的因素

（1）射线能量对百分深度剂量的影响:从模体表面开始到一定深度范围内,百分深度剂量随深度增加而增大,且在达到最大值后,按照指数规律衰减。图 3-3-2 所示为各种能量 X（γ）射线的百分深度剂量曲线。射线能量越高,其穿透能力越强,同一深度处的百分深度剂量值就越大。

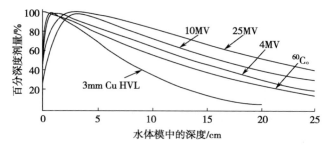

图 3-3-2　不同射线能量的百分深度剂量曲线

（2）射野面积和形状对百分深度剂量的影响:射野面积很小时,散射很少,表面下某一点的剂量 D_d 基本上是原射线造成的;当照射野面积增大时,散射线增多,D_d 随之增加。开始时,随面积增加快,之后变慢。百分深度剂量随射野面积改变的程度决定于射线的能量。低能时（如 220kV X 射线）,由于向各方向的散射线几乎同等,所以百分深度剂量随射野面积改变较大。高能时,由于散射线主要向前,所以百分深度剂量随射野面积改变较小。对 22MV、32MV 高能 X 射线,百分深度剂量几乎不随射野面积而变化。

临床上经常使用矩形野和不规则形野,对这些野的百分深度剂量无法列表表示,需要对方形野进行等效变换。等效射野的含义是:如果使用的矩形或不规则形射野在其射野中心轴上的百分深度剂量与某一方形野相同时,该方形野被称为所使用的矩形或不规则形射野的等效射野。最精确的计算方法应采用原射线和散射线剂量分别计算,但临床上经

常使用简便的面积/周长比法。如果使用的矩形野和某一方形野的面积/周长比值相同,则认为这两种射野等效,即射野中心轴上百分深度剂量相同。设矩形野的长、宽边分别为 a, b;方形野边长为 s,根据面积/周长比相同的方法有:

$$\frac{A}{p} = \left[\frac{a \times b}{2(a+b)}\right]_{矩形} = \left[\frac{s}{4}\right]_{方形}$$

故　　　　$$s = \frac{2ab}{a+b} \qquad （公式 3-3-2）$$

面积/周长比法虽然没有很好的物理基础,只不过是一个经验公式,但在临床上得到广泛的应用。对半径为 r 的圆形野,只要其面积与某一方形野的近似相同,就可认为等效,即

$$s = 1.8r \qquad （公式 3-3-3）$$

（3）源-皮距对百分深度剂量的影响:如图 3-3-3 所示,源 S_1、S_2 照射皮肤上的 P_1、P_2 点,在最大剂量深度 d_m 处的面积均为 A_0,皮肤下某一深度 d 处,面积为 A_1, A_2。根据百分深度剂量特性和距离平方反比定律,Q_1 点百分深度剂量计算如下。

$$PDD(d_1, r_1, A_0) = 100\% \cdot \left(\frac{A_0}{A_1}\right) \cdot e^{-\mu(d-d_m)} \cdot K_s$$

$$= 100\% \times \left(\frac{r_1 + d_m}{r_1 + d}\right)^2 e^{-\mu(d-d_m)} \cdot K_s$$

（公式 3-3-4）

式中 $e^{-\mu(d-d_m)}$ 为指数衰减定律引起的原射线的衰减;K_s 为射野面积即散射线的影响。对相同面积的射野,若 $r_2 > r_1$,则 $d/r_1 > d/r_2$,说明 r 变短时,d/r 值变大,根据上式计算的百分深度剂量随深度变化较快,所以短距离治疗机的百分深度剂量较小,远距离治疗机的百分深度剂量较高。

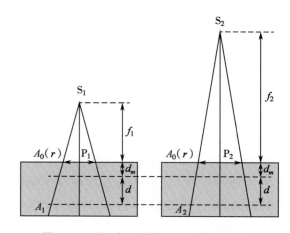

图 3-3-3　源-皮距对百分深度剂量的影响

同样,可求得 Q_2 点百分深度剂量

$$100\% \times \left(\frac{r_2 + d_m}{r_2 + d}\right)^2 e^{-\mu(d-d_m)} \cdot K_s$$

两式相比，则得源-皮距从 r_1 增加到 r_2 时，两种源-皮距下的 PDD 的比值。

$$\frac{\text{PDD}(d_1, r_2, A_0)}{\text{PDD}(d_1, r_1, A_0)} = \left(\frac{r_2 + d_m}{r_2 + d}\right)^2 \times \left(\frac{r_1 + d_m}{r_1 + d}\right)^2$$

两个百分深度剂量之比，称为 F 因子。在 d_m 处射野面积相同，但由于源-皮距不同，较短源-皮距的深度 d 处的射野比较长源-皮距的深度 d 处的射野要大，散射条件不同，因此百分深度剂量随源-皮距增加的程度始终小于 F。对低能 X 射线，一般用 $\frac{F+1}{2}$ 因子代替 F，可近似将一种源-皮距的百分深度剂量换算为另一种源-皮距的百分深度剂量。

（三）组织空气比

当照射野的面积和源皮距固定，照射野中心轴上任何一点的剂量都可以通过百分深度剂量法求得。但是旋转治疗中的问题比较复杂，此时只有放射源到肿瘤中心（旋转中心）的距离即源瘤距（STD）以及在肿瘤中心水平的面积 A_0 是固定的（图 3-3-4）。随着机器的转动，源-皮距、入射野面积 A 及皮肤剂量不断改变，因此很难用计算固定野肿瘤剂量的办法来计算旋转治疗的剂量。然而，利用组织空气比概念可很容易地计算出旋转中轴的剂量，因为组织空气比不依赖 SSD。组织空气比（tissue air ratio, TAR）的公式如下。

$$\text{TAR} = \frac{D_d}{D_{f_s}} \qquad （公式 3-3-5）$$

式中 D_d 为肿瘤中心（旋转中心）处小体积软组织中的吸收剂量率；D_{f_s} 为同一空间位置空气中一小体积软组织内的吸收剂量率。上式定义的组织空气比，在高能射线实际测量中会遇到困难。故公式 3-3-5 式无法使用，但可以使用组织最大剂量比（TMR）代替。

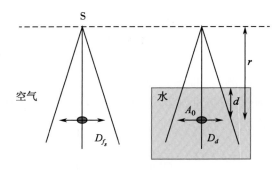

图 3-3-4　组织空气比

组织空气比的一个重要物理性质是其值的大小与源-皮距无关，因此组织空气比可以理解为无限源-皮距处的百分深度剂量。对临床上常用的源-皮距，由百分深度剂量换算到组织空气比时引起的误差不超过 2%。组织空气比（TAR）随射线能量、组织深度和射野大小的变化非常类似于百分深度剂量。对高能 X（γ）射线，组织空气比从表面开始先随组织深度增加而增加，达到最大值后，随深度增加而减少。窄束或零野照射时，由于没有散射线，在最大剂量深度 d_m 以后，组织空气比近似随深度增加呈指数衰减。

$$\text{TAR}(d, 0) = e^{-\bar{\mu}(d-d_m)} \qquad （公式 3-3-6）$$

式中 $\bar{\mu}$ 为给定模体材料和射线能量的窄束的平均线性衰减系数。随着射野增大，由于散射线的贡献，其组织空气比随深度的变化较为复杂。

（四）峰值散射因子和反向散射因子

峰值散射因子（peak scattering factor, PSF）定义为射野中心轴上最大剂量深度处的组织空气比。

$$\text{PSF} = \text{TAR}(d_0, f_{d_0}) \qquad （公式 3-3-7a）$$

$$或\ \text{PSF} = \frac{D_{d_0}(r, f)}{D_{f_s}(r, f)} \qquad （公式 3-3-7b）$$

式中 f_{d_0} 为深度 d_0 处的射野大小；D_{d_0}, D_{f_s} 分别为射野中心轴上最大剂量深度处模体内和空气中的吸收剂量率。PSF 值始终大于 1.000。峰值散射随能量的变化是一个复杂的函数关系。对低能 X 射线，由于 $d_0 \approx 0$，此时 PSF 为反向散射因子（back scattering factor, BSF），此时向前散射和向后散射相等，而直角散射为它的一半。低能时散射光子的能量很低，不能穿透较大的距离。因此低能时虽然散射线强度很大，但散射贡献的体积却很小，其结果使低能有较小的百分反向散射。随着能量的增加，有较多的散射光子向前散射，减小了散射强度，但由于穿透力增加，散射贡献的体积增大，结果造成有较大的百分反向散射。能量更高时，由于散射光子主要向前散射，百分散射减小。在中能、大射野的条件下，BSF 可达 1.5。

（五）散射-空气比

散射-空气比（scattering air ratio, SAR）定义为模体内某一点的散射剂量率与该点空气中吸收剂量率之比。与组织空气比的性质类似，散射-空气比与源-皮距无关，只受射线能量、组织深度和射野大小的影响。

因为模体内某一点的散射剂量等于该点的总吸收剂量与原射线剂量之差，因此某射野 f，在深度

d 处的散射-空气比在数值上等于该射野在同一深度处的组织空气比减去零野的组织空气比。

$$SAR(d,f_d)=TAR(d,f_d)-TAR(d,0)$$

（公式 3-3-8）

式中 $TAR(d,0)$ 为零野的组织空气比。零野的物理意义是没有散射线，因此，$TAR(d,0)$ 表示了射野的原射线的剂量。

根据上述定义，模体内射野中心轴上任意一点的剂量计算公式如下。

$$D(d,f_d)=D_p(d,0)+D_s(d,f_d)$$ （公式 3-3-9）

式中 $D_p(d,0)$ 代表原射线的剂量，$D_s(d,f_d)$ 代表散射线的剂量，它们表示公式如下。

$$D_p(d,0)=D_{ma}\cdot TAR(d,0)$$ （公式 3-3-10a）

$$D_s(d,f_d)=D_{ma}\cdot \sum_i SAR(d,r_i)\frac{\Delta\theta_i}{2\pi}$$

（公式 3-3-10b）

式中 D_{ma} 为计算点处空气中的吸收剂量，$\sum_i SAR(d,r_i)\frac{\Delta\theta_i}{2\pi}$ 为计算点深度处射野的平均散射-空气比。

$$\overline{SAR}(d,f_d)=\sum_i SAR(d,r_i)\frac{\Delta\theta_i}{2\pi}$$

（公式 3-3-11）

$SAR(d,r_i)$ 表示深度 d 处，半径为 r_i 的第 i 个小扇形的散射-空气比；$\Delta\theta_i$ 为半径 r_i 的圆形野小扇形的张角。公式 3-3-11 求和称为 Clarkson 方法。此方法适合于包括方形野、矩形野、圆形野及其他任何形状的不规则野的剂量计算，特别是散射线剂量的计算。根据这个原理，可以由已知的（或测量的）方形野的组织空气比推算出它的等效圆形野的半径和散射-空气比。

$$\overline{SAR}(d,r)=\overline{SAR}(d,FSZ_{SXS})$$ （公式 3-3-12）

对射野中心轴外任意点 P，将公式 3-3-10a 改为下式，其他公式均不变。

$$D_p(x,y,d)=D_{ma}\cdot TAR(d,0)\cdot POAR(x,y,d)$$

（公式 3-3-13）

式中 D_{ma} 为空气中点 $(0,0,d)$ 的吸收剂量；$TAR(d,0)$ 为零野深度 d 处的组织空气比；$POAR(x,y,d)$ 为模体中计算点深度 d 处的原射线的离轴比，其值依赖均整器、源大小、准直器设计等。

（六）组织-模体比和组织最大剂量比

模体内射野中心轴上剂量计算可以通过百分深度剂量法和组织空气比法。百分深度剂量随源-皮距变化，因此用于等中心旋转照射时剂量计算较为复杂。与百分深度剂量法相比，组织空气比法不依赖源-皮距，但组织空气比法需要测量出空气中计算点处的吸收剂量。但高能射线在测量电离室的建成套的体积加大，无法建立电子平衡，吸收剂量并不准确。为解决上述缺点，Holt 在 Karzmarks 的基础上提出组织最大剂量比（TMR）概念。

1. 原射线和散射线　模体中任意一点的剂量为原射线和散射线剂量贡献之和。原射线是指从放射源（或 X 射线靶）射出的原始 X(γ)光子，它在空间或模体中任意一点的注量遵从平方反比定律和指数吸收定律。散射线包括：①原射线与准直器系统（一级准直器、均整器、治疗准直器、射线挡块等）相互作用产生的散射线光子；②原射线以及穿过治疗准直器和射野挡块后的漏射线光子与模体相互作用后产生的散射线。源于一级准直器、均整器、治疗准直器（包括射野挡块）的散射线的射线质比较硬，穿透力比较强，对输出剂量的影响类似于原射线的影响，故一般将这种散射线归属于始发于放射源（或 X 射线靶）的原射线的范围，称为有效原射线，由它们产生的剂量之和称为有效原射线剂量。这样规定以后，模体中射野内任意一点的原射线剂量可理解为模体散射为零时的该射野的百分深度剂量。

2. 射野输出因子和模体散射因子　由于有效原射线中的原射线和准直器系统的散射线的影响，射野输出剂量（照射量率或吸收剂量率）随射野增大而增加，描述这种变化关系的叫射野输出因子（OUF）。它定义为射野在空气中的输出剂量率与参考射野（一般为 $10cm\times10cm$）在空气中的输出剂量率之比。此处定义的射野输出因子（OUF）就是准直器散射因子 S_c。

根据射野输出因子或准直器散射因子 S_c 的定义，则有：

$$S_c(f)=\frac{P_{有效}(f)}{P_{有效}(f_0)}$$ （公式 3-3-14）

模体散射校正因子 S_p 定义为射野在模体内参考点（一般在最大剂量点）深度处的剂量率与准直器开口不变时参考射野（$10cm\times10cm$）在同一深度处剂量率之比（图 3-3-5）。根据定义，S_p 原则上可按图示方法测量，即保持准直器开口相同时，改变模体的散射范围，但实际上做起来相当困难，需要根据下式进行计算。

$$S_p(FSZ)=\frac{S_{c,p}}{OUF}=\frac{S_{c,p}}{S_c}$$ （公式 3-3-15）

式中 $S_{c,p}$ 为准直器和模体的散射线造成的总散射校正因子,定义为射野在模体中的输出剂量率与参考射野(10cm×10cm)在模体中的输出剂量率之比。

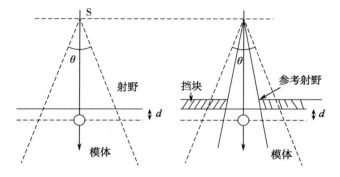

图 3-3-5 模体散射校正因子示意图

上述 OUF(S_c)和 S_p(通过 $S_{c,p}$)的测量只用于方形野。矩形野的 OUF(S_c)和 S_p 是使用公式 3-3-9 转换的边长为 s 的相应方形野的 S_c 和 S_p 值。

3. 组织-模体比 组织-模体比(TPR)定义为模体中射野中心轴上任意一点的剂量率与空间同一点模体中射野中心轴上参考深度(t_0)处同一射野的剂量率之比(图3-3-6)。

$$TPR(d,f) = \frac{D_d(r,f)}{D_{d_r}(r,f)} \quad (公式3-3-16)$$

式中 D_d 为模体中射野中心轴上深度 d 处的剂量率;D_{d_r} 为空间同一位置参考深度处的剂量率;参考深度 t_0 通常取 5cm 或 10cm。

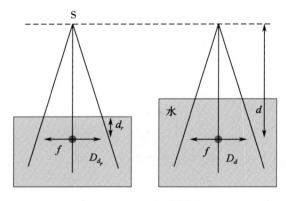

图 3-3-6 组织-模体比

相应的散射线部分定义为散射模体剂量比(SPR)。由于 TPR、SPR 的定义形式与前述的 TAR、SAR 类似,所以性质也相似。

TPR 中深度 t_0 原则上取最大剂量点深度 d_m 及 d_m 以后任何深度都可以,但最好要与临床剂量学中常用的参考深度 d_0 相同,便于各种量之间的换算。

4. 组织最大比 组织-模体比中 $d_0=d_m$ 时,TPR 变为 TMR。

$$TMR(d,f) = TPR(d,f)_{d_0=d_m} = \frac{D_d(r,f)}{D_{d_m}(r,f)}$$
$$(公式3-3-17a)$$

$$TMR(d,f) = \frac{D_d(r,f)}{D_{d_0}(r,f)} = \frac{D_d(r,f)}{D_{f_s}(r,f)} \times \frac{D_{f_s}(r,f)}{D_{d_0}(r,f)}$$

$$= \frac{TAR}{PSF} \quad (公式3-3-17b)$$

公式 3-3-17 中 D_d 的意义同公式 3-3-16 中 D_d,D_m 为空间同一位置最大剂量点深度处的剂量率。由公式 3-3-16 式、公式 3-3-17 可以看出,TMR 是 TPR 的一个特殊情况。对相同 X(γ)射线的能量,因为 d_m 通常随射野增大而减小,随源-皮距增加而加大,故 d_m 应取最小射野和最长源-皮距时的值。

5. 散射最大剂量比 散射最大剂量比(SMR)定义为模体中射野中心轴上任意一点的散射线剂量率与空间同一点模体中射野中心轴上最大剂量点处有效原射线剂量率之比,并由下式计算。

$$SMR(d,f) = TMR(d,f)\left\{\frac{S_p(f)}{S_p(0)}\right\} - TMR(d,0)$$
$$(公式3-3-18)$$

在最大剂量点处 TMR 值等于 1,SMR 在该点的值为:

$$SMR(d_m,f_m) = \frac{S_p(f_m)}{S_p(0)} - 1$$

(七)不规则射野

方形野、矩形野和圆形野称为规则野,规则野之外的其他任何形状射野,称之为不规则射野。在治疗过程中为保护危及器官,往往根据病变部位的形状添加挡块从而形成不规则射野。射野挡块的厚度一般为 5 个半值层,可有效地将原射线剂量降低至 3% 左右。

挡块对规则射野的剂量分布的影响有:①由于射线通过挡块时产生漏射线和散射线,导致规则野原射线或有效原射线的剂量分布发生变化;②模体内散射线范围和散射条件发生变化。由于现在多用多叶准直器形成不规则射野,射线通过挡块产生的漏射线和散射线可以利用其穿射因子对原射线的离轴比因子进行修正。模体内散射线可以通过模体散射校正因子修正。

挡块的穿射因子,定义为加挡块和不加挡块时,挡块下射野内某一点剂量率之比。

（八）楔形野

临床上有时需要在射线束的途径上加特殊滤过器或吸收挡块以满足治疗需要。楔形滤过板是最常见的一种滤过器，也称楔形板，常用来对线束进行修整，获得特定形状的剂量分布。射线经过楔形板后等剂量分布通常呈楔形。楔形板通常由高密度材料如铜或铅做成。如图3-3-7所示，σ 为楔形板的楔角，不等于下文中楔形角 α，其与楔形角呈比例关系。W 为楔形板的宽度，L 为楔形板的板长。楔形板连同固定托架通常放在准直器上侧近源位置或准直器下侧远源位置。当放置在准直器下侧时，必须保证楔形板离开皮肤表面15cm以上，以避免增加皮肤剂量。

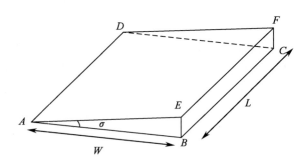

图 3-3-7　楔形板示意图

1. 楔形野等剂量分布与楔形角按 ICRU 规定，楔形板对平野剂量分布的修正作用，以楔形角 α 表示（图3-3-8），并且楔形角应定义在某一参考深度处。当具有一定能量的 X 射线入射人体后，随着深度的增加，射线的能量因散射线越来越多而逐渐减

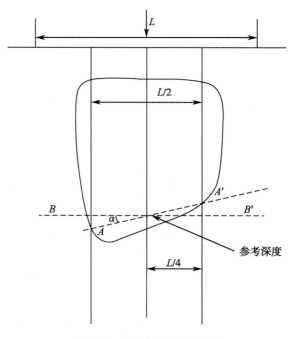

图 3-3-8　楔形角定义示意图

低，因此楔形野的等剂量曲线不平行。即楔形角随深度增加越来越小。且入射能量越低，楔形角随深度变化越大，能量越高，楔形角随深度变化越小。

楔形角在临床上具有一定的使用意义，但应当选取适当的深度作为参考深度。ICRU 第 24 号报告中建议用 10cm 作为楔形角定义深度，如图3-3-8所示，在 10cm 深度处的一条等剂量曲线与 1/2 射野宽的交点连线与通过射野中心轴垂直线的夹角定义为 α。

2. 楔形因子　楔形板不仅改变了平野的剂量分布，也使射野的输出剂量率减少。楔形因子 F_W 定义为使用和不使用楔形板时射野中心轴上某一点剂量率之比。

楔形因子一般通过测量获得，测量参考深度随所射线能量变化而变化，但建议取楔形角定义的参考深度，即 $d=10cm$。楔形板的存在对射线束的能量的影响的程度根据射线能量变化而不同，对于低能 X 射线，楔形板会使其射线质变硬；高能 X 射线受影响较小。楔形板大多应用于钴-60 治疗机和加速器上，因此可以近似认为，加入楔形板之后，射野的有关参数如峰值散射因子、百分深度剂量、组织空气比、组织最大剂量比等仍与平野的相同；同时，楔形因子也不随射野中心轴上的深度改变而改变。

3. 一楔合成　如前所述，由于楔形板用途的拓展，传统的四种规格楔形板不能满足临床需求。现代新型直线加速器上均装有一楔合成楔形板。所谓一楔合成，就是将一个楔形角较大（如取楔形角为 60°）的楔形板作为主楔形板，按一定的剂量比例与平野轮流照射，合成 0~60° 间任意楔形角的楔形板。设主楔形板的楔形角为 α_n，合成后的楔形角为 α，二者的关系如下公式。

$$tg\alpha=K \cdot tg\alpha_n \qquad （公式3-3-19）$$

4. 动态楔形野　固定角度的楔形板及一楔合成的主楔形板均为物理楔形板。虽然一楔合成可以生成 0~60° 间任意楔形角的楔形野，但它们的楔形角一旦确定，整个射野内的剂量分布几乎不变。物理楔形板为一种特殊射线滤过器，对射线质存在一定影响，特别是沿楔形方向，且在添加物理楔形板之后，射野输出剂量率降低，照射时间加长。采用动态楔形板可以克服上述物理楔形板存在的问题。动态楔形野是利用独立准直器的运动实现的。如图3-3-9所示，开始时，左右准直器叶片处于射野中心位置1；照射开始后，假设左叶片不动，右叶片停留在 1 位置，照射一段时间后，再移动到 2 位置，照射一段时间后，再移动到 3 位置，如此前进，直到射野完全打开。叶片也可由射野外对侧移动，右叶片在每步停留时间相同或不同，可产生任意要求的剂量分布。当使用多叶准直器实现二维动态楔形野时（图 3-3-10），可以实现任意的二维剂量分布。

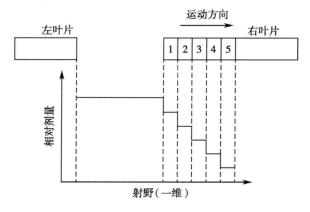

图 3-3-9　一维动态楔形野

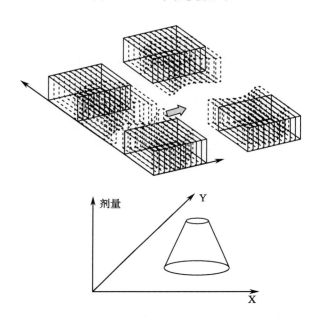

图 3-3-10　二维动态楔形野

三、高能 X 线剂量学特性

（一）等剂量分布和射野离轴比

1. 等剂量曲线　前几节中所述的只限于射野中心轴上的百分深度剂量。实际治疗中，还需要了解模体中射野中心轴以外诸点的剂量。将模体中百分深度剂量相同的点连起来，即为等剂量曲线。

图 3-3-11 示出了钴-60 γ 射线固定源-皮距（SSD）照射时平野的等剂量曲线。从图可看出 X（γ）射线等剂量曲线的下述特点：①同一深度处，射野中心轴上的剂量最高，向射野边缘剂量逐渐减少。但在加速器中，为了使较大深度处剂量分布较平坦，均整器设计有意使其剂量分布在靠近模体表面

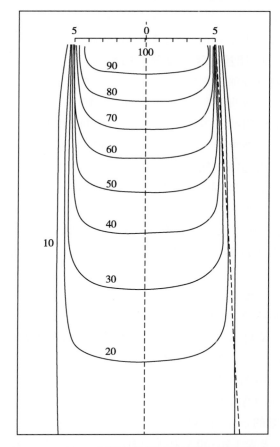

图 3-3-11　钴-60 射线固定源-皮距照射时等剂量分布

处，中心轴两侧的剂量分布偏高一些。②在射野边缘附近（半影区），剂量随离轴距离增加逐渐减少。这种减少，一方面由几何半影、准直器漏射引起，另一方面由侧向散射的减弱引起。由几何半影、准直器漏射和侧向散射引起的射野边缘的剂量渐变区称为物理半影，通常用 80% 和 20% 等剂量线间的侧向距离表示物理半影的大小。③射野几何边缘以外的半影区的剂量主要由模体的侧向散射、准直器的漏射线和散射线造成。④准直范围外较远处的剂量由机头漏射线引起。

图 3-3-12 显示出 10cm 深度处钴-60 γ 射线

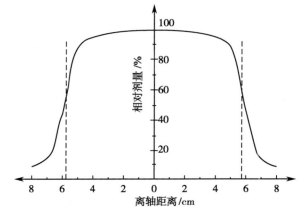

图 3-3-12　离轴剂量分布

10cm × 10cm 射野的离轴剂量分布。虚线是以 50% 等剂量线标定的灯光（几何）野的边缘。

2. 能量对等剂量分布的影响　射线能量不仅影响百分深度剂量的大小，而且影响等剂量分布的形状和物理半影的宽度。图 3-3-13 给出了三种不同能量射线的等剂量曲线。由图可以看出：①三组曲线在线束边缘很不相同。200kV X 射线的曲线，在线束边缘突然中断。钴-60 γ 射线及高能 X 射线穿透力比较强，单一准直器无法吸收掉全部射线，总有一部分穿过准直器边缘。低能 X 射线恰恰相反，造成边缘剂量不连续现象。②200kV X 射线的边缘散射多，并明显随射野增大。而钴-60 γ 射线及高能 X 射线边缘散射少，并随射野增大不明显。③随着能量升高，射野中心部分等剂量曲线由弯曲（200kV X 射线）逐渐平直（如高能 X 射线），这主要由于高能 X 射线的散射线主要向前，而低能 X 射线的散射线各方向都有的缘故。

由图 3-3-13 可见，半影越大，线束边缘等剂量曲线的弯曲越明显，对 31mm 半影的钴-60 治疗机，外侧的剂量降落区很宽，所以线束边缘非常不清晰，失去了钴-60 γ 射线原有的优点。高能 X 射线，由于靶体积很小，几何半影几乎为零，但因准直器的漏射和少量的侧向散射，仍然有物理半影。

3. 射野平坦度和对称性　射野平坦度和对称性是描述射野剂量分布特性的一个重要指标。射野平坦度通常定义为在等中心处（位于 10cm 模体深度下）或标称源-皮距下 10cm 模体深度处，最大射野的 80% 宽度内最大、最小剂量偏离中心轴剂量的相对百分数。按国际电子委员会（International Electrotechnical Commission, IEC）标准，射野平坦度应好于 ±3%。为得到 10cm 深度处好的射野平坦度，在均整器设计和调整时允许在模体表面（$d<10$cm）深度处射野中心轴两侧有剂量"隆起"现象，但最大偏离不能超过 7%。在 80% 射野宽度范围内，取偏离中心轴对称的两点的剂量率的差值与中心轴上剂量率的比值的百分数称为射野的对称性，其大小亦应不超过 ±3%。

平坦度和对称性也可在空气中测量，测量电离室必须附加剂量建成套。在等中心处的测量结果即为模体最大剂量深度处的原射线离轴比（排除了模体散射的影响）。

4. 射野离轴比　射野离轴比（off-axis ratio, OAR）是射野等剂量曲线分布的另一种表示方法。

如图 3-3-14 所示坐标系，通过射野中心轴 $y=0$ 平面（x, z）内任意一点的剂量率 $D(x, 0, z, d)$ 可表示为同深度处射野中心轴上剂量率 $D(x, 0, 0, d)$ 与偏离中心轴剂量率偏离值 $R(x, 0, z, d)$ 的乘积。

$$D(x, 0, z, d)=D(x, 0, 0, d) \cdot R(x, 0, z, d)$$

（公式 3-3-20）

式中 $D(x, 0, 0, d)$ 为射野中心轴上任意一点的剂量率，$R(x, 0, z, d)$ 称为离轴比（OAR），定义为射野中任意一点（x, y, z）处的剂量率 $D(x, y, z, d)$ 与同一深度处射野中心轴上的剂量率 $D(x, 0, 0, d)$ 之比：

$$OAR\ (x, y, d) = R(x, y, d) = \frac{D(x, y, z, d)}{D(x, 0, 0, d)}$$

（公式 3-3-21）

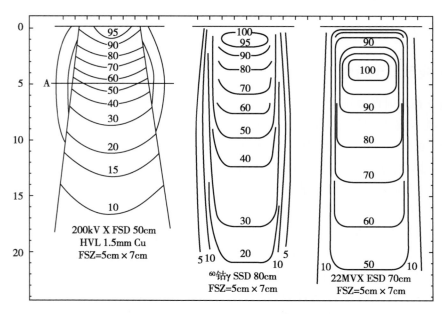

图 3-3-13　不同能量 X（γ）射线等剂量分布的比较

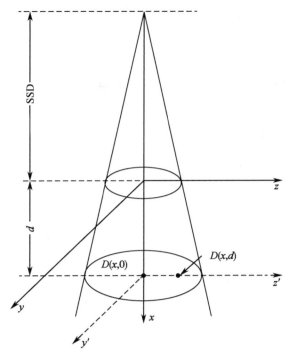

图 3-3-14 射野坐标系

$OAR(x, y, z, d)$ 的大小反映了与射野中心轴垂直的射野截面内的剂量分布的情况。

(二) 人体曲面和组织不均匀性的修正

为便于计算和理解,在理论上,病体均为均匀模体,但均匀模体和标准水模体与实际病体存在以下差别:形状和大小有差别,将在模体中测量的数据或计算的数据应用到具体患者时,应做校正工作;模体的组织替代材料的成分、密度与实际患者存在差别。人体主要由肌肉、脂肪、骨、气腔以及肺组织等组成,而均匀模体只模拟人体的肌肉等软组织。因此,将模体中获得剂量分布用到实际人体时,需对不同的组织分别校正。

1. 人体曲面的校正 目前有三种方法进行人体曲面的校正。

(1) 组织空气比或组织最大剂量比法:校正因子 C_F 计算公式如下。

$$C_F = \frac{\text{TAR}(d-h, f)}{\text{TAR}(d, f)} \quad (公式 3-3-22)$$

式中,f 为深度 d 处的射野宽度。

(2) 有效源-皮距法:

$$\text{PDD}'_A = \text{PDD}_A \cdot \left(\frac{r+d_m}{r+h+d}\right)^2$$

$$(公式 3-3-23)$$

(3) 同等剂量曲线移动法:由于深度 h 处的空气代替了组织,致使 A 点剂量升高,即同等剂量曲线下移,下移距离计算公式如下。

$$t = K \cdot h \quad (公式 3-3-24)$$

式中 K 为移动系数,数值大小与射线能量有关。

2. 不均匀组织对剂量分布影响的校正方法

组织不均匀性对剂量分布的影响可以归结为两类:一类改变了原射线的吸收和散射线的分布;另一类改变了次级电子的注量分布。组织不均匀性对剂量影响的相对重要性取决于吸收剂量计算点所在位置的情况。位于不均匀组织后方的点,所受影响主要是原射线的衰减的改变;位于不均匀组织附近的点,散射线的改变的影响是主要的;位于不均匀组织中及组织界面处,次级电子注量的改变是主要的。

对高能 X 射线,因康普顿效应占主要作用,射线在介质中的衰减主要依赖介质的电子密度,因此可用有效深度计算射线穿射介质时衰减的变化。

3. 射线的衰减和散射的校正

(1) 组织空气比法或组织最大剂量法:肺后组织一点的实际剂量由于肺组织的存在,比计算剂量要高,校正因子计算公式如下。

$$C_F = \frac{\text{TAR}(d', f)}{\text{TAR}(d, f)} \quad (公式 3-3-25)$$

式中 d' 为等效软组织厚度,d 为组织实际厚度。d' 需通过不同组织的厚度分别乘以其组织密度(ρ) 求和得出。对于肺组织,通常情况下取 $\rho = 0.3\text{g/cm}^3$。

(2) 有效衰减系数法:此法与组织空气比法相似,将肺组织厚度用等效软组织代替,C_F 计算公式如下。

$$C_F = e^{\bar{\mu}(d-d')} \quad (公式 3-3-26)$$

式中 $\bar{\mu}$ 为使用射线的平均线性衰减系数。

由于 C_F 值的大小与肺后组织点的位置有关,为增加计算的准确性,应对肺后组织点位置进行修正,校正系数为 C_P,即 $C'_F = C_F \cdot C_P$。对高能 X 射线,C_P 值大小与位置无关。

(3) 同等剂量曲线移动法:由于不均匀组织的存在,致使剂量曲线下移或上移,其移动距离为 $t = N \times$ 不均匀组织厚度,对不同组织,N 值见表 3-3-1,负号表示曲线下移,正号表示曲线上移。

表 3-3-1 不同组织的 N 值

不均匀组织	N
气腔	-0.6
肺	-0.4
硬质骨	+0.5
海绵骨	+0.25

（4）组织空气比指数校正法：C_F 计算公式如下。

$$C_F = \left(\frac{TAR\ (d_2 + d_3,\ f)}{TAR\ (d_3,\ f)} \right)^{\rho_0 - 1}$$

（公式 3-3-27）

公式 3-3-27 中 ρ_0 为不均匀组织相对于水的电子密度，称为相对电子密度。等于单位体积中不均匀组织中的电子数与水中电子数之比，对于肺组织，$\rho_0 = 0.3g/cm^3$；对于脂肪组织，$\rho_0 = 0.92g/cm^3$；对于骨组织，$\rho_0 = 1.2\sim1.8g/cm^3$。

对临床医生来说，做计算难免有些困难，没有计算机的情况下可以使用表 3-3-2 中校正因子。

表 3-3-2　不同能量射线的肺组织校正因子

射线能量	肺组织校正因子
深部 X 射线	10%
钴-60	5%
4MV	4%
10MV	3%
20MV	2%

第四节　高能电子线剂量学

由于 X(γ)射线具有相对较长的射程，沿射线入射方向靶体积后方的正常组织，会不可避免接受一定程度的辐射剂量，而高能电子束则由于具有有限的射程，可以有效地避免对靶区后深部组织的照射，这是高能电子束最重要的剂量学特点。在治疗深度约为 5cm 及更浅表的体表肿瘤时高能电子束具有一定的优势，其在一定深度处剂量均匀，之后剂量较快跌落。本节主要介绍高能电子束在临床应用中所涉及的剂量学问题。

一、高能电子束的剂量学特性

（一）中心轴百分深度剂量曲线

1. 基本特性　图 3-4-1 示出了模体内电子束中心轴百分深度剂量的基本特性及有关参数。表面剂量 D_s，以表面下 0.5mm 处的剂量表示；R_{100} 表示最大剂量点深度；D_x 表示电子束中 X 射线剂量；R_{85} 即治疗剂量规定值 85% 处的深度；R_{50} 表示或半峰值深度（HVD）；R_p 表示电子束的实际射程；R_q 表示百分深度剂量曲线上，过剂量跌落最陡点的切线与最大剂量水平线交点的深度。

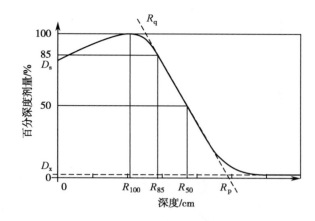

图 3-4-1　电子束百分深度剂量曲线

高能电子束的百分深度剂量分布，大致可分为四部分：剂量建成区、高剂量坪区、剂量跌落区和 X 射线污染区。与高能 X(γ)射线相比，高能电子束的剂量建成效应不明显，表现为：①表面剂量高，一般都在 75%~80% 以上，并随能量增加而增加；②随着深度的增加，百分深度剂量很快达到最大点；③然后形成高剂量"坪区"。这主要是电子束在其运动径迹上很容易被散射，形成单位截面上电子注量增加。剂量跌落是临床使用高能电子束极为重要的一个概念。在有些治疗中，剂量的快速跌落是十分重要的，往往用归一化吸收剂量梯度 G 作为对剂量下降的衡量标准，公式如下。

$$G = \left| \frac{dD}{dz} \right|_{max} \cdot \frac{R_p}{D_m - D_x} \quad \text{（公式 3-4-1）}$$

式中，$\left| \dfrac{dD}{dz} \right|_{max}$ 指中心轴百分深度剂量分布剂量跌落最陡点的梯度，R_p 为实际射程，D_m 为最大吸收剂量，D_x 为沿中心轴的 X 射线本底。G 值可以通过下式确定：

$$G = R_p / (R_p - R_q) \quad \text{（公式 3-4-2）}$$

R_q 为最陡点切线与 D_m 相交处的深度，该值一般在 2.0~2.5 之间。

在深度 PDD=50% 处，画 PDD 曲线的切线，同时沿着 X 射线尾画一条平行于 X 轴的水平线；两条线交点对应的深度就是电子束的实际射程（图 3-4-2）。

任何医用加速器产生的电子束都包含有一定数量的 X 射线，形成或表现为百分深度剂量分布曲线后部有一长长的"拖尾"。对采用散射箔系统的医用直线加速器，X 射线污染水平包括：6~12MeV 电子束，约为 0.5%~2.0%；12~20MeV 电子束，约为 2.0%~5.0%。

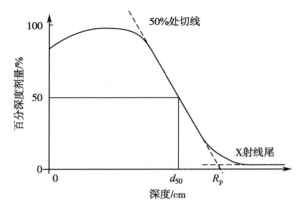

图 3-4-2 电子束实际射程定义

2. 能量对电子束百分深度剂量的影响 从图 3-4-3 可以看出，电子束百分深度剂量分布随电子束能量的改变有很大变化。其基本特点是：随着射线能量的增加，表面剂量增加，高剂量坪区变宽，剂量梯度减小，X 射线污染增加，电子束的临床剂量学优点逐渐消失。电子束易于散射，造成电子束的表面剂量 D_S 随电子束能量增加而增加，表现为 6MeV 电子束的表面剂量约为 75%，而 9~12MeV 电子束的表面剂量会高于 90%，并且高剂量坪区变宽。电子束能量愈低，电子束愈易于散射，散射角愈大，剂量建成更迅速，距离更短。表面剂量相对于最大剂量点剂量的比值，低能电子束要小于高能电子束。对于相同入射的电子注量，低能电子束的剂量跌落要比高能电子束的更陡。

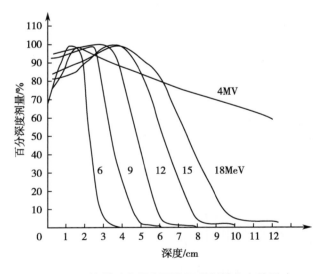

图 3-4-3 能量对电子束百分深度剂量分布的影响

3. 照射野对百分深度剂量的影响 照射野较小时，相同数量的电子因散射离开照射野，中心轴百分深度剂量随深度增加而迅速减少。当照射野增大时，较浅部位中心轴上电子的散射损失与照射

野边缘的散射电子补偿逐渐达到平衡，百分深度剂量不再随射野的增加而变化。一般条件下，当照射野的直径大于电子束射程的 1/2 时，百分深度剂量随照射野增大而变化极微。因此，低能时因射程较短，射野对百分深度剂量的影响较小；但对较高能量的电子束，因射程较长，使用较小的照射野时，百分深度剂量随射野的变化较大。

4. 源-皮距对百分深度剂量的影响 医用直线加速器中电子束限光筒的设计，为保持电子束的剂量分布特点，皮肤表面或仅留有 5cm 左右的空隙。对一些特殊的照射技术，如全身皮肤照射，或因患者照射部位体表的弯曲使摆位条件受到限制，或使用大照射野，都必然会改变限光筒到皮肤之间的距离，从而造成源-皮距的变化，这种变化会直接影响到百分深度剂量及剂量分布。当源-皮距不同时，百分深度剂量的一些主要参数的变化规律，主要表现为：当限光筒至皮肤表面的距离增加时，表面剂量降低，最大剂量深度变深，剂量梯度变陡，X 射线污染略有增加，而且高能电子束较低能电子束变化显著。造成这一现象的主要原因是电子束有效源-皮距的影响和电子束的散射特性。由于电子束百分深度剂量随源-皮距变化的这一特点，要求临床应用中，除非特殊需要，应保持源-皮距不变，否则要根据实际的临床使用条件，具体测量百分深度剂量有关参数的变化。

（二）电子束的等剂量分布

高能电子束等剂量分布的显著特点为：随深度的增加，低值等剂量线向外侧扩张，高值等剂量线向内侧收缩，并随电子束能量变化而变化。特别是能量大于 7MeV 以上时后一种情况更为突出。如图 3-4-4 所示，10MeV 的电子束，表面射野为 7cm×7cm，模体下 3cm 深度处，90% 等剂量曲线的

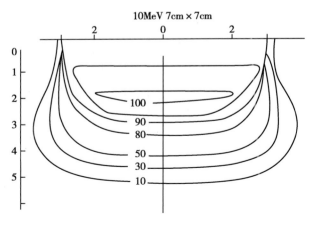

图 3-4-4 10MeV 电子束等剂量曲线

宽度仅有 4cm 左右。除能量的影响外，照射野大小也对高值等剂量线的形状有所影响。如图 3-4-5 所示，13MeV 的电子束，照射野从 3cm×3cm 增加到 20cm×20cm，其 90% 等剂量线的底部形状，由弧形逐渐变得平直。

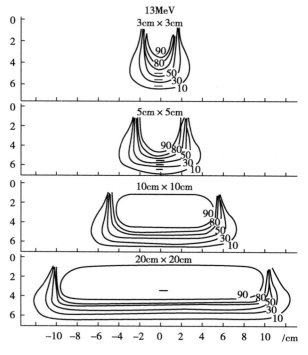

图 3-4-5　13MeV 电子束等剂量曲线随射野大小的变化

如前所述，造成电子束等剂量分布曲线这些特点的主要原因是电子束易于散射的特性。对于不同类型、不同限束系统的治疗机，这些特点会有显著的不同。限光筒的下端面与患者皮肤之间的距离，患者体表的弯曲程度，电子束的入射方向等，都会影响电子束等剂量分布曲线的形状。因此，在临床应用时，要给予充分注意。

（三）电子束射野均匀性及半影

垂直于电子束射野中心轴平面的剂量分布可以用射野的均匀性、平坦度及半影等参数来描述。如图 3-4-6 所示，通过 $\frac{1}{2}R_{85}$ 深度与射野中心轴垂直的平面（图 3-4-6A 中的 B-B 截面）为用于定义和描述电子束照射野均匀性、平坦度和半影的特定平面。ICRU 建议电子束射野的均匀性用均匀性指数表示，即 $U_{90/50}$，其数值等于特定平面内 90% 与 50% 等剂量分布曲线所包括的面积之比，对 100cm² 以上的照射野，此比值应大于 0.70，即沿射野边和对角线方向上，90% 与 50% 等剂量线的边长之比 $L_{90}/L_{50}\geqslant0.85$，同时必须避免在该平面内出现峰值剂量超过中心剂量的 3% 的剂量"热点"，它所包括的面积即图 3-4-6B 中的面积 a 的直径应小于 2cm。

电子束的物理半影 $P_{80/20}$ 由特定平面内 80% 与 20% 等剂量曲线之间的距离确定。一般条件下，当

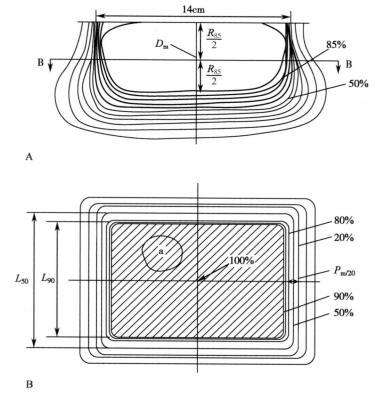

图 3-4-6　电子线射野均匀性和半影定义示意图

限光筒到表面距离在 5cm 以内,能量低于 10MeV 的电子束,半影约为 10~12mm;能量为 10~20MeV 的电子束、半影约为 8~10mm;而当限光筒到表面距离超过 10cm 时,半影可能会超过 15mm。

(四)电子束的虚源及有效源-皮距

加速器产生的电子束源的位置,不同于 X 射线以靶位置表示,也不能用散射箔或出射窗口位置代替。电子束并非由加速器治疗头中的一个实在的放射源辐射产生的,而是加速管中的电子引出窗一窄束加速的电子束,经偏转穿过出射窗、散射箔、监测电离室、限束系统等而扩展成一宽束电子束,好像从某一位置(或点)发射出来,此位置(或点)称为电子束的虚源(virtual source)位置。如图 3-4-7 所示,虚源代表入射电子束的最大几何方向反向投影后的交点位置。

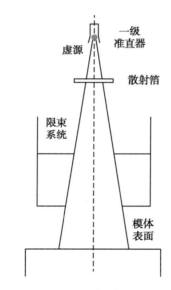

图 3-4-7 电子束虚源位置确定示意图

影响虚源位置的因素很多,对同一能量的电子束限束系统束,射野大小亦会影响它的位置。一些实际测量结果表明,根据虚源到皮肤的距离,按平方反比校正仅在较大模体表面射野条件下成立;对较小的射野,平方反比定律校正会低于输出剂量的实际变化。这是由于较低能量的电子束,在较小射野条件下,输出剂量会由于电子束本身在空气和模体中缺少侧向散射平衡,变化较大,而虚源-皮距按平方反比定律校正时无法给予考虑。

校正电子束限光筒与患者皮肤之间空气间隙的改变对输出剂量的影响,用电子束有效源-皮距的概念,能更适合临床实际。测量电子束有效源-皮距 r 的方法是将电离室放置于水模体中射野中心轴上最大剂量点深度 d_m。首先使电子束限光

筒接触水表面,测得电离室读数 I_0,然后不断改变限光筒与水表面之间的空气间隙 g,直至约 20cm,得到相对不同空气间隙 g 的一组数据 I_g,如果电子束的输出剂量率随源-皮距的变化遵循平方反比定律,则有如下公式。

$$\frac{I_0}{I_g} = \left(\frac{r + d_m + g}{r + d_m}\right)^2 \quad (公式 3-4-3a)$$

或

$$\sqrt{\frac{I_0}{I_g}} = \frac{g}{r + d_m} + 1 \quad (公式 3-4-3b)$$

如图 3-4-8 所示,$\sqrt{\frac{I_0}{I_g}}$ 相对于 g 可作一直线,则有效源-皮距 r 计算如下。

$$r = \frac{1}{直线斜率} - d_m \quad (公式 3-4-4)$$

电子束有效源-皮距随辐射能量和射野大小而变化。这一变化是由于不同能量和照射野条件下,电子束散射不同。

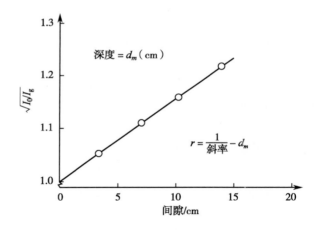

图 3-4-8 电子束有效源-皮距

(五)电子束的输出剂量

对于 X(γ)射线,射野输出剂量率随射野的增大而呈单调增加。高能电子束由于其本身的物理特点,如具有一定的射程、易于散射等,加上限束系统的影响,使得电子束输出剂量率随射野变化的规律变得复杂。此外,如果改变了 X 射线治疗准直器位置的设定,即使电子束限光筒不变,电子束的输出剂量率也会有较大的变化,特别是对低能电子束。

影响电子束输出剂量的另一因素,是限光筒与患者皮肤表面(或测量模体表面)的空气间隙,即源-皮距的改变。如前述,用于平方反比定律校正的电子束有效源-皮距,与电子束的能量限光筒的大小有关。即是说,相同的空气间隙所引起的输出

剂量的改变,视能量和限光筒的不同而有所不同。从这情况可以看出,空气间隙对电子束输出剂量的影响,在低能量、小照射野时较大,在高能量、大照射野时较小。

二、高能电子束计划设计

根据电子束的射野剂量学基本特点,临床应用时应注意:由于电子束的等剂量分布曲线极易受到诸如人体曲面、斜入射和空气间隙的影响,照射时应尽量保持射野中心轴垂直于入射表面,并保持限光筒端面至皮肤的正确距离。此外,电子束的百分深度剂量、输出剂量等,会随照射条件的改变发生较大的变化。这些变化虽然可以采用数学的方法进行校正,但必须进行实际测量,得到所使用的机器类型和具体照射条件的实验数值,临床做计划设计时提供参考。

(一)能量和照射野的选择

如前所述,电子束的表面剂量较高,很快到达最大剂量点深度后,进入剂量"坪区",至射程末端,剂量急剧跌落。因此,不同能量的电子束具有确定的不同的有效治疗深度。电子束的这一剂量分布特点,决定了临床用它来治疗表浅的、偏体位一侧的病变时,具有高能 X(γ)射线所不能及的突出优点:单野照射,靶区剂量均匀,靶区后正常组织和器官剂量很小。根据电子束百分深度剂量随深度变化的规律,电子束的有效治疗深度(cm)在数值上约等于 1/4~1/3 电子束的能量(MeV)。临床中选择电子束能量一般应根据靶区深度、靶区剂量的最小值及危及器官可接受的耐受剂量等因素综合考虑。如果靶区后部的正常组织的耐受剂量较高,可以使用 90% 等剂量曲线包括靶区来选择电子束的能量;如果靶区后部的正常组织的耐受剂量低,如乳腺癌的术后治疗,往往以保证胸壁和肺的界面处百分深度剂量不超过 80%(甚至 70% 左右)来选择射线能量,以尽量减少肺组织的受量。

电子束治疗选择照射野大小的原则是应确保特定的等剂量曲线完全包围靶区。正如上一节所叙述的,电子束高值等剂量曲线随深度增加而内收,在小野时此现象尤为突出。因此,表面位置的照射野,应按靶区的最大横径而适当扩大。根据 $L_{90}/L_{50} \geq 0.85$ 的规定,所选电子束射野应至少等于或大于靶区横径的 1.18 倍。并在此基础上,根据靶区最深部分的宽度的情况再放 0.5~1.0cm。

(二)电子束的斜入射校正

电子束治疗经常遇到的一个问题是,由于患者治疗部位皮肤表面的弯曲,或由于摆位条件的限制,电子束限光筒的端面不能很好平行和接触皮肤表面,引起空气间隙以及形成电子束的斜入射导致电子束等剂量分布曲线的畸变。对较大的空气间隙,应利用电子束有效源-皮距对剂量分布进行平方反比定律修正,并考虑斜入射对电子束侧向散射的影响。电子束斜入射的影响有:①增加最大剂量深度(d_m)的侧向散射;②使最大剂量深度 d_m 向表面方向前移;③穿透能力(如根据 80% 剂量深度的变化)减弱。

电子束斜入射时侧向散射的影响,可利用"笔形束"概念解释,如图 3-4-9 所示,平行入射的宽束电子可以理解为由许多的笔形束组成。当宽束电子束斜入射到患者表面时,表浅深度的各点会接受相邻笔形束较多的侧向散射;而随着深度的增加,笔形束的横向展宽侧向散射强度减小,使得深部各点只接受较少的侧向散射,造成了电子束剂量在表浅部位增加和较深部位减少。同时,因斜入射增加了电子束限光筒端面与患者皮肤表面的空气间隙,由平方反比规律引起的射线束的扩散作用(beam divergence)使所有深度的剂量都将减小。因此,斜入射对百分深度剂量的影响缘于电子束的侧向散射效应和距离平方反比造成的线束的扩散效应的双重作用。

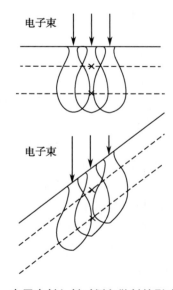

图 3-4-9 电子束斜入射对侧向散射的影响的示意图

参照图 3-4-10,设 $D_0(r, d)$ 为电子束垂直入射模体时有效源-皮距为 r、深度为 d 处的剂量。斜入

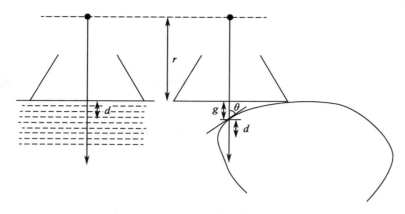

图 3-4-10　电子束斜入射校正几何参数示意图

射时，设空气间隙为 g，斜入射角为 θ（入射点切线与射野中心轴的交角），则深度 d 处的剂量 $D(r+g, d)$ 计算公式如下。

$$D(r+g, d) = D_0(r, d) \cdot OF(\theta, d)$$

（公式 3-4-5）

式中 $OF(\theta, d)$ 定义为斜入射校正因子，表示射线束垂直入射与斜入射的剂量比值。利用电子束的笔形束模型，可以对电子束斜入射进行较为精确的校正。

第五节　近距离照射剂量学

自 1898 年居里夫妇提炼放射性镭元素后，人们开始尝试将放射线用于治疗患者。1903 年世界上第一次成功使用镭元素近距离治疗了两位面部基底细胞癌患者。在我国，近距离治疗始于 20 世纪 40 年代，中比镭锭治疗院开创了镭疗的先河。当前近距离治疗发展的重点在照射技术、剂量计算及相应的质量保证。技术的改进拓宽了可使用的剂量率及源所发射的光子能量的范围，以及更多种类和大小的施源器模型。本节将介绍近距离照射剂量学相关知识。

一、近距离剂量学特性

（一）近距离治疗的定义和方式

近距离治疗是指使用微型放射性核素封装源来对肿瘤进行短程照射的放射治疗方式。近距离主要有以下几种划分方式。

1. 按照植入方式划分

（1）插植近距离治疗：指将放射源直接植入肿瘤组织来实施照射。它适合于一些根治性放疗后肿瘤复发或残存的，解剖部位允许的，或为保持功能所需的患者，病变位于体表及近体表部位。它能治疗乳腺癌、舌癌、口腔癌、前列腺癌、胸膜间皮瘤、脑瘤等。

（2）腔内近距离治疗：指将施源器放入人体自身空腔内，贴近肿瘤组织从而实施照射。腔内治疗置管时一般通过内窥镜或根据解剖部位将直径 1.7~2.0mm 塑料管放在治疗区域内，然后按相应步骤治疗。目前应用于鼻咽癌、食管癌、气管癌、支气管癌、直肠癌、宫颈癌等恶性肿瘤治疗。

（3）管内近距离治疗：指将放射源放入人体管腔内去治疗其表面或邻近组织，如食管、气管。

（4）表面敷贴放疗：指将放射源阵列的施源器放置在皮肤或黏膜表面，通过设计放射源的排列方式来得到合适的剂量分布。

2. 按照放射源在人体放置时间划分

（1）暂时性植入：放射源在植入位置放置特定的时间，达到所需的处方剂量后移出放射源。

（2）永久性植入：放射源植入特定肿瘤部位后永远保留在人体内。

3. 按照放射源剂量率划分　ICRU 提出了低剂量率、中剂量率和高剂量率的定义，将参考点剂量率在 0.4~2.0Gy/h 区间定义为低剂量率，在 >2.0~12.0Gy/h 区间定义为中剂量率，>12.0Gy/h 的区间定义为高剂量率。目前临床实际应用的高剂量后装治疗机在源中轴线方向 1cm 处的瞬时剂量率高达 430Gy/h。

（二）近距离治疗的放射源

近距离治疗使用的放射源可做成管状、针型、丝状、球型、粒子型或者说是连着导丝的步进源。表 3-5-1 列举了部分临床常用的放射性核素物理参数和计量学特点。不同核素在水中的剂量学特性见图 3-5-1。

放射源的校准是近距离照射剂量学的基础。基本方法是在空气中用电离室对放射源进行校准。

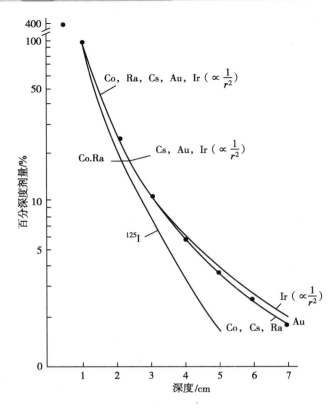

图 3-5-1 不同放射源在水中随深度的百分深度剂量变化

表 3-5-1 临床常用放射性核素的物理参数

核素名称	符号	半衰期	主要辐射能谱/keV	防护半值厚度/mmPb
钴	^{60}Co	5.26年	γ 1 173 和 γ 1 332	12
铯	^{137}Cs	30年	γ 662	6.5
铱	^{192}Ir	73.83天	γ 316、468、308 和 296	3
碘	^{125}I	59.4天	γ 27.0~35.5	0.002
金	^{198}Au	2.7天	γ 412	0.000 8
钯	^{103}Pd	16.97天	X 20~23	3.3

在空气中对高剂量率放射源进行校准,往往需要考虑:①确定现场用电离室及静电计对放射源的空气比释动能校准因子 N_k;②选择较为适宜的测量距离;③所用电离室的能响及室壁厚度;④计算公式中相关校正因子的选择。为保证空气中校准放射源的几何精度,测量时需使用特定的测量装置。

(三)平方反比定律

不同的近距离照射方式布源方法和剂量计算不尽相同,但它们有个共同的特点,即放射源周围的剂量分布是按照与放射源之间距离的平方而下降,这是近距离照射剂量学最基本、最重要的特点。图 3-5-1 为几种放射源在水中的百分深度剂量变化。基于这一特点,近距离照射剂量学与外照射剂量相比,有很大的不同。首先,对于单一点源或线

源而言,离放射源较近的区域会形成超剂量区。欲使病变边缘剂量达到肿瘤致死剂量水平,近源处的剂量会高到临床不可能接受的程度。因此对于不同体积的病变,只能按照特定的剂量学规则,选用不同的布源方式,以达到在不加重正常组织损伤的前提下,给予肿瘤组织较高剂量的照射。其次,近距离照射中,一般不使用剂量均匀性的概念。

(四)放射源周围的剂量分布

前文已提到近距离照射剂量学的基本特点是放射源周围的剂量变化遵循平方反比定律。在实际临床中,这一特点受到放射源形状的限制。如对于线源的放射源,在近源处剂量衰减要大于按平方反比规律的衰减。而当距源距离增加且达到线源长度的 2 倍以上时,线源与点源一样,基本都按平方反比规律衰减。

另外,当放射源植入人体后,源周围组织对辐射的吸收和散射,会直接影响放射源周围的剂量分布,其程度取决于不同的核素。

1. 放射源周围剂量分布计算的传统方法 传统方法是基于以放射性活度 A_{app} 表示放射源的强度、利用照射量率常数 $\Gamma'_{\sigma,N}$ 等相关参数和 Sievert 积分公式进行计算。如图 3-5-2 所示,介质中放射源外任一点的吸收剂量率 $\dot{D}(r,\theta)$ 计算公式如下。

$$\dot{D}(r,\theta)=A_{app}\cdot\Gamma'_{\sigma,N}\cdot f_{med}\cdot T(r)\cdot G(r,\theta)\cdot a(r,\theta)$$

(公式 3-5-1)

式中 $G(r,\theta)$ 为几何因子,$a(r,\theta)$ 为放射源和源壁材料的滤过校正因子,f_{med} 为照射量-吸收剂量转换因子,$T(r)$ 为组织衰减因子。

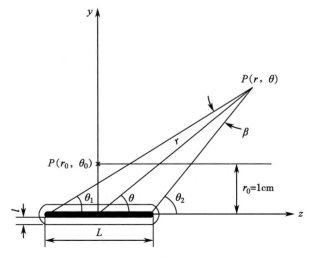

图 3-5-2 线源周围剂量计算的几何示意图

2. 放射源周围剂量分布计算的推荐方法 传统计算方法是基于自由空间中放射源周围的光子注

量，而临床中要求的是在散射介质中的剂量分布。利用自由空间的光子注量分布确定介质中的剂量分布，仅适用于各向同性的点源，而近距离照射使用的实际放射源一般为各向异性。对于这一类型的放射源，不可能仅以自由空间的光子注量准确地推算出在介质中的剂量分布。另外，传统方法中所引用的一些物理量并未考虑特定放射源本身的物理特点和几何结构等。因此，美国医学物理师协会推荐以新的方法确定放射源周围的剂量分布。如图 3-5-2 所示，对于均匀圆柱形线源，其源外任一点 $P(r,\theta)$ 的剂量率公式如下。

$$\dot{D}(r,\theta)=S_K\varLambda[\,G(r,\theta)/G(r_0,\theta_0)\,]g(r)F(r,\theta)$$
（公式 3-5-2）

式中 S_K 为空气比释动能强度或参考空气比释动能率；$\varLambda$ 为剂量率常数；$G(r,\theta)$ 为几何因子；$g(r)$ 为径向剂量函数；$F(r,\theta)$ 为各向异性函数。

3. 基于模型的算法 外照射剂量计算中很早已开始进行组织非均匀性的修正，但近距离剂量计算中一直未考虑组织非均匀性。随着现代近距离治疗技术的发展，尤其是图像引导三维近距离技术的使用，人们更加关注近距离剂量学的准确性。研究显示采用蒙特卡罗法模拟近距离治疗的结果与上述公式计算结果有偏差，并且差别在低能光子（<50keV）更显著，但随着光子能量提高差别有所减小。于是，人们开始将基于模型的剂量计算算法用于近距离治疗对组织非均匀性进行修正。目前用于近距离治疗剂量计算中的基于模型算法有三种：Collapsed-cone 卷积方法；线性 Boltzmann 转运方法的确定性方法和蒙特卡罗法。

二、近距离剂量学系统

（一）腔内剂量学系统

腔内照射应用最广泛的是妇科宫颈癌的治疗，且疗效显著。腔内照射的经典方法基本分为斯德哥尔摩、巴黎和曼彻斯特三大系统。

1. 斯德哥尔摩系统特点 使用较高强度的放射源，分次照射。宫颈管内为串接的镭-226 放射源，强度约为 53~88mgRa。阴道容器为平的或弯曲的源盒，总强度约为 60~80mgRa。典型的治疗模式是共照射 2~3 次，每次间隔约 3 周，每次治疗时间 27~30h。后经改进，使用更高强度的放射源，每次治疗时间缩短为 10~18h。

2. 巴黎系统的特点 用低强度放射源连续照射。宫颈管内为串接的镭-226 放射源，阴道源为 3

个独立的容器，其中两侧阴道源紧贴在两侧的阴道穹隆，中间阴道源正对着宫颈口。通常所用的镭源活性长度为 1.6cm，强度为 6~10mgRa/cm。所有源的总强度约为 4~70mgRa，且宫腔与引导源的强度之比平均为 1，总治疗时间延续 6~8 天。后经改进，治疗持续时间约为 3 天。

3. 曼彻斯特系统的特点 基于巴黎系统发展起来的，根据宫腔的不同深度和阴道的大小，分为长、中、短三种宫腔管和大、中、小三种尺寸的阴道卵形容器。该系统确立了处方剂量点的概念，并把它定义在相对施源器的解剖结构上，A-B 系统，它被广为采用并沿用至今。施源器也随之变化：宫腔管采用橡胶管，可视宫腔长度组装 1~3 个长 2.2cm 的镭源；阴道穹隆卵型容器各容一个镭源，按外径分为 2.0cm、2.5cm、3.0cm 三种类型。治疗分次剂量为 4 000R（1R=2.58×10⁻⁴C·kg⁻¹·s⁻¹），共治疗两次，中间休息 4~7 天，A 点剂量率约为 57R/h，阴道源对 A 点剂量贡献仅占总量 40%，B 点剂量约为 A 点的 1/3 等。

（二）组织间剂量学系统

组织间照射或插植照射，是近距离照射中应用较为广泛和灵活的一种治疗方式。它的基本做法是根据靶区的形状和范围，将一定规格的多个放射源直接插植入人体组织，对肿瘤组织进行高剂量照射。在世界范围内有较大影响的是曼彻斯特系统和巴黎系统。

1. 曼彻斯特系统 曼彻斯特系统的插植规则如下。

典型的单平面插植，放射源必须互相平行，且之间的距离不能大于 1cm。在互相平行的放射源的端点，有与其相垂直的直线源与之交叉，交叉点距放射源活性区不大于 1cm，形成封闭的平面。

平面插植，周围源与中心源的强度之比由辐射平面的面积而定：面积小于 25cm²，周边源为总量的 2/3；25~100cm²，为总量的 1/2；大于 100cm²，为总量的 1/3。

双平面插植，两平面应该相互平行，并且都应按上述规则进行插植。

2. 巴黎系统 巴黎系统的插植规则如下。

（1）所有放射源的线比释动能率相等，为 4.2~6.4μGy·h⁻¹·m²·cm⁻¹。

（2）放射源是相互平行的直线源，插植时其强度、长度及各放射源之间的距离相等，且各源的中心在同一平面。

（3）多平面插值,放射源排列为等边三角形或正方形。

3. 步进源剂量学方法 步进源剂量学系统是荷兰物理学家 Rob Van der Laarse 归纳的方法,它作为巴黎剂量学系统的扩展,在保留巴黎系统基本布源规范的同时,充分利用步进源可灵活设置驻留时间的特点,对剂量分布做优化处理。

（1）各驻留位照射时间不再相等,而是中间偏低,外周加长,从而使沿纵向排布的基准点串列获得近似相同的剂量。

（2）活性长度不仅没必要超出靶区长度,甚至较靶区长度更短（一般 $AL=L-1.0cm$）。

（3）参考剂量与基准剂量的关系仍然维持 $R_D=0.85B_D$ 的关系。

4. ICRU 第 58 号报告的建议 ICRU 第 58 号报告针对组织间插植治疗中吸收剂量和体积参数的表述作出明确的建议。该报告引入并定义了一系列体积和平面的概念,如显在瘤床、临床靶区、计划靶区、治疗体积和中心平面;剂量分布的描述方面引入了坪区、处方量、最小靶剂量、平均中心剂量、高剂量区、低剂量区、剂量均匀度参数;对时间剂量因素严格定义了照射时间、全程治疗时间、瞬时剂量率、平均全程治疗剂量率、连续照射、非连续照射、分次照射、超分次照射、脉冲照射等概念。

第六节 轻离子束剂量学

高能光子束和电子束的剂量学劣势使得他们在放射治疗中存在一定限制。而轻离子束有良好的深度-剂量分布,在临床治疗上独具优势。轻离子定义为原子序数 Z 小于或等于 10 的离子。重离子定义为离子质量数大于质子的所有带电原子核。

一、质子束剂量学特性及临床使用

（一）质子束剂量学特性

1. 物理学特性 质子穿过物质时,它与介质原子的核外电子发生电离作用,由于质子的质量远大于电子质量（约 2 000 倍）,所以质子在此过程仅仅损失一小部分能量,也保持原来的入射方向,不会发生大角度散射。随着运动速度的逐渐变慢,质子在单位距离上传递沉积的能量不断增加,且在射程末端能量沉积急剧增加。质子主要具有以下物理特性。

（1）布拉格峰（bragg peak）:图 3-6-1 显示了质子和 X 射线在水中的能量损失过程。质子在表面沉积的能量很少,随深度的增加,沉积的能量缓慢增加,当增加到一定深度后能量达到最大值,靠近曲线末端的尖峰部分称为布拉格峰。质子在介质中的深度剂量分布与高能 X 线相比优点在于:①利用质子束的布拉格峰特性,将峰值对准肿瘤病灶,靶区可受到最大照射剂量,产生浓集的电离簇群。浓集的电离辐射具有更好的放射生物学特性,它能提高质子束对肿瘤细胞的杀伤力,并激活可进一步消灭肿瘤的独特信号通路,有效提高肿瘤控制率。②在质子束路径的前后正常组织受到的照射剂量小,尤其是在肿瘤后面的正常组织基本不受照射。布拉格峰在介质中的位置由质子的入射单核能决定,临床上使用离子束射程代表质子束的单核能。布拉格峰的宽度依赖射束在介质中的横向散射和初始能量谱。

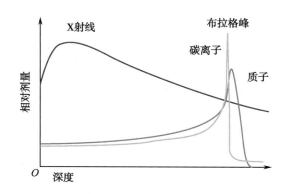

图 3-6-1 X 射线、质子和碳离子的深度剂量示意图

（2）扩展布拉格峰（spread out bragg peak, SOBP）:布拉格峰的宽度很窄,仅为毫米数量级,在临床应用中很难覆盖整个肿瘤区。因此在质子治疗过程中常采用不同能量的质子束进行组合照射,优化每个布拉格峰的权重使其深度剂量曲线产生坪区（曲线中变化平缓的区域）,在靶区获得较为均匀的剂量分布。这种多个单一能量的质子束的组合生成坪区的就是扩展布拉格峰。图 3-6-2 中曲线 1 是最大能量的质子束在介质中生成的原始布拉格峰,曲线 2 是一系列能量逐渐减少的原始布拉格峰,当曲线 1 和一系列的曲线 2 叠加,就生成了曲线 3 所示的坪区,相对剂量为 95% 的两点之间的宽度即为扩展布拉格峰。坪区正好能够覆盖靶区,并且后沿剂量下降能够降低靶区后正常器官受到的照射剂量。需要注意的是,多个质子束能量叠加时会显著增加表面剂量;曲线下降部分的曲线越陡峭,肿瘤后正常组织器官受到的辐射剂量越低。

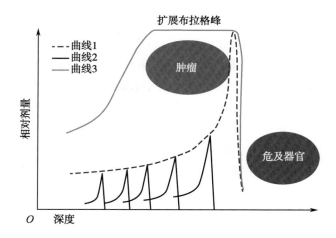

图 3-6-2　扩展布拉格峰由一系列不同射程的布拉格峰叠加构成

描述扩展布拉格峰主要有以下术语。

1）射程：定义为在规定的辐射野参考轴上，等效水模体表变距离设备参考点为规定距离处，非射程调制射野的吸收剂量为布拉格峰吸收剂量的 80%（D_{80}）远端的深度。

2）射程稳定性：是指在 2min 的照射时间内，取样时间不超过 3min，在离子束布拉格峰下降区域，50% 峰值对应的深度随时间变化的最大偏差。

3）实际射程 R_p：定义为相对剂量下降到 10% 处的深度。

4）剩余射程 R_{res}：定义为 R_p 与测量参考深度 z_{ref} 的差值。

5）调制宽度：定位为起始端 90% 或 95% 剂量与末端 D_{90} 之间的距离，可在临床治疗中连续地调节，在体内射程小于 $5g/cm^2$ 时，可考虑更小的步长。

6）末端半影：定义为 D_{80} 和 D_{20} 之间的距离。

7）质子束的横向特性：定义为剂量下降或剂量与中心轴剂量的百分比。

8）射野大小：定义为 50% 剂量线之间的距离。

9）侧向半影：定义为 20%~80% 剂量线之间的距离或 50%~95% 剂量线之间的距离。

（3）散射特性：因为质子比电子重得多，所以它与电子的相互作用不会使其偏离原来的方向。质子在介质中穿行时与介质原子核发生弹性散射，虽然能量损失很小，单质子径迹产生一定角度的改变，即为多重库伦散射效应。束流被散射的程度用散射能力 T 表示，其公式如下。

$$T = \frac{d<\theta^2>}{dx} \qquad （公式 3-6-1）$$

其中 $<\theta^2>$ 是散射角平方的均值，x 是质子穿过的吸收介质的厚度。对于多重库伦散射的计算，使用 Moliere 理论预估特定的多重散射角与入射粒子

的类型，入射粒子能量和散射材料成分之间的函数关系。多次散射后的角分布为一个近似的高斯分布，是统计学中的钟形曲线。而后，Gottschalk 对该理论进行了简化，致使大角度散射的精度降低。多重库伦散射可用于横向展宽束流，达到需要的尺寸，也可以设计合适的散射材料通过能量损失以得到临床需要的束流。

（4）高原子序数和低原子序数材料的影响：材料对质子的阻止本领主要来源于介质的电子。在电子密度较高的材料中，质子的射程变短，会在介质中沉积更多能量。质子束的散射则是由质子和物质的原子核相互作用引起的。对于原子序数高的材料，质子束发生更强的散射；对于原子序数低的材料，慢化质子的速度更有效。如需要降低质子束的能量，则选择石墨或有机玻璃等低原子序数的材料；如需要束流能量损失最小，则选择铁或铜等高原子序数的材料。在二进制的降能器中，通常将高原子序数材料和低原子序数材料相混合，对能量损失和散射同时加以控制。

（5）核反应：当入射质子束能量较高时，不仅会发生库伦相互作用，质子还会和介质中的原子核碰撞，产生一个激发态的原子核碎片、次级质子、中子和较少的重离子碎片，如氘核或氦核等。质子与原子核相互作用界面在高能时十分稳定，在 20MeV 左右达到最大值，然后随着能量的减小数目减少。如果靠近的距离很小，质子也可能与原子核发生散射。核相互作用的概率比库仑相互作用小。然而，它随着目标核的原子数和质子的能量而增加。据估计，在治疗范围内，多达 20% 的最高能量的质子沿着它们的路径进行核相互作用。在核相互作用中，主质子将其能量的很大一部分传递给原子核，并可能通过大角度散射。核相互作用可进一步分为弹性散射和非弹性散射。在弹性散射中，原子核只发生反冲，总动能守恒。在非弹性散射中，靶区核吸收一些能量，并可能发生几种不同类型的次级事件，如解体成更小的碎片、发射伽马射线等。反冲核和较重的碎片基本上在相互作用点被吸收。然而，散射的质子特别是次级中子，可能会移动相对较大的距离并产生低剂量区。

2. 生物学特性　吸收剂量是用于量化组织中电离造成的能量沉积的物理单位，辐射损伤的程度不仅依赖吸收剂量，还与传能线密度、氧增强比及相对生物效能相关。

（1）传能线密度（liner energy translation，

LET）：LET 基本概念在上文已提及。质子、电子、γ 射线、X 射线、β 射线等都属于低能 LET 射线。质子的 LET 值为 0.4keV/μm。由于临床上质子使用时都是混合能量，因此只能计算 LET 的加权平均值，即剂量平均 LET_d 和通量平均 LET_t。剂量平均 LET_d 在混合能量中计算方法（公式 3-6-2）如下。

$$LET_d(z) = \frac{\int_0^\infty S_{el}(E) D(E, z) \, dE}{\int_0^\infty D(E, z) \, dE}$$

$$= \frac{\int_0^\infty S_{el}^2(E) \Phi(E, z) \, dE}{\int_0^\infty S_{el}(E) \Phi(E, z) \, dE}$$

（公式 3-6-2）

其中，电子阻止本领按剂量加权，在能谱上积分并归一化为平均剂量，当存在不同类型的粒子时，它们的贡献需要分子和分母相加。

通量平均 LET_t 计算方法（公式 3-6-3）如下。

$$LET_t(z) = LET_f(z) = \frac{\int_0^\infty S_{el}(E) \Phi(E, z) \, dE}{\int_0^\infty \Phi(E, z) \, dE}$$

（公式 3-6-3）

在这种情况下，电子阻止本领不是由剂量，而是由通量衡量。在混合辐射场中使用 LET 值进行计算时，需要指定 LET 值。有研究对上述两种 LET 值对质子进行蒙特卡罗模拟分析，结果发现两种 LET 分布存在差异，并且靶区的大小对于 LET_d 值存在一定影响。

质子束对细胞的 DNA 损害都是 DNA 的单链断裂，因此存在亚致死放射损伤和潜在放射损伤的修复。一般而言，高 LET 射线的生物效应比低 LET 射线的大。研究表明即使粒子具有相同的 LET 值，也会有不同的生物学效应。

（2）相对生物效能（relative biological effectiveness，RBE）：质子的生物效应是由它和介质的原子核外电子发生碰撞而产生的一系列间接效应，包括光电效应和康普顿效应等。质子相对生物效能是指参考照射和质子束照射在其他条件相同的情况下，产生相同生物学效应或临床终点 X 的吸收剂量之比公式如下。

$$RBE = \frac{Dose X 射线}{Dose 质子束}$$

（公式 3-6-4）

目前质子治疗的计划和实施假定相对于高能光子质子 RBE 为 1.1 恒定值，临床上质子的生物学有效剂量就是质子提供的剂量乘以 1.1。

（3）氧增强比（oxygen enhancement ratio，OER）：指某种射线在有氧和无氧条件下，达到相同细胞杀伤效应所需要的照射量之比，用来描述通过化学物质引起的放射敏感性变化质子的 OER 为 2.5~3，属于低 OER，因此质子束不能有效杀死乏氧细胞。

（二）质子束的临床使用

质子束的临床应用于 1946 年由 Wilson R 首次提出，1954 年在加利福尼亚大学进行首例质子治疗。下文介绍了质子放疗中的模式和技术以及实现方式。

1. 质子适形调强放疗

（1）临床治疗参数定义及实现模式：调强治疗技术是使靶区内及表面的剂量处处相等，必须对射野内各点的输出剂量率或强度按要求的方式进行调整，称为质子调强放疗。通常利用转台、治疗头、多级散射轮、准直器、适形挡块及治疗床运动来实现适形调强。

（2）治疗放射野的形成：由于加速器产生的质子束不能满足临床剂量要求，无法直接用于治疗，因此需要治疗头的束流配送系统将加速器的束流性能转换成治疗需要的剂量性能。转换过程主要包括束流的横向扩展、纵向能量调制、能量调节、束流准直等。

2. 质子放射手术治疗 放射手术特点是治疗一次或几次，将高剂量集中于较小的肿瘤区内，使肿瘤病灶完全破坏，主要适用于颅内良性小肿瘤，功能性神经疾病和动静脉畸形。

3. 质子治疗临床适应证 相对低能量（小于 90MeV）的质子束用于治疗眼肿瘤，射野小于 4cm×4cm，采用较高剂量率。高能量（150MeV 以上）质子束用于较大或较深的肿瘤。质子调强治疗适用于局部非扩散肿瘤的治疗，临床适应证分为"标准适应证"和"方案适应证"。标准适应证是指质子治疗是目前该疾病的最佳治疗方法，通常包括：①具有一定挑战性的不常见肿瘤；②没有其他的治疗方案能提供相似或更好的治疗结果；③由国际专家认可，并且有医疗保险覆盖。方案适应证是指：①某些肿瘤存在严重的临床问题，如果应用替代治疗方案会出现治愈率极低和/或毒性反应率较高；②肿瘤的解剖学位置较具挑战性，与传统放射治疗相比更适合应用质子治疗；③肿瘤和健康组织的放射生物学特性决定更适合应用质子进行治疗；④Ⅰ~Ⅱ期临床试验表明与包括非放射治疗在内的标准治疗方案相比，质子治疗的效果更加优越。

4. 质子治疗禁忌证 全脑照射；全肺照射；儿童肿瘤姑息性治疗或急症治疗；解剖范围有快速变化的器官，如呼吸运动，充盈或治疗中体积显著缩小的器官；同一部位已接受两次及以上放疗的患者；已进行放射性粒子植入的患者；无法较长时间保持同一体位的患者；血液系统疾病，如白血病、多发性骨髓瘤等；质子治疗不能有效保护正常组织的时候。

5. 存在问题与展望

（1）存在问题：目前质子治疗仍存在许多不完善的地方，主要体现在质子放射生物学效应的不确定性、受靶区位置的改变影响大、质子射程的不确定性、质子治疗目前尚未有实时的影像系统监测治疗时的质子剂量和靶区深度信息、治疗费用高以及运营成本高等几个方面。

（2）展望

1）质子成像技术：X射线用于质子治疗计划计算时，由于CT值转换成质子阻止能量和CT机的射线束硬化效应带来的不确定性使质子的扩展布拉格峰两侧增宽，对质子治疗精确性产生一定影响，因此有学者研发质子成像进行治疗计划的计算。质子成像目前的难点在于质子束的能量和强度的有效控制，以及成像时对患者治疗剂量准确性的影响，因此质子成像还未进入临床应用阶段。还有研究采用PET成像技术，瞬发伽马光子探测技术和质子成像技术来更加精确地监测质子束流深度以完善质子成像技术。

2）质子栅极治疗：栅极放疗（grid-based radiotherapy）以梳状排列的射束进行照射的放疗方式，具有横向异质剂量分布的特点，属于空间分割放疗的一种。其独特的剂量-容积效应可以在束流路径上减少对正常组织的照射剂量。质子栅极治疗在治疗患者深部肿瘤时，可降低近端器官的照射量，并且有希望降低设备成本。

3）质子FLASH照射：它定义为具有超高剂量率的电离辐射，与常规剂量率照射相比，能够有效抑制肿瘤生长的同时降低对正常组织的辐射损伤。2019年研究发现质子FLASH能够降低正常组织毒性，首例质子FLASH治疗于同年应用于人体并获得良好的疗效。FLASH模式下质子的治疗作用有待进一步的临床证实。

4）图像引导的质子放疗：由于质子射程的不确定性，组织解剖结构变化对射程会产生一定影响，对摆位准确性要求更高，需要先进的图像引导技术提高质子放疗的精确度，对于图像引导技术，传统的影像技术比如锥形线束CT与能谱CT也一同被应用到了质子治疗中。磁共振图像引导质子放疗具有广阔的应用前景。此外，质子治疗对运动器官敏感，可利用深度学习技术在质子治疗中肿瘤定位追踪运动靶区，对器官或靶区的运动做出较为精准的预测，目前还处于研究和探索阶段。

5）质子小型化：考虑到设备成本，目前用于治疗的质子束所需的束流能量约为230MeV。加速这种光束并将其传送给患者所需的设备比光子治疗机更大，成本更高。为了减少用于粒子治疗的质子加速器的尺寸和成本，发展超导磁体材料能够使设备进一步小型化。

二、重离子束剂量学特性及临床使用

重离子是指碳、氖、硅等原子量较大的原子失去一个或几个电子后的粒子，这些带电粒子通过加速器加速后形成的粒子束就是重离子束。重离子既具有质子的物理学特性，又具有比质子更强的对肿瘤细胞的杀伤性。目前临床肿瘤放射治疗使用的离子主要是碳离子，碳离子的质量约为质子的12倍，带正电荷 9.6×10^{-19} C。

（一）重离子束剂量学特性

1. 物理学特性 从物理学角度看，在不考虑任何生物学因素的条件下，重离子与质子相似。

（1）布拉格峰和扩展布拉格峰：从图3-6-1可发现，碳离子的布拉格峰更加锐利。通过控制束流和改变束流能量生成扩展布拉格峰，碳离子可用于照射任何深度的肿瘤，束流具有高峰坪比（peak-to-plateau ratio）并且无出射剂量。碳离子和质子的深度剂量曲线存在一些差异：与质子相比，碳离子的半影更加狭窄；碳离子束在一定深度扩散开覆盖靶区，可能导致入口处的低剂量区之后的扩展布拉格峰超出靶区范围，这个问题可通过束流传递技术解决。由于能量转移与粒子电荷数平方成正比，与速度平方成反比，碳离子的电离密度约为质子的36倍，总动能约为质子的12倍，因此碳离子的射程约为质子的1/3，碳离子束需要更高的能量才能到达深部肿瘤位置。重离子束在体内分布较集中，可调整布拉格峰减少正常组织受量。

（2）横向散射：与质子相比，碳离子质量大，多重散射过程基本可以忽略，因此纵向散射和横向散射都有所降低，由此产生的横向和远端剂量梯度更加陡峭,用于临床时射野边缘剂量更加尖锐。由于碳离子的横向散射更少,所以碳离子用于大分割治疗的优势更明显。

(3)核碎裂:对于碳离子束,在与物质原子核碰撞时发生核碎裂反应,产生次级粒子、氢离子、锂离子、铍离子和硼离子,这些次级粒子主要是 ^{10}C 或者 ^{11}C。束流碎裂效应会展宽剂量的尖锐边缘,使原束流的横向和纵向散射度增加,导致布拉格峰远端尾部拖长,这会对肿瘤后面的正常组织带来损害。因此,在临床治疗时,尽量减少碳离子束与阻挡物质的相互作用;同时,在碳离子束传输过程中的碰撞材料厚度越小越好。此外,核碎裂反应会导致粒子在束流中的损失。这导致碳离子束入口到布拉格峰之间的剂量降低,皮肤剂量显著增强,而布拉格峰深度后面的剂量增加,限制了重离子的临床使用。

由于碰撞产生的核碎片包括一个中子和一个 ^{11}C 放射性同位素,或生成两个中子和 ^{10}C 放射性同位素,两种放射性同位素在衰变时会发射出正电子,可以用正电子发射断层扫描技术(PET)监测到碳离子的行程轨迹和末端治疗终点位置,可用于临床碳离子治疗时的实时监测和精确治疗。

2. 生物学特性

(1)传能线密度值:重离子属于高能 LET 射线,碳离子的 LET 值范围是(15~200)keV/μm。在碳离子吸收剂量曲线坪区,DNA 合成的 S 期细胞拮抗放射,但在布拉格峰区射线的细胞致死效应几乎不受细胞时相的影响,S 期细胞的放射抗性消失。而碳离子不受细胞周期影响的特点使得分次治疗在碳离子治疗中的意义不大。

(2)相对生物效能:碳离子束的高 LET 特性在 DNA 水平上导致了明显不同的生物学效应,并通过 RBE 衡量。对于给定生物学终点后,碳离子束的 RBE 受 LET 影响较大,并可表示为 LET 和细胞存活水平的函数。对于碳离子,RBE 值是可变的,随深度增加,其最大值在布拉格峰的远端边缘。通常碳离子的 RBE 在 2~3 之间或更高至 5。与光子或质子相比,碳离子更高的 RBE 可直接诱导更复杂的 DNA 损伤,对肿瘤细胞 DNA 损伤以双链 DNA 断裂为主,这种损伤难以被修复,因此对杀伤肿瘤的生物效应更强。

(3)氧增强比:碳离子束的高 LET 特性导致其具有更低的 OER。与光子放疗不同,碳离子的肿瘤杀伤作用相对独立于氧张力或氧自由基的产生,并

且无需氧自由基来损伤 DNA。因此,重离子可能对于乏氧肿瘤的治疗更有效。

总之,重离子束的生物学优势是其最大的优势:①相对生物效能高,对放射抗性肿瘤有良好作用;②氧增强比低,对乏氧肿瘤治疗有效;③对分次依赖性小,对正常组织保护更好;④对细胞周期依赖性小,不同相之间的敏感性差异小,因此对快速分裂的细胞有效;⑤个体间差异小,对相同剂量的放射反应更一致;⑥细胞迁移降低,抑制肿瘤细胞浸润和迁移的能力;⑦损伤肿瘤血管内皮细胞,阻断肿瘤的血液营养供应;⑧与免疫治疗相结合具有潜在优势。

(二)重离子束的临床使用

1972 年开始,美国加利福尼亚大学劳伦斯-伯克利实验室的科学家第一次使用较重的离子(碳、氧、氖、硅和氩离子)。1994 年日本开设了首个临床离子束治疗中心。1995 年在伯克利的试点研究得出结论,碳离子是重离子中最适合用于治疗的。因此,到 2019 年,全球共有 80 多家离子束临床设施,只有 13 家提供临床使用的重离子束,并且 13 家均为碳离子治疗中心。近年来随着技术的发展,质子治疗和碳离子治疗中心逐步增多并投入临床使用。

1. 碳离子治疗　由于碳离子固有的分裂效应,为避免碳离子束在进入人体之前穿过过多的物质,碳离子加速器通常为能量可调的同步加速器,无需能量选择器,除了束流输运系统需要更高磁刚度的磁铁外,与质子治疗系统基本相似。

(1)碳离子束束流配送:为达到所要求的剂量分布,扫描系统通过横向磁偏转和改变纵向能量三维地控制束流位置。束流配送过程与质子束束流配送相似。

(2)碳离子治疗优势:①比常规光子治疗有更好的深度-剂量分布,有效提高肿瘤控制率,同时对正常组织损伤小,适用于靠近敏感器官或不可手术的肿瘤;②生物学效应能更加有效地损伤靶区细胞的 DNA,并且高 LET 性质能有效治疗肿瘤中的低氧细胞;③能更准确地传递等效生物剂量,有效降低复发率,对于辐射敏感的儿童患者尤为适用;④对于形状不规则的肿瘤,光子治疗难以降低正常组织剂量,碳离子治疗可提高疗效;⑤对于一些光子、电子及质子难以治疗的抗阻型、乏氧细胞型肿瘤,碳离子能直接杀死癌细胞的 DSB,有效发挥其作用。

(3)临床适应证:①与重要器官接近的肿瘤,

需要较大的剂量梯度,例如颅底脊索瘤、骨肉瘤、软组织肉瘤、眼部肿瘤、脊柱肿瘤等。②头颈部肿瘤,有研究显示对于头颈黑色素瘤、腺样囊性癌、腺癌、鳞状细胞癌患者,碳离子治疗后急性反应和晚期反应降低,并取得了良好的疗效;局部晚期耳鳞状细胞癌、泪腺癌、黏膜恶性黑色素瘤、鼻窦腺癌和舌底腺样囊性癌;未完全切除和不能手术的腺样囊性癌和其他恶性唾液腺肿瘤、脉络膜黑色素瘤、颅底脊索瘤和软骨肉瘤、脊索瘤。③前列腺癌、宫颈癌、肝细胞癌,与常规的治疗相比,碳离子治疗具有更好的生存期、局部控制率和更低的毒性。④儿童患者的治疗,这些患者的肿瘤类型包括毛囊性星形细胞瘤、横纹肌肉瘤、脊索瘤、骨肉瘤、鼻咽血管纤维瘤和腺样囊性癌,报道了良好的结果和可接受的毒性。⑤复发性骶尾骨脊索瘤、复发性泪腺癌、复发性颅底肿瘤、复发性肺转移瘤、复发性鼻咽癌。

（4）碳离子治疗的禁忌证:与质子治疗禁忌证相似。碳离子治疗禁忌证主要包括:①胃癌、肠癌等空腔脏器的肿瘤;②无法长时间保持仰卧位或俯卧位的患者;③病灶广泛转移的患者;④同一部位已接受过 2 次及以上放疗的患者;⑤临床急症、运动器官和姑息性治疗的患者。

2. 存在问题与展望

（1）存在问题

1）剂量分布受布拉格峰远端射程不确定性的影响,并且对摆位误差、分次内解剖结构变化以及肿瘤运动非常敏感。

2）目前碳离子的 RBE 值仍存在争议,需要进一步的试验和更大的样本量来准确获取质子和重离子的 RBE 值,以便在临床应用于治疗计划系统。

3）碳离子具有高 LET 值,患者继发性肿瘤的风险仍然未知。重离子诱导 DNA 损伤难以修复,是重离子致死、致畸乃至癌变的主要原因。到目前为止,碳离子治疗患者在治疗过程中积累的诱发第二种肿瘤的潜伏期较长,且随访时间相对较短,目前尚缺乏足够的随机对照试验以评估碳离子治疗相关的长期有效性和毒性反应。

4）后效应（after effect）:由于碳离子质量过大,治疗肿瘤和其边缘区域其宏观上剂量分布是均匀的,但是从微观看存在某些癌细胞没有照射到的冷点（cold point）,这种冷点处的癌细胞在今后有复发的可能,此效应称为后效应。

5）由于碳离子治疗中心数目有限,临床数据和患者数据较为缺乏,很难与传统光子治疗和质子治疗直接比较。

6）经济成本高:对于医院来说,相对于质子治疗设备,碳离子需要体积更大、造价更高昂的加速器,建立碳离子治疗中心和维护碳离子治疗设备需要较高成本。对于患者来说,碳离子治疗费用高昂。

（2）展望

1）碳离子迷你束治疗技术:最近研究发现,该技术相较于传统碳离子治疗的优势在于更好地保护非靶区组织,尤其是近端组织剂量更低,可开展针对放射抵抗肿瘤的剂量递增治疗,有望进一步提高重离子治疗肿瘤的有效性和安全性。

2）其他元素的重离子:尽管临床上采用的重离子束流主要是碳离子,但碳离子是否是临床用最佳束流还值得探讨,开展不同束流的生物学效应研究对临床选择最佳的重离子束极其重要。有研究致力于探究是否存在质子或者碳离子的替代粒子,最有希望的是氦离子和氧离子。氦离子的横向散射比质子小得多,有望提供更陡峭的剂量梯度和更好的治疗方案。由于担心高 LET 暴露可能导致二次肿瘤的发生,碳离子在儿童肿瘤中的应用非常有限,但氦离子具有低 LET 值、更尖锐的布拉格峰,并且扩展布拉格峰的 RBE 更高,氦离子对放射性不敏感的肿瘤更有效,因此氦离子有望在儿童肿瘤中良好应用。目前已有超过 2 000 名患者在美国加利福尼亚大学劳伦斯-伯克利国家实验室接受了氦离子治疗。氦离子质量小,在体内达到相同深度所需的束流能量小,因此对加速器要求低,设备成本低。此外,氧离子的横向散射比碳离子少,但是核碎片更多。高能量时,核非弹性相互作用将显著减少入口处剂量。扩展布拉格峰上,氧离子的平均剂量 LET 高于碳离子,导致 OER 降低,所以氧离子适用于极乏氧肿瘤的治疗。但是非常重的粒子对正常组织毒性更大。选择碳离子主要是考虑到扩展布拉格峰的峰坪比。有研究发现,在靶区剂量相同的情况下,与质子和氦离子相比,碳离子和氧离子对周围正常组织释放的剂量更高,氦离子对正常组织保护最佳。对于辐射敏感性肿瘤,质子和氦离子峰坪比相似,碳离子和氧离子释放到正常组织的剂量明显更高。这些结果表明,对于粒子的选择需要考虑不同的肿瘤类型。氧离子和氦离子的辐射生物学效应研究日益受到重视,未来有可能广泛用于肿瘤治疗。

目前全球已有超过 22 万患者接受了带电粒子治疗,其中约13% 的患者选择了碳离子治疗。相对于质子治疗，碳离子具有潜在的物理学和生物学优势。未来还需要评估碳离子束对特定肿瘤类型的治疗效果，还可与质子治疗技术进行比较，对不同患者分类治疗。未来还将有更多技术上的进步，对于碳离子束治疗，PET-CT 成像在碳离子治疗时进行动态束流监控，监测碳离子束在患者体内的剂量分布；传能线密度描绘（LET painting）技术能有效提高肿瘤控制率；混合束流技术（氧离子用于乏氧肿瘤治疗）；高 4D 运动管理技术升级辅助治疗精度等，这些技术有望在未来 10 年成为现实。虽然已经有许多研究表明碳离子治疗的可行性和安全性，但比较粒子治疗和光子治疗的长期结果和随机试验仍然不多，目前需要更多的临床三期试验评估和量化碳离子治疗优势。未来研究方向是更好地了解不同射束对组织的影响，建立可靠的生物物理模型。另一方面，国际上正对重离子加速器进行研究，并开发新技术，以缩小设备，降低设备成本。

第七节　放射治疗计划系统

一、概述

作为患者和设备之间的重要媒介，放射治疗计划系统剂量计算准确与否直接影响患者的最终疗效。本节简要介绍剂量计算的基本算法和常用治疗计划系统一些功能。

（一）治疗计划系统的基本功能

治疗计划系统（treatment planning system，TPS）是与医用加速器配套使用的医疗设备电子系统，利用一个或多个剂量计算方法模型代替手工对人体组织吸收剂量进行计算。治疗计划系统可用于接收患者的影像信息，辅助医生进行靶区和危及器官的勾画，物理师根据输入的患者治疗部位的解剖信息，相关组织的密度、医生勾画的靶区及重要组织和器官的轮廓等安排合适的放射野，包括使用楔形过滤器、射野挡块或组织补偿器等进行剂量计算，得到临床需要的剂量分布。当治疗计划完成并经过审核及验证后发送至加速器进行患者放疗计划的实施。

三维治疗计划系统的基本功能应包括：①治疗部位解剖结构的三维显示与描述；②能够使用有立体定位框架的 CT/MR 图像；③可三维确定并显示的射束；④束流到人体内剂量分布的计算；⑤计算和显示制定靶区和关键组织处的剂量体积直方图；⑥三维剂量分布和评估工具；⑦足够快的计算速度；⑧计划验证和确认的手段与工具；⑨能进行各种数字化重建和 CT 模拟；⑩输出治疗计划报告。

在目前的商业三维治疗计划系统中主流计划系统主要是 Pinnacle、Eclipse、Monaco 和 Raystation 治疗计划系统等。

（二）治疗计划系统的构成

1. 硬件

包括中央处理器（CPU）、图像显示器、数字化设备、输入/输出装置、存储、网络通信装置、不间断电源（UPS）等设备。

2. 软件

包括设备数据、射野及射线束剂量学数据、患者数据以及图像处理剂量计算算法、治疗计划输出等功能。

二、剂量计算方法模型

剂量计算是治疗计划系统的核心功能，计算的准确性对患者疗效至关重要，不准确的剂量算法会降低肿瘤局部控制率和患者的生存时间。剂量计算需要考虑诸多因素，如身体轮廓、靶区形状、三维电子密度、射束的三维位置及形状、射束的三维发散、射野的平坦度和对称性、楔形板和铅挡块及补偿器等装置的三维散射、不均匀组织的三维散射等。

剂量计算就是计算原射线和散射线在人体内的剂量分布。早期的剂量算法是基于测量数据，根据经验值直接计算剂量分布的方法，随着算法的复杂化和计算机技术的发展，目前剂量计算算法主要包括两大类，分别是基于测量数据的修正剂量算法和基于模型的剂量算法。

1. 基于测量数据的修正剂量算法　基于测量数据的修正剂量算法可用于二维或三维数据集，基于参考条件下采集直线加速器的深度剂量数据、射线输出因子、离轴比、散射因子等数据计算剂量分布。基于修正的剂量计算方法主要包括矩阵法和函数法，矩阵法以列表或者矩阵的形式存储参考条件下的实验测量数据，通过校正因子计算主射线束在密度比水更高或者更低物质里的衰减来解释不同的患者体表、组织非均匀性、不规则射野和射野调节器，得到实际条件下的剂量分布结果。函数法通过对测量数据拟合或根据射线束的已知物理性质推导出数学解析式，直接计算剂量分布。

在治疗计划系统越来越精确的今天，仍在使用的两个基于测量数据的修正算法是有效衰减系数算法和组织空气比指数校正法(简称 Batho 法)。有效衰减系数算法忽略了治疗射束的参数,Batho 法受介质的相对电子密度影响较大,因此这两种算法在临床应用中剂量计算精度不高。

总之,基于修正的算法易于理解并且实现速度快。但由于这种算法假定所有次级电子能量沉积在作用点,忽略因次级电子的传输对剂量的影响,没有考虑射线在非均匀介质中的半影大小,当剂量计算涉及肺等不均匀组织器官时,这种算法精度较差。

2. 基于模型的剂量算法 随着临床要求的不断提高,越来越多的基于模型的剂量计算方法出现。基于模型的剂量算法只能用于三维数据集。相比于基于修正的剂量计算方法,基于模型的算法将组织中某一点的剂量分为原射线和散射线剂量之和,剂量分布通过模体或者射线的侧向传输、能量、几何形状、射野调节器、患者体表形态和电子密度分布得出,全局考虑射线与物质原子的相互作用,计算精度更高。目前主流计划系统采用的基于模型的剂量计算算法分别是蒙特卡罗剂量算法和卷积叠加算法两大类。

(1)蒙特卡罗剂量算法(Monte Carlo algorithm):蒙特卡罗算法又称蒙卡算法,是基于模型的金标准算法。蒙特卡罗原理是用统计学随机抽样技术模拟大量单个光子的径迹以及与物质间的相互作用,这种模拟通过获取单能笔形光子束在体积较大的水模体的剂量分布完成。对笔形束的剂量计算根据权重进行卷积叠加求和获得。由于放射线与物质作用通常会发生两次或两次以上的散射,这种叠加将按不同 X 线能谱和光子通量进行多项 kernal 积分,以此计算剂量分布。蒙特卡罗算法能通过个体化计算每台直线加速器的几何结构、射野形成装置、患者不规则表面和密度不均匀等因子来准确模拟粒子相互作用的物理特性。剂量计算的三大必要输入条件:①几何信息;②元素组成与质量密度信息,即 CT 值与相对于水的电子密度表;③物理过程。蒙特卡罗算法能提供准确的剂量分布,尤其是在非均匀组织中,但计算时间长。

蒙特卡罗算法除了用于光子计划外也用于质子和碳离子治疗计划,优势主要在解剖结构复杂的情况下,例如具有空气的肺部或鼻部区域,蒙特卡罗算法可以直接获得剂量分布,而笔形束算法通常会高估表面剂量。蒙特卡罗算法的局限性主要在需要最小化统计噪声或者需要高空间分辨率的情况

下,计算时间长。随着更快的优化代码出现和计算机运算速度提升,减少了计划剂量计算时间。

(2)卷积叠加算法:将介质中任意点的剂量表述为原射线和散射线的叠加。这类算法是将放射线分解为原射线和次级射线或散射线部分,分别进行处理。由于射束形状和强度、患者几何结构和组织不均匀性导致的散射线改变都会体现在计算剂量分布的过程中。更高级的卷积叠加算法如各向异性分析算法和筒串卷积叠加算法,考虑了散射光子的叠加来计算非均匀介质中的剂量。

三、放射治疗计划系统

(一)Pinnacle 计划系统

Pinnacle 计划系统可适配于大部分加速器,可完成光子束计划(包括无均整器模式)和电子线计划。外照射计划主要包含五个功能模块部分:图像融合模块、基础三维适形和电子线模块、动态计划模块、调强计划模块。

1. 图像配准和轮廓勾画 最新版本的 Pinnacle 计划系统支持不同模态影像(如 CT、MRI、PET 等图像)形变和刚性融合配准。轮廓勾画工具包括手动勾画、基于模型(model based segmentation,MBS)自动勾画、基于图谱(Atlas)自动勾画、基于图像轮廓的智能勾画引擎(smart probabilistic image contouring engine,SPICE)。SPICE 优势在于大幅度的降低危及器官勾画时间,有效改善轮廓勾画的一致性问题。

2. 剂量计算方法 Pinnacle 计划系统采用直接机器参数优化(direct machine parameter optimization,DMPO)算法进行优化,所用剂量计算算法包括筒串卷积叠加算法(collapsed cone convolution/superposition,CCC)和自适应筒串卷积叠加算法。

剂量计算网格大小可由用户设置,通常为 4mm,对于非常小的靶区,计算网格可设置为 1mm。计算速度随剂量计算网格的分辨率的增加而降低。

3. 计划类型 Pinnacle 计划系统支持电子线、光子束和质子束等治疗计划设计。其中光子束治疗包括三维适形放射治疗(3DCRT)、调强适形放射治疗(IMRT)、容积旋转调强放射治疗(VMAT)计划设计。

(1)IMRT 计划:在 IMRT 计划模块,每个射野可以有四种优化类型包括射野权重、子野权重、强度调制和直接机器参数优化(direct machine parameter optimization,DMPO)。对于 IMRT 计划,

优化条目下的所有字段必须有相同的处方。用户需要手动定义剂量计算网格的大小，在轴位、冠状位和矢状位图像中标注。射野权重优化选项使用户可以混合三维字段和当前 IMRT 字段。子野权重优化选项可以删除较小子野或者跳数少的子野，重新分配跳数。调强模块选项分为两部分优化，通量优化后转化成实际 MLC 子野。用户可使用该选项通过直接机器参数优化来收集最大子野数目信息创建理想的计划。DMPO 模式可以定义允许的最大子野数目来控制计划的计算速度。在直接机器参数优化之前，需要先设置迭代次数后进行筒串卷积叠加算法计算。在前 n 次迭代是不考虑实际 MLC 的理想状态的通量。第 n 次迭代之后，进行筒串卷积叠加算法计算，并将机器参数和用户自定义参数加入叶片排序算法。由于筒串卷积叠加算法，第 n 次迭代花费时间较长。从通量到 MLC 分成子野，在第 n 次迭代时成本函数值增加。第 n 次迭代后优化器继续降低成本函数值，调整每个子野的形状和权重。

（2）VMAT 计划：每个射野必须设置拉弧的范围和旋转方向。参数设置时，用户可选择是否让优化器创建一个镜面弧形野，设置机架角度间距和最大计算时间。VAMT 计划目标与 IMRT 计划相似，只是无法选择计划目标的约束条件。如果机架间隔角度是 4°，一个 360° 的全弧可以有 90 个子野，通过控制点的向量插植可在不重新优化的前提下将机架角缩小至 2°。剂量率可以恒定和变化。优化时 Pinnacle 执行分段权重优化方法，可选择混合技术或混合处方提高治疗的灵活性。

（3）质子计划：Pinnacle 提供质子计划设计。质子计划模块基于扩展布拉格峰建立模型等特性减少合并和治疗实施所需的详细信息，简化调试过程。

4. 其他功能模块

（1）自动计划（auto-planning）：Pinnacle 计划系统提供的自动计划不需要预先设计的专家计划库，而是使用渐进优化的迭代方法，即步进式优化算法（progressive optimization algorithm），模仿有经验的工作者将采取的步骤，如创建环、热点或冷点感兴趣的区域，在靶区和危及器官之间的重叠部分进行迭代微调以达到靶区覆盖和保护危及器官的目的。

（2）自适应计划：动态计划模块用于自适应计划，可将旧的计划 CT 图集轮廓通过形变配准或刚性配准至新的 CT 或 CBCT 图集，剂量分布也会映射至新的 CT 图集。用户可在新的 CT 图像上重新

计算剂量，将重新计算的剂量叠加在初始计划 CT 上，医生可通过叠加后的剂量评估肿瘤及其周围正常组织接受的辐射剂量，决定是否需要修改计划和后程计划处方剂量的设定。

（3）云计划平台：Pinnacle 将软件搭载在云端，提供远程放疗服务，包括视频交互和云端数据管理。

（4）脚本：Pinnacle 系统提供脚本与回放功能。

（二）Eclipse 计划系统

Eclipse 计划系统包含外照射计划、质子治疗计划、近距离治疗计划等各种放射治疗技术的计划设计。

1. 图像配准和轮廓勾画 Eclipse 同样支持不同模态影像的刚性配准和形变配准。对于四维 CT 图像，Eclipse 可创建最大密度投影、最小密度投影和平均值投影图像。对于轮廓勾画，Eclipse 计划系统提供了手动、半自动和自动的轮廓勾画和分割工具。

2. 剂量计算方法 目前 Eclipse 使用的优化方法是多重标准优化（multiple-criteria optimization，MCO），基本原理是使用 Rapidplan 生成一个平衡计划，假设这个计划已达到最优，即要改善其中任何一个优化目标，就会以其他优化目标变差为代价。在平衡计划的基础上生成几十个计划组成的计划库供临床医生取舍，以提升计划设计和审核的效率。临床医生探索在不同临床目标要求下产生的计划结果中进行优中选优，例如对特定器官的保护和靶肿瘤覆盖之间进行权衡。常用的剂量算法包括用于体积剂量计算和点剂量计算的各向异性分析算法、Acuros XB 算法、用于电子束剂量计算的笔形束算法。Eclipse 质子治疗计划采用笔形束算法。有研究发现在人体模型内 AAA 算法计算出的靶区和危及器官剂量比其他算法高 2%~4%，存在空腔器官的立体定向放疗时应用 AAA 算法，预测剂量比 Acuros XB 算法高约 8%~10%。Acuros XB 算法是最接近蒙特卡罗模拟结果的算法，其精度在非均匀介质中与蒙特卡罗算法相当。

3. 计划类型 Eclipse 支持电子线、光子束、近距离 γ 线和质子束等治疗计划设计。其中光子束治疗包括三维适形放疗、调强适形放疗（IMRT）、容积旋转调强放疗（VMAT）计划设计。

（1）IMRT 计划：对于相邻靶区照射不同剂量和次数，Eclipse 提供了 base-plan 计划，即基于之前

的本底计划进行整个计划优化,需注意的是两个计划必须基于同一 CT 图像方可计算剂量分布。base-plan 功能可降低计划优化时控制靶区和危及器官受量。此外 Eclipse 计划系统还提供了规避结构功能,在通量平面阻挡射线,能够自定义射线不能入射或出射的区域,更好地保护危及器官。在 IMRT 计划中通过清零通量遮挡,VMAT 计划中通过叶片遮挡来实现。

Eclipse 计划系统引入自动羽化(auto-feathering)功能,自动对两个或多个射野的衔接处进行剂量优化,使剂量衔接区域得到平缓的渐变叠加剂量,以减少摆位误差对叠加剂量的影响。Eclipse 计划系统提供了光野形状控制器(aperture shape controller,ASC),是光子优化器中针对 VMAT 计划叶片排序优化的新组件,可以降低 MLC 优化序列的复杂度,降低 MU 数,缩短加速器叶片运动总路径,降低剂量投照时的不确定性。但 ASC 对剂量精确度和计划改善程度的影响还需要进一步研究。

(2)质子治疗计划:Eclipse 治疗计划系统也可用于被动散射质子束、均匀扫描质子束。被动散射质子束处理涉及使用能量调制器将原始布拉格峰扩展到一个 SOBP 和两个横向扩展束。均匀扫描时,恒定注量的质子束通过磁扫描横向扩散。扫描质子束利用磁扫描质子束产生宽野或调强质子束,适用于适形质子治疗。用于质子治疗计划剂量计算的图像与用于光子的图像相同。Eclipse 治疗计划系统在质子治疗计划方面有以下特点:①利用校准曲线将 CT 值转换成质子相对阻止本领(HU-RSP 曲线);②质子剂量计算算法;③定义计划靶区时引入质子范围,设置不确定性;④被动散射与笔形束扫描质子束的规划;⑤计划评估工具。对于质子治疗计划需要将 CT 值转换为质子相对于水的阻止本领。与光子束计划剂量计算相比,高原子序数材料附近的成像伪影对剂量分布计算精度的影响要严重得多,HU-RSP 标定曲线无法准确预测高原子序数物质的RSP,在进行剂量计算之前应对图像中的伪影进行合适的处理,例如赋予其合适的 CT 值。

4. 其他功能模块

(1)Rapidplan:将机器学习应用于自动计划,简化和加速治疗计划设计流程。其核心是对大量优质计划的大数据进行特征提取,通过 DVH 图预测模型预测符合当前目标的可能的最优 DVH 范围,并根据患者的不同解剖特点,自动优化计划。目前已用于头颈部肿瘤、肺癌、肝癌及前列腺癌等,靶区均匀性、危及器官受量和计划效率均优于人工计划。但 DVH 预测模型存在一定局限性,没有考虑剂量分布的三维空间信息,因此优化后靶区和危及器官的重叠区域可能存在热点。此外,由于机器学习算法需要预先通过大样本数据库建立模型,因此计算精度取决于样本质量和数据量,具有一定不确定性。

(2)HyperArc 技术:HyperArc 立体定向治疗技术是一种基于非共面的 VMAT 颅内立体定向技术,该技术可基于固定布野方式,为单中心和多中心目标颅内立体定向放疗制订合适的计划。HyperArc 计划有几个工具可辅助创建自动计划,包括自动等中心放置、准直器角度优化、最佳的射野角度、患者保护区及碰撞检测。

(3)患者计划 QA:配置了 EPID 射野剂量验证系统 Portal Dosimetry,直接利用加速器内置的 EPID 装置来测量患者计划的剂量分布,与计划生成的验证计划进行对比分析,具有验证速度快、分辨率高、操作简单的特点,能协助物理师方便快捷地完成调强计划或 VMAT 计划的 QA 工作。

(4)脚本平台:Eclipse Scripting API 是 Eclipse 的编程接口和软件库,允许软件开发人员编写脚本来访问和更改 Eclipse 中的治疗计划信息。

(5)GPU 计算:通常计划系统使用中央处理器(CPU)执行剂量优化和计算,CPU 属于通用计算,GPU 是专用计算可对多个任务并行计算。Eclipse 提供了图像处理器(GPU)用于 MCO 和 Acuros XB 算法的最终剂量计算,提高计划计算速度。Monaco 计划系统和 Raystation 计划系统同样采用了 GPU 进行优化计算,因此下文不再提及。

(三)Monaco 计划系统

Monaco 治疗计划系统支持目前大部分放疗技术,如 IMRT、VMAT、SRT、重离子放疗等。结合蒙特卡罗剂量算法和各种模块工具,模拟患者的实际剂量分布,确保放射治疗计划的质量和高效性。

1. 图像配准和轮廓勾画 Monaco 图像配准采用点对点的刚性配准。对于自动轮廓勾画,Monaco 可基于 EZ Sketck 工具、自动阈值(auto threshold)法和非线性图谱(atlas-based auto segmentation,ABAS)三种不同方式实现。

2. 剂量计算方法 Monaco 计划系统采用多重目标优化算法,同时提供了多种剂量计算方法以满足临床需要。如 X 射线体素化蒙特卡罗剂量算法(X-ray voxelized monte carlo,XVMC)、基于 GPU 的蒙特卡罗算法、筒串卷积算法、体素化蒙特卡罗++（VMC++）算法和笔形束算法。

相比蒙特卡罗算法，XVMC算法将加速器机头的辐射源和散射剂量相互作用建立分析源模型，能快速有效地模拟射束向患者的传输，因此能在不降低准确性的条件下节省计算时间。基于GPU的蒙特卡罗算法是基于XVMC算法模型，在此基础上支持磁场中的粒子运输，GPU蒙特卡罗算法可用于MR核磁引导的自适应计划，并进一步提高计算速度。筒串卷积算法考虑了原射线和散射线在人体内的剂量沉积，用于光子三维计划。体素化蒙特卡罗++（VMC++）算法源模型考虑了直接电子、间接电子和加速器机头产生的光子在人体内剂量沉积，用于电子线剂量计算。笔形束算法用于质子点扫描计划。

3. 计划类型 Monaco支持电子线和光子束治疗计划设计。其中光子束治疗包括三维适形放射治疗、调强适形放射治疗（IMRT）、容积旋转调强放射治疗（VMAT）计划设计。

（1）IMRT计划：Monaco在优化过程中智能地满足IMRT约束标准，并包含多重标准优化（MCO）选项。用户可以在优化过程中实时调整优化参数并获得反馈。此外，Monaco计划系统无需创建辅助结构限制适形度或者避免热点。

（2）VMAT计划：支持非等分角度VMAT技术。动态拉弧适形治疗（DCAT）技术允许机架运动过程同时MLC运动，DCAT技术加上高剂量率模式，可用于肺部大分割放疗。Monaco计划系统对DCAT技术改进，增加了可变剂量率（variable dose rate，VDR）和子野形状优化（segment shape optimization，SSO），提高射野调制性，减少了计划跳数和治疗时间。

4. 其他功能模块 当配备医科达直线加速器特别是Agillty MLC机头时，Monaco计划系统具有更多特性。

（1）自适应计划：应用于MR图像引导考虑到治疗过程中照射区域的解剖变化，根据治疗时采集的患者MR影像，记录靶区和危及器官的变化情况并评估剂量累积，根据器官和剂量的变化调整后续治疗计划。在这一过程中Monaco计划系统提供了基于GPU的形变配准和自动分割技术与实时MR图像进行匹配。帮助临床医生观察肿瘤组织的精确变化和治疗反应。在CBCT图像引导时，通过基于图谱的自动分割技术将剂量形变至实时CT图像

上，重新评估靶区和危及器官照射剂量，无需重新定位。若患者计划需要修改，则剩余剂量可作为新的计划处方，即偏倚剂量。Monaco计划系统用偏倚剂量对先前照射的组织创建一个新计划，包括所有靶区和危及器官的总剂量。自适应计划不仅适用于计划的调整，也可用于需要推量的患者。

（2）虚拟叶片宽度（virtual leaf width，VLW）：机头有一套与MLC垂直的动态铅门，在治疗时，铅门在MLC形成的子野边缘增加了1mm，这个特点称为虚拟叶片宽度。结合MLC的速度和叶片定位能力的精准度，Monaco能够创建分辨率为1mm的调强计划。在小照射野尤其是立体定向放疗中能够在维持靶区剂量覆盖的同时降低危及器官照射剂量。

（3）边缘Autoflash margin技术：对于浅表移动的靶区，如乳腺癌根治术后胸壁照射时，在优化时可自动优化子野，覆盖肿瘤可能溢出的边界范围，有效解决了浅表靶区移动的难题。

（4）云计划平台：医生和物理师在任意终端打开患者放疗计划，有效利用软硬件资源，合理分配工作，优化放疗流程，促进多家医院协作，共同提高放疗技术水平。

（5）DICOM格式计划再计算：Monaco支持打开其他放疗计划系统的计划，并可以使用蒙特卡罗算法对剂量进行重新计算，以蒙特卡罗算法作为金标准，提高剂量准确度，提供剂量算法比较的科研平台。

（四）Raystation计划系统

Raystation支持多种治疗机器，是一个灵活、创新的治疗计划系统，它结合了优秀的自适应治疗能力、多目标优化、IMRT和VMAT优化算法，以及用于光子、电子、质子和碳离子治疗的高精度剂量引擎等独特特性。

1. 图像配准和轮廓勾画 Raystation中实现轮廓勾画有三种方式：基于模型的分割（model based segmentation，MBS）、多套专家库的自动分割（multi-atlas-based segmentation，MABS）、基于深度学习的轮廓自动分割（deeplearning based segmentation，DBS）。MBS是基于灰度的配准算法。MABS是基于刚性配准和形变算法实现。基于深度学习的轮廓自动分割是利用卷积神经网络算法对以往的图像进行调试学习建模后，再应用于目标轮廓勾画。

2. 剂量计算方法 常规治疗中Raystation采用直接机器参数优化（direct machine parameter optimization，DMPO）算法进行优化，对于 VMAT 计划采用多重目标优化算法。剂量计算采用筒串卷积叠加算法和电子线剂量蒙特卡罗算法。计算效率高、速度快。计算网格一般选择 0.3cm，优化时间一般在 3min 以内。对于较难的计划可将计算网格调整至 0.1cm，改善剂量分布的同时优化时间有所延长。对于乳腺、头皮等浅表部位肿瘤，无需组织填充物即可提高靠近皮肤处的靶区剂量，提高肿瘤控制率。有不均匀组织修正功能，靶区内不同密度的组织中剂量分布无明显差异，尤其对于肺部等含气组织的靶区与周围组织的靶区剂量分布均匀。对于质子治疗计划，Raystation 有蒙特卡罗算法和笔形束算法两种剂量计算引擎，可并行使用。

3. 计划类型 Raystation 支持电子线、光子束和质子束、碳离子和中子束等治疗计划设计。其中光子束治疗包括三维适形放射治疗、调强适形放射治疗（IMRT）、容积旋转调强放射治疗（VMAT）和螺旋断层放射治疗（TOMO）计划设计。

（1）IMRT 计划：分为动态调强和静态调强。动态调强在 MLC 运动过程中连续出束，对叶片运动精度和加速器剂量率的稳定性要求较高，射野面积较大时会分野。静态调强将一个照射野分成多个子野，每个子野在叶片运动到计划位置静止后开始出束，可由用户自定义是否需要分野。有研究发现静态调强计划靶区剂量分布更好，危及器官剂量更低，两者治疗时间相差不大。

对于需要推量的患者，计划设计者可使用多射束联合优化模块，在优化时可以选择初始剂量，也可以选择优化增加剂量。多射束联合优化这一新的功能可以使得两套射束同时优化，两套射束共享一套目标函数，但计划设计者需要在目标函数列表中设定各射束的目标函数是用于其中之一还是用于总射束。目前支持静态调强、动态调强和容积调强三种照射技术多射束联合优化方式。

（2）VMAT 计划：Raystation 采用单弧或多弧计划优化设计，计划使用恒定剂量率，优化后的计划可用于直接交付，与上文计划系统中的优化工作流程相似。

（3）质子计划：质子计划剂量计算采用笔形束算法，Raystation 计划系统适用于不同的束流输运系统，也支持质子设备的被动散射技术和笔形束扫描技术两种不同的治疗方式。笔形束扫描可以实现对肿瘤三维形状及剂量均匀性的调制，临床称为 IMPT。IMPT 照射技术主要分为静态扫描和动态扫描，与静态扫描方式比较，动态扫描模式扫描效率高、稳健性好。

临床治疗时，IMPT 易受到 CT 密度变化、器官运动的影响，在质子点扫描照射过程中，扫描点的移动会产生相互影响效应（interplay effect），即运动诱导的剂量不确定性，尤其对于运动幅度较大的肺部肿瘤。通常使用患者的 4D-CT 图像计算静态剂量和动态剂量，以评估相互影响效应。临床上通过比较 4D 静态剂量和 4D 动态剂量在靶区剂量分布的差异是否大于 3%，来判断患者是否适合质子调强治疗。对于靶区剂量分布的差异大于 3% 的患者，可采用呼吸采集的重复扫描技术来缓解相互影响效应，改善靶区剂量分布。

（4）TOMO 计划：Raystation 也支持 Tomo-Therapy 设备的计划系统。TOMO 计划也支持 Raystation 模块功能，例如多重目标优化、自适应计划等。临床应用上，TOMO 计划适合用 MCO 工具，结合 Raystation 的模板和脚本功能，能有效地提高计划效率。

（5）碳离子和中子计划：碳离子计划使用笔形束剂量引擎模型来计算物理剂量，同时使用局部效应模型计算生物剂量的分布。在专用的放射生物学应用程序中，预先定义用于计划的放射生物学参数，物理目标函数结合生物目标函数一起进行优化，碳离子治疗计划包含以下模块：基于 GPU 的快速剂量计算、鲁棒性优化、多野和单野的优化、多射束联合优化等。

另外，Raystation 还支持硼中子俘获治疗（boron neutron capture therapy，BNCT）计划，BNCT 是在细胞水平上靶向治疗肿瘤的放射治疗方法。计划预先设定 BNCT 设备的物理模型以及 RBE 生物模型，在计划界面设定等中心、源-轴距、导轨、机架角度、准直器和血液中硼元素的浓度，由于硼元素附着于患者肿瘤的表面，当中子外照射机器与硼元素发生相互作用后，产生粒子及散射线的物理剂量和生物剂量。

4. 其他功能模块

（1）鲁棒性优化：鲁棒性优化是质子计划的基本工具。患者摆位误差，射程不确定度和呼吸运动等对质子调强治疗计划剂量有严重影响，针对治疗中的不确定度，Raystation 采用了鲁棒性优化，在优化的目标函数中考虑不确定性导致的最差场景，同时该鲁棒性优化功能还支持基于 4D-CT 的鲁棒性优化方法，研究表明相比于边界外扩的计划，基于内靶区（ITV）的鲁棒性计划提高了靶区的适形度、剂量分布梯度，同时降低了危及器官照射剂量，还可缓解肿瘤随呼吸运动引起的相互影响效应。

（2）后备计划：当一台设备不可用时，后备计划可为患者重新规划另一台设备，或是另一治疗技术。后备计划模块可以大幅减少紧急情况下的规划时间，使患者治疗得以继续，并减轻工作人员的压力。Raystation还支持光子与质子联合治疗的模式，后备计划可以将质子计划转换为光子计划。如果质子治疗设备发生故障，患者可以转移到光子治疗设备进行治疗。Raystation的评估模块可以很容易地根据每种技术分次剂量计算的情况来计算总剂量。

（3）自动计划：基于深度学习算法实现。首先采用基于随机森林算法（random forest，RF）批量学习患者器官结构和剂量分布之间的关系，建立模型。其次，对模型进行调试，预测新患者空间的三维剂量分布。最后，考虑机器限制参数，调用剂量模仿算法（dose mimic，DM）得到最终治疗计划。

（4）脚本：Raystation提供的另一个自动化的工具就是Python脚本功能，脚本的编程语言为IronPython和CPython。

（五）四种计划系统功能模块总结

表3-7-1是以上四种计划系统的功能模块的总结。目前，各个计划系统都聚焦于人工智能领域的研究，随着功能自动化的进一步开发，用户操作越来越方便，也提高了计划计算精度和效率，相信真正实现计划设计的自动化指日可待。

第八节 放射治疗计划设计与评估

放射治疗计划设计与评估是放射治疗流程中重要的一环，本节将讨论放射治疗计划设计与评估相关内容。

一、放射治疗计划设计基本原则

（一）放射治疗计划设计概念

放射治疗计划设计指的是确定一个治疗方案的全过程。传统上，它通常被理解为计划设计者在计算机上根据输入的患者治疗部位的解剖材料及相关组织的密度等，安排合适的射野或合理布源，包括使用楔形滤过板、射野挡块或组织补偿器等进行剂量计算，得到所需的剂量分布。近年来，随着人们对计划设计和执行的深入理解，治疗计划系统成为了整个治疗过程的有机连接体中的一个重要纽带，正如上节所介绍，计划系统在计划设计环节所展现的功能越来越多。除了保留传统计划系统进行剂量计算和剂量显示的功能外，现代治疗计划系统更多地强调了主管医师或物理师通过治疗计划设计实现治疗方案要求的程度，因此现代计划设计过程是计划设计者对整个治疗过程不断进行量化和优化的过程。它通过优化治疗条件实现了治疗方案的要求，并与治疗验证片进行比较，同时比较结果也将反馈给治疗计划系统，指导计划设计者对治疗计划进行修改。

表 3-7-1　四种临床常见计划系统功能模块总结

功能模块	Pinnacle	Eclipse	Monaco	Raystation
图像配准	刚性配准；形变配准	刚性配准；形变配准	刚性配准	刚性配准；形变配准
勾画工具	基于模型的自动勾画；基于图谱的自动勾画；基于图像轮廓的智能勾画	基于图谱的自动勾画；智能轮廓分割技术	自动阈值勾画；基于 SUV 阈值勾画；基于非线性图谱的自动勾画	基于模型的自动勾画；多套专家库的自动勾画；基于深度学习的轮廓自动分割
优化算法	直接机器优化	多重目标优化	多重目标优化	直接机器优化；质子计划鲁棒性优化
剂量算法	筒串卷积叠加算法；自适应筒串卷积叠加算法	各向异性算法；Acuros XB 算法	蒙特卡罗算法	筒串卷积叠加算法；电子线剂量蒙特卡罗算法
计划类型	CRT；IMRT；VMAT；质子治疗；电子线	CRT；IMRT；VMAT；质子治疗；电子线；后装放射治疗计划	CRT；IMRT；VMAT；电子线	CRT；IMRT；VMAT；质子治疗；电子线；TOMO 计划；碳离子和中子治疗计划
其他功能	面向对象的脚本；自动计划；自适应计划；云计划平台	C 语言编程的脚本功能；自动计划；Hyper-Arc 技术；患者计划的 QA；GPU 计算	自适应计划；图像引导治疗；虚拟叶片宽度；边缘 Autoflash margin 技术；云计划平台；DICOM 格式计划再计算	Python 语言平台脚本功能；质子计划的鲁棒性优化；后备计划；自动计划

（二）临床剂量学原则

根据临床要求和临床剂量学实践，一个较好的放射治疗计划应满足下列条件：肿瘤剂量满足临床要求，照射野应对准所要治疗的肿瘤区（靶区）；治疗的肿瘤区域内，剂量分布均匀，剂量变化梯度不超过 ±5%；射野设计应尽量提高治疗区域内剂量，降低照射区正常组织受量；保护肿瘤周围重要器官免受照射，至少不能使它们超过其允许耐受量的范围。以上四点，简称临床剂量学四原则，这也是指导放疗计划设计和评估的基本原则。

（三）放射源的合理选择

根据上述放射治疗临床剂量学四原则，理想的放射源在组织中形成的剂量分布应尽量符合它的要求。本章第三节和第四节分别描述了高能 X 线和高能电子线的剂量分布特性，因此在计划设计时要首先根据计划设计要求的肿瘤位置和深度选择合理的放射源。例如：治疗表浅的肿瘤，高能电子束是合适的放射源，电子束的能量选择依据患者肿瘤的深度而定；治疗较深部的肿瘤，应选择较高的射线能量的 X 线。对于高能 X 线而言，随着射线能量的提高，肿瘤区域的剂量越均匀，肿瘤组织前的正常组织的剂量越小，但肿瘤组织后的正常组织剂量稍有升高。但当能量大于 25MV 以后，能量即使再增加，对积分剂量的减少意义不大。因此，实际临床工作中，一般 25MV 的 X 线足够满足临床要求。此外，射线能量的增加也增加了直线加速器机房放射防护的压力，这也将增加机房建造成本。

（四）外照射靶区剂量分布的确定

ICRU 第 29 号、第 50 号、第 62 号、第 83 号报告强调了在进行治疗结果的分析和比较时，只有肿瘤剂量是不够的，应该了解治疗时所用的照射技术和详细剂量分布，并提出了有关记录报告的一些规定，以便让放疗医师能够执行正确的治疗方针，并能不断改进治疗方案，同时为院内外同行交流提供依据，尤其在开展临床放疗课题研究的多中心协作时更为重要。

1. 各区定义

（1）肿瘤区（gross target volume, GTV）：指一般的诊断手段（包括 CT、MRI）能够诊断出的可见的具有一定体积的恶性病变实体组织，包括转移的淋巴结和其他转移的病变。ICRU 第 83 号报告建议采用 GTV-T/N/M（影像模态，已照射剂量）格式命名。例如 GTV-T（0Gy）指的是放疗前的肿瘤区。GTV 由放疗医师根据多模态影像确定，它受多种因素影响，如医师知识和经验、影像模态、影像参数的设置等。

（2）临床靶区（clinical target volume, CTV）：指按一定的时间剂量模式给予一定剂量的肿瘤的临床灶（肿瘤区）亚临床灶及肿瘤可能侵犯的范围。它采用类似于 GTV 的命名格式。CTV-T（0Gy）指的是放疗前的临床靶区。

（3）内靶区（internal target volume, ITV）：肿瘤区和临床靶区都是在静态 CT/MRI/DSA/PET 图像上的靶区，然而实际放疗过程中患者会存在呼吸或器官运动，这些都可能引起照射过程中 CTV 体积和形状的变化，使得 CTV 在一定范围运动，这部分范围称为内靶区。ITV 应在模拟机下或根据 CT/MRI/DSA/PET 的时序影像恰当确定。目前常采用 4D 影像技术获取的不同时相的多套 3D 影像序列中分别勾画 CTV，再叠加得到 ITV 或采用最大密度法将不同时相的 3D 影像序列合成为一套 3D 影像序列，再勾画 ITV。ITV 的确定在胸部肿瘤和腹部肿瘤立体定向治疗中具有特殊的意义和地位。

（4）计划靶区（planning target volume, PTV）：在实际放疗中，需考虑到每天治疗摆位过程中患者体位的重复性的误差对剂量分布的影响。ICRU 第 62 号报告把治疗摆位以及治疗机放射野位置的变化等因素引起的 ITV 的变化范围称为摆位边界，这部分的范围称为计划靶区。因此，计划靶区包括 CTV、ITV 和由于日常摆位、治疗中靶区位置和体积变化等因素引起的扩大照射的组织范围，以确保 CTV 得到规定的治疗剂量。ICRU 第 83 号报告中 PTV 外放间距的确定方法是在外放 PTV 间距时不考虑与危及器官的邻近关系。对于重叠区，建议两种方法处理：一种是将重叠区设立一个计划靶区子区，单独开处方；另外一种是如果计划系统在优化时支持设立靶区和危及器官的优先权，可通过优先权明确重叠区的归属。PTV 外放间距的方法有两种：二维外放和三维外放，一般而言三维外放的计划靶区体积较二维外放体积大。目前大部分医疗机构采用 van Herk 等推荐的方式确定 PTV 外扩边界，即 $2.5\Sigma+0.7\sigma$（其中 Σ 为系统误差，σ 为随机误差）。

PTV 是联系患者坐标系和机器坐标系的几何概念，专用于治疗计划设计与执行。因此，医师和计划设计者在确定 PTV 范围时，一定要考虑到 CTV 的解剖位置的运动和将使用的照射技术。如治疗头颈及颅内病变，如果采用很好的体位固定技术（如立体定向固定技术等），PTV 几乎与 CTV 相同，或扩大的范围较小。但对胸腹部位的病变，即使采用立体定向固定技术，由于呼吸及器官的运动，PTV 亦应比 CTV 大，应与 ITV 一致。对同一部位的病变，采用常规治疗技术和采用适形治疗技术时，计划靶区的大小也是不同的，前者 PTV 大，后者 PTV 小。另外，临床上由于某种原因，CTV 不能确定时，绝对不能靠扩大 PTV 的办法解决临床不明因素。

（5）治疗区：对一定的照射技术及射野安排，通常选择以 90% 等剂量线为代表的靶区最小剂量线面所包括的范围称为治疗区。一个好的治疗计划应该使其剂量分布的形状与计划靶区的形状相一致，但由于目前照射技术的限制，不能达到这一点，这是定义治疗区的原因之一。另外，治疗区的形状和大小与计划靶区的符合程度，也可为医师提供一个很好的评价治疗计划的标准。

（6）照射区：对一定的照射技术及射野安排，50% 等剂量线面所包括的范围称为照射区，ICRU 第 83 号报告不再提及照射区的概念。照射区的大小直接反映了治疗方案设计引起的体积积分剂量，即正常组织剂量的大小。

肿瘤区、临床靶区、内靶区、计划靶区、治疗区和照射区位置关系示意图见图 3-8-1。

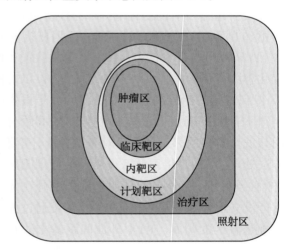

图 3-8-1　各区定义示意图

（7）冷剂量区：ITV 内接受的剂量低于 CTV 规定的处方剂量的允许水平的剂量范围，即在 ITV 内剂量低于 CTV 处方剂量的下限（95%）的范围。冷剂量区的体积应根据靶区内的剂量分布精确计算。

（8）热剂量区：在患者坐标系中，组织接受的剂量高于 CTV 规定的处方剂量的允许水平的剂量范围，即高于 CTV 处方剂量的上限（105%）的范围。热剂量区的体积亦应根据靶区内、外剂量分布精确计算。

（9）靶区最大剂量：计划靶区内最高剂量叫靶区最大剂量。ICRU 第 83 号报告提出最大剂量由 $D_{2\%}$（near maximum）代替，临床实践中也有以 $D_{1\%}$ 或 $1cm^3$ 受到的最大剂量代表最大剂量。当该区域的面积大于或等于 $2cm^2$（直径 1.5cm）时，临床上才认为有意义；当面积小于 $2cm^2$ 时，临床上不考虑其影响。

（10）靶区最小剂量：计划靶区内最低的剂量。靶区最小剂量不能低于治疗区的剂量。ICRU 第 83 号报告提出最小剂量由 $D_{98\%}$（near minimum）代替，临床实践中也有以 $D_{99\%}$ 或 $1cm^3$ 受到的最小剂量代表最小剂量。

（11）靶区平均剂量：计划靶区内的剂量平均值。

（12）靶区中位剂量：计划靶区内的剂量中位数。

（13）靶区模剂量：计划靶区内频率出现最多的剂量。

（14）剂量热点：指 ITV 外大于规定的靶剂量的剂量区的范围。与靶区最大剂量一样，当剂量热点的面积等于或大于 $2cm^2$（直径为 1.5cm）时临床上才考虑，但对较小器官如眼、视神经、喉等，必须予以注意。

2. 靶剂量规定　因肿瘤局部控制率随剂量变化的梯度很大，靶区剂量均匀性直接影响肿瘤的局部控制率。通过射野的精心设计，可以得到比较理想的符合一定均匀性要求的靶区剂量分布，但这个剂量分布仍然是不均匀的，腔组织间照射的情况比外照射更严重。由于靶区剂量的不均匀性，不可能用整个剂量分布来描述靶区剂量。ICRU 第 29 号及第 50 号报告，建议用靶剂量代替肿瘤剂量使用。靶剂量就是为使肿瘤得到控制或治愈的肿瘤致死剂量，不能用靶区最大剂量作为靶剂量，因为它会导致靶区内其他肿瘤组织的欠剂量照射。临床和放射生物试验证明，肿瘤的局部控制决定于靶区剂量的选定。对较均质分布的肿瘤，当剂量分布的不均匀性较小（<5%）时，治疗效果或放射效应将主要由平均剂量决定；当剂量分布的不均匀性较大（>5%）时，靶区最小剂量 D_{min} 将决定治疗效果。因此，对较均质分布的肿瘤和较均匀的剂量分布，使用有效剂量 D_{eff}（所产生的治疗效果与均匀剂量分布产生的效果相同），代表靶剂量更为合适。对异质分布的肿瘤，最佳的剂量分布应不再是均匀的，放射抗拒的或肿瘤克隆源元细胞密度较大的肿瘤应受到更高剂量的照射。因此，对异质分布的肿瘤，应根据情况,将它的靶区划分为相对较均质分布的子靶区,每个子靶区对应一个较均匀的剂量分布。

3. 处方剂量与剂量归一 处方剂量应由放疗医师确定,CTV 的实际照射剂量要由 PTV 剂量分布估计。临床实践中常用以下方式确定处方剂量:中心参考点剂量;中位剂量($D_{50\%}$);PTV 的剂量范围;PTV 的最小剂量;覆盖 PTV 一定百分体积(如 95% 的体积)的剂量。

剂量归一指的是在治疗计划系统中,靶区及正常组织中的剂量分布均表示成以靶区内某一点剂量归一的相对剂量分布的形式,该点称为靶区剂量归一的规定点。在计划设计中,处方剂量的归一方式也影响剂量最终的分布。ICRU 第 29 号报告及其修订本第 50 号报告中推荐了一些方法作为靶剂量归一的规定点,但是调强适形放射治疗(IMRT)使得用一个点(剂量规定点)作为解剖部位和剂量分布代表点的方法已不再适用。第一,剂量分布较常规计划和三维适形计划更不均匀;第二,蒙特卡罗计算剂量分布时点剂量统计误差会较大;第三,当采用同步加量照射方式时很难确定参考点位置。因此,ICRU 第 83 号报告建议参考剂量由计划靶区的 $D_{50\%}$ 代替。

二、放射治疗计划设计方法

(一)二维计划设计

二维计划设计主要是通过拍摄治疗部位正侧位 X 线片方式得到治疗部位的信息,然后在计划系统采用置放射野挡块对重要器官进行保护,然后计算射野等效面积,根据高能 X 线或电子线剂量学特性计算得出加速器的跳数。二维计划设计存在以下不足:患者治疗部位的解剖材料不全导致置放射野挡块不精准;剂量计算未考虑组织密度和层间散射等因素影响;方法粗糙,以及最后的剂量分布只能分层显示,缺乏评估工具。因此目前临床较少使用。

(二)三维计划设计

三维放射治疗计划设计都是基于三维放射治疗计划系统而设计的,虽然商用的三维计划系统有较多种类,且功能有所差异(如第七节所述),但是仍然有许多共同点,并且主要可以分成正向计划设计和逆向计划设计。

1. 正向计划设计 在 CT 影像上勾画好靶区和危及器官后,计划设计者按治疗方案的要求根据自己的经验手动设置一系列不同的射线束配置方案,

如选择射线种类、射线能量、射野方向、射野剂量权重、外加射野挡块或楔形板,计算在患者体内的剂量分布,然后依据靶区及正常组织所受剂量来评估计划是否满足临床要求,如剂量分布不符合治疗要求,再由计划者改变射野的角度、权重等参数,重新计算,如此反复进行,直至计划满足临床要求。这个过程是一个正向计划设计的过程,又称为"人工优化"。此方法目前仍得到广泛的应用,三维适形治疗计划便是采用该方式进行计划设计。这种方法是通过调整各种因素,最后去计算结果,根据得到的结果再去调整因素,因此正向治疗计划设计的过程通常十分耗时和烦琐。治疗方案的好坏也很大程度上取决于计划设计者的经验。

对于二维和三维正向计划,一般的射野设计方法有以下几种。

(1)高能电子束照射:一般建议采用单野照射,若将靶区后缘深度 d 取在 90% 或 95% 剂量线,电子线能量可按以下公式估算。

$$E_0 \approx 3 \times d + 2 \sim 3 \quad （公式 3-8-1）$$

电子线射野大小应为计划靶区截面直径的 1/0.85=1.18 倍,即射野大小应比计划靶区横径大约 20%。

(2)X(γ)线照射:临床上一般不主张使用单野照射,可根据靶区情况采用两野交角照射、两野对穿照射、三野照射、三野交角照射和旋转照射等照射方式。两野交角照射适用于偏体位一侧病变,如上颌窦。对于中位病变,一般采取两野对穿照射。当射线能量不能满足对实际患者使用两野对穿照射的射野间距的要求时,应该采用三野照射。对于食管肿瘤,其靶区位于两侧肺之间,后面有脊髓之类重要器官保护,采取三野交叉照射。此外,射野相邻也是外照射极其常见的射野方式,如霍奇金淋巴瘤治疗中的斗篷野和倒 Y 野相邻,头颈部肿瘤照射中的颈侧野与锁骨上野相邻,乳腺癌照射时的切线野与锁骨上野相邻等。

(3)三维适形放射治疗计划设计:使得高剂量区分布的形状在三维方向上与靶区的形状一致。为达到剂量分布的三维适形,计划设计时要满足在照射方向上,照射野的形状必须与靶区的形状一致。对于圆形或椭圆靶区,一对对穿野设野方式得到的靶区适合度最差,采用旋转照射的靶区适合度最好。对矩形靶区,沿长、短轴布置的两对对穿野较好。当靶区表面射野方向到皮肤表面的有效深度不相等,但呈一维线性变化时,建议采用两野垂直交

角加楔形板照射。当靶区不规则时，采取上述布野技术，靶区适合度一般较差，并随着体积的扩大而加剧。因此，对小体积、形状比较规则、沿人体纵轴方向变化不大的凸形靶区，建议用适形野，并配合使用多野结合、楔形板、组织补偿技术等，有可能得到靶区适合度较好的剂量分布。当靶区很大、形状不规则，而且沿患者纵轴方向扭曲时，或靶区周围有很多重要器官时，靶区成凹形，三维适形计划难以获得满意的与靶区形状符合的剂量分布。

2. 逆向治疗计划设计 一般而言，正向设计的计划往往是"可接受"的方案，但不是较优的方案。特别对下述情况的治疗计划的设计，正向计划设计会遇到更多的困难。例如：当照射野数目很多时；较难用"人工优化"手段找到一个可接受的方案时；即便能找到一个可接受的治疗方案，也不能肯定此方案是最好的。为了解决上述困难，必须将传统的正向设计过程颠倒过来，此过程称为逆向治疗计划设计。在逆向治疗计划设计过程中，设计者在确定射野数量和角度后，通过在计划系统中设定期望的靶区和危及器官的目标值，然后由计算机通过数学方法自动进行优化，经过成百上千次计算与比较后得出最接近目标函数并能够实现的射野方式（每个射野的权重，每个射野的子野数量、形状和权重）。目前主要是调强放疗计划采用该方式进行计划设计。逆向治疗计划设计可以减少计划设计者参与的时间，而且可以增加照射的复杂度，提高剂量分布的均匀程度。

放射治疗计划设计的真实过程是一个逆向设计的过程，它是由预期的治疗结果来决定应使用的治疗方案，而不是相反。因为计划设计过程，就是不断在寻找最好的布野方式（或近距离治疗的布源方式），包括射线能量、射野方向、射野形状、剂量权重以及每个射野的强度分布等，使肿瘤得到最大可能的控制而保持正常组织的放射损伤最小。正向治疗计划设计与逆向治疗计划设计的基本区别在于：前者是先设计一个治疗方案，然后观察剂量分布是否满足治疗的要求；后者是根据治疗要求确定的剂量分布去设计一个治疗方案。显然，在整个计划设计过程中，对一个较为复杂的治疗，前者不仅会遇到上述的困难，而且寻找一个较好的治疗方案更多地依赖设计者的经验。后者不仅符合任何医疗实践，包括放射治疗实践的思维过程，而且能够为放射治疗提供较为客观的优化的治疗方案。

调强适形放射治疗（intensity modulated radiation therapy，IMRT）计划设计，IMRT 指的是通过调整多个放射野内的强度分布，得到高度适形靶区的三维剂量分布，从而可以在不增加甚至减少周围正常组织受照剂量的前提下，达到增加靶区剂量，提高治疗增益比的目的。IMRT 的实现方式有固定野调强放射治疗和容积旋转调强放射治疗。固定野调强放射治疗（fix-beam intensity modulated radiation therapy，FB-IMRT）指的是在射线束照射过程中，机架位置固定，通过叶片位置动态连续或静态步进式运动实现强度调整的照射技术。静态逆向调强计划根据临床数据将各个射野要求的强度分布进行分级，利用 MLC 将每个放射野分成若干个子野，每个子野内的强度是均匀的。优化计算赋予每个子野不同的权重，所有射野的子野都被优化，由此产生期望的治疗计划。治疗时各子野分布按顺序进行，在实施治疗过程中，叶片运动到第一个子野规定的位置停下，加速器出束，达到规定的跳数停下，然后叶片运动到下一个子野的规定位置停下后加速器再出束，如此进行下去，对每个子野的强度累加，直至完成这个射野，所有子野的束流强度相加形成要求的强度分布。一般来说，希望尽量减少子野数目、叶片运动次数和 MU 数以便保证剂量传送的精度，但子野太少可能会导致剂量分布达不到要求。动态调强是在每个射野的照射过程中，由计算机系统按照调强计划给出的数据进行控制，在各对叶片做变速运动时，加速器以变化的剂量率出束，由此得到所要求的剂量分布。

与三维适形计划设野方式不同，固定野调强放射治疗一般采用奇数射野对称分布为起点布置射野，不避开危及器官。如鼻咽癌采用 9 个共面等机架角均分的布野方案；胸瘤采用沿人体中线两侧蝴蝶形布野以减少肺的照射体积为原则；前列腺癌采用 5~7 个射野等；颅内肿瘤可采用非共面布野；位于身体一侧的肿瘤，可删除对侧的一部分射野等。此外，等间隔布野的基础上调整射野方向可能改善计划。

容积旋转调强放射治疗（volumetric-modulated arc therapy，VMAT）是指射线束旋转照射过程中，剂量率、机架转速、叶片位置等参数可动态调整的照射技术。VMAT 双弧计划有助于改善剂量分布。由于每个弧的治疗时间缩短，总治疗时间不会显著增加。对于较为复杂的靶区，通常选择双弧照射，例如鼻咽癌等；对于简单靶区，使用单弧就可以得到理想的计划，例如脑胶质瘤等。由于非共面弧使得更多的射野方向参与优化,对于降低眼睛和正常脑组织的受量有较好的效果。

IMRT 计划设计是通过设定目标函数来逆向获取每个子野的分布从而满足计划设计者的要求。实践中,主要使用物理和生物两种目标函数。物理目标函数是限定或规定靶区和危及器官中应达到的物理剂量分布。临床剂量学四原则是物理目标函数的通则,量化后应具体包括以下内容:靶区及重要器官内的平均剂量;靶区内剂量均匀性;靶区内的最低剂量;危及器官内的最高剂量;治疗区与靶区的适形度等。生物目标函数是限定应达到要求的治疗结果,如无并发症的肿瘤控制概率等。物理目标函数目前最为常用。生物目标函数是描述治疗后患者生存质量的量化指标,是治疗的最高原则。

由于影响治疗效果的因素太多,有些因素目前仍在探索之中,较难得到一个真正的能被普遍接受的优化计划。因此,任何一个优化的治疗方案都是有条件的。更为重要的是,优化的方案必须要与治疗实施的可能性结合起来,不能脱离本部门的治疗设备及辅助设备能够提供的条件。根据患者实际情况和本部门能够得到的治疗条件,求得一个相对完美的治疗计划才是治疗优化的真正含义。

三、放射治疗计划评估

本书推荐根据 Raymond Mak 等提出 CB-CHOP 法对放疗计划进行评估。

(一)靶区和危及器官勾画的评估(C: contours)

评估计划时首先需要审核靶区和危及器官的勾画范围和精度,特别是当这些勾画由经验不足的医师或其他非专业人员(例如剂量师)代为完成的,必须确保每个危及器官都被准确勾画出来,不要遗漏必须考虑和评价的危及器官。这个过程也可以重新检查勾画的靶区,包括 GTV/CTV/PTV。如果修改了 GTV,需要重新外扩 CTV 和 PTV。靶区勾画要考虑到肿瘤的运动,如直肠癌放疗膀胱的运动、胰腺癌放疗时呼吸对胰腺肿瘤运动的影响。当 PTV 甚至 GTV 与重要的危及器官重叠时,审核者要综合考虑剂量对器官的影响,并给出剂量限值。

(二)射野设置评估(B: beam arrangement)

主要评估放疗计划的射野设定和实施技术是否合适和合理,这些技术包括简单的单野或对穿野照射乃至复杂的 VMAT 等。放疗实施技术由放疗

医生确定,而射线束设定由计划设计者确定。射野角度以避免过多的正常组织受到照射为宜。射束的开野形状(包括使用多叶准直器或其他设备控制的射线束形状)要尽量符合靶区的投影形状。这个可以通过射野方向观界面直观地观察每个射野的形状,并且基于三维等剂量线的形状可以在 CT 图像上显示出来。例如在进行胸部或颈部放疗时,医生必须确定射线不经过肩膀或者不必要的口腔组织。对于固定射野 IMRT,必须考虑射野的数量和进入身体的位置以及影响方式。当射野覆盖和危及器官限值不是最佳,需要调整射野的数量和角度时,评估射野和进入身体的角度是非常重要的,具体射野方式详见上文调强适形放射治疗部分。此外,还要评估射野的数量对于治疗时间的影响。例如某些患者不能长时间保持体位,这时要适当缩短治疗时间。当放疗部位存在极重要组织结构(如卵巢、幼儿内分泌腺体、顽固性皮肤溃破、结直肠的造口等)需要保护时,要避免射野直接以及间接照射。另外非必要情况下,要避免入射路径较长的射野角度,以减少组织低剂量照射。

(三)靶区覆盖评估(C: coverage)

靶区覆盖评估一般分为两种。

1. DVH 评估 靶区覆盖通常可使用剂量体积直方图(DVH)来定量评估。X 轴显示相对或者绝对剂量(Gy),Y 轴显示相对或绝对体积。可以针对每条代表不同组织结构的曲线来评估其 V_x 或 D_x。例如当代表 PTV 的曲线达到处方剂量时对应的体积符合要求甚至更高,则认为靶区覆盖是足够的。

2. 2D/3D 等剂量曲线评估 可以在 CT 图像上逐层(2D)或在 BEV 界面(3D)观察等剂量线的分布。处方剂量线需要包绕对应的 PTV,覆盖不到的 PTV 区域以及处方剂量包绕的 PTV 之外的区域需要认真识别和评估。如果覆盖不到的 PTV 区域可能是肿瘤容易复发的部位,或者处方剂量包绕的 PTV 之外的区域落在重要器官上,则需要修改计划。需要说明的是由于剂量归一方式不同,建议放疗医师使用绝对剂量的等剂量线进行评估,如给予 60Gy 处方剂量,则用 60Gy 处方剂量线检查覆盖 PTV 情况。在使用等剂量线评估时,放疗医师不应只关注处方剂量线,要了解不同百分比剂量的分布以及对危及器官的影响,以使计划调整至最优,减少放疗损伤。另外如上所述的情况,当 PTV 甚至 GTV 与危及器官重叠时(脊髓),要对重叠区域的剂量做出恰当的评估。

以上两种评估方法各有优点,互为补充。在审核计划时,放疗医师需要同时兼顾。等剂量曲线评估具有更好的空间位置性,方便放疗医师根据解剖结构进行评估,不足之处是不易定量评估靶区及OAR的剂量体积参数。DVH能提供准确的剂量体积参数,局限性在于无法提供空间信息,尤其是明确剂量热点或冷点的位置。所以审核任何一个放疗计划都绝不能单独使用其中一种评估方法。推荐在DVH评估前先在CT图像上观察剂量曲线分布与肿瘤及危及器官的空间位置关系。为了定量评估靶区覆盖度,行业往往采用靶区适形度指数(conformity index, CI)来定量描述。目前放射治疗物理学界常使用Paddick推荐的公式进行计算。

$$CI = \frac{V_{PTV-Pr} \times V_{PTV-Pr}}{V_{PTV} \times V_{Pr}} \quad （公式3-8-2）$$

其中V_{PTV-Pr}表示计划靶区照射剂量为处方剂量的体积,V_{PTV}表示计划靶区的体积,V_{Pr}表示患者照射剂量为处方剂量的体积。CI越接近1表示计划的处方剂量适形度越好。

（四）剂量异质性（H: heterogeneity）

剂量异质性是指放疗计划中剂量分布的不均一性,包括PTV内最低剂量(冷点)和PTV以外的最高剂量(热点)。在评估冷点、热点时需要看体积、位置。对于常规剂量分割的调强放疗计划,可以接受的PTV最低剂量为95%的处方剂量,可以接受的最大剂量为115%的处方剂量。在确定了冷点和热点的量化数值后,需要进一步确定冷点和热点的空间分布。相对于危及器官内的热点,GTV内的热点在一定情况下是可以接受的。ICRU第83号报告建议均匀性指数(homogeneity index, HI)来定量来计算靶区剂量异质性,具体计算公式如下。

$$HI = \frac{D_{2\%} - D_{98\%}}{D_{50\%}} \quad （公式3-8-3）$$

$D_{2\%}$、$D_{98\%}$和$D_{50\%}$分别表示2%、98%和50%的靶区体积的照射剂量。HI越小表示计划的靶区均匀性越好。

（五）危及器官剂量评估（O: organs at risk）

据正常组织的耐受剂量,在计划设计时设定剂量限制,优化结束后作为计划质量的评估参考。评估危及器官的第一步是确定危及器官优先考虑位次。某些危及器官有严格的剂量阈值,超过此值就会发生严重的毒性反应,这些器官的限量是要严格遵守的,如视觉通路器官或者脊髓的限量非常重要,可以避免失明或瘫痪等副作用的发生,而腮腺

和口腔的副作用就没有这么显著。评估危及器官时,要根据危及器官的类型(串联结构或并联结构)在DVH图和CT上评估危及器官所接受的三维剂量分布。串联器官主要评估最大剂量,考虑在治疗过程中危及器官本身运动和摆位误差影响,应对该类器官外扩后再进行评估。并联器官主要评估平均剂量或体积剂量,此类器官无需外扩评估。表3-8-1列举了常规分割的危及器官剂量限值[临床正常组织效应定量分析(QUANTEC)或RTOG推荐值],应用于临床需根据实际情况采用合适数值。

（六）处方剂量评估（P: prescriptions）

最后一步是确认处方剂量是否与计划申请时处方一致。计划设计者在计划完成后已经编辑好处方剂量,但计划最终评估者必须再次确定处方总剂量和分割剂量,如计划设计者可能会误将7Gy×9次编辑成9Gy×7次,而此时总处方剂量是一样的,这在等剂量线分布及DVH上也不会显示出差异,因此需要格外注意。

四、放射治疗计划设计实例

（一）鼻咽癌

1. 靶区 对于鼻咽癌而言,计划靶区有PTVnx、PTVnd、PTV1和PTV2(图3-8-2),其分别基于原发灶肿瘤区(GTVnx)、转移淋巴结肿瘤区(GTVnd)、原发肿瘤周围极有可能受侵的邻近区域或极有可能转移的区域(高危区,CTV1),根据肿瘤的生物学行为推断出的可能出现转移的淋巴结区域(CTV2)外放形成(外放大小取决于每个放射治疗机构的质量控制能力和水平),实际外扩并非均匀外放,需考虑周围脊髓、脑干等危及器官。在计划设计过程中,物理师或剂量师关注更多的是计划靶区。

2. 处方要求 处方要求一般包括靶区照射总剂量和分割次数,以及正常组织的限量(表3-8-1),本例鼻咽癌计划处方要求详见表3-8-2。

3. 计划设计 计划设计采用调强放射治疗计划。对于IMRT计划,大多数计划设计者会在计划优化时使用辅助结构进行限量,因此需要计划设计者首次进行辅助结构勾画。本例主要通过勾画辅助环方式来约束剂量(图3-8-2),建环方式基于照射剂量70Gy、60Gy和54Gy的靶区分别立体外扩3mm,然后在外扩结构建立5mm宽度的环。此外,以最外层的靶区分别外扩10mm和20mm,建5mm宽度的环。勾画54-60和60-70结构,前者为PTV2

表 3-8-1　常见正常组织限量（单次剂量 1.8~2.0Gy）

器官	限制要求	器官	限制要求
晶体	Max≤9Gy[1]	眼球	Mean≤35Gy[2]; Max≤50Gy[3]
视神经	$D_{0.03cc}$≤55Gy[4]; Max≤54Gy[3]	视交叉	Max≤54Gy[3]; Max≤56Gy[5]
脑干	Max≤54Gy[6]; Max≤60Gy[4]	脊髓	Max≤50Gy[6]; Max≤45Gy[7]
颞叶	Max≤60Gy; V_{65Gy}<1cm³[1]	垂体	Max≤54Gy[3]; Max≤56Gy[5]
腮腺	Mean≤26Gy[6]; $D_{50\%}$≤30Gy[8]	口腔	非口腔癌: Mean≤30Gy, Max≤60Gy[9] 口腔癌: Mean≤50Gy, V_{55Gy}<1cc, Max≤65Gy[9]
喉/咽	Mean≤44Gy, V_{50Gy}<27%, Max≤66Gy[6]	内耳	Mean≤40Gy[6]; V_{55Gy}<5%[3]
颞颌关节	Max≤70Gy, V_{75Gy}<1cc[2]	食管	V_{45Gy}<33%, Mean<34Gy 或 V_{54Gy} 15%[9]
臂丛神经	Max≤66Gy 或 V_{60Gy}<5%[10]	气管	D_{max}<66Gy, V_{60Gy}<5cc
肺	肺癌单纯放疗: Mean≤20Gy[11], V_{5Gy}<65%, V_{20Gy}<35%[6,7] 肺癌术后(单肺): V_{5Gy}<60%, V_{20Gy}<10%, Mean<8Gy[6] 乳腺癌患侧肺: V_{20Gy}<15%, V_{10Gy}<35%, V_{5Gy}<50%[12]	心脏	肺癌: V_{40Gy}<80%; V_{45Gy}<60%; V_{60Gy}<30%; Mean<26Gy[7], V_{30Gy}<46%[6] 乳腺癌: V_{25Gy}<10%[6]; V_{20Gy}<5%, V_{10Gy}<30%, Mean<4Gy[12]
胃	Max≤54Gy, V_{50Gy}<2%, V_{45Gy}<25%, V_{45Gy}<50cc	十二指肠	V_{55Gy}<1cm³, Max≤60Gy
小肠	V_{45Gy}<195cc[6]	大肠	Max≤55Gy, V_{54Gy}<20cc
肝	转移性肝癌: Mean≤32Gy(正常肝)[6], V_{35Gy}<50%, V_{30Gy}<100%[13] 原发性肝癌: Mean≤28Gy(正常肝)[6], V_{35Gy}<50%, V_{30Gy}<100%[13]	肾	Mean<18Gy, V_{28Gy}<20%, V_{23Gy}<30%, V_{20Gy}<32%, V_{12Gy}<55%[6], V_{50Gy}<33%, V_{30Gy}<67%, V_{23Gy}<100%[13]
		膀胱	V_{80Gy}<15%, V_{75Gy}<25%, V_{70Gy}<35%, V_{65Gy}<50%[6,14]
股骨头	V_{50Gy}<5%, Max<50Gy, V_{45Gy}<25%, V_{40Gy}<40%[15]	睾丸	V_{3Gy}<50%[16]
直肠	V_{75Gy}<15%, V_{70Gy}<20%, V_{65Gy}<25%, V_{60Gy}<35%, V_{50Gy}<50%[6]	阴茎包皮	$D_{95\%}$<50Gy, $D_{70\%}$<70Gy, $D_{90\%}$<50Gy[6], Mean<52.5Gy[14]

注: Max 表示最大剂量; Mean 表示平均剂量; D_x 表示体积剂量; V_x 表示剂量体积; [1]. 表示 2010 年专家共识; [2]. 表示 RTOG 0225; [3]. 表示 RTOG 0615; [4]. 表示 RTOG 0825; [5]. 表示 RTOG 0539; [6]. 表示 QUANTEC; [7]. 表示 NCCN; [8]. 表示 RTOG 0912; [9]. 表示 RTOG 0920; [10]. 表示 RTOG 0619; [11]. 表示 RTOG 0623; [12]. 表示 RTOG 1005; [13]. 表示 RTOG 0436; [14]. 表示 RTOG 0126; [15]. 表示 RTOG 0822; [16].RTOG 0630。

表 3-8-2　计划要求

靶区(器官)名称	剂量要求	靶区(器官)名称	剂量要求
PTVnx	70Gy/32 次, 95% 体积达到处方剂量	视交叉	最大剂量 54Gy
PTVnd	70Gy/32 次, 95% 体积达到处方剂量	颞叶	V_{60Gy}<1% 或 1cm³
PTV1	60Gy/32 次, 95% 体积达到处方剂量	喉	平均剂量 <45Gy
PTV2	54Gy/32 次, 95% 体积达到处方剂量	中耳	平均剂量 <45Gy
脊髓外扩 5mm	最大剂量 45Gy	腮腺	V_{30Gy}<50%(左右分别)
脑干	最大剂量 54Gy	颞颌关节	V_{60Gy}<1% 或 1cm³
晶体	最大剂量 8Gy	口腔	平均剂量 <45Gy
视神经	最大剂量 54Gy		

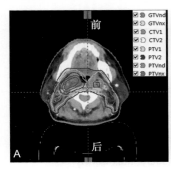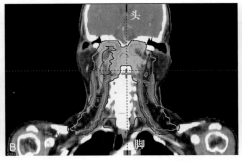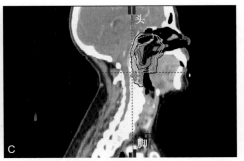

图 3-8-2 鼻咽癌靶区的勾画和命名图

A. 横断面；B. 冠状面；C. 矢状面；A 图右上标标注了不同颜色区域所代表的靶区。

减去 PTV1 外扩 3mm 区域，后者包括 PTV1 减去 70Gy 处方外扩 3mm 区域和 PTV2 减去 70Gy 处方靶区外扩 8mm 区域的结构。鼻咽癌调强放射治疗计划设计一般按 9 野均分方式设计，即 9 个射野角度分别为：0°、40°、80°、120°、160°、200°、240°、280° 和 320°。计划优化参数：根据处方剂量要求和正常组织剂量限制设定主要优化目标函数，最高处方剂量靶区设置 3~4 个优化目标函数，即最小剂量设置为处方剂量，最小体积剂量设置为 98%~99% 体积剂量达到处方剂量加 0.2~0.4Gy，最高剂量限制为处方剂量加 2.0Gy。其他处方靶区只设置最低剂量和 98%~99% 体积剂量。正常组织根据处方要求设置最高剂量或体积剂量和生物等效剂量限制，如脊髓设置最大剂量，腮腺设置体积剂量，通常对于需要限制平均剂量的正常器官会使用广义等效均匀剂量（generalized equivalent uniform dose，gEUD）参数限制。靶区限制权重在 100 左右，正常组织剂量限制权重在 60~80。实际优化需根据优化后的结果调整优化参数。

4. 计划结果 图 3-8-3 为患者人体中三维剂量分布和 DVH 图，其中红色线、绿色线、蓝色线分别对应的是三个不同处方 70Gy、60Gy 和 54Gy 的剂量线。计划是否达到要求见表 3-8-3。

（二）肺癌

1. 靶区 本例是一例中央型肺癌根治性放射治疗实例，图 3-8-4 中 GTV 是原发肿瘤病灶，CTV 表示临床靶区，是基于 GTV 外扩所形成，考虑摆位和系统误差外放 CTV 生成 PTV。具体靶区横断面、冠状面和矢状面显示见图 3-8-4。

2. 处方要求 本例肺癌计划处方要求详见表 3-8-4。

3. 计划设计 辅助器官的勾画参照鼻咽癌病例方式。

表 3-8-3 靶区及正常组织剂量

靶区（器官）名称	要求	实际值	是否达到要求
PTVnx	$D_{95\%}$>70Gy	70.29Gy	是
PTVnd	$D_{95\%}$>70Gy	70.10Gy	是
PTV1	$D_{95\%}$>60Gy	61.07Gy	是
PTV2	$D_{95\%}$>54Gy	54.41Gy	是
PTV70	HI	0.041	—
PTV70	CI	0.763	—
PTV54	CI	0.841	—
脊髓外扩 5mm	最大剂量 45Gy	44.35Gy	是
脑干	最大剂量 54Gy	47.47Gy	是
晶体	最大剂量 8Gy	7.42Gy	是
视神经	最大剂量 54Gy	38.12Gy	是
视交叉	最大剂量 54Gy	47.32Gy	是
颞叶	V_{60Gy}<1% 或 1cm³	0.11%	是
喉	平均剂量 <45Gy	37.91Gy	是
中耳	平均剂量 <45Gy	37.66Gy	是
腮腺	V_{30Gy}<50%（左右分别）	38.67% 和 42.57%	是
颞颌关节	V_{60Gy}<1% 或 1cm³	0.00%	是
口腔	平均剂量 <45Gy	44.06Gy	是

表 3-8-4 计划要求

靶区（器官）名称	剂量要求
PTV	60Gy/30 次，95% 体积达到处方剂量
脊髓外扩 5mm	最大剂量 <45Gy
双肺	V_{5Gy}<65%，V_{20Gy}<25%，平均剂量 14Gy
心脏	V_{30Gy}<30%
食管	最大剂量 <64Gy

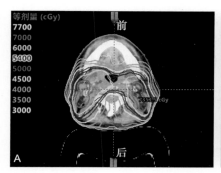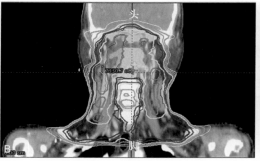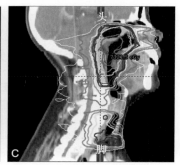

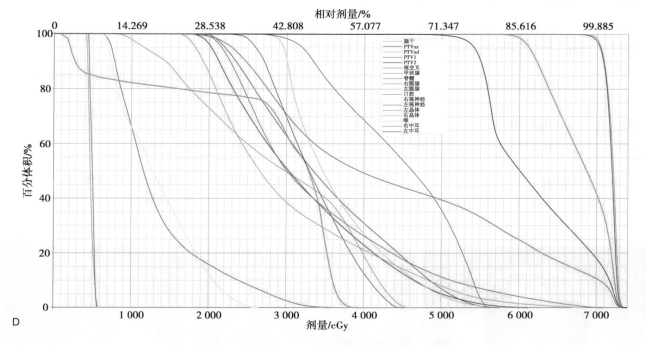

图 3-8-3　鼻咽癌 IMRT 计划 3D 剂量分布和 DVH 图
A. 横断面；B. 冠状面；C. 矢状面；D. DVH 图。

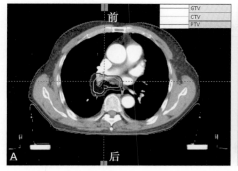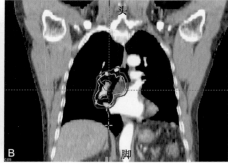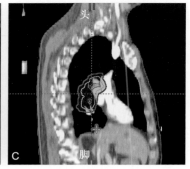

图 3-8-4　肺癌靶区勾画与命名图
A. 横断面；B. 冠状面；C. 矢状面；红色区域为 GTV；绿色区域为 CTV；蓝色区域为 PTV。

（1）设置射野：靶区在中央靠右侧，因此射野尽量避免左侧入射。此外，对于胸部肿瘤而言，肺的照射剂量应得到严格的限制，宁可大剂量小体积照射，也不要低剂量大体积照射。本例射野角度为：180°，230°，300°，30°，140°。

（2）计划优化参数：根据处方剂量要求和正常组织剂量限制设定主要优化目标函数。靶区设置 3 个优化目标函数，分别为 99.9% 的靶区体积剂量达到 60Gy；96% 的靶区体积剂量达到 60.5Gy；最大剂量 62.5Gy，权重为 200。正常组织设置最高剂量限制或体积剂量限制及最大 gEUD。实际优化需根据优化结果调整优化参数。

4. 计划结果 图 3-8-5 为患者人体中三维剂量分布和 DVH 图,其中红色线对应的是处方 60Gy 的剂量线。计划是否达到要求见表 3-8-5。

表 3-8-5 靶区及正常组织剂量

靶区(器官)名称	要求	实际值	是否达到要求
PTV	D$_{95\%}$>60Gy	60.27Gy	是
PTV	HI	0.085	—
PTV	CI	0.878	—
脊髓外扩 5mm	最大剂量 <45Gy	43.85Gy	是
双肺	V$_{5Gy}$<65%,V$_{20Gy}$<25% 和平均量 <14Gy	58.44%,24.86%,13.81Gy	是
心脏	V$_{30Gy}$<30%	17.75%	是
食管	最大剂量 64Gy	63.99Gy	是

(三)乳腺癌

1. 靶区 本例是一例乳腺癌改良根治术后辅助放射治疗实例,图 3-8-6 中蓝色 PTV1 是胸壁靶区(含内乳淋巴结区域),红色 PTV2 是锁上淋巴结区域靶。具体靶区横断面、冠状面和矢状面显示见图 3-8-6。

2. 处方要求 计划要求详见表 3-8-6。

表 3-8-6 计划要求

靶区(器官)名称	剂量要求
PTV1	50Gy/25 次,95% 体积达到处方剂量
PTV2	50Gy/25 次,95% 体积达到处方剂量
脊髓外扩 5mm	最大剂量 <40Gy
患侧肺	V$_{5Gy}$<65%,V$_{20Gy}$<25% 和平均剂量 <13Gy
心脏	平均剂量 <6Gy
健侧乳房	平均剂量 <3Gy
健侧肺	平均剂量 <3Gy

3. 计划设计 辅助器官的勾画参照鼻咽癌病例方式。乳腺癌一般以切线野方式设野为主,为

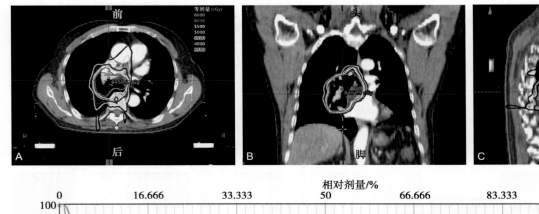
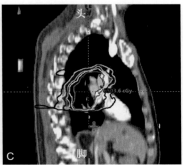
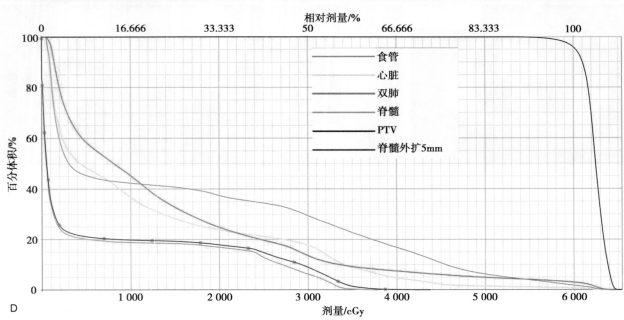

图 3-8-5 肺癌 IMRT 计划 3D 剂量分布和 DVH 图
A. 横断面;B. 冠状面;C. 矢状面;D. DVH 图。

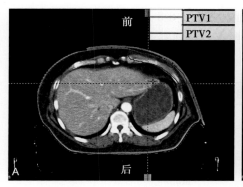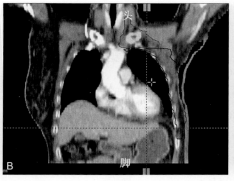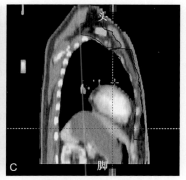

图 3-8-6　乳腺癌靶区的勾画和命名图
A. 横断面；B. 冠状面；C. 矢状面；蓝色区域是 PTV1；红色区域是 PTV2。

提高靶区剂量分布的适形度和均匀性，可适当增加其他方向射野，但不能从健侧方向入射。本例靶区为患者的左侧，切线野主要为 300°~330° 和 100°~125°，同时为了降低心脏的照射剂量，本例具体射野为：300°、315°、330°、0°、80°、100° 及 125°，其中 80° 射野仅照射胸壁，不照射锁上淋巴结区

域。为降低肺的照射剂量，可旋转光栏角度。

4. 计划结果　图 3-8-7 为患者人体中三维剂量分布和 DVH 图，其中黄色线对应的是处方 50Gy 的剂量线。计划是否达到要求见表 3-8-7。

（四）直肠癌

1. 靶区　本例是一例直肠癌术后放射治疗实

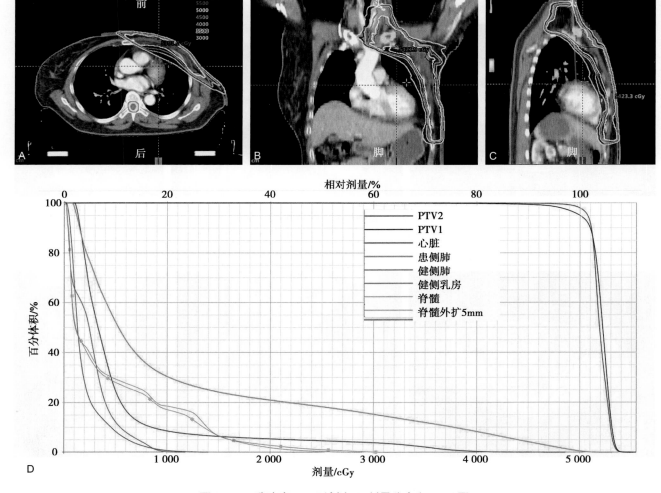

图 3-8-7　乳腺癌 IMRT 计划 3D 剂量分布和 DVH 图
A. 横断面；B. 冠状面；C. 矢状面；D. DVH 图。

表 3-8-7　靶区及正常组织剂量

靶区(器官)名称	要求	实际值	是否达到要求
PTV1	$D_{95\%}$>50Gy	50.10Gy	是
PTV1	HI	0.103	—
PTV2	$D_{95\%}$>60Gy	50.74Gy	是
PTV2	HI	0.066	—
PTV	CI	0.799	—
脊髓外扩5mm	最大剂量 <40Gy	30.65Gy	是
患侧肺	V_{5Gy}<65%，V_{20Gy}<25% 和平均剂量<13Gy	52.22%，20.95% 和 11.72Gy	是
心脏	平均剂量 <6Gy	5.32Gy	是
健侧乳房	平均剂量 <3Gy	2.60Gy	是
健侧肺	平均剂量 <3Gy	1.99Gy	是

例。图 3-8-8 中绿色线区域是 CTV，蓝色线区域是 PTV。CTV 表示临床靶区，考虑摆位和系统误差，基于 CTV 外放生成 PTV。具体靶区横断面、冠状面和矢状面显示见图 3-8-8。

2. 处方要求　计划要求详见表 3-8-8。

表 3-8-8　计划要求

靶区及正常组织	剂量要求
PTV	50Gy/27 次，95% 体积达到处方剂量
膀胱	V_{50Gy}<50%
双侧股骨头	V_{45Gy}<5%
肾	V_{18Gy}<33%
小肠	V_{50Gy}<8%
脊髓外扩 5mm	最大剂 <40Gy

3. 计划设计　辅助器官的勾画参照鼻咽癌病例方式。直肠癌靶区一般位于患者中央区域，临床上常采用奇数野均分方式，本例采用 7 野均分方式设置射野，具体角度为：0°、51°、103°、154°、205°、256° 及 307°。

4. 计划结果　图 3-8-9 为患者人体中三维剂量分布和 DVH 图，其中红色线对应的是处方 50Gy 的剂量线。计划是否达到要求见表 3-8-9。

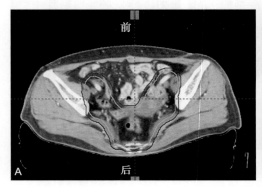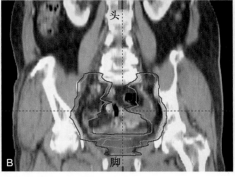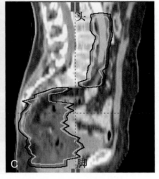

图 3-8-8　直肠癌靶区的勾画和命名图
A. 横断面；B. 冠状面；C. 矢状面；绿色区域表示 CTV；蓝色区域表示 PTV。

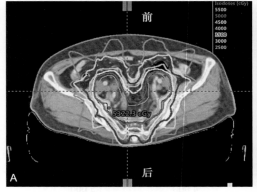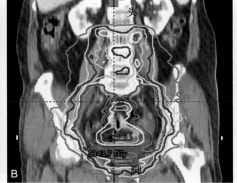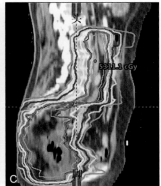

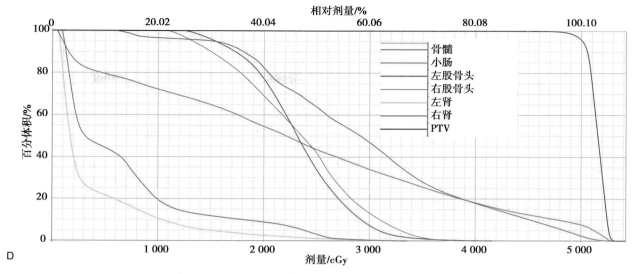

图 3-8-9　直肠癌 IMRT 计划 3D 剂量分布和 DVH 图
A. 横断面；B. 冠状面；C. 矢状面；D. DVH 图。

表 3-8-9　靶区及正常组织剂量

靶区（器官）名称	要求	实际值	是否达到要求
PTV	$D_{95\%} > 50Gy$	50.13Gy	是
PTV	HI	0.066	—
PTV	CI	0.930	—
膀胱	$V_{50Gy} < 50\%$	17.52%	—
脊髓外扩 5mm	最大剂量 <40Gy	38.89Gy	是
肾	$V_{18Gy} < 33\%$	6.59%	是
双侧股骨头	$V_{45Gy} < 5\%$	0.00%	是
小肠	$V_{50Gy} < 8\%$	7.67%	是

第九节　放射治疗计划的剂量验证

随着放射治疗技术越来越复杂，患者治疗计划的参数的数目大量增加，由此带来小野计算、MLC运动等一系列不确定性。因此，在患者投照前进行放射治疗计划剂量验证变得非常必要。

许多技术都可用于放射治疗过程的剂量验证。如通过单个电离室进行点剂量的验证；通过放射显影胶片或免洗放射显影胶片、二极管阵列、电离室阵列和 EPID 进行二维剂量的测量；通过凝胶和其他三维剂量测量设备进行三维剂量的测量。本节将对这些方法进行介绍。同时对于二维和三维的剂量比较需要使用一系列的指标，本节也将对使用的指标进行简单的介绍。

一、点剂量验证

点剂量验证是用于患者计划验证的最基本方法。简单地说，点剂量比较的是模体中"某个点"计算的剂量和实际测量得到的剂量的差值。点剂量通常用指形电离室和特制的质控模体进行测量，因为报告的是单个数字而被称为点测量，但该方法实际测量的是电离室腔室的体积剂量。该方法可用于验证特定 MU 是否会产生正确的绝对剂量。点剂量验证可以针对靶区或关键器官，具体取决于质控模体中的电离室位置。

在进行点剂量测量时，电离室应放置在剂量均匀的区域，剂量均匀区域的选择可以通过 TPS 计算得到，一般推荐整个电离室的最大和最小剂量与电离室平均剂量偏差不超过 5%，以最大限度地减少剂量梯度的影响。测量可以选用体积较小的电离室或体积较大的电离室，小体积电离室的问题在于如果电离室附近存在剂量梯度，小的定位误差将导致较大的剂量测量差异；对较大体积的电离室来说，只要电离室空腔在 TPS 中正确勾画，较大体积的电离室将对定位误差不那么敏感。但是，对于剂量梯度特别大、靶区特别小的计划，例如立体定向放射治疗（SRT）计划，推荐使用小体积电离室测量。

进行患者剂量验证时，我们需要测量具有临床意义的剂量，例如计划靶区中的剂量或在危及器官区域的剂量。如果可能，应将测量到的剂量与电离室的平均剂量进行比较，而不是与验证计划中电离室的单点剂量进行比较。当一个电离室用于患者计划验证时，可以使用交叉校准技术来确定电离室的剂量响应。

二、二维剂量验证

二维剂量验证比较的是模体中某个平面，计算和实际测量的剂量之间的区别。相比于点剂量，二维剂量验证可以获得更具有代表性的剂量分布图，二维剂量可以直接测量一个平面，可以方便物理师了解更多计划执行过程中的信息，例如 MLC 运动是否出现偏差。

二维剂量验证所用的设备包括电离室阵列、二极管阵列、EPID 和胶片。这些剂量测量设备通常是用于测量调强计划的二维剂量分布并与 TPS 中的验证计划进行相对剂量的比较。同时，这些设备还可以进行绝对剂量校准并进行绝对剂量的测量。我们需要谨慎使用 EPID 和胶片进行绝对剂量的测量，因为它们不是理想的绝对剂量测量设备，使用前需进行校准和调试，并严格遵循供应商的建议和指南。二维剂量分布的理论值可以在计划系统中计算并导出，并根据阵列的测量结果进行绝对或相对剂量比较。但是二维平面阵列通常用于单一射野的测量，不是用于调强计划累积剂量的测量。对于累积剂量的测量，则需要专用的选择固定设备或可插入平板模体的阵列。

胶片也可用作二维剂量测量的测量设备，如可以使用放射显影胶片（例如 EDR2）和免洗胶片（例如 EBT2）。胶片测量过程中，必须小心准确地将光密度转换为对应的剂量，需要针对每个批次的胶片进行剂量刻度，并测量该批次胶片的敏感性和不均匀性。在计算胶片所受剂量时要考虑胶片本底噪声的影响。放射显影胶片需要暗室和特定的处理器设备。免洗胶片的优点是对可见光不敏感，但在胶片曝光后，必须储存在防光信封中，并在特定时间进行扫描。如果计划中有部分剂量超过 7Gy，需按比例减少 MU 以避免 EDR2 胶片饱和，而 EBT2 胶片的红色通道可以测量 1cGy~10Gy 的剂量，在绿色通道中最高甚至可以测量 40Gy 的剂量。两种类型的胶片测量都可以使用电离室进行归一化，以避免胶片进行绝对剂量转化时的一些不确定性。

通常的二维剂量验证，需要先由物理师在 TPS 中计算获取某一特定平面的剂量分布，例如使用二维电离室矩阵时需计算探测器所在平面的剂量，使用胶片测量时需选定胶片所在的平面。完成剂量计算后，将相关平面剂量数据导出到专业软件，同时在加速器上进行实际测量获取实际的剂量分布，再使用特定指标进行比较，剂量分布比较指标参看本节第四部分。

三、三维剂量验证

三维测量方法，例如三维凝胶和 PRESSAGE 剂量设备，可以用于测量 IMRT/VMAT 计划 3D 高分辨率的累积剂量。目前，三维凝胶剂量测定变得越来越完善，许多研究小组在研究性的临床环境中已开展使用，但该技术尚未广泛用于患者计划验证的测量。尽管已发表的研究表明凝胶聚合物作为真正的 3D 剂量测量设备的意义，但这项技术仍然存在局限性，包括凝胶的稳定性，制造、系统的校准，凝胶照射后的读数以及凝胶只能使用一次。除了凝胶剂量测量之外，一些新开发的具有非平面几何性质的探测器阵列，也可以用于 IMRT 和 VMAT 验证计划的单一射野剂量和累积剂量的测量，虽然这些测量方法仍然不是真正的 3D、高空间分辨率的测量。

四、剂量分布比较指标

（一）剂量差

剂量差（dose difference）是最容易理解和解释的指标。剂量差是指特定位置处的测量剂量与该位置参考剂量之间的数值差。当剂量分布在相同的位置时（即相同的分辨率），该指标计算相对简单，当空间位置不同时，需进行空间插植。参考和测量的顺序对剂量差的数值大小没有影响；如果它们的顺序发生变化，剂量差的符号将发生变化。剂量差有助于 QA 人员发现临床中剂量的冷点和热点，具体公式如下。

$$\Delta D(r_{ref}, r_{mea})=D(r_{ref})-D(r_{mea})$$

（公式 3-9-1）

其中 r_{ref} 是参考点，r_{mea} 是测量点，$D(r_{ref})$ 与 $D(r_{mea})$ 分别对应该位置的绝对剂量或者相对剂量。通常情况，物理师会设置一个差异阈值，当剂量差大于这个阈值的时候为未通过，小于该阈值时为通过。ΔD 通常情况下阈值设置在 ≤3%。

剂量差指标在低剂量梯度区域有较好的性能。在这些区域，剂量随位置的变化缓慢，剂量的差异显示了独立于空间不确定性的两种分布之间的不一致。因此，可以忽略空间坐标上的误差。在剂量梯度大的区域则相反,即使移动很短的距离陡峭的剂量梯度区域也会产生较大的剂量误差。

由于小的空间偏移可能导致大的剂量差异,该区域可能无法通过剂量差测试,但是由于位移的偏移很小,仍可被临床接受。由于临床上计划剂量和实际投照剂量之间的空间关系很重要的,单凭剂量差不足以确定剂量分布是否符合临床要求。图3-9-1 显示了两种剂量分布的一个例子,包括一个 IMRT 治疗计划的 EPID 测量结果和计算的平面剂量分布,剂量以灰度显示。剂量差如图 3-9-1C 所示,并突出了差异区域。在剂量梯度较大的区域,剂量差高达 15%。如果选择 3% 剂量差作为通过标准,这样的剂量差异是非常大的。

（二）DTA 指数

Van Dyk 等人在 1993 年提出距离一致性(distance-to-agreement,DTA)指数的概念并用于患者计划的治疗控制。他们指出,两种剂量分布之间的距离更适合作为剂量梯度较大区域的评价标准。

Harms 等人将 Van Dyk 等人的距离公式编入算法。他们将 DTA 定义为,参考剂量分布中某一点与评估剂量分布中相同剂量的最近距离。具体的公式如下。

$$DTA(r_{ref}, r_{mea})=min\{|r_{ref}-r_{mea}|\} \quad (公式\ 3\text{-}9\text{-}2)$$

其中 $|r_{ref}-r_{mea}|$ 是参考点和测量点之间的距离差,$\{|r_{ref}-r_{mea}|\}$ 是所有距离差的合集,从这个合集中找到最小值作为 DTA 距离。

与剂量差测试不同,该算法需要搜索评估的剂量分布,以确定与参考分布中该点具有相同剂量的点的最近距离,相当于找到评估分布等剂量线的最近距离。DTA 是评估两个剂量分布在梯度较大区域的差异的理想方法。然而,该指标在低剂量梯度区域变得过度敏感,即使是很小的剂量差异也会导致相关等剂量线远离参考点。因此,由于大多数剂量分布由剂量梯度较低的区域主导,DTA 指数应用于完整平面剂量验证受到限制。

因为 DTA 涉及搜索,所以 DTA 受参考分布选择的影响。参考分布可以有任何分辨率和维数,因为 DTA 是在参考分布中逐点计算的,但评估的分布通常具有相同或更高的分辨率和维数。

（三）伽马指数

伽马指数结合了剂量差和 DTA,每一个点的伽马值都需由参考点的剂量差结合 DTA 值计算得到。Gamma 分析算法如下(图 3-9-2)。

$$\gamma(r_m)=min\{\Gamma(r_m, r_c)\} \forall \{r_c\} \quad (公式\ 3\text{-}9\text{-}3)$$

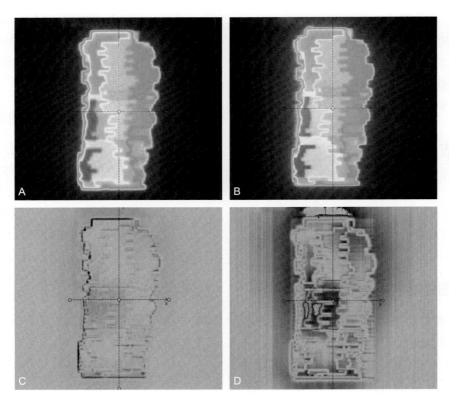

图 3-9-1 剂量分布比较示例
A. 参考剂量分布;B. 测量剂量分布;C. 剂量差;D. 伽马云图。

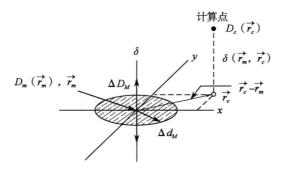

计算点
$D_c(\vec{r_c})$

图 3-9-2　伽马分析算法示意图

其中

$$\Gamma(r_m,\ r_c)=\sqrt{\dfrac{r^2(r_m,\ r_c)}{\Delta d_M^2}+\dfrac{\delta^2(r_m,\ r_c)}{\Delta D_M^2}}$$

（公式 3-9-4）

$$\Gamma(r_m,r_c)=|r_c-r_m| \qquad （公式\ 3\text{-}9\text{-}5）$$

$$\delta(r_m,r_c)=D_c(r_c)-D_m(r_m) \quad （公式\ 3\text{-}9\text{-}6）$$

$r^2(r_m,\ r_c)$ 与 $\delta^2(r_m,\ r_c)$ 分别是测量点和参考点之间点距离差和剂量差，Δd 一般最大的标准为 3mm，ΔD 通常最大允许剂量差标准为 3%。伽马分析使用数值 1 作为比较通过的阈值。当伽马值 $\gamma(r_m)\leqslant 1$ 时，测量点通过，反之则未通过。最新的 AAPM TG218 报告给出的限制为：①容差限值 2mm/3% 标准下大于 95%；②行动限值 2mm/3% 标准下大于 90%。容差限值被认为是正常运行的边界，受随机误差的影响。行动限值为在不损害患者的情况下允许偏差的最大限度。

伽马指数提供的不仅仅是计划比较，其本身也可用于直观地找到两个剂量分布差异较大的区域。

第十节　人工智能技术在放疗物理中的进展

近年来，人工智能技术在放射治疗中得到了广泛的应用，放疗工作各个环节都有人工智能技术介入，下面将针对不同的环节进行简单总结。

一、放疗图像的获取和处理

为了计算患者的照射剂量，需要向剂量引擎提供组织电子组织密度信息。CT 定位图像是放疗中用于剂量计算的参考影像，通过电子密度与 CT 值的简单校准，电子密度能直接由 CT 计划图像测算得出。考虑到 MRI 在软组织肿瘤（如大脑、前列腺等）中具有的对比度优势，MRI 扫描已具有替代 CT 扫描的趋势。然而由于电子密度的需求，在 MRI 扫描之外仍需进行标准的 CT 扫描。为了突破这一限制，可以利用人工智能技术由 MRI 生成伪 CT（sCT）。

卷积神经网络（CNN）是伪 CT 生成最有前景的方法之一。最常见的方案是基于 2D Unet 算法，其编码部分主要是基于 16 层的 VGG 模型，借助迁移学习的方法，可以用比较有限的数据进行训练。也有研究是基于三维全卷积网络（FCN）从 MRI 生成 CT 图像的，使用不同激活函数也是较为常见的做法。生成对抗网络（GAN）则可以用未配对的 CT 和 MRI 图像训练生成伪 CT，以此避免配对图像间错配问题。

磁共振波谱图像是检测组织内代谢产物的工具，在胶质母细胞瘤和前列腺癌的放射治疗上有不错的应用前景。光谱磁共振的伪影也是常规临床的一个问题，目前有不少研究采用深度学习的方法来滤除伪影。

患者体内金属植入物（牙齿填充物、脊柱植入物、人工髋关节）会导致 CT 图像伪影，这会给放疗带来困难。为了克服这些问题，已有许多减少金属伪影的算法被提出。近年来，有将 CNN 与 MAR 技术相结合用于图像重建处理，以实现关键图像区域的额外修正方法。

由 MRI 生成 sCT 和金属植入物伪影修正的处理方法都是一个图像到另一图像的映射。这个概念能推广到其余应用，如提升图像质量，移除患者移动相关伪影等。

二、靶区和危及器官自动勾画

对每个放疗患者，放疗医生会在计划图像（CT 或 MRI 扫描）上勾画靶区和危及器官。目前这一任务在常规临床中主要由手动完成，但基于人工智能的图像分割技术在帮助医生完成靶区和危及器官勾画的过程中充当了越来越关键的角色，该领域进展快速，现有数十种以上放疗专用商业分割软件。

目前最常见的人工智能自动分割技术是深度学习方法，相关研究已涉及人体几乎所有解剖区域，同时包括放疗所用的多个模态，例如 MRI 和 CT 图像。

MRI 是软组织和脑部结构的金标准。大量研究证明深度学习方法可以被认为是目前最先进的胶质瘤分割方法。深度学习方法分割 MRI 大脑危及器官也已经成为了多项研究的主题。MRI 也是前列腺勾画的主要影像模态，用深度学习方法进行这一器官的自动勾画获得了较好的效果。其他许多器官也在使用深度学习方法中实现了 MRI 自动分割。乳腺与纤维腺组织的自动分割在放疗中也有所帮助，特别是因为近年来乳腺调强放疗适应证的增加。

虽然 MRI 是不少软组织勾画的关键影像模态，CT 仍是放疗中肿瘤和器官勾画关键模态。基于深度学习方法，依靠单个 FCN 可以实现 CT 图像上不同解剖区域的 19 个器官分割，得到的结果与传统最优方法相同。也有专门为头颈部肿瘤自动勾画的模型，与商业软件相比，深度学习方法展现出了更优或类似的表现。

深度学习方法不仅用于危及器官的勾画也可用于靶区勾画。Men 等人开发了一种能同时用于勾画腹盆危及器官和直肠癌 CTV 的 CNN 类网络，开发的 CNN 分别在 CT 和 MRI 图像上分割口咽部和鼻咽部 CTV，与观察者间多样性相比，其结果一致性较高。

尽管有许多深度学习自动分割方法，但对其实际临床贡献的评估仍需探索。

三、图像配准

图像配准定义为对一个图像实施数学变换使其对应上另外的参考图像。所有的放疗治疗软件都会集成部分配准方法，深度学习方法可能会成为新的解决方案。深度学习网络可以用于预测图像形变，研究显示该方法可以达到了与最优方法类似的预测准确度，目前该领域仍在快速发展。

四、治疗计划设计

放疗计划设计的目标是决定最优的治疗参数（射束/弧度的数量、多叶准直器适形/调制等）。目前计划设计主要通过手动设计获得，为减少计划设计时间并提升计划质量，近些年来许多半自动或全自动计划方法被研发了出来。部分方法已经在商用计划系统中集成并用于临床。

自动计划技术主要是利用一些优化算法或借助统计学工具从已有的治疗计划中提炼出关键信息，用于预测患者的剂量体积直方图（dose volume histogram, DVH）。主要包括以下方法：①数据库技术，该技术通过汇总已治疗的患者数据并建立专家计划数据库，根据患者解剖结构及靶区信息，从已有的数据库中提取相似患者的计划条件用于生成计划，并以此来对生成的计划进行评估，此方法

可以应用于自动计划制订。②基于交叠体积直方图技术，该技术利用患者的解剖结构信息来预测最终的治疗计划，通过引入交叠体积直方图（overlap volume histogram, OVH）来描述靶区和危及器官之间的几何关系，并用来预测靶区和危及器官的剂量。③深度学习技术，深度神经网络能够挖掘数据更深层次的内部特征，较之传统的人工神经网络，它具有更深的网络结构，并且计算速度和精度都大幅度提高。深度神经网络的输入和输出数据都以高维数组的形式呈现。放射治疗中涉及诸多数据，包括 CT 影像、勾画和剂量分布等都可以直接作为输入、输出处理。目前研究结果显示，深度学习技术可处理较为复杂部位的剂量预测。

将自动分割、自动图像配准和自动计划相结合，可将人工智能技术用于自适应放疗的特殊工作流。自适应放疗指的是能据放疗过程中的反馈对放疗方案进行调整的放疗过程。自适应放疗过程也能被用于实时情形，即患者躺在治疗床上，基于深度学习的自动分割和图像配准方法可能快于标准方法，从而减少靶区勾画及计划设计时间。

五、运动管理/患者治疗中摆位

在运动管理/患者治疗摆位中，机器学习技术已经使用多年，目前也已采用深度学习方法展开研究。呼吸肿瘤运动管理仍是一项极具挑战的任务，尤其在肺部的立体定向放疗已经变得热门的当下。为了预测分次内和分次间肺部肿瘤位置的变化，可通过神经网络构建嵌入式的模糊逻辑，估计下一个呼吸信号，或利用卷积神经网络的自动勾画技术，还可以在 X 射线投影中实时追踪肿瘤。但相关技术仍在研发中，目前暂无成熟的商业化产品。

患者摆位错误也是放疗实施中可能出现的问题，会导致肿瘤的错误辐照或患者与治疗设备的碰撞。目前已有研究探索将人工智能技术和三维成像设备相结合，来自动探测放疗摆位中患者潜在的安全问题。

六、疗效与毒副作用预测

影像组学是从多模态医学图像中提取图像特征，用机器学习的处理方法实现预测或预后建模的技术。该技术涉及的数据和影像可以包括 CT、正电子发射断层成像（PET）、MRI 或超声，以及其他组学数据的结合（例如临床、代谢、基因组或蛋白质组学数据）。其流行的一个原因是其表征组织内部

结构的潜在能力,例如肿瘤异质性。虽然机器学习方法在放疗结果预测中的价值已有多个研究小组证明,但由于医生在理解这些模型上的巨大障碍,临床应用进展缓慢。深度学习方法似乎确实有希望预测放疗结果。然而,直到2017年初才有结合了深度学习方法与放疗临床效果的持续性工作公开发表,这个方向的研究仍需较长时间。

危及器官放射毒性的准确预测是放射治疗成功的关键。现有的基于剂量体积直方图的方法可能严重低估或高估了治疗毒性。放疗中危及器官受到了过高剂量的照射,放疗后会出现一系列的不良反应,即放射治疗毒性。因此,降低不良反应、实现剂量的精确累加、预测肿瘤区域的控制情况和评估危及器官所受到的放射损伤等,对提高放疗预后和患者生存质量均有重要的临床意义。已有报道利用机器学习技术预测体部立体定向放射治疗(stereotactic radiotherapy,SRT)Ⅰ期非小细胞肺癌患者的放射性肺炎发生风险阈值。另有报道基于深度卷积神经网络建立了宫颈癌患者放射治疗中的直肠毒性预测模型,以揭示近距离治疗和体外放射治疗的直肠剂量-毒性关系等,这方面的研究在持续进行中。

基于影像组学的深度学习可预测患者并发症,下面以肺癌放疗为例介绍影像组学在放射治疗中的可能应用。影像组学可预测患者的预后和并发症,有研究显示,对于局部晚期肺腺癌,影像组学特征可用作放射治疗预后的生物标志物,并与远处转移有相关性。放射性肺损伤是肺癌放疗的严重并发症之一,影像组学特征可以预测放疗患者放射性肺炎的发生率。此外,研究还发现影像组学特征的变化与放疗剂量相关,并可根据CT影像组学特征的变化预测临床结果。但是这些研究的结论到真正的临床应用仍有相当长的距离,需要大量的验证以及临床试验证明相关特征的稳定性和可靠性。

(郭跃信 汪 志 张 云 王 淼 王佳舟)

参考文献

[1] 王瑞芝.肿瘤放射治疗学[M].北京:人民卫生出版社,2005.

[2] 王若峥,张国庆.肿瘤放射治疗学[M].北京:科学出版社,2010.

[3] ICRU.Measurement of Absorbed Dose in a Phantom Irradiated by a Single Beam of X or Gamma Ray[J].Biochemical Journal,1973,26(5):1566-1570.

[4] SHALEK,ROBERT J.Determination of Absorbed Dose in a Patient Irradiated by Beams of X or Gamma Rays in Radiotherapy Procedures[J].Medical Physics,1998,4(5):461.

[5] WOOTTON,PETER. Dose Specification for Reporting External Beam Therapy with Photons and Electrons[J].Medical Physics,1979,6(6):541-542.

[6] International Commission on Radiation Units and Measurements. ICRU Report 50—Prescribing,Recording and Reporting Photon Beam Therapy[J]. Medical Physics,1994,21(6):833-834.

[7] International Commission on Radiation Units and Measurements. Report 83:Prescribing,recording and reporting photon-beam intensity-modulated radiation therapy(IMRT)[J]. Strahlenther Onkol,2012(188):97-100.

[8] MUSOLINO S V.Absorbed Dose Determination in External Beam Radiotherapy:An International Code of Practice for Dosimetry Based on Standards of Absorbed Dose to Water;Technical Reports Series No. 398[J].Health Physics,2001,81(5):592-593.

[9] KHAN F M,DOPPKE K P,HOGSTROM K R,et al.Clinical electron-beam dosimetry:report of AAPM Radiation Therapy Committee Task Group No. 25[J].Med Phys,1991,18(1):73-109.

[10] GERBI B J,KHAN F M,DEIBEL F C,et al.Total skin electron arc irradiation using a reclined patient position[J].Int J Radiat Oncol Biol Phys,1989,17(2):397-404.

[11] 刘世耀.质子和重离子治疗及其装置(修订版)[M].北京:科学出版社,2016.

[12] PAGANETTI H,BLAKELY E,CARABE-FERNANDEZ A,et al.Report of the AAPM TG-256 on the relative biological effectiveness of proton beams in radiation therapy[J].Med Phys,2019,46(3):e53-e78.

[13] WEDENBERG M,TOMA-DASU I.Disregarding RBE variation in treatment plan comparison may lead to bias in favor of proton plans[J].Med Phys,2014,41(9):091706.

[14] PAGANETTI H,BELTRAN C J,BOTH S,et al.Roadmap:proton therapy physics and biology[J].Phys Med Biol,2020,66(5):10.

[15] MOHAN R,GROSSHANS D.Proton therapy-Present and future[J].Adv Drug Deliv Rev,2017,109:26-44.

[16] VAN MARLEN P,DAHELE M,FOLKERTS M,et

al.Bringing FLASH to the Clinic：Treatment Planning Considerations for Ultrahigh Dose-Rate Proton Beams [J].Int J Radiat Oncol Biol Phys, 2020, 106(3): 621-629.

[17] DURANTE M, PAGANETTI H.Nuclear physics in particle therapy: a review[J].Rep Prog Phys, 2016, 79(9): 096702.

[18] CLEMENTS M, SCHUPP N, TATTERSALL M, et al.Monaco treatment planning system tools and optimization processes[J].Med Dosim, 2018, 43(2): 106-117.

[19] BODENSTEINER D.RayStation：External beam treatment planning system[J].Med Dosim, 2018, 43(2): 168-176.

[20] VAN HERK M, REMEIJER P, RASCH C, et al.The probability of correct target dosage: dose-population histograms for deriving treatment margins in radiotherapy [J].Int J Radiat Oncol Biol Phys, 2000, 47(4): 1121-1135.

[21] DEAN M, JIMENEZ R, MELLON E, et al.CB-CHOP: A simple acronym for evaluating a radiation treatment plan[J].Appl Rad Oncol, 2017, 6(4): 28-30.

[22] LOW D A, MORAN J M, DEMPSEY J F, et al.Dosimetry tools and techniques for IMRT[J].Med Phys, 2011, 38(3): 1313-1338.

[23] TINA G, ROBIN H, ZDENKA K.et al.Investigation of radiological properties and water equivalency of PRESAGE® dosimeters[J].Med Phys, 2011, 38(4): 2265-2274.

[24] WUU C, XU Y.Three-dimensional dose verification for intensity modulated radiation therapy using optical CT based polymer gel dosimetry[J].Med Phys, 2006, 33(5): 1412-1419.

[25] LÉTOURNEAU D, PUBLICOVER J, KOZELKA J, et al. Novel dosimetric phantom for quality assurance of volumetric modulated arc therapy[J].Med Phys, 2009, 36(5): 1813-1821.

[26] BOGNER L, SCHERER J, TREUTWEIN M, et al.Verification of IMRT: techniques and problems[J]. Strahlenther Onkol, 2004, 180(6): 340-350.

[27] MIFTEN M, OLCH A, MIHAILIDIS D, et al.Tolerance limits and methodologies for IMRT measurement-based verification QA: Recommendations of AAPM Task Group No. 218[J].Med Phys, 2018, 45(4): e53-e83.

[28] GURBANI S S, SCHEIBMANN E, MAUDSLEY A A, et al.A convolutional neural network to filter artifacts in spectroscopic MRI[J].Magn Reson Med, 2018, 80(5): 1765-1775.

[29] GIANTSOUDI D, DEMAN B, VERBURG J, et al.Metal artifacts in computed tomography for radiation therapy planning: dosimetric effects and impact of metal artifact reduction[J].Phys Med Biol, 2017, 62(8): R49-R80.

[30] AKKUS Z, GALIMZIANOVA A, HOOGI A, et al.Deep Learning for Brain MRI Segmentation: State of the Art and Future Directions[J].J Digit Imaging, 2017, 30(4): 449-459.

[31] DALMIS M U, LITJENS G, HOLLAND K, et al.Using deep learning to segment breast and fibroglandular tissue in MRI volumes[J].Med Phys, 2017, 44(2): 533-546.

[32] IBRAGIMOV B, XING L.Segmentation of organs-at-risks in head and neck CT images using convolutional neural networks[J].Med Phys, 2017, 44(2): 547-557.

[33] MEN K, DAI J, LI Y.Automatic segmentation of the clinical target volume and organs at risk in the planning CT for rectal cancer using deep dilated convolutional neural networks[J].Med Phys, 2017, 44(12): 6377-6389.

[34] WU G, KIM M, WANG Q, et al.Scalable High-Performance Image Registration Framework by Unsupervised Deep Feature Representations Learning[J].IEEE Trans Biomed Eng, 2016, 63(7): 1505-1516.

[35] BUONANNO M, GRILJ V, BRENNER D J.Biological effects in normal cells exposed to FLASH dose rate protons[J].Radiother Oncol, 2019, 139: 51-55.

[36] LAMBIN P, LEIJENAAR R T H, DEIST T M, et al.Radiomics: the bridge between medical imaging and personalized medicine[J].Nat Rev Clin Oncol, 2017, 14(12): 749-762.

[37] AVANZO M, STANCANELLO J, EL NAQA I.Beyond imaging: The promise of radiomics[J].Phys Med, 2017, 38: 122-139.

[38] COROLLER T P, AGRAWAL V, NARAYAN V, et al.Radiomic phenotype features predict pathological response in non-small cell lung cancer[J].Radiother Oncol, 2016, 119(3): 480-486.

[39] CUNLIFFE A, ARMATO S G, CASTILLO R, et al.Lung texture in serial thoracic computed tomography scans: correlation of radiomics-based features with radiation

therapy dose and radiation pneumonitis development[J].
Int J Radiat Oncol Biol Phys, 2015, 91(5): 1048-1056.

[40] PAUL J, YANG C, WU H, et al.Early Assessment of
Treatment Responses During Radiation Therapy for Lung
Cancer Using Quantitative Analysis of Daily Computed
Tomography[J].Int J Radiat Oncol Biol Phys, 2017, 98
(2): 463-472.

扫描二维码
浏览本章插图

第四章　放射治疗体位固定技术

第一节　体位固定技术概述

一、体位固定技术的历史演变

早期的放射治疗基本上是一个放射野一个体位,医师在患者体表划出放射野的边界,技师调节光野大小,使它与体表所标记的范围一致。躯体部肿瘤放疗基本都是自然体位,而头颈部治疗放疗会用一些沙包堆积在头部周围以减少头颅晃动,这个时期的放疗非常简单,基本没有什么体位固定技术可言。

随着技术的进步,放疗从一个射野一个体位的二维时代发展到一个体位多个射野甚至没有射野概念适形调强时代。体位固定经历了从没有固定的自然体位,到使用各种固定器材的强迫体位,按时间顺序先后为沙包堆积、简单尼龙搭带束绑、泡沫枕头、石膏模型、各种体位固定架(包括头架、体架、乳腺托架、立体定向固定系统)、口腔支架、有创性头部打骨钉、各种形状的真空负压垫、头部到体部各个部位的热塑膜、发泡胶等等,如图 4-1-1~图 4-1-11 所示。半个世纪以来体位固定技术的演变伴随着放疗技术的进步,治疗的精确度从厘米级过渡到现在的亚毫米级,不单提高了患者的生存率,也提高了患者生存质量。

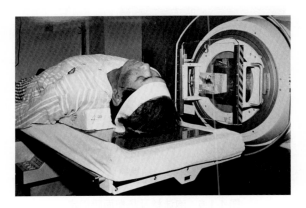

图 4-1-2　简单尼龙搭带束绑固定 2

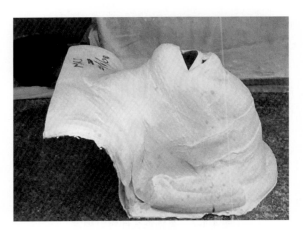

图 4-1-3　石膏模型

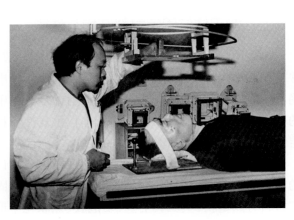

图 4-1-1　简单尼龙搭带束绑固定 1

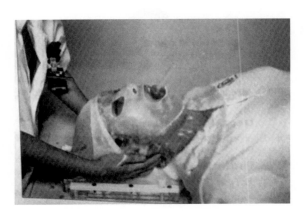

图 4-1-4　口腔支架固定

161

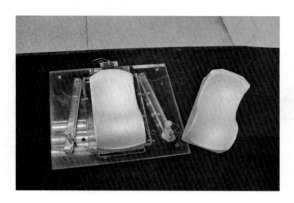

图 4-1-5 泡沫头枕及头架

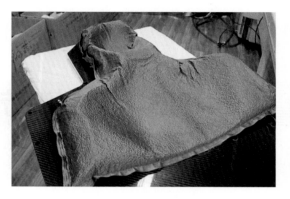

图 4-1-9 头颈部真空负压袋

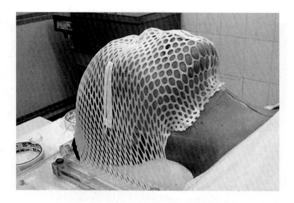

图 4-1-6 泡沫枕及热塑面膜固定

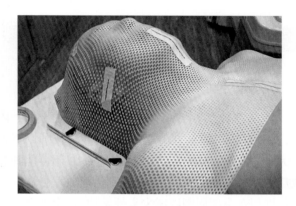

图 4-1-10 发泡胶及热塑头颈肩膜固定

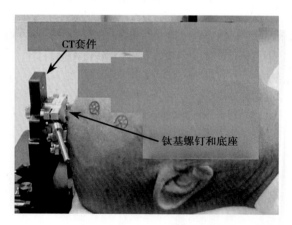

图 4-1-7 有创性头部骨钉固定

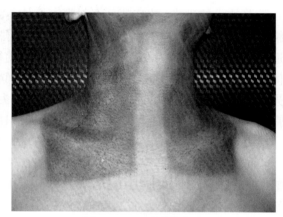

图 4-1-11 面颈联合野

二、常用体位固定材料结构与性能

体位固定是放射治疗实施过程中的起始环节，并贯穿于整个治疗过程，起着至关重要的作用。准确、有效的体位固定能减少患者在放射治疗过程中的非自主性位移，是患者每次治疗体位重复性和稳定性的保障，也是精确治疗的基础。

体位固定的材料品种繁多，不同厂家生产设计的材料、型号各不相同。目前临床上常用的体位固定材料有热塑膜、负压真空垫、发泡胶、热软化塑形垫、水活化塑形垫和各种体位固定架。

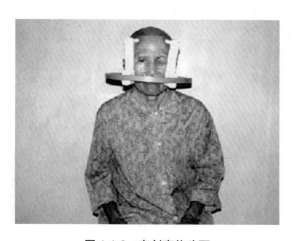

图 4-1-8 有创定位头环

（一）热塑膜

热塑膜是一种医用低温热塑高分子材料，具有热塑后冷却记忆的功能，被广泛应用于放射治疗患者各个部位的体位固定。热塑膜的应用既可以为放疗摆位提供位置参考信息，也可以减少患者体位因不自主位移而导致放射线对正常组织的不必要损伤。

1. 材料和特性　热塑膜材料为医用可降解的高分子材料聚己内酯，具有以下特性。

（1）可塑性与记忆功能：放入 70℃热水中或电烤箱中加热可透明软化，软化后可以适度拉伸、随意塑形。冷却 15min 后可记忆塑形，并在常温状态下长时间保持形状。冷却后回缩率低、塑形强度高的热塑膜更适合临床使用。

（2）透气性与韧性：热塑膜一般设计有不同大小的网孔，在头颈部固定中除了通气、散热等功能外，还能有效减少患者的压抑感和窒息感；体膜则可让皮肤散热、排汗，减少患者皮肤产生不良反应的概率。热塑膜在质量轻盈的情况下还保持有一定的韧性，不易破损或折断。

（3）操作简便、可重复：操作步骤简单易学且材料塑形时间不宜过短，方便操作人员从容塑形，在塑形不满意时，可以重新软化塑形。

（4）射线穿透性好：热塑膜穿透性强，射线衰减系数低，不会影响图像质量及组织对射线的吸收。

（5）辅助定位标记：定位点标记在热塑膜上，减少了在患者皮肤上反复画线带来的误差，同时保证了患者的外观。

（6）材料安全环保：材料对患者皮肤无过敏反应，废弃后埋入土中，8~12 个月后可自行降解。

2. 应用与分类　热塑膜在 70℃的水中静置 5min 左右，可全透明软化并具有极大的伸展性，塑形完成后，常温下静置 15min 左右即可冷却硬化定型。冷却后有一定的比例收缩，常温下不易变形。热塑膜生产时可加工成不同厚度、尺寸、形状的热塑膜片，网孔大小与密度也根据不同需要进行定制。按人体固定的部位可分为面膜、颈肩膜、头颈肩膜、胸膜、胸腹膜、腹膜等（图 4-1-12）。按膜的形状可以分为 S 形、U 形、三角形等，根据不同的临床需要选择合适的热塑膜。

（二）真空负压垫

真空负压垫简称真空垫（袋），是填充了微小的泡沫粒的密封囊状袋，充气状态下可随意揉捏，抽气成负压状态下可任意塑形变硬，用于患者放射治疗中身体各部位的辅助固定（图 4-1-13）。

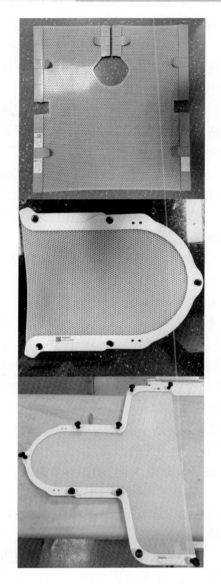

图 4-1-12　不同类型热塑膜示意图

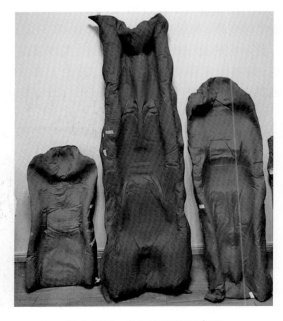

图 4-1-13　负压真空垫示意图

1. 材料和特性　由密封袋、微小泡沫粒、气阀门组成。密封袋为含涂层的尼龙布，气阀门主要用于连接抽气泵抽取真空。真空负压垫具有以下特性。

（1）应用范围广：可以按临床需要做成各种形状和规格，适用于头部、胸部、腹部、四肢等各个部位的体位固定。

（2）适形度高：能够实现个体化体位固定，舒适度高，能减少患者之间的交叉感染。

（3）可塑性强：塑形不理想可放气恢复至原形后重新塑形。

（4）操作便捷：塑形步骤简单且容易掌握，但需要至少两个人协助完成。

（5）材料环保：密封袋表面易清洁，清洁消毒后可重复使用，降低成本，丢弃后对环境的损害少。

（6）需妥善保管：真空垫塑形后受重压易产生形变，因此存放时需要轻拿轻放、避免重物挤压、避免接触尖锐物品以免划破袋子引起漏气，临床使用中避免患者肢体的不恰当借力支撑导致负压垫受压变形，进而影响治疗的准确性。

2. 应用与分类　真空垫塑形步骤如下。

（1）将真空垫平放在治疗床上，将气阀放气，使真空垫内的泡沫粒处于一个蓬松柔软的状态，并将泡沫粒分布摊平均匀。

（2）按照医嘱要求指导患者体位，将真空袋抽气到半软状态，手动将需要固定的部位进行塑形，使真空袋贴合患者身体，并包裹成型。

（3）使用抽气泵进行抽气，泡沫粒在真空挤压下能集结变硬，利用这一特性进行塑形和固定。

塑形后的负压垫具有气密性好、支撑强度高等特点，能够固定和支撑所需部位，理论上真空度越高则真空垫强度越大，越不容易变形。真空垫可单独用于患者的放疗体位固定，也可结合其他固定辅助装置如体架、腹板、热塑膜等使用。按临床需要可分为头部、胸部、腹部、盆腔以及四肢等部位真空垫，按照大小规格可以分为局部真空垫和全身真空垫等。

（三）发泡胶

发泡胶是由化学物质混合反应发泡后形成固化的泡沫垫作为体位固定的材料。因其主动发泡膨胀填充发泡胶袋与身体之间的空隙，实现高度适形个体化体位固定的特点，被广泛应用于临床放射治疗中体位固定（图4-1-14）。

1. 材料和特性　发泡胶是由棕色异氰酸聚亚甲基聚亚苯基酯（A料）和白色复合聚醚多元醇（B料）两种化学物质进行混合反应，形成固化的聚氨酯（polyurethane, PU）泡沫。发泡胶具有以下特性。

（1）自动塑形：发泡胶塑形时为向外膨胀型，可根据人体结构间隙自动填充实现主动塑形，操作简单，与人体外轮廓高度适形，对人体轮廓的支撑和贴合度较高，能更好地实现个体化、舒适化体位固定。

（2）结构强度高：塑形后结构牢固，化学性质稳定，不易变形，不易氧化，但不能重复塑形。

（3）可切割：塑形后可根据临床需要进行局部修整和切割。

（4）轻便易存储：发泡胶总体质量轻，存取方便，且无漏气、变形等风险。

（5）穿透性好：发泡胶的线性衰减系数低，治疗时基本不会影响或减弱X射线的穿透。

（6）制作过程中产热：发泡生成聚氨酯泡沫的过程中化学反应会产生一定热量，温度可达35~45℃，需要提前提醒患者，减少患者的不适感，提高患者的配合度。

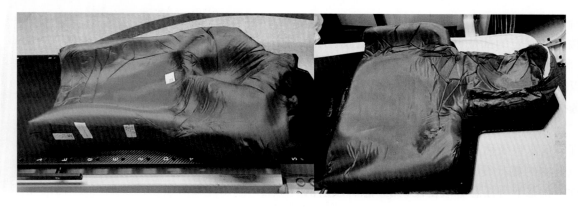

图4-1-14　发泡胶示意图

（7）美观：定位点可标记在发泡胶上，不需要标记在患者皮肤上，保证了患者的美观，也减少了反复画线带来的误差。

2. 应用与分类 发泡胶塑形步骤如下。

（1）将装有 A 料和 B 料的两瓶溶液充分混合，倒入防水布袋，均匀平铺在袋子内。

（2）患者按照要求固定的部位平躺在布袋上方，根据医嘱调整患者体位。

（3）治疗师用手控制防水袋，使发泡胶包裹人体轮廓，避免存在缝隙。

（4）发泡胶膨胀后冷却固定成型，将多余的部分切割修整。

发泡胶可单独用于患者的放疗体位固定，也可结合其他固定辅助装置如体架、腹板、热塑膜等联合使用。既可以用于单一部位固定，也能用于全身多个部位的固定，大小规格可以根据需要固定的部位选择不同容量规格的 A/B 料和防水袋进行制作。

（四）热软化塑形垫

热软化塑形垫由特殊的热塑膜封闭包裹，中间充满可发性聚苯乙烯（expandable polystyrene，EPS）发泡粒子，使用时先将热软化塑形垫放置烤箱内加热，软化后可按患者形状进行塑形，待一定时间冷却后定型。与发泡胶垫类似，通常配合面膜、体膜等使用。它的特点是可塑性强、操作简单、具有记忆功能、存储方便、易清洁，缺点是遇热时易变形（图 4-1-15）。

（五）水活化塑形垫

水活化塑形垫由一种特殊的化学物质（湿敏树脂包裹的聚苯乙烯颗粒）组成，该物质在常态下呈柔软、可随意揉捏的形态，当遇水时则被激活而变硬。水活化塑形垫由柔软布料包裹，使用前用锡膜密封包装，使用时去除外包装的锡膜，使用前用水喷洒水活化塑形垫表面，待水激活垫里的特殊物质后，马上按照患者形状进行塑形固定，待干燥成型。水活化塑形垫使用时常配合各种底板及热塑膜对人体进行联合塑形固定。其使用特点是适形度高，结构稳定，不易受外部环境如温度、重压等干扰变形，制作过程中不产生热量，减少患者的不适感。缺点是不可重复塑形，对外包装密封性要求高，一旦接触潮湿空气就容易激活材料变硬。

第二节 头颈部肿瘤放疗的 体位固定技术

一、鼻咽癌体位固定技术

鼻咽癌治疗一般采用以放射治疗为主的综合治疗。初次接受治疗的无转移患者采用根治性放疗（或放疗＋化疗）。有远处转移的患者应先行化疗控制转移病灶，若转移病灶控制理想可考虑局部放疗，若化疗效果不佳则可考虑以缓解症状为主的局部转移病灶姑息性放疗。放疗后局部复发患者可行二程放疗，但二程放疗一般距离初次放疗需 1 年以上。

鼻咽癌的放疗体位在二维照射时期多采用侧卧位，一个射野一个体位，只是采用沙包做简单的固定，随着放疗技术的进步，目前以调强放射治疗为主则采用自然仰卧位。自然仰卧位时双肩自然下垂，双臂伸直放于身体两侧。

目前常用的体位固定方法主要为头颈肩热塑膜＋标准树脂头枕、头颈肩热塑膜＋个体化发泡胶头颈垫或热软化塑形垫。其中发泡胶结合面罩固定适形度和精确度更高，可做到高度个体化适形，同时对头部和颈部都有着较好的固定效果。另外，口腔支架的使用也可以减轻口腔反应、保护味觉，增加固定效

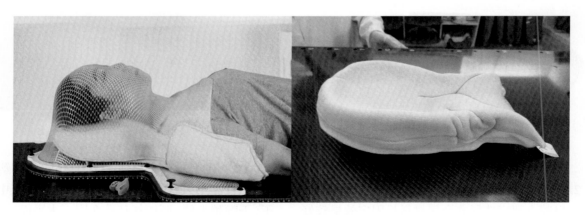

图 4-1-15　热软化塑形垫示意图

果,患者能耐受的情况下可同时使用口腔支架。

(一)体位固定前准备

1. 注意事项 核对患者个人信息,认真阅读"体位固定申请单"等医嘱,治疗师需与患者解释制作体位固定装置的目的和作用,叮嘱患者在体位固定装置制作过程中配合治疗师,非嘱咐情况下不要随意移动身体,如有紧急情况可按响手里的紧急呼叫专用铃提醒治疗师。

2. 头发 建议剪除长发,避免出现影响体位重复性的发辫、装饰等。建议男性患者剪成小平头,女性患者以短头发为宜,刘海不宜过眉,两侧不宜过耳。为了保证治疗精度,放疗过程中,保持发型一致。

3. 口腔 去除假牙、牙套、活动性智齿等。如患者有牙齿或牙龈问题,在接受放射治疗后,会加重病情,且拔牙后愈合较慢。所以在接受放射治疗前要到口腔科治疗牙齿问题,如若拔牙则需待完全消肿后才能进行体位固定。

4. 衣着 穿着单件低领棉质薄上衣,去除耳环、项链、鼻钉、眼镜等外部饰物。

(二)体位固定实施

1. 将头颈肩板或其他底板摆于检查床中间靠近床头处,利用纵轴摆位激光对齐头颈肩板中心标识线,或将头部固定架置于模拟定位机的床上或其他硬质平面床板上,配合适配条固定于床面上或通过激光灯调整固定架,使其与床面的纵轴保持一致(图4-2-1)。

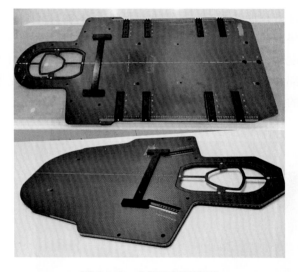

图 4-2-1 头颈肩板示意图

2. 如有口腔支架,需在其他固定装置制作前准备好。口腔支架应选择非金属材料且固定效果较好的品类(图4-2-2)。

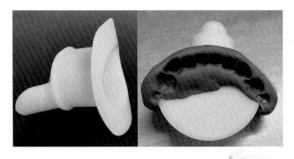

图 4-2-2 口腔支架示意图

3. 头颈肩发泡胶垫的制作

(1)将限位边框及塑料薄膜袋(发泡胶材料接纳袋)平铺到头颈肩板上(图4-2-3)。

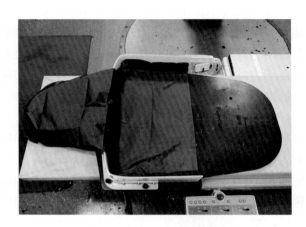

图 4-2-3 限位边框及塑料薄膜袋

(2)将发泡剂(试剂A)和催化剂(试剂B)按照1:1的比例充分混合搅拌均匀,倒入塑料薄膜袋内并摊开使试剂均匀填充,试剂A、试剂B一般各300~500ml(图4-2-4)。

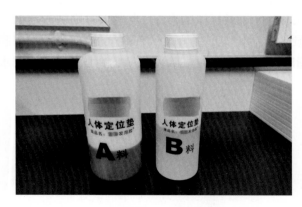

图 4-2-4 发泡剂(A)和催化剂(B)

(3)患者自然仰卧平躺到铺好试剂的塑料薄膜袋上,利用矢状位摆位激光将患者身体正中线摆正,下颌稍上仰,两侧外耳孔在同一水平面,双肩放松且自然下垂。

（4）等待发泡剂膨胀、塑形、冷却和固化，有需要时可以采用美工刀修整发泡胶垫周围多余的边角料（图4-2-5）。

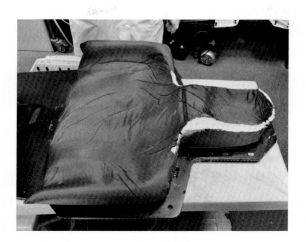

图4-2-5 头颈肩发泡胶垫

4. 头颈肩面罩的制作

（1）将低温热塑高分子材料头颈肩面罩放进70℃恒温水箱中浸泡5min左右，待面罩材料软化呈透明状后取出（图4-2-6）。

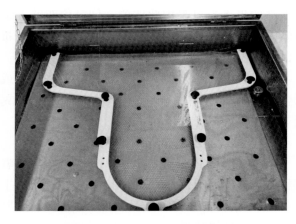

图4-2-6 70℃恒温水箱浸泡面罩

（2）使用毛巾将面罩表面水珠擦拭干净（图4-2-7）。

（3）由2~3位治疗师协同把面罩盖到患者头颈部，将热塑膜固定栓固定到头颈肩板上，并轻轻按压患者脸部（包括眉弓、鼻子、下巴）及颈部、双肩等部位，确保面罩与患者体表轮廓贴合好，避免体表与热塑膜之间形成空隙（图4-2-8）。

（4）等待15min左右，面罩材料完全冷却完成型后，方可解下面罩卡扣，协助患者下床。

（5）打印患者信息标签（包括姓名、病历号、制作日期等），张贴在热塑膜和头颈肩发泡胶垫显眼处（图4-2-9）。

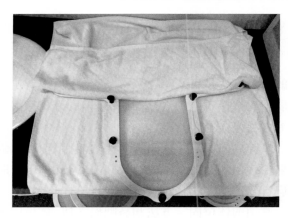

图4-2-7 毛巾擦拭面罩

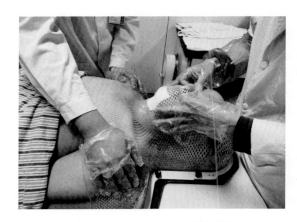

图4-2-8 按压患者头颈部面罩

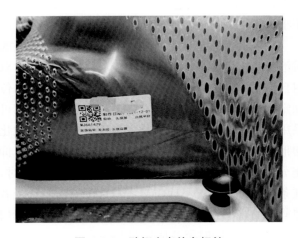

图4-2-9 贴好患者信息标签

（三）注意事项

1. 热塑膜软化的温度要保持稳定，避免温度过低及软化时间不足，影响热塑膜的拉伸和定型。温度过高或软化时间过长，则会影响热塑膜的回缩。

2. 拉伸面罩时应均匀拉扯，使得塑形后的面罩厚度均匀，固定效果较好。

3. 鼻咽癌患者在固定时应采用自然仰卧状态，下颌稍微上仰可充分暴露颈部淋巴结，同时避免下颌过度上仰，增加小脑的照射量。

二、口腔癌体位固定技术

口腔癌为头颈部常见的恶性肿瘤之一，主要采取的治疗方法是手术治疗，临床需要根据患者疾病进展情况选择不同的治疗方案，可辅助以化疗加放疗等方法综合治疗。

口腔癌的放疗体位和鼻咽癌类似，目前以调强放射治疗为主，多采用自然仰卧位。自然仰卧位时双肩自然下垂，双臂伸直放于身体两侧。

常用的体位固定方法和鼻咽癌类似，体位固定精度要求较高可采用头颈肩热塑膜+个体化发泡胶头颈垫或热软化塑形垫。体位固定时口腔支架、压舌板等辅助装置的使用也较鼻咽癌多见，主要作用为减轻口腔反应、保护味觉等，使用时注意口腔支架、压舌板的咬合位置及重复性。

三、喉癌体位固定技术

目前喉癌的治疗包括手术治疗、放射治疗、化疗及生物治疗等，多种方式联合治疗能提高喉癌的生存率及最大限度地保留患者的发声功能，提高患者的生活质量。早期喉癌可以使用单纯放疗作为治疗手段，中晚期则主张先手术后放化疗，对于病变范围较大、恶性程度较高的患者，可以先进行放疗，缩小肿瘤范围再进行手术。

喉癌的放疗体位和鼻咽癌类似，目前以调强放射治疗为主则多采用自然仰卧位。自然仰卧位时双肩自然下垂，双臂伸直放于身体两侧。常用的体位固定方法和鼻咽癌类似，体位固定精度要求较高可采用头颈肩热塑膜+个体化发泡胶头颈垫或热软化塑形垫。对于喉癌患者，体位固定时应将下颌上仰充分暴露颈部，使用发泡胶或者热软化塑形垫时，在条件允许的情况下应将患者背部的发泡胶垫或者热软化塑形垫适当往脚方向加长，且密切留意双肩的固定效果，同时留意固定过程中患者是否出现咳嗽、呕吐、呼吸困难等情况。

四、脑瘤体位固定技术

脑瘤是颅内肿瘤的总称，指发生于颅腔内的神经系统肿瘤，分为原发性及转移性脑瘤。脑瘤以外科治疗为主，辅以放化疗及其他对症治疗。

脑瘤的放疗体位采用自然仰卧位，目前常用的体位固定方法主要为头膜/头颈肩热塑膜+标准树脂头枕、头膜/头颈肩热塑膜+个体化发泡胶头颈垫或热软化塑形垫。体位固定前准备及体位固定实施

与鼻咽癌类似，可采用单头膜代替头颈肩热塑膜。脑瘤患者体位固定过程应时刻留意患者是否有呕吐倾向，一旦发现患者有不适症状，应立即解除面罩，以免患者在佩戴头罩的情况下发生呕吐导致呕吐物阻塞气道发生窒息。

第三节 胸部肿瘤放疗的体位固定技术

一、肺癌体位固定技术

早期肺癌的治疗以手术根治切除为主，晚期患者以全身治疗加局部控制为主。早期孤立的肺癌病灶没有纵隔淋巴结和远处转移，可以开展立体定向放射治疗技术，治疗效果可以与手术治疗媲美。肺癌的放疗现一般采用三维适形放射治疗或调强放疗技术，有条件的单位可以辅以图像引导放疗技术。

肺癌的放疗体位一般为仰卧位，根据患者手臂功能情况及照射范围，可采用仰卧位双臂置于身体两侧或仰卧位双臂上举的体位。前者适用于上胸段及颈部淋巴区域需要照射的患者，手臂功能不佳无法上举的患者也可采用此体位。仰卧位双臂上举的体位是肺癌放疗常用的体位，此体位方便计划布野，同时避免手臂受到不必要的照射。

常用的体位固定方法主要为头颈肩热塑膜（或联合个体化发泡胶头颈垫）、颈胸膜联合体板（或翼板）、真空袋等固定。

（一）体位固定前准备

核对患者个人信息和医嘱，治疗师需与患者解释制作体位固定装置的目的和作用，去除患者上身衣物和外部饰物如项链等，完全裸露上半身，叮嘱患者平缓规律呼吸，在体位固定装置制作过程中配合治疗师，非嘱咐情况下不要随意移动身体，如有紧急情况可按响手里的紧急呼叫专用铃提醒治疗师。

（二）体位固定实施

1. 头颈肩热塑膜固定 利用纵轴摆位激光和底板中心标识线将底板摆正，或将底板置于模拟定位机的床上或其他硬质平面床板上，配合适配条固定于床面上。患者除去上身衣物及相关饰物，治疗师协助患者平躺在底板上，使用与患者颈部生理曲度相似的头枕或者制作头颈胸发泡胶垫（发泡胶垫制作方法见本章第二节），由于胸部位置较头颈部位靠下，因此可以制作加长版头颈胸发泡胶垫进行

固定。用激光灯微调患者体位使身体中线与纵轴激光一致，患者双手置于身体两侧，身体放松，背部紧贴床面或发泡胶垫，可利用X线模拟定位机的透视功能，调整患者体位，使其颈、胸、腰椎呈一直线。将低温热塑膜放入70℃恒温水箱中或电烤箱内进行软化，待热塑膜软化至透明，用夹子将其取出后并用毛巾吸去表面多余水分，治疗师协作将热塑膜置于患者头颈部进行塑形（图4-3-1）。

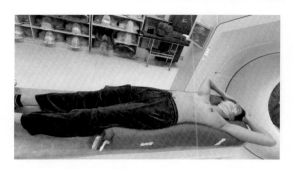

图4-3-2 负压真空垫双手上举

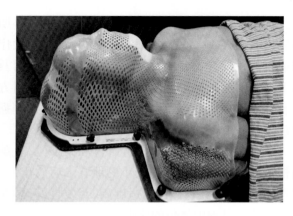

图4-3-1 头颈肩热塑膜固定

等待15min左右，面罩材料完全冷却成型后，方可解下面罩卡扣，放开患者。打印患者信息标签（包括姓名、病历号、制作日期等），张贴在热塑膜和头颈肩发泡胶垫显眼处。

2. 真空袋固定 将真空负压垫放气软化并平铺于模拟定位机床面上，利用激光线将真空负压垫置于床面的中间。使用气泵连接进行预抽气达到便于初塑形的硬度。协助患者坐于真空负压垫上，根据患者的身高、固定部位进行位置预估后扶其慢慢躺下。患者双手（双肘）交叉置于额前。用激光灯微调患者体位使身体中线与纵轴激光一致。抽真空的同时进行塑形，治疗师在外侧推挤真空袋、填塞，使负压垫与患者的身体轮廓贴合，直至真空袋两侧包住患者身体，两侧真空袋高度在腋中线以下，同时固定头部、颈部、双肩、双臂，抽真空压力至0.05~0.08MPa之间（图4-3-2）。有头部固定需求的患者可在真空袋上结合通用型头枕。

塑形完成后打印患者信息标签（包括姓名、病历号、制作日期等），张贴在热塑膜和头颈肩发泡胶垫显眼处。

3. 颈胸膜联合体板固定 利用纵轴摆位激光将体板摆正，或将底板置于模拟定位机的床上或其他硬质平面床板上，配合适配条固定于床面上。患者脱去上身衣物及相关饰物，治疗师协助患者平躺

在体板上，选择与患者颈部生理曲度相似的头枕，用激光灯微调患者体位使身体中线与纵轴激光一致，患者双手（双肘）交叉置于额前或握住专用固定杆，身体放松，背部紧贴板面，可利用X线模拟定位机的透视功能，调整患者体位，使其颈、胸、腰椎呈一直线。将低温热塑膜放入70℃恒温水箱中或电烤箱内进行软化，治疗师协作将软化后的热塑膜置于患者颈胸部进行塑形（图4-3-3）。

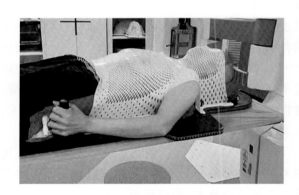

图4-3-3 颈胸膜联合体板固定

等待15min左右，颈胸膜材料完全冷却完成塑型后，方可解下卡扣，放开患者。记录体板的相关参数，打印患者信息标签（包括姓名、病历号、制作日期等），张贴在颈胸膜的显眼处。

（三）注意事项

应评估患者的身体状况，选择合适的体位和固定方式。热塑膜的使用需要提前和患者充分沟通，提醒患者相关不适的感觉。如有需要限制呼吸幅度的患者可使用适配的腹压板，或采用专用的塑料薄膜进行抽气固定（图4-3-4），可以减少呼吸运动幅度。有使用呼吸门控的，定位前需对患者进行呼吸训练，使患者在放疗过程中能保持呼吸平稳，减少由呼吸运动带来的治疗误差。

二、食管癌体位固定技术

食管癌以鳞状细胞癌为主，对放射线较敏感，

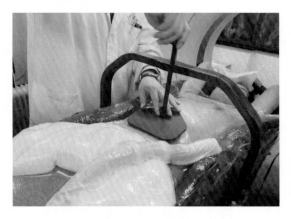

图 4-3-4 腹压板塑料薄膜抽气固定

且放疗对身体影响较小，受各种因素的限制相对较少，故放射治疗是目前食管癌主要的、有效的、安全的治疗手段之一。早期食管癌以手术为主，但患者因内科疾病不能手术或不愿意手术时，可行根治性放射治疗。颈段及上胸段食管癌的手术比较困难，且发生合并症的危险性大，治疗应首选放射治疗。对于中晚期食管癌患者，术前同步放化疗联合手术或者根治性同步放化疗是重要的治疗原则。术前放疗可以增加手术切除率，提高远期生存率，术中切除不完全的，可以通过术后放疗进一步清除肿瘤。食管癌的放疗一般采用三维适形或调强放疗技术，有条件的单位可以辅以图像引导放疗技术。

食管癌放疗体位一般为仰卧位，体位摆布可参考肺癌仰卧位。对于源-皮距三野交叉照射以及其他二维治疗技术，食管癌放疗时也可以使用俯卧位，但目前采用该技术及体位的较少。

目前常用的体位固定方法主要为头颈肩热塑膜（或联合个体化发泡胶头颈垫）、颈胸膜联合体板（或翼板）、真空袋等固定。

（一）体位固定前准备

放疗前准备：同肺癌治疗前准备。

（二）体位固定实施

1. 头颈肩热塑膜固定 颈段胸上段食管癌常用的体位固定方法。体位固定实施与肺癌头颈肩固定方法一致。

2. 真空袋固定及颈胸膜联合体板固定 胸中下段食管癌体位固定常用体位。体位固定实施与肺癌真空袋固定及颈胸膜联合体板固定方法一致。

（三）注意事项

评估患者的肿瘤部位情况，选择合适的体位和固定方式。体位固定实施时，应叮嘱患者平静且规律地呼吸，尽量不要有吞咽动作。如有使用鼻饲管

等插管情况，应先做好插管后进行体位固定，此类患者应留意热塑膜的覆盖是否会形成压迫加剧呼吸不畅，出现窒息风险。

三、乳腺癌体位固定技术

乳腺癌以综合治疗为主，根据肿瘤的生物学行为和患者的身体状况，联合运用手术、放疗、化疗、内分泌治疗和分子靶向治疗等治疗手段，兼顾局部治疗和全身治疗，提高疗效和改善患者的生活质量。其中手术切除是主要的治疗方式，除了较早期的原位癌以外，大部分乳腺癌需要进行放疗。放疗照射区域主要包括患侧全乳、胸壁和内乳、腋窝及锁上淋巴引流区域等，靶区部位比较表浅。照射方法有二维普通放疗、三维适形放射治疗和三维调强放疗。

乳腺癌的放疗体位分为仰卧位和俯卧位，乳腺癌根治术后或者乳腺体积较小的保乳术后放疗，一般选择仰卧位，此种体位舒适度高、重复性好，能保持放射治疗过程中体位的稳定性。为了使乳腺及胸壁都能得到均匀的高剂量照射，同时降低心、肺的放射性损伤，放射治疗通常采用切线野和电子线照射。体位固定时需要调整体架成一定的坡度，将胸壁调整为水平状，手臂需要外展充分暴露腋窝，如果锁骨上区需要照射时则头需偏向健侧。对于乳房较大的患者可采用俯卧位，此体位可以使患侧乳腺悬空，靶区远离心、肺等重要脏器，减少心脏和肺等危及器官的受照剂量，在剂量学方面相比仰卧位优势明显。

目前常用的体位固定方法主要为乳腺托架（仰卧、俯卧）、热塑膜、真空负压垫、发泡胶等。

（一）体位固定前准备

核对患者个人信息和医嘱，检查患者手臂功能状况，是否适合医嘱体位固定的实施。要求患者脱去上身衣物和外部饰物如项链、耳钉等，叮嘱患者平缓规律呼吸，非嘱咐情况下不要随意移动身体，如有紧急情况可按响手里的紧急呼叫专用铃提醒治疗师。

（二）体位固定实施

1. 乳腺托架固定 利用纵轴摆位激光将乳腺托架摆正，根据患者的体型调整乳腺托架背板倾斜角度、臂托位置、手腕的角度及高度、头垫、臀部卡垫等参数（图 4-3-5），在保证患者体位的重复性和稳定性同时，也兼顾患者体位的舒适度，最后协助患者自然躺在上面。使用激光灯微调患者体位使身体

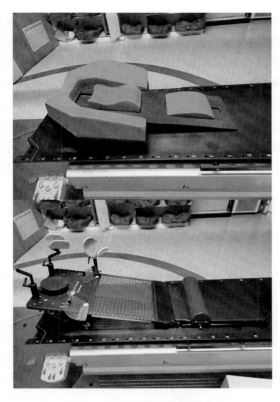

图 4-3-5 乳腺托架示意图

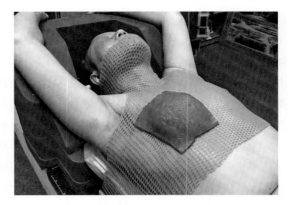

图 4-3-6 乳腺癌热塑膜固定(仰卧)

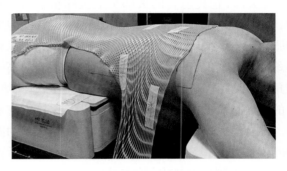

图 4-3-7 乳腺癌热塑膜固定(俯卧)

中线与纵轴激光一致,患侧手臂上举固定于臂托及腕托上,健侧手臂置于身体旁侧,身体放松,背部紧贴乳腺托架背板,根据患者体型调整乳腺托架至合适角度,保持患者胸壁尽量与床面平行,利用 X 线模拟定位机的透视功能,调整患者纵轴体位,有锁骨上野时嘱患者头偏向健侧。记录患者信息并填写好乳腺托架参数单。

俯卧位乳腺托架由底部固定板、可左右置换的乳托、设有口鼻凹槽的面部固定垫、腹盆腔垫以及双侧手握杆组成。底部固定板的胸部位置为左右镂空设计,可分别放置乳托,镂空范围可容纳乳腺组织。体位固定时,患侧乳腺组织自然悬垂于镂空处,健侧置于乳托内,适用于乳腺体积较大或结构组织松弛的患者。相对于仰卧位,俯卧位较难长时间维持同一体位,影响体位稳定性和重复性。

2. 热塑膜固定 利用纵轴摆位激光将底板摆正,根据患者体型选择合适的头枕,患者裸露上身,治疗师协助患者平躺(或俯卧)于底板上(图 4-3-6、图 4-3-7),使用激光灯微调患者体位使身体中线与纵轴激光一致,患者手掌交叉置于额头上(或手抓头顶固定杆)。

将低温热塑膜放入 70℃ 恒温水箱中或电烤箱内进行软化,待热塑膜软化至透明,用夹子将其取出后并用毛巾吸去表面多余水分,治疗师协作将

热塑膜置于患者胸部位置进行塑形,等待 15min 左右,面罩材料完全冷却完成型后,在热塑膜和患者体表做好标记,打印患者信息标签(包括姓名、病历号、制作日期等),张贴在热塑膜显眼处。

3. 真空袋固定 将真空负压垫放气软化并平铺于模拟定位机床面上,利用激光线将真空负压垫置于床面的中间,根据医嘱要求可在真空负压垫下方垫上泡沫楔形垫以保持患者胸壁与床面平行,使用气泵连接进行预抽气达到便于初塑形的硬度。

协助患者坐于真空负压垫上,根据患者的身高、固定部位进行位置预估后扶其慢慢躺下。患者双手(双肘)交叉置于额前。用激光灯微调患者体位使身体中线与纵轴激光一致。抽真空的同时进行塑形,治疗师在外侧推挤真空袋、填塞,使负压垫与患者的身体轮廓贴合,直至真空袋两侧包住患者身体,两侧真空袋高度在腋中线以下,抽真空压力至 0.05~0.08MPa 之间。有头部固定需求的患者可在真空袋上结合通用型头枕。

塑形完成后打印患者信息标签(包括姓名、病历号、制作日期等),张贴在热塑膜和头颈肩发泡胶垫显眼处。

4. 发泡胶固定 将塑料薄膜袋(发泡胶材料接纳袋)检查完毕平铺到治疗床上,要求患者裸露上身,并在治疗师协助下仰卧于薄膜袋上,利用激光

线确保患者身体正中矢状面垂直于床面且与床中线平行，调整好体位后患者原位起身坐在治疗床上等候。将发泡剂（试剂 A）和催化剂（试剂 B）按照 1:1 的比例充分混合搅拌均匀，倒入塑料薄膜袋内并摊开试剂均匀填充。患者原位仰卧平躺到铺好试剂的塑料薄膜袋上，患者双手（双肘）交叉置于额前，或者双臂上举过头顶手指抓住发泡胶袋，形成一个抓着的印记。利用矢状位激光将患者身体正中线摆正，有锁骨上野时嘱患者头偏向健侧。治疗师调整塑料薄膜袋使发泡胶成型固定患者身体两侧、手臂、头部，包裹患者的头部至上腹部躯干以及双臂，并将手臂与头颈部之间空隙填满，等待发泡剂膨胀、塑形、冷却和固化。发泡胶垫制作时，可以在头颈及上胸部位堆积更多发泡胶剂材料适当垫高一定角度，或在塑料薄膜袋内里垫一块楔形泡沫垫，目的是使患者的胸部和头部适当垫高，保持胸壁水平。混合液完全发泡发热膨胀并冷却固定成型约需 10min（图 4-3-8）。塑形完成患者离开发泡胶垫后再次躺入发泡胶成型垫内，检查其体位一致性。塑形完成后打印患者信息标签（包括姓名、病历号、制作日期等），张贴在发泡胶垫显眼处。

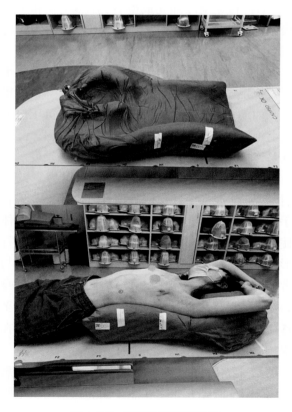

图 4-3-8　乳腺癌发泡胶固定

（三）注意事项

乳腺癌体位固定时，可单独使用以上固定方法，也可联合使用，如乳腺托架联合热塑膜固定、乳腺托架联合发泡胶进行固定（图 4-3-9）。联合固定方法能够结合不同固定方法的优点，但操作相对较为烦琐。目前不同单位在乳腺癌放疗体位固定方式有所不同，乳腺托架需要记住臂托和腕托参数、真空垫担忧漏气、热塑膜制作操作过程烦琐，而采用个体化发泡胶固定，重复性和精确度都比较理想，而且可以做出两个抓手的印迹，每次治疗时摆位也方便快捷。

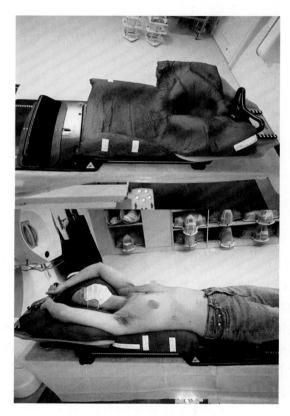

图 4-3-9　发泡胶联合乳腺托架固定

乳腺癌仰卧位固定时，乳腺因重力而下垂，对于体积较大及组织结构较松弛的乳腺因腺体坍塌于胸壁上，可能会造成腺体及其后缘的皮肤重叠过多，同时导致照射面积及心肺受照体积过大。对于拟行呼吸门控放疗技术或屏气治疗的患者，需提前对患者进行相应呼吸训练。

第四节　腹部肿瘤放疗的体位固定技术

一、肝癌体位固定技术

肝癌即肝脏恶性肿瘤，可分为原发性和继发性两大类。原发性肝癌是指肝细胞或者肝内胆管上皮细胞发生恶性肿瘤。继发性肝癌又称为转移性肝癌,由身体其他器官起源的恶性肿瘤扩散或者转移至肝脏。一般多见于胃、胆道、胰腺、结直肠、卵巢、子宫、肺、乳腺等器官恶性肿瘤的肝转移。肝癌的治疗方法包括手术、血管介入、射频消融、生物治疗、化疗和放射治疗等方法。对一般情况较好,肝功能尚好,不伴有肝硬化,无黄疸、腹水、无脾功能亢进和食管静脉曲张,癌肿较局限,尚无远处转移而又不适于手术切除或手术后复发者,可采用放射治疗为主的综合治疗。

目前常用的体位固定方法主要为真空负压垫固定、热塑膜联合体板固定等。

(一)体位固定前准备

核对患者个人信息和医嘱,嘱患者脱去上身衣物和外部饰物如项链、皮带等,叮嘱患者平缓规律呼吸,非嘱咐情况下不要随意移动身体,如有紧急情况可按响手里的紧急呼叫专用铃提醒治疗师。

(二)体位固定实施

1. 真空袋固定 真空袋固定是肝癌常见的固定方法,患者采用仰卧双手上举或者置于胸前两种体位。将真空负压垫放气软化并平铺于模拟定位机床面上,利用激光线将真空负压垫置于床面的中间。使用气泵连接进行预抽气达到便于初塑形的硬度(图4-4-1)。

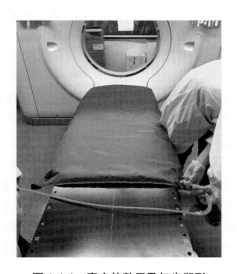

图4-4-1 真空垫整平及初步塑形

协助患者坐于真空负压垫上后扶其慢慢躺下,患者双手(双肘)交叉置于额前或者置于胸前。用激光灯微调患者体位使身体中线与纵轴激光一致,抽真空的同时进行塑形,治疗师在外侧推挤真空袋使其与患者的身体轮廓贴合,直至真空袋两侧包住患者身体,两侧真空袋高度在腋中线以下,抽真空压力至0.05~0.08MPa之间(图4-4-2)。

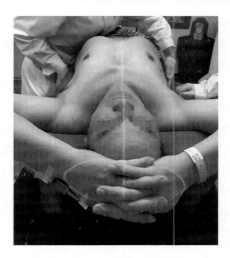

图4-4-2 真空垫塑形

如有使用腹压板进行呼吸幅度控制的固定,需要在负压真空垫制作完成后进行。根据患者的体型选择大小合适的腹压板固定板,固定板压置患者剑突下方(剑突与肚脐之间),缓慢旋转腹压板上调整压力的螺钉直至达到患者可接受的压力上限,在患者身上描画出相应的腹压板轮廓,记录相关的负压板压力、位置等参数(图4-4-3)。

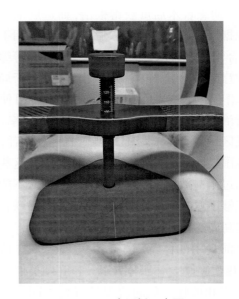

图4-4-3 腹压板示意图

塑形完成后打印患者信息标签(包括姓名、病历号、制作日期等),贴于负压真空垫显眼处。

2. 热塑膜联合体板固定 利用纵轴摆位激光将体板摆正,或将底板置于模拟定位机的床上或其他硬质平面床板上。患者脱去上身衣物及相关饰物,治疗师协助患者平躺在体板上,选择与患者颈部生理曲度相似的头枕或者采用发泡胶制作的适型垫,用激光灯微调患者体位使身体中线与纵轴激光一致,患者双手(双肘)交叉置于额前或握住专用固定杆,身体放松,背部紧贴板面,可利用X线模拟定位机的透视功能,调整患者体位,使其颈、胸、腰椎呈一直线。

为患者腹部位置制作热塑膜。将低温热塑膜放入70℃恒温水箱中或电烤箱内进行软化,治疗师协作将软化后的热塑膜置于患者腹部进行塑形。

等待15min左右,热塑膜材料完全冷却成型后,方可解下卡扣,放开患者。记录体板的相关参数,打印患者信息标签(包括姓名、病历号、制作日期等),张贴在热塑膜显眼处。

（三）注意事项

肝癌体位固定时,应保持胃的充盈程度一致,一般为空腹或者空腹饮一定量的水后进行体位固定,以免由于胃的充盈程度不同引起肝脏器官位置变化。腹压板使用时应注意手术伤口的愈合情况,愈合不佳的患者禁止使用腹压板。

二、胃癌体位固定技术

胃癌是起源于胃黏膜上皮的恶性肿瘤,最常见的病理类型是腺癌。手术是胃癌最重要的治疗方法,早期患者术后可获得根治,而进展期的患者需要根据胃癌的病理类型及临床分期,采用手术为主,联合化疗、放疗、靶向治疗及免疫治疗等综合治疗。放疗是其中重要的治疗手段之一,对于局部进展、可潜在切除或不能切除的胃癌患者,可使用放疗进行治疗。术前放疗可以提高肿瘤切除率,降低局部或区域复发率。局部进展期的胃癌患者,由于病变范围较广而失去了手术治疗机会,对这些患者可以通过术前放疗降低肿瘤负荷,使其从不能手术变为能够手术。对于晚期胃癌患者,术后联合放化疗能提高局部控制率和生存率。

目前常用的体位固定方法主要为真空负压垫固定、热塑膜联合体板固定等,和肝癌类似。胃癌体位固定和放疗实施时应保持胃处于同一充盈状态,定位前应禁食2~3h,使用腹压板或者呼吸门控技术有助于胃癌体位固定精确性的提高。

第五节 盆部肿瘤放疗的体位固定技术

一、直肠癌体位固定技术

直肠癌的治疗采取个体化综合治疗的原则,手术是直肠癌根治性的治疗手段。早期直肠癌外科手术可以达到根治目的,中晚期直肠癌通常以手术为主,结合放化疗综合治疗。对于局部晚期不可手术切除的直肠癌,通过术前同步放化疗,可使部分患者重新获得手术的机会,而对放疗后无法切除的患者,同步放化疗也可以改善患者生存质量,达到姑息性治疗的目的。对于中晚期的直肠癌,采用术前放疗可明显降低局部复发率,同时提高保肛率(肿瘤距离肛门缘较近的患者)和长期生存率。对于不能手术或不愿意手术的直肠癌患者也可采取根治性放化疗治疗模式。目前,放射治疗已成为直肠癌的重要治疗手段之一。

直肠癌的放疗体位有仰卧位和俯卧位两种。仰卧位为患者的自然体位,患者处于一个自然舒适的体位,有利于提高体位的稳定性和重复性。有研究表明仰卧位时体内盆腔器官的运动明显小于俯卧位,仰卧位时器官运动范围较小。而俯卧位能更好地减少周围正常组织的受量,满足临床靶区剂量的分布要求,但在舒适度、稳定性及重复性方面比仰卧位差。

目前常用的体位固定方法主要为腹板(盆腔专用架)、热塑膜、真空负压垫、发泡胶等。

（一）体位固定前准备

核对患者个人信息和医嘱,嘱患者去除皮带、钥匙扣等物品,脱去外衣外裤,保留内衣内裤,必要时暴露肿瘤照射部位。叮嘱患者平缓规律呼吸,非嘱咐情况下不要随意移动身体,如有紧急情况可按响手里的紧急呼叫专用铃提醒治疗师。直肠的解剖位置受本身的充盈程度以及膀胱的充盈程度影响,另外有研究表明,在靶区剂量一定的情况下,采用加镂空腹孔的腹板俯卧体位以及保持膀胱充盈状态能减少小肠的受照体积和受照剂量,更好地保护小肠。因此直肠癌体位固定前需要进行直肠和膀胱准备,这样能提高后续摆位时体位的一致性。传统的直肠、膀胱准备为口头或者书面形式的宣教,单纯依靠患者的主观感受进行准备,此方法难以得到直肠和膀胱的充盈一致性。因此,需要采用外部影像设备如CT、CBCT或者B超等进行监测干预,对于膀胱容量的监测目前使用较为成熟的是膀胱容量测量仪,该仪器可以简单、直观地检测到患者的尿量及膀胱充盈体积,临床治疗膀胱的理想充盈程度一般在300ml左右。

（二）体位固定实施

1. 腹板(盆腔专用架)固定 治疗师将腹板(盆腔专用架)按照三维激光灯摆布体位,利用纵轴摆位激光将其摆正,位于治疗床正中位置。患者做好直肠排空与膀胱充盈准备工作后,将上衣去掉(特殊情况根据患者实际情况可以考虑保留,将其拉至上胸部),身着柔软、略宽松、轻薄的棉质内裤。俯卧位时如有镂空腹孔,治疗师应根据患者肥胖程度选择不同规格的腹孔,以便腹部更好地贴合体部固定板。治疗师利用摆位激光调整患者体位,使患者双侧骨盆髂嵴位于体位固定器中间偏头侧,患者双手上举环抱头部,双腿置于腿部固定垫,观察患者是否符合解剖正中矢状位要求。仰卧位时患者可选择双臂置于胸前或双臂上举,双臂置于胸前时需双手交叉置于胸前,适用于靶区范围仅局限于盆腔的肿瘤患者,舒适度高;双臂上举时应双臂抱肘置于额头或双臂置于手臂固定架上,适用于肿瘤区范围涉及腹腔淋巴引流区的患者,该体位方便布野,避免双臂受到额外照射。腹板(盆腔专用架)固定见图4-5-1。

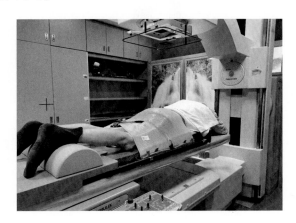

图 4-5-1 腹板(盆腔专用架)固定

腹板(盆腔专用架)如有联合热塑膜时应在腹板(盆腔专用架)体位摆布后进行。热塑膜提前放置恒温水箱或者软化箱内进行软化,取出使用时应提前叮嘱患者此模具有温热感并做好心理准备,扣好模具后同时牵拉模具头脚两侧,头侧模具覆盖胸廓下方,脚侧到达股骨中段,用手轻轻按压塑出胸廓及骨盆外形,仰卧位深压肚脐位置,同时将模具用楔形体在两腿之间分开,让其分别包裹两侧大腿至其根部。此时可以采用冷毛巾加速模具硬化塑形。待模具冷却塑形完毕后,通过三维定位激光灯,在模具边沿上和相应皮肤上画上参考线,取下模具后在相应皮肤上做出标志(文身、墨水画线、激光打点等)。

塑形完成后记录腹板(盆腔专用架)的相关参数,打印患者信息标签(包括姓名、病历号、制作日

期等),张贴在热塑膜显眼处。

2. 真空负压垫固定 将真空负压垫放气软化并平铺于治疗床面上,利用激光线将真空负压垫置于床面的中间,使用气泵连接进行预抽气达到便于初塑形的硬度。患者做好直肠排空与膀胱充盈准备工作后,身着柔软、略宽松、轻薄的棉质内裤,将上衣去掉(特殊情况根据患者实际情况可以考虑保留,将其拉至上胸部)。协助患者坐于已预抽气的真空负压垫上,坐的位置可根据患者的身高、固定部位进行预估,坐正后再扶其慢慢躺下,嘱患者自然放松仰卧或俯卧于真空垫内。根据布野需求,仰卧位时让患者双臂置于胸前,或双臂上举,俯卧位时则可让患者双臂交叉置于额下。用激光灯微调患者体位使身体中线与纵轴激光一致。抽真空的同时进行塑形,治疗师在外侧推挤真空袋、填塞,使负压垫与患者的身体轮廓贴合,直至真空袋两侧包住患者身体,高度在腋中线以下,抽真空压力至 0.05~0.08MPa 之间。考虑到双下肢的固定效果,应先将双腿之间的真空负压垫堆积垫高,再分别将双下肢两侧的真空负压垫折叠,有条件的单位可以使用全身型真空袋进行固定。真空负压垫固定见图4-5-2。

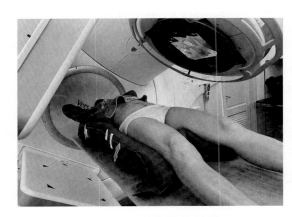

图 4-5-2 盆腔真空负压垫固定

塑形完成后打印患者信息标签(包括姓名、病历号、制作日期等),张贴在真空袋平坦且显眼处。

3. 发泡胶固定 将塑料薄膜袋(发泡胶材料接纳袋)检查完毕平铺到治疗床上,患者做好直肠排空与膀胱充盈准备工作后身着柔软、略宽松、轻薄的内裤,将上衣去掉(特殊情况根据患者实际情况可以考虑保留,将其拉至上胸部),并在治疗师协助下仰卧或者俯卧于薄膜袋上,利用激光线确保患者人体正中矢状面垂直于床面且与床中线平行,调整好体位后患者原位起身坐在治疗床上等候。治疗师将发泡剂(试剂 A)和催化剂(试剂 B)按照 1:1 的

比例充分混合搅拌均匀，倒入塑料薄膜袋内并摊开试剂均匀填充。患者原位仰卧平躺或俯卧到铺好试剂的塑料薄膜袋上，仰卧位时让患者双臂置于胸前，或双臂上举，俯卧位时则可让患者双臂交叉置于额下。治疗师调整塑料薄膜袋使发泡胶成型固定患者胸腹部、盆腔及大腿两侧，将双腿之间的使用发泡剂堆积垫高，等待发泡剂膨胀、塑形、冷却和固化。塑形完成患者离开发泡胶垫后再次躺入发泡胶成型垫，检查其体位一致性。如果发泡剂垫两侧包裹患者身体太多，影响患者体表标记线时，则可对模具两侧进行适当局部切割。

塑形完成后打印患者信息标签（包括姓名、病历号、制作日期等），张贴在发泡胶垫显眼处。

（三）注意事项

直肠癌体位固定时，可单独使用以上固定方法，也可联合使用，如腹板（盆腔专用架）联合发泡胶固定。对于有造瘘口患者嘱其固定实施前将造瘘袋清理干净，若使用俯卧位需将造瘘袋置于镂空腹孔处。有条件的单位可以使用全身型真空袋或者足踝部真空垫将患者的足根部包裹固定，减少患者双下肢的旋转造成误差。

二、宫颈癌体位固定技术

宫颈癌采用以手术和放疗为主、化疗为辅的综合治疗方案。治疗原则为：Ⅰa 期首选手术；Ⅰb、Ⅱa 期可选择根治性手术或根治性放疗；Ⅱb~Ⅳa 期以放疗为主；Ⅳb 期以上可行姑息性放疗。全身情况不适宜手术的早期患者、宫颈大块病灶的术前放疗、手术治疗后病理检查发现有高危因素的患者均可以放疗。

宫颈癌放疗靶区一般包括盆腔及腹主动脉旁淋巴引流区，靶区长度较长，需要采取措施对腹部和盆腔进行固定。一般放疗体位有仰卧位和俯卧位两种。仰卧位为患者的自然体位，患者处于一个自然舒适的体位，有利于提高体位的稳定性和重复性，也是目前较为常见的固定体位。俯卧位则能更好地减少周围正常组织的受量，但在舒适度、稳定性及重复性方面比仰卧位差。

目前常用的体位固定方法主要为腹板（盆腔专用架）、热塑膜、真空负压垫、发泡胶等。

（一）体位固定前准备

核对患者个人信息和医嘱，嘱患者去除皮带、钥匙扣等物品，脱去外衣外裤，着轻薄贴身上衣和内裤，必要时暴露肿瘤照射部位。叮嘱患者平缓规

律呼吸，非嘱咐情况下不要随意移动身体，如有紧急情况可按响手里的紧急呼叫专用铃提醒治疗师。

子宫颈的前方是膀胱，后方是直肠，处于两者的中心，其位置可随膀胱与直肠的充盈程度或体位的变化而改变。因此宫颈癌在进行体位固定时需要进行膀胱和直肠准备。膀胱准备有排空或充盈两种状态，排空有利于体位重复，且操作性强，但会增加膀胱本身的照射体积；充盈膀胱可以减少膀胱和小肠的照射体积，是宫颈癌放疗推荐的准备状态。建议使用膀胱容量测量仪进行检测膀胱充盈情况（图4-5-3），临床上膀胱的理想充盈程度一般在 300ml 左右。直肠准备一般要求为排空状态，一般情况下在体位固定前进行口头交代，必要时可使用 CT 或 CBCT 进行直肠排空情况检测。

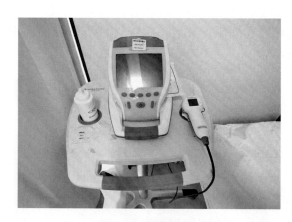

图 4-5-3 膀胱容量测量仪示意图

（二）体位固定实施

宫颈癌患者放疗的体位固定实施和直肠癌放疗体位固定实施类似。

（三）注意事项

宫颈癌放疗多数单位采用仰卧位，此体位为患者的舒适体位，能有效减少分次内及分次间的摆位误差；而俯卧位能减少周围正常组织的受量，特别对于子宫摘除的患者，该类患者的小肠进入盆腔较多，采用俯卧位并且带有镂空腹孔的体架进行固定时，可使进入盆腔的小肠会重新流回腹腔，有效减少小肠的受照体积。直肠也是宫颈癌放疗的重要危及器官，放疗过程中应重点保护。直肠的放疗前准备，需要尽量排空直肠，保持直肠形态的相对重复性，可降低放射直肠炎发生率。直肠的准备需要提前 1~2 周，建议患者避免吃产气的食物，有陈旧性粪便的患者可提前服用陈皮水、益生菌来调理，或者借助缓泻剂等药物调理，达到充分排空直肠，对以上措施依旧无效的患者可使

用开塞露等来辅助排空。有条件的单位可考虑在直肠植入气囊或水囊,以保证每次治疗时充盈程度的一致性。

三、前列腺癌体位固定技术

放射治疗是前列腺癌主要治疗手段之一,疗效显著。早期的前列腺癌可行根治性放射治疗。局部晚期的前列腺癌可行放射治疗联合激素治疗。前列腺癌术后如有残留、包膜受侵等,可行术后放疗。姑息性放疗可以治疗骨转移,减缓疼痛症状,局部的照射可以缓解相关梗阻症状。随着精确放疗技术的应用,放射治疗已成为前列腺癌的重要治疗方式之一。

前列腺癌的放疗体位与直肠癌类似,有仰卧位和俯卧位两种。两者各有优缺点,临床使用可根据实际情况选择应用。

目前常用的体位固定方法主要为腹板(盆腔专用架)、热塑膜、真空负压垫、发泡胶等。

(一)体位固定前准备

核对患者个人信息和医嘱,嘱患者去除皮带、钥匙扣等物品,脱去外衣外裤,保留内衣内裤,必要时暴露肿瘤照射部位。叮嘱患者平缓规律呼吸,非嘱咐情况下不要随意移动身体,如有紧急情况可按响手里的紧急呼叫专用铃提醒治疗师。

前列腺的解剖位置与膀胱和直肠的位置密切相关。前列腺位于膀胱颈的下方,尿生殖膈的上方,前方为耻骨联合,两侧为肛提肌,前列腺后方正中有纵行浅沟,与直肠壶腹部相对。因此前列腺癌体位固定时同样需要进行直肠、膀胱准备。建议使用膀胱容量测量仪进行检测膀胱充盈情况,使用CT或CBCT进行直肠排空情况检测,膀胱的理想充盈程度一般在300ml左右。

(二)体位固定实施

前列腺癌患者放疗的体位固定实施和直肠癌放疗体位固定实施类似。

(三)注意事项

直肠是前列腺癌放疗的重要危及器官,放疗过程中应重点保护。使用直肠植入性气囊或水囊,可以保持直肠形态的相对重复性,可降低放射直肠炎发生率。

膀胱的充盈程度一致性对前列腺癌放疗非常重要,使用膀胱容量测量仪进行测量时,应注意前列腺癌患者多为男性老年患者,泌尿系统功能普遍较差,憋尿能力有所下降,且膀胱充盈感觉因人而异,因此建议对前列腺癌患者进行多次检测,当患者的尿量接近300ml时实施体位固定。

第六节 四肢及特殊肿瘤放疗的体位固定技术

一、上肢的体位固定技术

上肢肿瘤是来源于手部组织如肌腱、神经、软组织、骨关节等。上肢软组织恶性肿瘤以肉瘤多见,目前手术治疗仍然是主要的治疗措施,术后再根据肿瘤的部位、大小、性质及病理类型采取相应的化疗、放疗等治疗方法。近年陆续有文献报道保守手术加术后放射治疗与根治性手术相比,两者在局部控制率和生存率上无显著性差异,而前者能较好地保留肢体功能。目前保守手术加术后放射治疗已成为原发于四肢的软组织肉瘤的标准治疗方法。上肢部位可接受放射治疗的还有皮肤癌、骨肿瘤、纤维瘤病及骨转移瘤等。

上肢由于生理上关节多、结构复杂、活动度大,固定较为困难。通常情况下,采用个体化固定方式。常见的固定方法有负压真空垫固定、发泡胶固定、热塑膜固定等。

使用负压真空垫或者发泡胶固定时,患者使用仰卧或俯卧位,去除上衣,裸露上肢,健侧上肢伸直平放于体侧,将患肢上举,向躯体外侧外展一定距离,应用负压真空垫或者发泡胶的个体化塑形功能为患肢及患者上半身进行塑形固定。上肢体位固定见图4-6-1。

手掌部位的固定常使用热塑膜灵活塑形的固定方式,患者仰卧或者俯卧于治疗床上,患侧上肢上举,健侧上肢伸直平放于体侧,手掌撑开置于热塑面膜上,对于单野垂直照射可采用坐位或站立位,患者位于床的一侧,直接将患侧手掌放于床面上按照照射部位要求,掌心或手背朝上(图4-6-2)。

手臂及手掌的体位固定时,应在相应位置利用摆位激光做好模具画线标记及皮肤的画线标记,提高摆位重复性。患者上肢体位固定时肢体外展应注意和加速器臂架保持一定的安全距离,避免发生碰撞,患侧上肢远离躯干可以减少布野的局限性,避免正常组织不必要的照射。

二、下肢的体位固定技术

下肢的体位固定和上肢类似,应采用个体化固

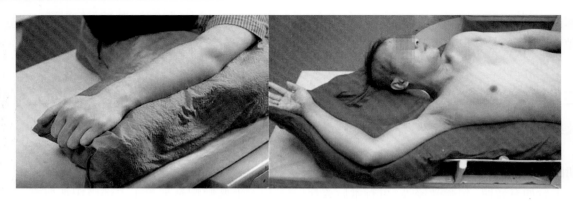

图 4-6-1　上肢固定

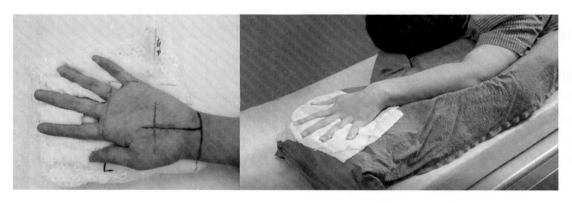

图 4-6-2　手掌固定

定方式。常见的固定方法有负压真空垫固定、发泡胶固定、热塑膜固定等。

　　足部的体固定可以选择脚先进的仰卧体位,利用热塑膜进行固定。患者患侧下肢伸直,足部成侧躺状置于泡沫枕头上,泡沫枕头可根据足部形状进行人工修改或使用发泡胶技术制作一个足部发泡胶垫,最后用热塑膜按脚的形状进行塑形固定(图4-6-3)。

小腿抬高固定,使得患侧及健侧小腿尽量分开,避免不必要的照射。固定范围包括整个小腿、踝部和膝部(图 4-6-4)。

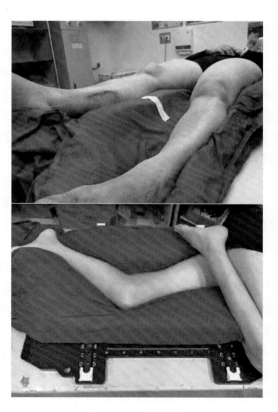

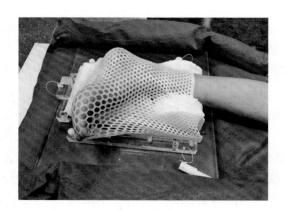

图 4-6-3　足部固定

　　小腿的体位固定一般采用仰卧位或侧卧位,选择真空负压垫或者发泡胶垫对患侧部位进行塑形。如使用仰卧位,健侧肢体屈膝,脚踩床面,或将患侧

图 4-6-4　小腿固定

大腿的体位固定一般采用仰卧位负压真空垫或发泡胶固定，为了控制整个患肢的旋转，固定范围应包括足跟部至大腿根部的双侧下肢。体位固定时利用负压真空垫或者发泡胶的个体化塑形功能尽量将健侧大腿抬高，远离健侧大腿，也可选择一体式多功能固定架联合热塑膜固定。

需要注意的是四肢体位固定在选择体位以及固定装置时，应根据患者肢体功能情况，避免选择过于强迫的体位，影响放射治疗过程中的重复性和稳定性。塑形完成除了标识患者信息标签（包括姓名、病历号、制作日期等）外，还应标识好体位，注明头脚的对应方向，避免体位错误。

三、阴茎癌的体位固定技术

阴茎癌是起源于阴茎头、冠状沟和包皮内板黏膜以及阴茎皮肤的恶性肿瘤。放射治疗是阴茎癌的治疗手段之一，早期阴茎癌放射治疗可以保留阴茎且使病变获局部控制，晚期阴茎癌的放疗可起姑息性治疗或减轻症状的作用。选择放射治疗能够保存患者器官和生理功能，提高其生存质量。由于阴茎根部固定于会阴部，另一端则游离活动，体位固定时既要固定游离活动的阴茎，又要使患者的体位舒适自然，因此需要采用一些特殊的方法，如特制的阴茎容器或阴茎固定装置，以保证放疗摆位精确性和重复性。

阴茎癌体位固定可采用俯卧位，利用重力作用置阴茎于垂直向下的体位，下方采用自制装置做成的带有孔状支撑垫，可采用高密度泡沫或有机玻璃等，中间为直径5~8cm的圆孔，圆孔与阴茎之间的空间，应用组织等效材料（水、石蜡等）填充，增加阴茎表面剂量。在患者体表和支撑垫上做好相应的体表画线标志。

阴茎癌也可以采用仰卧位，类似前列腺癌体位固定那样，先用发泡胶制作一个个体化的塑形垫，再加上体膜固定盆腔及大腿上段，在此基础上用热塑材料制作一个小模型，将睾丸下压、将阴茎托起，这样既保护了睾丸又固定了阴茎。阴茎癌体位固定见图4-6-5。

四、睾丸肿瘤放疗体位固定技术

睾丸肿瘤是青年男性中常见恶性肿瘤，分为原发性和继发性两类。绝大多数为原发性，分为生殖细胞肿瘤和非生殖细胞肿瘤两大类。生殖细胞肿瘤发生于曲细精管的生殖上皮，其中精原细胞瘤最常

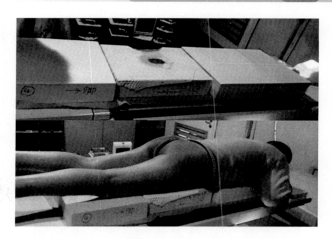

图4-6-5 阴茎癌体位固定（俯卧位）

见，约占睾丸生殖细胞瘤的50%~60%，睾丸肿瘤一般先经腹股沟高位睾丸切除术，根据睾丸肿瘤组织类型及临床分期选择后续的治疗方案，精原细胞瘤对放疗较为敏感，早期精原细胞瘤一般术后行腹主动脉旁及同侧髂血管淋巴引流区照射。

睾丸肿瘤的体位固定一般为仰卧位固定，双手交叉置于头顶，常见的有负压真空垫或者体膜进行固定，与盆腔肿瘤仰卧位固定类似。由于睾丸对放射线高度敏感，低至200cGy的照射即可导致永久性不育，因此对于年轻有生育要求的患者应对健侧睾丸进行保护，一般可采用自制低熔点铅材料防护装置或者用于性腺保护的铅衣、铅皮等。

五、肛门癌放疗体位固定技术

肛门位于直肠末端，肛门癌是发生于肛门部肛管或边缘皮肤上的恶性肿瘤，是临床上较为少见的恶性肿瘤，肛门癌占肛门直肠癌的2.3%。单纯放射治疗或放疗合并化疗已经成为肛门癌治疗的主要方法。该治疗方法既可以治愈肿瘤，又能使多数患者保留肛门功能，提高患者的愈后生活质量。

肛门癌体位固定时，一般采用俯卧位，常见的固定方法有负压真空垫或者俯卧板进行固定，与盆腔肿瘤俯卧位固定类似。体位固定时为了充分暴露肛门口和肛周皮肤，可以采用类似截石位，将臀部抬高，在臀部相对应的地方堆积负压真空垫的泡沫材料（或使用楔形泡沫垫在负压真空垫底部进行垫高），患者双腿分开，头部和小腿贴近床面，将臀部弓向上方。肛门癌体位固定见图4-6-6。

六、脊柱畸形（驼背）放疗体位固定技术

驼背患者在放射治疗中偶有发现，该类患者由于生理或者病理原因导致脊柱畸形后凸，形成驼背

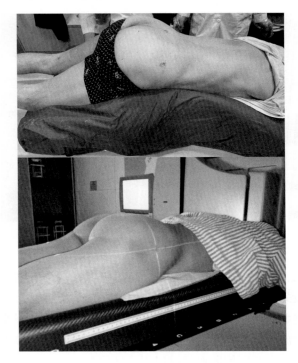

图 4-6-6　肛门癌体位固定示意图

状，在进行体位固定时不能强迫患者体位，应在满足临床治疗的条件下灵活进行个体化体位固定。该类患者一般采用仰卧位，使用负压真空垫或者发泡胶垫进行体位固定，制作时应在负压真空垫或者发泡胶垫下方使用泡沫楔形垫将头部、胸部按照患者体型进行垫高，形成一定坡度，利用负压真空垫或者发泡胶垫进行个体化塑形。如果是头颈部患者，应使用头颈肩底板及头颈肩热塑膜进行联合固定。脊柱畸形（驼背）体位固定见图 4-6-7。

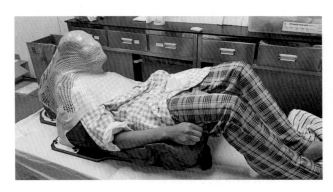

图 4-6-7　脊柱畸形（驼背）患者固定

第七节　全中枢、全骨髓、全皮肤放疗体位固定技术

一、全中枢放疗体位固定技术

全中枢神经系统放射治疗俗称全脑全脊髓放疗，临床上应用于易发生脑脊液扩散的中枢神经系统肿瘤，如髓母细胞瘤、室管膜母细胞瘤、中枢神经系统淋巴瘤、生殖细胞瘤等。

全中枢的放疗体位有仰卧位和俯卧位两种。二维、三维放疗技术时常用的放疗体位是俯卧位，为了方便射野体表衔接。目前常用的体位固定方法主要为头颈肩热塑面罩联合发泡胶、全身一体化固定体板联合头颈肩热塑膜及热塑体膜、船形枕联合头部热塑膜配合真空负压垫等。

（一）体位固定前准备

全中枢放疗一般对象为儿童患者，因此体位固定前需要向患者及家属核对个人信息，介绍体位固定的目的、方法、过程以及相关配合事项，嘱咐患者剪除长发，避免出现影响体位重复性的发辫、装饰等，去除皮带、钥匙扣等物品，脱去上衣，下身只着内裤。叮嘱患者平缓规律呼吸，非嘱咐情况下不要随意移动身体，如有紧急情况可按响手里的紧急呼叫专用铃提醒治疗师。

（二）体位固定实施

1. 头颈肩热塑面罩联合发泡胶固定　头颈肩热塑面罩联合发泡胶固定为仰卧位可采用的固定方法。利用纵轴摆位激光和底板中心标识线将底板摆正，按照治疗前准备去除上衣、外裤及一切外部饰物。治疗师协助患者平躺在底板上，并制作头颈胸发泡胶垫，与鼻咽癌患者的头颈发泡胶垫相仿，全中枢的患者固定采用加长版发泡胶垫（头顶至盆腔），制作时应注意调整患者体位，使患者头部和体部呈一直线，必要时采用 X 线模拟定位机的透视功能，透视下调整患者体位，使其颈、胸、腰椎等骨性标志呈一直线，完成发泡胶垫制作头颈肩热塑膜（参照鼻咽癌头颈肩热塑膜制作）。头颈肩热塑面罩联合发泡胶固定见图 4-7-1。

制作完成后打印患者信息标签（包括姓名、病历号、制作日期等），张贴在热塑膜和加长版发泡胶

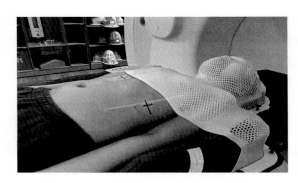

图 4-7-1　头颈肩热塑面罩联合发泡胶固定

垫显眼处。

2. 全身一体化固定体板联合头颈肩热塑膜及热塑体膜 全身一体化固定体板联合头颈肩热塑膜及热塑体膜固定能够覆盖患者头部、胸腹部以及骨盆在内的整个躯体，保证头部及脊柱位置的相对固定。利用纵轴摆位激光和底板中心标识线将全身一体化固定体板摆正，按照治疗前准备去除上衣、外裤及一切外部饰物。治疗师根据患者头颈部轮廓悬着合适头枕并协助患者平躺在底板和头枕上，患者双臂自然伸直紧贴身体两侧，手心向内，双腿自然伸直。治疗师制作头颈肩热塑膜及热塑体膜，并在患者身上做好相应的体表标志线，制作完成后记录头枕型号并打印患者信息标签（包括姓名、病历号、制作日期等），张贴在头颈肩热塑膜及热塑体膜显眼处。

3. 船形枕联合头部热塑膜配合真空负压垫 常用俯卧位固定方法。患者按照治疗前准备去除上衣、外裤及一切外部饰物，治疗师选择合适尺寸的船形枕（船形枕置于头部体位固定架），以及体部真空负压垫，协助患者俯卧在抽真空至适宜硬度的真空负压垫上和船形枕上，调整患者体位，使患者人体中线与纵轴激光线一致，两侧外耳孔等高，肩部放松，双臂自然伸直紧贴于身体两侧，手心向内，双腿自然伸直。治疗师对负压真空垫抽真空的同时进行塑形，先塑形船形枕和头架与真空垫衔接处的位置，再塑形体部的真空垫。治疗师在外侧推挤真空袋、填塞，使负压垫与患者的身体轮廓贴合，直至真空袋两侧包裹患者身体，两侧真空袋高度在腋中线以下，抽真空压力至 0.05~0.08MPa 之间。将低温热塑膜放入 70℃ 恒温水箱中或电烤箱内进行软化，治疗师协作将软化后的头部热塑膜置于头部进行塑形，塑形过程中注意患者呼吸是否通畅。塑形完成后打印患者信息标签（包括姓名、病历号、制作日期等），张贴在热塑膜和负压真空垫显眼处。船形枕联合头部热塑膜配合真空负压垫见图 4-7-2。

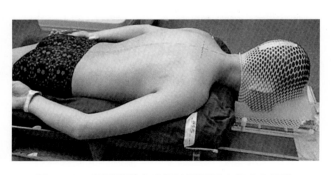

图 4-7-2 船形枕联合头部热塑膜配合真空负压垫

（三）注意事项

对于儿童患者，需要治疗师通过家长与患儿沟通以获得理解和配合。对低龄儿童且无法配合的，需要使用麻醉或者镇静剂对儿童的麻醉或镇静，此类患者建议使用仰卧位相对安全。

二、全骨髓放疗体位固定技术

全骨髓照射（total marrow irradiation, TMI）是一种新型的骨髓移植术前预处理方案，结合术前化疗可以显著降低骨髓移植患者在术后出现移植物抗宿主病的概率，广泛用于一些急慢性白血病、恶性淋巴瘤以及全身转移的晚期恶性肿瘤的治疗。相比较于传统全身放射治疗（total body irradiation, TBI）方案，全骨髓放疗在骨髓剂量高而正常组织保护好，可有效降低急慢性不良反应的概率。

由于全骨髓放疗的治疗靶区结构复杂、治疗范围跨度长、正常组织数量多，对治疗要求较高，断层螺旋放射治疗技术放疗作为一种新型旋转调强治疗技术，是一种非常适合全身照射的技术手段，其具有连续螺旋投照、剂量调制能力高、靶区适形度好等优点，能在满足靶区治疗的同时最大限度地保护危及器官。全骨髓放疗的放疗体位为仰卧位头先进及仰卧位脚先进。

（一）体位固定前准备

因全骨髓照射是在无菌条件下进行的，因此需要对定位室进行彻底消毒，预防患者感染。宜选用无刺激性消毒液拖地和擦墙，紫外线灯照射洁净空气，使用消毒酒精对相关固定装置进行抹拭消毒。准备患者所用的无菌被单、被子及病员服，以及足够医护人员使用的无菌隔离衣、口罩、帽子、拖鞋等物品。

（二）体位固定实施

1. 全身一体化固定体板联合头颈肩热塑膜及热塑体膜 全身一体化固定体板联合头颈肩热塑膜及热塑体膜固定能够覆患者头部至股骨中段的范围。利用纵轴摆位激光和底板中心标识线将全身一体化固定体板摆正，患者去除上衣、外裤及一切外部饰物（可保留贴身内裤）。治疗师根据患者头颈部轮廓悬着合适头枕并协助患者平躺在底板和头枕上，患者双臂自然伸直置于身体两侧，手心向内，双腿自然伸直。治疗师制作头颈肩热塑膜及热塑体膜，并在患者身上画好相应的体表标志线，制作完成后记录头枕型号并打印患者信息标签（包括姓名、病历号、制作日期等），张贴在头颈肩热塑膜及热塑体膜显眼处。

2. 头颈肩热塑面罩联合发泡胶固定 利用纵轴摆位激光将底板中心标识线将底板摆正,患者去除上衣、外裤及一切外部饰物(可保留贴身内裤)。治疗师协助患者平躺在底板上,并制作加长版发泡胶垫(头顶至盆腔),制作时应注意调整患者体位,使患者头部和体部呈一直线,必要时采用X线模拟定位机的透视功能,透视下调整患者体位,使其颈、胸、腰椎等骨性标志呈一直线。完成发泡胶垫制作头颈肩热塑膜(参照鼻咽癌头颈肩热塑膜制作)。制作完成后打印患者信息标签(包括姓名、病历号、制作日期等),张贴在热塑膜和加长版发泡胶垫显眼处。

三、全皮肤放疗体位固定技术

全身皮肤照射主要运用于蕈样肉芽肿病的治疗。蕈样肉芽肿病是起源于T细胞的低度恶性皮肤细胞淋巴瘤,约占所有皮肤T细胞淋巴瘤的50%。该病程呈慢性渐进性,初期为多种形态的红斑和浸润性损害,以后发展成肿瘤。蕈样肉芽肿病的常用治疗方法为激素治疗联合光治疗,局部病变也常使用电子线照射治疗,晚期患者使用化疗联合全身皮肤电子线照射治疗。随着断层螺旋放射治疗技术的应用,全身皮肤光子线照射技术也渐渐应用于蕈样肉芽肿病的治疗。

全皮肤照射的放疗体位有站立位和仰卧位。站立位是电子线照射常用的放疗体位,仰卧位是断层螺旋放射治疗技术光子线治疗的放疗体位。

(一)电子线照射体位固定

蕈样肉芽肿病电子线照射目前多采用美国斯坦福大学医学院的电子束多角度照射技术,是目前公认的全身皮肤恶性病变电子线治疗的标准方法。

该方法采用站立位,患者除去外衣(可保留贴身内裤),站在距离加速器等中心距离3.8m处,双手上举抓住固定杆,双腿岔开站立在带有角度的转盘上(每60°为一放射野方向),分为六个照射方向,更换放射野时患者根据转盘上的刻度进行相应旋转,体位保持站立位不变。患者体表前20cm挡6mm有机玻璃板散射屏,以提高患者皮肤表面剂量,机架角度分别为78°(下半身照射)和102°(上半身照射),在治疗期间,使用铅眼罩保护晶体,使用1mm铅皮保护手指甲、脚趾甲。电子线照射体位固定见图4-7-3。

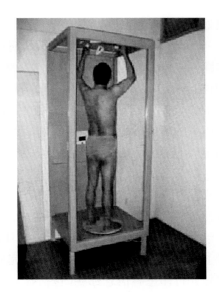

图4-7-3 电子线照射体位固定

(二)光子线照射体位固定

传统电子线全身皮肤照射存在剂量率低、射野内均匀性差、射野边界不准确等缺点,容易出现位置偏差及剂量误差。螺旋断层放射治疗(helical tomotherapy,HT)技术是一种新型先进的调强放疗技术,在实现超长靶区(长160cm,宽60cm)照射的同时还能具备靶区高度适形剂量分布。使用TOMO进行皮肤照射依然存在表面皮肤剂量欠缺的问题,需要在皮肤表面增加一层组织补偿膜形成剂量建成效应,提高皮肤靶区剂量。潜水衣的橡胶发泡体材料密度与水接近且密度均匀,是组织等效补偿膜的理想材料,个人定制版潜水衣能形成覆盖全身皮肤的补偿膜。该方法靶区剂量适形度和均匀性相比传统治疗方法有了较大提升,且对正常器官也有着较好的保护,为实现光子线的全身皮肤照射提供了必要条件。

提前为患者量身定制潜水衣全身套件,材料厚度为3~5mm,包含上衣、裤子、头套、手套和脚套。体位固定时协助患者穿戴潜水衣后躺倒在抽真空至适宜硬度的全身型真空负压垫上(图4-7-4),调整患

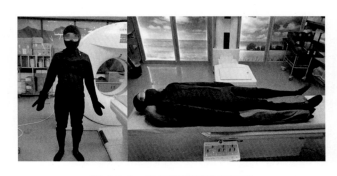

图4-7-4 光子线照射体位固定

者体位,使患者人体中线与纵轴激光线一致,两侧外耳孔等高,肩部放松,双臂自然伸直紧贴于身体两侧,手心向内,双腿自然伸直。治疗师对负压真空垫抽真空的同时进行塑形,在外侧推挤真空袋使负压垫与患者的身体轮廓贴合,直至真空袋两侧包裹患者身体,两侧真空袋高度在腋中线以下,抽真空压力至0.05~0.08MPa之间。

制作完成后打印患者信息标签(包括姓名、病历号、制作日期等),张贴在全身型真空负压垫显眼处。

(三)注意事项

电子线照射时患者体位为站立位且治疗时间较长,需要对患者提前进行摆位训练,老年或体弱的患者在治疗放射野切换期间,应适当休息恢复体力。

使用光子线照射方法时,潜水衣定制的时间周期较长,一般为2~4周。潜水衣定制时应采用塑料拉链及拉链头,穿戴潜水衣时应去除患者所有上衣及长裤,只保留贴身内裤,潜水衣会紧贴甚至挤压皮肤,因此对于皮肤严重溃疡的患者慎用,以免加重皮肤的破溃。除潜水衣外,3D打印等效组织补偿膜也渐渐被运用于全身皮肤光子线治疗当中。

第八节　大分割大剂量放疗体位固定技术

一、SRS体位固定技术

立体定向放射外科(stereotactic radiosurgery, SRS)也称作立体定向放射手术。SRS的概念是由瑞典神经外科医生 Leksell 提出的,主要用于脑部的放射治疗,采用单次大剂量的模式。与传统放疗比较,SRS有目标定位准确、治疗次数较少甚至只照射一次、能更好保护正常组织等特点。Leksell 教授及其团队研制出了伽马刀(γ刀),用于早期的SRS。SRS可以治疗多种脑部肿瘤,包括良性和恶性肿瘤、原发性和继发性肿瘤、单发性和多发性肿瘤及手术后残留的肿瘤。SRS是无创治疗的重要选择,特别是不愿接受手术治疗或者由于肿瘤的位置手术难以达到的患者,常用于颅脑、眼窝及颅底肿瘤,另外还能治疗颅内动静脉畸形、三叉神经痛、震颤等。

SRS是高精度放射治疗,治疗脑部功能异常和

脑部小肿瘤时其放射治疗准确度能达到1~2mm,为了保证照射位置的精准,起初采用有创性的立体定向头架(将头架固定在颅骨上)。该方法在头颅外有创安装定位头环(框架),基于头环建立三维空间坐标系,颅脑内各个影像解剖结构在这个坐标体系内映射相应的坐标值,即实现脑立体定向放疗手术,定位精度高(小于1mm)。有创定位头环固定见图4-8-1。

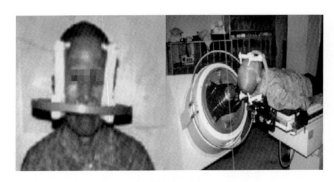

图4-8-1　有创定位头环固定

随着图像引导放疗技术的发展,SRS固定技术得到改善,已经逐渐开始从基于框架的SRS向无框架SRS转变。无框架立体定向系统使用非侵入方式固定患者颅脑,采用高精度图像引导放疗(image-guided radiation therapy,IGRT)提高定位精度,且允许对患者六维(6D)空间位置修正校准。

体位固定时使用热塑面罩、个体化头枕和个体化口腔支架联合固定。首先为患者制作个体化口腔支架,选择合适患者的牙垫,在牙垫内侧涂上黏合剂,干燥5min以上。当牙垫中填满牙印模材料时将牙垫塞入患者口中。咬合并按压4min左右,至牙印模材料硬化成型(图4-8-2)。

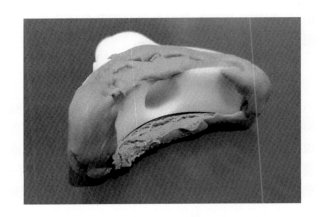

图4-8-2　个体化口腔支架

选择大小合适的真空头枕放头架支板上(图4-8-3),患者着轻薄圆领上衣躺下,头置于头部负压

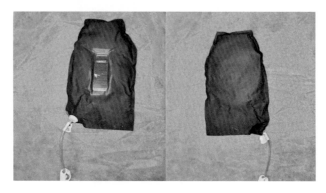

图 4-8-3　真空头枕

真空垫上,治疗师对负压真空垫抽真空的同时进行塑形,抽真空压力至 0.05~0.08MPa 之间。

将头部低温热塑膜放入 70℃恒温水箱中或电烤箱内进行软化,治疗师协作将软化后的头部热塑膜置于头部进行塑形,反复轻压患者眉弓、鼻梁、鼻下颌等轮廓明显部位的热塑膜,确保热塑膜的成形与患者体表轮廓一致(图 4-8-4)。塑形过程中注意患者呼吸是否通畅、口腔支架是否咬合妥当。

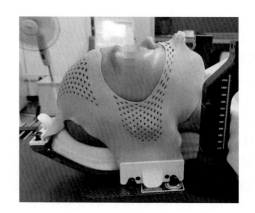

图 4-8-4　联合头部热塑膜固定

塑形完成后打印患者信息标签(包括姓名、病历号、制作日期等),张贴在热塑膜和负压真空垫显眼处。

二、立体定向放射治疗体位固定技术

立体定向放射治疗(stereotactic radiotherapy, SRT)主要用于体部肿瘤的放射治疗。相对 SRS 来说 SRT 应用范围更广,用于治疗体积不大的恶性或良性肿瘤,常见肿瘤部位包括肺、肝、胰腺、脊柱、前列腺及头颈部肿瘤。SRT 一般是治疗 1~5 次,开展的技术设备主要有射波刀、γ 刀,也可以基于直线加速器开展 SRT,也就是常说的 X 刀。立体定向放射治疗的照射位置的精准度是一个大的挑战,胸腹部肿瘤由于受器官运动的影响,其体位固定的重复

性比头颈部差,因此在开展 SRT 时一般会应用运动管理技术,如呼吸追踪、4D-CBCT、胸腹部加压等。

立体定向放射治疗的体位固定通常采用仰卧位,选用全身定位系统固定框架,也可采用真空垫加特制的塑料薄膜抽气固定。如需要控制呼吸幅度,可配合腹部加压板(或气囊)来限制患者的呼吸,减少膈肌上下移动幅度。

采用全身定位系统固定框架时,患者需要去除上衣和外部饰物如项链、皮带等。利用纵轴摆位激光和底板中心标识线将全身定位系统固定框架摆正。治疗师根据患者可选择性制作胸腹部负压真空垫,调整腿托位置和手杆位置,患者仰卧平躺在全身定位系统固定框架及负压真空垫上(图 4-8-5)。

调整腹压板的角度及下压参数,直至有效控制患者的呼吸幅度到可接受范围内。记录手杆、腿托、腹压板等参数,并在患者身上做好相应的体表标志线,制作完成后打印患者信息标签(包括姓名、病历号、制作日期等),张贴负压真空垫显眼处。

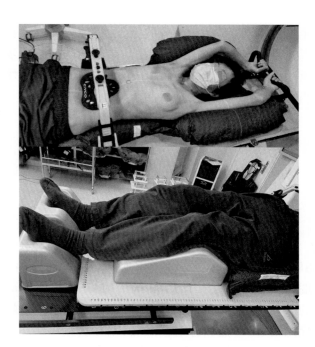

图 4-8-5　全身定位系统固定框架及负压真空垫固定

(许森奎　林承光)

参考文献

[1] 许森奎,姚文燕,胡江,等.鼻咽癌发泡胶个体化塑形与标准化头枕放疗体位固定精确度比较[J].中华放射肿瘤学杂志,2015,24(2):196-199.

[2] KITAMORI H, SUMIDA I, TSUJIMOTO T, et al.Evaluation of mouthpiece fixation devices for head

and neck radiotherapy patients fabricated in PolyJet photopolymer by a 3D printer[J].Phys Med, 2019, 58: 90-98.

[3] LIN CG, XU SK, YAO WY, et al.Comparison of set up accuracy among three common immobilisation systems for intensity modulated radiotherapy of nasopharyngeal carcinoma patients[J].Journal of Medical Radiation Sciences, 2017, 64(2): 106-113.

[4] STROMBERGER C, KOM Y, KAWGAN-KAGAN M, et al.Intensity-modulated radiotherapy in patients with cervical cancer. An intra-individual comparison of prone and supine positioning[J].Radiat Oncol, 2010, 5: 63.

[5] WHITE R, FOROUDI F, SIA J, et al.Reduced dose to small bowel with the prone position and a belly board versus the supine position in neoadjuvant 3D conformal radiotherapy for rectal adenocarcinoma[J].J Med Radiat Sci, 2017, 64(2): 120-124.

[6] SCOBIOALA S, KITTEL C, NIERMANN P, et al.A treatment planning study of prone vs. supine positions for locally advanced rectal carcinoma: Comparison of 3-dimensional conformal radiotherapy, tomotherapy, volumetric modulated arc therapy, and intensity-modulated radiotherapy[J].Strahlenther Onkol, 2018, 194(11): 975-984.

[7] SAWAYANAGI S, YAMASHITA H, OGITA M, et al.Volumetric and dosimetric comparison of organs at risk between the prone and supine positions in postoperative radiotherapy for prostate cancer[J].Radiat Oncol, 2018, 13(1): 70.

[8] XIAO A, JUTZY J, HUBERT G, et al.A study of the dosimetric impact of daily setup variations measured with cone-beam CT on three-dimensional conformal radiotherapy for early-stage breast cancer delivered in the prone position[J].J Appl Clin Med Phys.2020, 21(12): 146-154.

[9] LIN H, LIU T, SHI C, et al.Feasibility study of individualized optimal positioning selection for left-sided whole breast radiotherapy: DIBH or prone[J].J Appl Clin Med Phys, 2018, 19(2): 218-229.

[10] BARTLETT F R, COLGAN R M, DONOVAN E M, et al.The UK HeartSpare Study (Stage IB): randomised comparison of a voluntary breath-hold technique and prone radiotherapy after breast conserving surgery[J].Radiother Oncol.2015, 114(1): 66-72.

[11] 许森奎, 姚文燕, 胡江, 等. 基于螺旋断层治疗的全身皮肤照射体位固定新技术初步观察[J]. 中华放射肿瘤学杂志, 2021, 30(11): 1183-1187.

第五章 放射治疗 CT/MRI 模拟定位技术

CT 模拟定位 (computed tomography simulation, CT-sim) 是以 CT 图像为基础的放疗模拟定位技术，可以建立三维坐标系，精准显示肿瘤大小、侵犯范围及淋巴结转移情况，可以精确显示周边重要器官轮廓、肿瘤和重要器官之间相互位置关系，为放疗计划设计提供电子密度，是精确放疗的基础条件之一。20 世纪 90 年代初，CT-sim 开始应用于临床，标志着三维放疗的开始，极大推动了放疗技术的发展。目前 CT-sim 已成为放疗中最为常用的定位技术。CT-sim 定位影像可以用来建立治疗计划三维坐标系，进行靶区勾画、射野虚拟模拟和计划设计疗效评估，也可以作为影像引导放疗的参考影像，通过 CT 值转换得到的电子密度信息是治疗计划精确剂量计算的基础。现代 CT-sim 可获取四维 CT (four-dimensional computed tomography, 4D-CT) 影像，4D-CT 影像信息是实施四维放疗和呼吸运动管理的重要基础。伴随着医学影像技术的迅速发展，CT 与 MRI、PET-CT、PET-MRI 等多模态医学影像在放疗中发挥着越来越重要的作用。当前 MRI 模拟定位正处于快速发展时期，MRI 影像可通过与 CT 影像的配准和融合用于靶区的精准勾画、图像引导、自适应放疗开展和疗效评价，也可直接在 MRI 影像（MR-only 方式）进行靶区勾画和利用算法通过 MRI 影像生成伪 CT 来直接设计治疗计划。本章主要总结和描述了放疗过程中 CT 及 MRI 模拟定位的相关内容。

第一节 头颈部肿瘤放疗模拟定位技术

一、鼻咽癌的模拟定位

（一）CT 定位前准备
【体位固定及摆位要点】
一般采用仰卧位，利用三维激光灯进行摆位。人体中线与激光灯正中矢状线重合，耳垂与床面相垂直。双手自然下垂置于身体两侧，去除假牙、助听器、假发、耳环及项链等位于治疗区域的各种穿戴。建议使用头颈肩热塑膜，联合塑胶头枕或者热塑成形垫或发泡胶头枕作为固定装置，有效减少肩部虚位、头颈部与头枕间虚位，提高精度与舒适度。下颌上仰使颈部充分显露，同时不要过仰，下颌自然上抬热塑膜固定后要使之与人体轮廓如前额、鼻骨、下颌和两肩部位贴合，保证患者体位重复性（详细参考体位固定章节）。

【牙托及口咬器】
在放疗时需配合使用牙托或口咬器的患者，在制作热塑膜的同时一定要佩戴到位，在定位扫描的同时也必须和体位固定装置共同使用，并与前期制作时佩戴咬合保持一致性。

（二）CT 扫描
【扫描前准备及范围】
在 CT 控制系统中输入患者信息，对患者进行建档。设定头颈部扫描程序，设置扫描体位（一般为仰卧位，头先进），获取患者扫描部位冠状面 CT 定位图像（至少包括额窦上缘至锁骨头下 2cm）。再次通过冠状面定位图像确认患者位置是否有倾斜。有条件的单位同时应用 MRI 定位，CT/MRI 融合有助于明确肿瘤范围，以便更精确地进行靶区勾画。

【设定参考标记点】
将 CT 外置激光系统复零，调整固定器位置使患者正中矢状位与纵轴激光线尽量重合对齐。调整定位床的位置，使三个激光十字交叉点落在鼻咽靶区中心位置附近（一般头脚方向定在下颌处附近，水平中心定在耳垂上 1cm 水平）。注意应避免正中激光交叉指示点落在患者眼眶或鼻孔等凹陷位置，贴上胶纸或标签纸画上十字标记，放置金属标记。

定位床移入机架内,打开内置激光系统,调整床前后位置,使内激光与定位标记重合,设为零层面,并将床进一步推入定位于扫描下界相应位置。

【扫描参数】

在冠状面定位图像上设置扫描范围,确保扫描扩展视野 (FOV) 足够包括患者肩部最宽处,以保证患者轮廓的完整性(图 5-1-1)。头颈部扫描一般需做增强扫描,增强扫描可区别颈部淋巴结与丰富的颈部血管,了解病变的侵犯范围,协助对占位性病变的定位和定性。选择层厚 1~3mm 的薄层扫描。对比剂用量 80~100ml,静脉注射的流速 1.4~2.0ml/s(儿童可适当减为 1ml/s),延迟扫描时间 38~50s。进行增强 CT 扫描前,需启动高压注射器,通过静脉针头注入 CT 扫描对比剂。扫描参数一般设置为管电流 200~250mA,管电压为 120kV/140kV,对于未成年人应酌情降低管电压到 60~120kV。增强扫描具体使用数据还应根据患者年龄、血管情况、使用对比剂种类、对比剂浓度、机器配置等实际情况决定。扫描过程中严密观察患者情况,结束后嘱患者在休息区观察半小时,如无不适症状可拔出留置针。嘱患者 24h 内多饮水,加速对比剂的排出。最后,确认 CT 影像传送治疗计划工作站。

(三) MRI 模拟定位技术

MRI 已经成为鼻咽部肿瘤重要的影像学检查方法之一。由于它具有较高的软组织分辨力,对鼻咽部正常解剖结构以及病理改变的显示优于 CT 影像。能比较清晰显示中、晚期鼻咽癌的大小、范围,而且鉴于 MRI 的 T_1 加权图像可以清晰地显示鼻咽部的黏膜部分以及深部结构,所以 MRI 既可以检出浅表病灶,又可以评估病变的浸润深度。T_2 加权脂肪抑制序列的出现,可以使临床医生更轻易地发现咽后、颌下、颈部等区域的淋巴结转移。因此,MRI 模拟定位有利于鼻咽癌患者的放疗靶区的精确勾画、放疗计划设计。

【MRI 模拟影像获取前的准备】

简单描述 MRI 模拟定位流程,按照体位固定的流程做相应的衣物等准备。扫描前需向患者说明可能出现的不适,如发热、周围神经刺激、噪声问题等。并交代患者如何使用应急呼叫(图 5-1-2)。按照 MRI 的安全性要求,明确患者有无 MRI 模拟定位禁忌证,检查患者是否符合 MRI 扫描安全性要求。进行模拟定位前,需摘除患者身上所有的金属物品,以免发生意外。

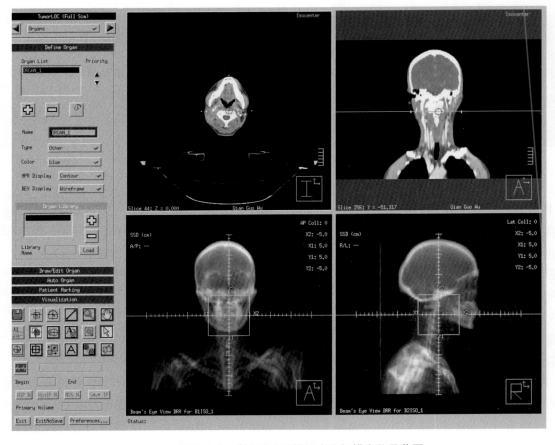

图 5-1-1　鼻咽癌 CT 模拟定位扫描方位及范围

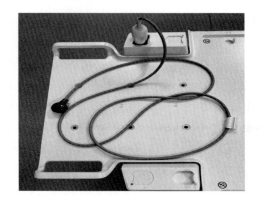

图 5-1-2　患者应急呼叫器

【鼻咽癌 MRI 模拟定位扫描】

1. **听力保护和呼叫措施**　在患者进入磁共振模拟定位室后，嘱咐患者通过耳塞或者棉花进行隔音降噪。告知患者在出现不适时使用应急呼叫器，并要求患者试用应急呼叫器一次，确保患者已掌握使用方法以及呼叫器正常。

2. **患者摆位**　进行鼻咽癌 MRI 模拟定位扫描，建议一般使用头先进、仰卧位。患者仰卧在磁共振扫描床上，根据体位固定的要求，使用相应的体位固定装置对患者进行精确摆位（图 5-1-3）。

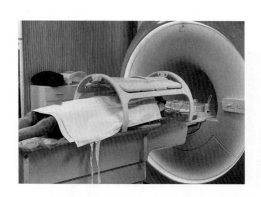

图 5-1-3　按照体位固定要求摆位

3. **体表标记**　为了达到精确定位的目的，需通过外置激光灯系统在患者体内建立虚拟的三维坐标系。通过打开磁共振模拟定位室内的外置三维激光灯系统，并利用外置三维激光灯系统两侧墙面和顶面所发出的激光十字线，与患者面膜上模拟机在左、右、前的三个十字交叉点标记线进行匹配、对齐。必要时在三个十字交叉点处放置 MRI 可成像的专用外部参考标记点。

4. **线圈选择与放置**　磁共振鼻咽癌患者模拟定位扫描时，一般可以单独采用体部线圈（torso coil）扫描，或者在有条件的情况下使用体部线圈和柔性线圈（flex coil）相结合的方式扫描。

5. **进入磁体等中心**　打开 MRI 模拟定位机内置激光灯，并通过 MRI-sim 移床至扫描平面（travel-to-scanplane）功能，将需要成像的部位送入磁体等中心（图 5-1-4）。完成后关闭外置激光灯系统，因为外置激光灯系统通电时，在扫描的过程中可能会对图像质量造成影响。

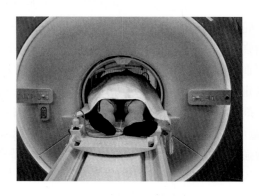

图 5-1-4　患者体位固定后送入磁体中心

6. **扫描**　在磁共振操作台再次核实建档的患者信息是否正确，并选择相应的扫描序列（表 5-1-1）。先进行磁共振定位像的扫描，待定位像扫描完成后，在定位像上为每个序列进行定位。扫描时采用横轴位扫描，前后（A/P）、头脚（H/F）、左右（L/R）三个方向均不加角度，以便与 CT 模拟定位图像做刚性融合。扫描 FOV 范围覆盖医生提交申请单上标注的所需范围即可（图 5-1-5）。

表 5-1-1　鼻咽癌 MRI-sim 扫描常用序列

扫描序列			目的
权重	扫描方式	方位	
T_2	2D	三方位	磁共振定位像，用于后面的序列进行定位范围选择
T_2	2D	横轴位	显示病变，便于对靶区的范围进行勾画，可采用压脂扫描方式，突出靶区以及淋巴结
T_1	3D	横轴位	主要显示解剖结构，以便于医生对危及器官进行勾画
T_1 增强	3D	横轴位	建议采用压脂扫描，对靶区、淋巴结及周围结构的显示更加清晰，主要用于靶区勾画

【鼻咽癌 MRI 模拟定位增强扫描】

鼻咽癌 MRI 模拟定位增强扫描前需确认患者是否满足 MRI 对比剂使用安全规范。增强扫描一般在平扫后进行，对比剂的注射方式通常使用静脉团注法，并配上同等量的生理盐水，通过手背静脉或

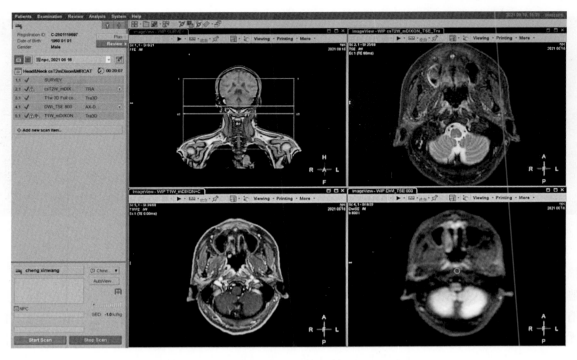

图 5-1-5　鼻咽癌 MRI 模拟定位扫描方位及范围

肘静脉注射。因此需要患者提前准备好静脉注射针头，准备好高压注射器，并提前将对比剂和生理盐水吸入高压注射器针筒内，通过连接管连接患者静脉注射针头。MRI 模拟定位通常以 2.0~2.5ml/s 的注射速率注入对比剂 10~20ml（每千克体重 0.2ml），并注入同等量的生理盐水，然后延迟 80s 开始扫描。

患者增强扫描后需将其安置在相应区域休息，观察 30min 后没有不良反应才可以拔去静脉注射针头，离开检查区。

【鼻咽癌 MR 模拟定位序列选择及参数】

1. T₁序列选择　T_1WI 序列主要用于观察组织结构及对比，特别是可以提高危及器官的勾画精度。T_1WI 序列推荐使用快速梯度回波方式采集，并使用 3D 扫描模式，可以大幅提升扫描效率，得到较高信噪比的图像。扫描层厚建议 3mm，层间距一定设置为 0mm，扫描层数为 80~120（根据医生需要的扫描范围决定，一般从额窦上缘至隆突下 2cm），扫描视野一般为 280mm（A/P 方向）×350mm（L/R 方向），体素大小为 1.2mm×1.2mm。一般扫描时间为 2~4min，平扫可以不采用脂肪抑制技术。扫描时建议在扫描范围上、下方使用饱和带，以消除颈部血管搏动伪影（图 5-1-6）。

2. T₂序列选择　一般以诊断为目的的扫描会进行脂肪抑制，去除高信号的脂肪，突出病灶及淋巴结的显示。但是大多数以放射治疗模拟定位为目的的扫描，图像融合和勾画靶区时需要脂肪信号，

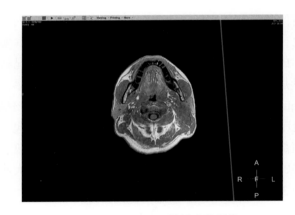

图 5-1-6　T_1WI 模拟定位图像

因此可以采用水脂分离技术的快速自旋回波序列，一次采集同时生成脂肪抑制和非脂肪抑制的序列，既满足医生勾画靶区的需求，又突出了病灶及淋巴结的显示。而如果单采用脂肪压制技术频率选择饱和法抑脂技术（SPIR）时会出现压脂不均的问题。扫描层厚建议 3mm，层间距同样设置为 0mm，扫描层数为 80~120（根据医生需要的扫描范围决定，一般从额窦上缘至隆突下 2cm），扫描视野一般为 280mm（A/P 方向）×350mm（L/R 方向），体素大小为 1mm×1mm。一般扫描时间在 4~6min，如果采用水脂分离技术，序列扫描时间可能达到 9~12min，扫描时可以根据患者情况以及需求选择是否采用水脂分离技术（图 5-1-7）。

3. DWI 序列选择　DWI 弥散加权成像对于颈部淋巴结及小病灶比较敏感，必要的时候可以

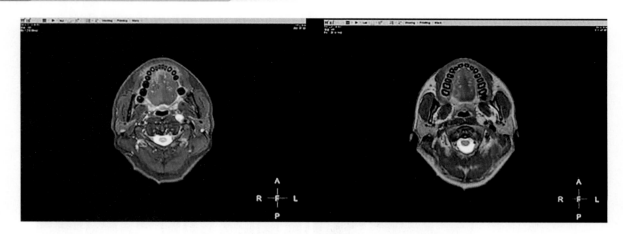

图 5-1-7　T₂WI 模拟定位图像

在扫描时作为补充扫描。但是因为常规的 DWI 序列一般采用平面回波成像（EPI）技术进行采集，图像会有明显的形变问题，用 EPI 技术采集得到的图像无法用于靶区勾画，只能作为参考。当然，现在已经有采用快速自旋回波（TSE）技术的 DWI 序列，和 DWI-EPI 相比可以明显减少甚至消除 DWI 图像的形变问题，只是和常规的 DWI-EPI 序列相比，DWI-TSE 序列扫描时间会增加 3~5min。实际的 MRI 模拟定位中可以根据患者实际情况选择是否扫描。一般鼻咽部 DWI-TSE 扫描层厚为 8mm，层间距 0mm，扫描层数为 20~40 层（扫描范围一般以患者情况为准，大多数情况下完全包含颈部、颌下及咽后淋巴结即可），扫描视野一般为 350mm（A/P 方向）×350mm（L/R 方向），体素大小为 3mm×3mm。一般扫描时间在 4~8min。

二、口腔癌的模拟定位

（一）CT 定位前准备

口腔癌放射治疗中，部分患者需要口含口咬器等辅助固定，让口腔处于张开状态，从而使舌向下推，增大口腔黏膜与舌、靶区之间的距离，让舌及大部分口腔黏膜或硬腭、软腭、鼻腔底壁尽可能地远离靶区周边的高剂量范围，降低照射剂量及体积，减少相关并发症。

【体位固定及摆位要点】

一般采用仰卧位，利用三维激光灯进行摆位。人体中线与激光灯正中矢状线重合，耳垂与床面相垂直。双手自然下垂置于身体两侧，去除假牙、助听器、假发、耳环及项链等位于治疗区域的各种穿戴。口腔癌中下颌上仰，热塑膜固定后要使之与人体轮廓如前额、鼻骨、下颌和两肩部位贴合，保证患者体位重复性（详细参考体位固定章节）。

【牙托及口咬器】

在放疗时需配合使用牙托或口咬器的患者，在制作热塑膜的同时一定要佩戴到位，通常保持张口约 2~3cm，在定位扫描的同时也必须和体位固定装置共同使用并与前期制作时佩戴咬合保持一致性。

（二）CT 扫描

【扫描前准备及范围】

在 CT 控制系统中输入患者信息，对患者进行建档。设定头颈部扫描程序，设置扫描体位（一般为仰卧位，头先进），获取患者扫描部位冠状面 CT 定位图像（至少包括头顶至锁骨下 5cm 区域）。再次通过冠状面定位图像确认患者位置是否有倾斜。

【设定参考标记点】

将 CT 外置激光系统复零，调整固定器位置使患者正中矢状位与纵轴激光线尽量重合对齐。调整定位床的位置，使三个激光十字交叉点落在鼻咽靶区（口咽靶区）中心位置附近。注意应避免正中激光交叉指示点落在患者眼眶、嘴唇或鼻孔等凹陷位置，贴上胶纸或标签纸画上十字标记，放置金属点标记。

定位床移入机架内，打开内置激光系统，调整床前后位置，使内激光与定位标记重合，设为零层面，并将床进一步推入定位于扫描下界相应位置。

【扫描参数】

在冠状面定位图像上设置扫描范围，确保扫描扩展视野 (FOV) 足够包括患者肩部最宽处，以保证患者轮廓的完整性（图 5-1-8）。头颈部扫描一般需做增强扫描，增强扫描可区别颈部淋巴结与丰富的颈部血管，了解病变的侵犯范围，协助对占位性病变的定位和定性。选择层厚 1~3mm 的薄层扫描。对比剂用量 60~80ml，静脉注射的流速 2.5~3ml/s，延迟扫描时间 20~25s。进行增强 CT 扫描前，需启

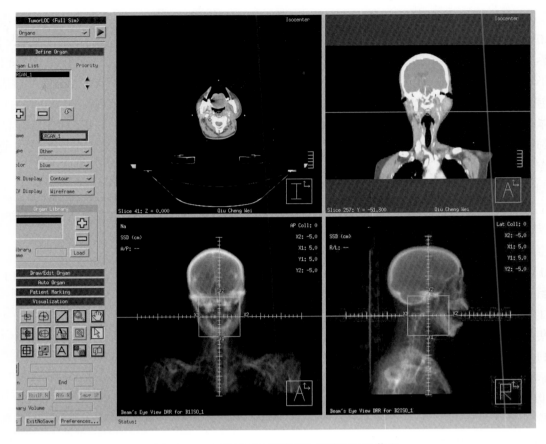

图 5-1-8　口腔癌 CT 模拟定位扫描方位及范围

动高压注射器,通过静脉针头注入 CT 扫描对比剂。扫描参数参考值设置为管电流 200~250mA 或自动毫安,管电压为 120kV/140kV。

(三) MRI 模拟定位技术

口腔癌具有沿软腭及咽侧壁黏膜向周围组织侵犯生长并向深层浸润的特性,往往超出肉眼所见的黏膜病变,MRI 影像可以较好地显示口腔癌局部病灶的大小及侵犯范围。而且口腔癌发生颈部淋巴结转移相当多见,MRI 模拟定位可以提供更清晰的淋巴结影像,在勾画范围时更精确。

【口腔癌 MRI 模拟影像获取前的准备】

向患者简单描述 MRI 模拟定位的流程,并让患者按照体位固定的流程做好相应的扫描前准备,如衣物准备等。进入扫描间之前需向患者说明扫描过程中可能出现的不适,并告知患者如何使用应急呼叫器。

按照 MRI 的安全性要求,核实患者有无 MRI 模拟定位绝对禁忌证,检查患者是否符合 MRI 扫描安全性要求。进行模拟定位前需摘除患者身上所有的金属物品,以免发生意外。特别注意,如果患者假牙可以拆卸,尽量取出假牙,以免影响成像效果。确认患者已签署 MRI 模拟定位检查同意书,并知晓相关注意事项。

【口腔癌 MRI 模拟定位扫描】

1. **听力保护和呼叫措施**　在患者进入磁共振模拟定位室后,让患者利用耳塞或者棉花进行隔音降噪。告知患者在出现不适时进行应急呼叫,让患者反复尝试使用应急呼叫器,确保患者已掌握使用方法以及呼叫器正常,将 MRI 专用指脉心电监护器夹在患者手指上监控患者生命体征(图 5-1-9)。

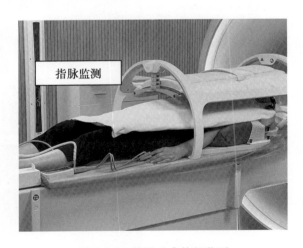

图 5-1-9　指脉生命体征监测

2. **患者摆位**　进行口腔癌 MRI 模拟定位扫描时,建议一般使用头先进、仰卧位。患者仰卧在磁共振扫描床上，按照 CT 模拟定位一致的体位固定的要求，使用相应的 MRI 兼容体位固定装置对患者进行精确摆位。如有口含器等辅助固定装置，建议为患者使用口部开口面膜，并时刻关注患者状态。嘱患者在扫描期间尽量少做吞咽动作，以减少运动伪影。

3. **体表标记**　为了达到精确定位的目的，操作人员需要通过外置激光灯系统在患者体内建立虚拟的三维坐标系。在完成体位固定后，打开磁共振模拟定位室内的外置三维激光灯系统，并利用外置三维激光灯系统两侧墙面和顶面所发出的激光十字线，与患者面膜上模拟机在左、右、前的三个十字交叉点标记线进行对齐。必要时在三个十字交叉点处放置 MRI 可成像的专用外部参考标记点。

4. **线圈选择与放置**　磁共振口腔癌患者模拟定位扫描时，一般可以单独采用体部线圈（torso coil）采集图像，或者是使用体部线圈和柔性线圈（flex coil）相结合的方式采集图像，后者颈部图像信噪比较前者好。注意使用线圈时，不要遮挡患者呼吸通道，以免患者出现呼吸不畅。

5. **进入磁体等中心**　在完成激光灯对齐及线圈放置后，需要打开 MRI 模拟定位机内置激光灯，并通过 MRI-sim 移床至扫描平面（travel-to-scanplane）功能，将成像的部位送入磁体等中心。完成后确保已关闭外置激光灯系统，因为外置激光灯系统通电时，在扫描的过程中可能会对图像质量造成影响。

6. **扫描**　在磁共振操作台上核实建档的患者信息是否正确，并选择相应的扫描序列（表 5-1-2）。先进行磁共振定位像的扫描，待定位像扫描完成后，在定位像上为每个序列进行定位。扫描时采用横轴位扫描，前后（A/P）、头脚（H/F）、左右（L/R）三个方向均不加角度，以便与 CT 模拟定位图像做刚性融合。扫描 FOV 范围覆盖医生提交申请单上标注的所需范围即可（图 5-1-10）。

表 5-1-2　口腔癌 MRI-sim 扫描常用序列

扫描序列			目的
权重	扫描方式	方位	
T_2	2D	三方位	磁共振定位像，用于后面的序列进行定位范围选择
T_2	2D	横轴位	主要显示病变，便于对靶区的范围进行勾画，建议采用压脂扫描，突出靶区以及淋巴结
T_1	3D	横轴位	主要显示解剖结构，以便于医生对危及器官进行勾画
T_1 增强	3D	横轴位	建议采用压脂扫描，对靶区、淋巴结及周围结构的显示更加清晰，主要用于靶区勾画

【口腔癌 MRI 模拟定位增强扫描】

口腔癌 MRI 模拟定位增强扫描前，需确认患者是否满足 MRI 对比剂使用安全规范。增强扫描

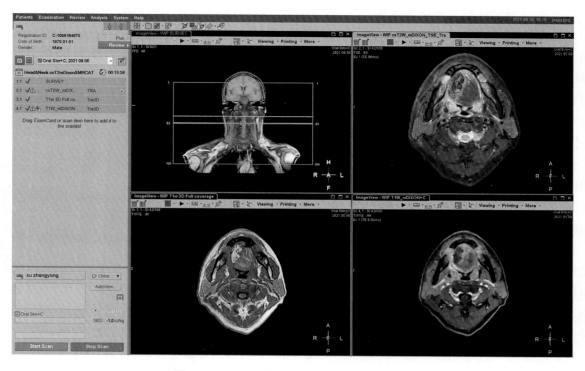

图 5-1-10　口腔癌 MRI 模拟定位扫描方位及范围

一般在平扫后进行,对比剂的注射一般通过静脉给药。因此需要为患者提前准备好静脉注射针头,准备好高压注射器,并提前将对比剂和生理盐水吸入高压注射器针筒内。通过连接管将高压注射器连接至患者静脉注射针头。MRI 模拟定位通常以 2.0~2.5ml/s 的注射速率注入对比剂 10~20ml(按每千克体重 0.2ml),并注入等量的生理盐水,然后延迟 80~90s 开始扫描。患者增强扫描后需将其安置在相应区域休息,观察 30min 后没有不良反应才可以拔去静脉注射针头,离开检查区。

【口腔癌 MRI 模拟定位序列】

1. **T_1 序列** T_1WI 序列主要用于观察组织结构及对比,特别是可以提升危及器官的勾画精度,更好地保护腮腺等组织。T_1WI 序列推荐使用快速梯度回波序列,并使用 3D 扫描方式采集,可以得到高信噪比的图像,并大幅缩短采集时间。扫描层厚建议 3mm,层间距一定设置为 0mm,扫描层数为 80~120(根据需要决定扫描范围,一般从额窦上缘至隆突下 2cm),扫描视野一般为 280mm(A/P 方向)×350mm(L/R 方向),体素大小为 1.2mm×1.2mm。一般扫描时间为 2~4min,平扫时可以不使用脂肪抑制技术。扫描时建议在扫描范围上、下方使用饱和带,以消除颈部血管搏动伪影(图 5-1-11)。

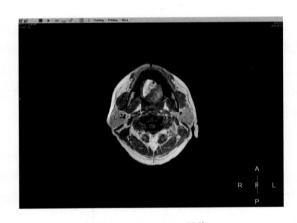

图 5-1-11　T_1WI 图像

2. **T_2 序列** 为了更好地显示口腔癌靶区浸润情况,以及颈部淋巴结的转移情况,一般口腔癌 MRI 模拟定位 T_2WI 建议使用脂肪抑制序列。但是图像融合和勾画靶区时依旧需要脂肪信号,因此可以采用水脂分离技术的快速自旋回波序列,一次采集同时生成脂肪抑制和非脂肪抑制的序列,既满足勾画靶区的需求,又突出了病灶及淋巴结的显示。而如果采用 SPIR 等技术压脂时会出现压脂不均的问题。扫描层厚建议 3mm,层间距同样设置为

0mm,扫描层数为 80~120(根据医生需要的扫描范围决定,一般从额窦上缘至隆突下 2cm),扫描视野一般为 280mm(A/P 方向)×350mm(L/R 方向),体素大小为 1mm×1mm。一般序列扫描时间可能会达到 9~12min,因此需要密切关注患者状态以及生命体征,特别是使用了口含器固定的患者(图 5-1-12)。

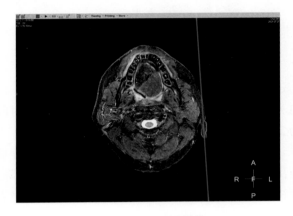

图 5-1-12　T_2WI 图像

3. **DWI 序列** DWI 对于颈部淋巴结比较敏感,必要的时候可以在扫描时作为补充扫描。因为颈部解剖结构比较复杂,含有气体,局部磁场均匀性较差,但是常规的 DWI 序列一般采用 EPI 技术进行采集,图像会有明显的形变问题,用 EPI 技术采集得到的图像无法用于靶区勾画,只能作为参考。采用 TSE 技术的 DWI 序列可以明显减少甚至消除 DWI 图像的形变问题,只是和常规的 DWI-EPI 序列相比,DWI-TSE 序列扫描时间会增加 3~5min。一般口腔部 DWI-TSE 扫描层厚为 8mm,层间距为 0mm,扫描层数为 20~40(扫描范围一般以患者情况为准,大多数情况下完全包含颈部、颌下及咽后淋巴结即可),扫描视野一般为 350mm(A/P 方向)×350mm(L/R 方向),体素大小为 3mm×3mm。一般扫描时间在 4~8min。

4. **增强序列** 口腔癌颈部淋巴结转移相当多见,而因为颈部脂肪组织较多,淋巴结又多处于脂肪间隙内。因此进行口腔癌 MRI-sim 增强扫描时,必须使用 T_1WI 结合脂肪抑制技术,将高信号的脂肪组织抑制,才能更好地突出强化的淋巴结(图 5-1-13)。T_1WI 的增强扫描一般推荐使用水脂分离技术进行脂肪抑制,可以使脂肪抑制更均匀和彻底。扫描层厚建议 3mm,层间距一定设置为 0mm,扫描层数为 80~120(根据医生需要的扫描范围决定,一般从额窦上缘至隆突下 2cm),扫描视野一般为 280mm(A/P 方向)×350mm(L/R 方

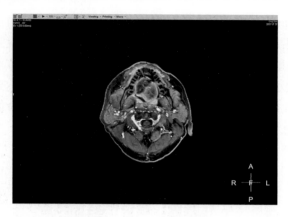

图 5-1-13　T₁WI 增强图像

向），体素大小一般为 1mm×1mm。一般扫描时间为 2~4min。

5. 其他功能成像　口腔癌患者在放射治疗后会出现一些副作用与鼻咽癌类似，例如听力下降、颅神经麻痹等。因此，用神经成像序列来采集患者的神经可视化图像提高神经轮廓的勾画精度，可以为患者在放射治疗中提供神经保护。

【口腔癌 MRI 模拟定位图像采集后处理】

完成患者的口腔癌 MRI 模拟定位图像采集后，需要对采集到的每个序列图像进行阅览审核，以保证采集图像的质量。审核后，需要检查是否会出现图像传输中的兼容问题。如采用水脂分离技术得到的图像层数将是 n（n 为水脂分离技术生成多少个相位的图像）倍于扫描层数。在传输至放疗计划系统（TPS）之前，需将其拆分，避免放疗计划系统出现无法正确读取 MRI 模拟定位图像的情况。

【影像传输及融合】

完成患者口腔癌 MRI 模拟定位后，操作人员需要为患者解除体位固定装置，并从 MRI 模拟定位机房带出患者，告知其相应的注意事项。然后将我们采集得到的 MRI 模拟定位图像通过网络系统传输至放疗计划系统，并在放疗计划系统内对 CT 模拟定位图像和 MRI 模拟定位图像进行重建融合。一般在放疗计划系统中，采用自动配准系统进行刚性配准图像融合，并手动检查融合效果。因 MRI 模拟定位与 CT 模拟定位之间会出现二次摆位而导致的摆位误差，在图像融合后，以 CT 模拟定位图像为标准进行勾画，MRI 模拟定位图像仅为参考。

在口腔癌中，建议使用 T₁WI 增强扫描作为参考对肿瘤范围及危及器官进行勾画，T₂WI 压脂作为参考进行颈部、咽后、颌下淋巴结区域的勾画。而功能成像因为往往存在几何失真及图像形变，一般

不建议用于勾画。当然，如果能解决图像形变问题，如 DWI-TSE 技术，也可将其用于图像配准与融合，进行靶区勾画。

三、喉癌的模拟定位

（一）CT 定位前准备

喉癌的早发现和早治疗可以获得非常好的疗效，其治愈率高。但是，临床上多数患者诊断都是晚期，导致其治疗效果一般比较差。晚期喉癌患者的传统治疗方法是全喉切除术。全喉切除术常伴随永久性气管切开和发音困难，会给患者带来生理和心理上的负面影响，定位时对于患者的这些问题要特别注意。

【体位固定及摆位要点】

一般采用仰卧位，利用三维激光灯进行摆位。人体中线与激光灯正中矢状线重合，耳垂与床面相垂直。双手自然下垂置于身体两侧，去除假牙、助听器、假发、耳环及项链等位于治疗区域的各种穿戴。热塑膜固定后要使之与人体轮廓如前额、鼻骨、下颌和两肩部位贴合，喉癌（气管）切开处应扩大气道通畅范围，并保证患者体位重复性（详细参考体位固定章节）。

（二）CT 扫描

【扫描前准备及范围】

在 CT 控制系统中输入患者信息，对患者进行建档。设定头颈部扫描程序，设置扫描体位（仰卧位，头先进），获取患者扫描部位冠状面 CT 定位图像（至少包括头顶至锁骨下 5cm 区域）。再次通过冠状面定位图像确认患者位置是否有倾斜。

【设定参考标记点】

将 CT 外置激光系统复零，调整固定器位置使患者正中矢状位与纵轴激光线尽量重合对齐。调整定位床的位置，使三个激光十字交叉点落在鼻咽靶区（喉部靶区）中心位置附近。注意应避免正中激光交叉指示点落在患者眼眶、嘴唇或鼻孔等凹陷位置，贴上胶纸或标签纸画上十字标记，放置金属点标记。注意气管切开处标记需开放气道。

定位床移入机架内，打开内置激光系统，调整床前后位置，使内激光与定位标记重合，设为零层面，并将床进一步推入定位于扫描下界相应位置。

【扫描参数】

在冠状面定位图像上设置扫描范围，确保扫描扩展视野（FOV）足够包括患者肩部最宽处，以保证患者轮廓的完整性（图 5-1-14）。头颈部扫描一般需

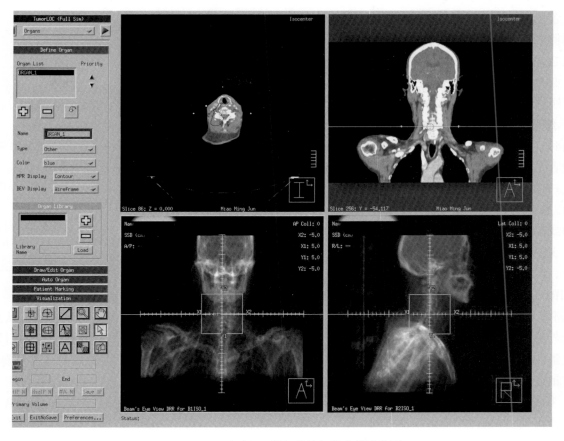

图 5-1-14　喉癌 CT 模拟定位扫描方位及范围

做增强扫描，增强扫描可区别颈部淋巴结与丰富的颈部血管，了解病变的侵犯范围，协助对占位性病变的定位和定性。对比剂用量 80~100ml，静脉注射的流速 1.4~2.0ml/s，延迟扫描时间 38~50s。进行增强 CT 扫描前，需启动高压注射器，通过静脉针头注入 CT 扫描对比剂。

（三）MRI 模拟定位技术

喉癌生长于颈前中央，分为声门上区癌、声带癌和声门下区癌，声门上区癌易出现颈部淋巴结转移，而声门下区及声带癌很少发生淋巴结转移。因此 MRI 影像的高软组织对比度，可以较清晰地显示局部病灶大小、浸润范围以及局部淋巴结转移情况，在勾画靶区范围时更精确。

【喉癌 MRI 模拟影像获取前的准备】

向患者简单叙述 MRI 模拟定位的流程，并让患者按照需求做好相应的衣物准备。进入扫描间之前需向患者说明扫描过程中可能出现的不适，如发热、周围神经刺激、噪声问题等。并交代患者如何使用应急呼叫器。

按照 MRI 的安全性要求，核实患者有无 MRI 模拟定位绝对禁忌证，检查患者是否符合 MRI 扫描安全性要求。进行模拟定位前需摘除患者身上所有的金属物品，以免发生意外。特别注意，如果患者喉部使用了金属套管，建议更换为塑料套管后进行 MRI 模拟定位，以免影响图像质量。确认患者已签署 MRI 模拟定位检查同意书，并知晓相关注意事项。

【喉癌 MRI 模拟定位扫描】

1. **听力保护和呼叫措施**　在患者进入磁共振模拟定位室后，让患者使用耳塞或者棉花进行隔音降噪。告知患者在出现不适时进行应急呼叫，让患者反复尝试使用应急呼叫器，确保患者已掌握使用方法以及呼叫器正常。将 MRI 专用指脉心电监护器夹在患者手指上监控患者生命体征。

2. **患者摆位**　进行喉癌 MRI 模拟定位扫描时，建议一般使用头先进、仰卧位。患者仰卧在磁共振扫描床上，根据体位固定的要求，使用相应的 MRI 兼容体位固定装置对患者进行精确摆位。如有喉管，建议为患者使用喉部开口面膜，并时刻关注患者状态。叮嘱患者在扫描期间尽量少做吞咽动作，以减少运动伪影。

3. **体表标记**　为了达到精确定位的目的，需要使用外置激光灯系统在患者体内建立虚拟的三维坐标系。在完成体位固定后，打开磁共振模拟定位室内的外置三维激光灯系统,并利用外置三维激光灯系统两侧墙面和顶面所发出的激光,与患者面膜上模拟机在左、右、前的三个十字交叉点标记线进行对齐。必要时在每个十字交叉点处放置 MRI 可成像的专用外部参考标记点。

4. 线圈选择与放置　磁共振喉癌患者模拟定位扫描时,一般可以单独采用体部线圈(torso coil)扫描或者是体部线圈和柔性线圈(flex coil)相结合的方式扫描。注意使用线圈时,不要遮挡患者呼吸通道,以免患者出现呼吸不畅。并嘱咐患者减少吞咽运动或幅度。

5. 进入磁体等中心　在完成激光灯对齐及线圈放置后,需要打开 MRI 模拟定位机内置激光灯,并通过 MRI-sim 移床至扫描平面(travel-to-scanplane)功能,将成像的部位送入磁体等中心。完成后确保已关闭外置激光灯系统,因为外置激光灯系统通电下的电流会干扰主磁场,在扫描的过程中可能会对图像质量造成影响。

6. 扫描　在磁共振操作台上核实建档的患者信息是否正确,并选择相应的扫描序列(表 5-1-3)。先进行磁共振定位像的扫描,待定位像扫描完成后,在定位像上为每个序列进行定位。扫描时采用横轴位扫描,前后(A/P)、头脚(H/F)、左右(L/R)三个方向均不加角度,以便于与 CT 模拟定位图像做刚性融合。扫描 FOV 范围覆盖申请单上标注的所需范围即可(图 5-1-15)。

表 5-1-3　喉癌 MRI-sim 扫描常用序列

扫描序列			目的
权重	扫描方式	方位	
T₂	2D	三方位	磁共振定位像,用于后面的序列进行定位范围选择
T₂	2D	横轴位	主要显示病变,便于对靶区的范围进行勾画
T₁	3D	横轴位	主要显示解剖结构,以便于医生对危及器官进行勾画
T₁增强	3D	横轴位	建议采用压脂扫描,对肿瘤、肿大淋巴结与正常结构的鉴别很有价值,主要用于靶区勾画

【喉癌 MRI 模拟定位增强扫描】

喉癌 MRI 模拟定位增强扫描前,需确认患者是否满足 MRI 对比剂使用安全规范。增强扫描一般在平扫后进行,因此需要患者提前建立静脉通道,并准备好高压注射器,注入需要的增强对比剂和生理盐水,通过连接管将高压注射器连接至患者静脉注射针头。对比剂的注射通常通过静脉注射,MRI 模拟定位通常以 2.0~2.5ml/s 的注射速率注入对比剂 10~20ml(按每千克体重 0.2ml),并注入等量的生理盐水,然后延迟 80s 开始扫描。

患者增强扫描后需将其安置在相应区域休息,观察 30min 后没有不良反应才可以拔去静脉注射针头,离开检查区。

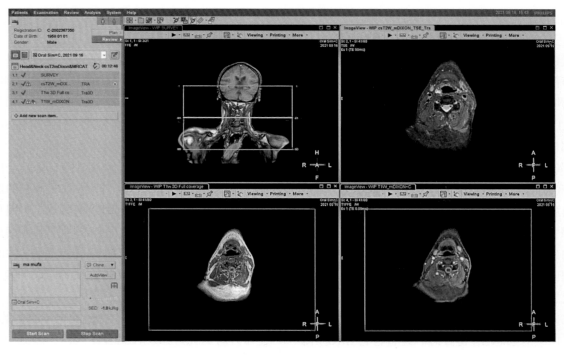

图 5-1-15　喉癌 MRI 模拟定位扫描方位及范围

【喉癌 MRI 模拟定位序列】

1. T₁ **序列** T₁WI 序列主要用于显示该区域细小的解剖结构及其位置关系，利用组织对比度良好的高信噪比图像进行结构勾画，可以提升危及器官等勾画精度（图 5-1-16）。T₁WI 序列推荐使用快速梯度回波方式采集，并使用 3D 扫描，可以缩短采集时间，减小患者不自主运动及吞咽运动造成的运动伪影。扫描层厚建议 3mm，层间距一定设置为 0mm，扫描层数为 80~120（根据医生需要的扫描范围决定，一般从额窦上缘至隆突下 2cm），扫描视野一般为 280mm（A/P 方向）×350mm（L/R 方向），体素大小为 1.2mm×1.2mm。一般扫描时间为 2~4min。扫描时建议在扫描范围上、下方使用饱和带，以消除颈部血管搏动伪影。

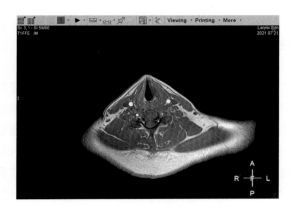

图 5-1-16 T₁WI 图像

2. T₂ **序列** 一般喉癌 MRI 模拟定位 T₂WI 建议使用常规 T₂ 序列，也可以采用水脂分离技术的快速自旋回波序列，一次采集同时生成脂肪抑制和非脂肪抑制的序列，突出病灶以及颈部淋巴结的显示（图 5-1-17）。而如果采用 SPIR 等技术压脂时会出现压脂不均的问题。扫描层厚建议 3mm，层间距同样设置为 0mm，扫描层数为 80~120（根据医生需要

的扫描范围决定，一般从额窦上缘至隆突下 2cm），扫描视野一般为 280mm（A/P 方向）×350mm（L/R 方向），体素大小为 1mm×1mm。一般序列扫描时间为 4~6min，有喉管的患者需要密切关注患者状态和生命体征。

3. DWI **序列** DWI 对于颈部淋巴结比较敏感，必要的时候可以在扫描时作为补充扫描。因为颈部解剖结构比较复杂，含有气体，局部磁场均匀性较差，而常规的 DWI 序列一般采用 EPI 技术进行采集，图像会有明显的形变问题，所以用 EPI 技术采集得到的图像无法用于靶区勾画，只能作为参考。采用 TSE 技术的 DWI 序列可以明显减少甚至消除 DWI 图像的形变问题，只是和常规的 DWI-EPI 序列相比，DWI-TSE 序列扫描时间会增加 3~5min。一般喉癌患者 DWI-TSE 扫描层厚为 8mm，层间距为 0mm，扫描层数为 20~40（扫描范围一般以患者情况为准，大多数情况下完全包含颈部、颌下及咽后淋巴结即可），扫描视野一般为 350mm（A/P 方向）×350mm（L/R 方向），体素大小为 3mm×3mm。一般扫描时间在 4~8min。

4. **增强序列** 因为颈部脂肪组织较多，因此进行喉癌 MRI-sim 增强扫描时，必须使用 T₁WI 结合脂肪抑制技术，将高信号的脂肪组织抑制，才能更好地突出强化的病灶和淋巴结。T₁WI 的增强扫描一般推荐使用水脂分离技术进行脂肪抑制，可以使脂肪抑制更均匀和彻底（图 5-1-18）。扫描层厚建议 3mm，层间距一定设置为 0mm，扫描层数为 80~120（根据医生需要的扫描范围决定，一般从额窦上缘至隆突下 2cm），扫描视野一般为 280mm（A/P 方向）×350mm（L/R 方向），体素大小一般为 1mm×1mm。一般扫描时间为 2~3min。

【喉癌 MRI 模拟定位图像采集后处理】

完成患者的喉癌 MRI 模拟定位图像采集后，需

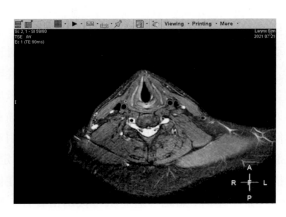

图 5-1-17 T₂WI 图像

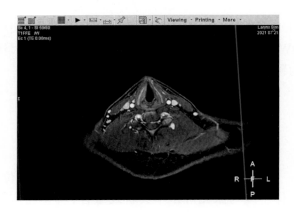

图 5-1-18 T₁WI 增强图像

要对采集到的每个序列图像进行阅览审核,以保证采集图像的质量。审核后,需要检查是否会出现图像传输中的兼容问题,比如采用水脂分离技术得到的图像层数将是 n(n 为水脂分离技术生成多少个相位的图像)倍于扫描层数,在传输至放疗计划系统(TPS)之前,需将其拆分,避免放疗计划系统出现无法正确读取 MRI 模拟定位图像的情况。

【影像传输及融合】

完成患者喉癌 MRI 模拟定位后,操作人员需要为患者解除体位固定装置,并从 MRI 模拟定位机房带出患者,告知其相应的注意事项。然后将我们采集得到的 MRI 模拟定位图像通过网络系统传输至放疗计划系统,并在放疗计划系统内对 CT 模拟定位图像和 MRI 模拟定位图像进行重建融合(图 5-1-19)。一般在放疗计划系统中,采用自动配准系统进行刚性配准图像融合,并手动检查融合效果。因为 MRI 模拟定位与 CT 模拟定位之间会出现二次摆位而导致的摆位误差,所以在图像融合后,以 CT 模拟定位图像为标准进行勾画,MRI 模拟定位图像仅为参考。

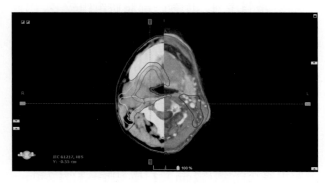

图 5-1-19 CT 和 MRI 图像融合

在喉癌中,建议使用 T_1WI 增强扫描以及 T_2WI 作为参考对肿瘤范围、颈部、咽后、颌下淋巴结区域的勾画及危及器官进行勾画,而 DWI 成像因为往往存在几何失真及图像形变,一般不建议用于勾画。当然,如果能解决图像形变问题,如使用 DWI-TSE 技术,也可将其用于图像配准与融合,作为靶区勾画的参考。

四、脑瘤(转移瘤)的模拟定位

(一)CT 定位前准备

【体位固定及摆位要点】

一般采用仰卧位,利用三维激光灯进行摆位。人体中线与激光灯正中矢状线重合,耳垂与床面相垂直。双手自然下垂置于身体两侧,去除假牙、助听器、假发、耳环及项链等位于治疗区域的各种穿戴。建议使用头颈肩热塑膜、联合塑胶头枕或者热塑成形垫或发泡胶头枕作为固定装置,有效减少肩部虚位、头颈部与头枕间虚位,提高精度与舒适度。下颌上仰使颈部充分显露,热塑膜固定后要使之与人体轮廓如前额、鼻骨、下颌和两肩部位贴合,保证患者体位重复性(详细参考体位固定章节)。

(二)CT 扫描

【扫描前准备及范围】

在 CT 控制系统中输入患者信息,对患者进行建档。设定头颈部扫描程序,设置扫描体位(一般为仰卧位,头先进),获取患者扫描部位冠状面 CT 定位图像,如颅顶头皮上缘-寰椎。再次通过冠状面定位图像确认患者位置是否有倾斜。有条件的单位同时应用 MRI 定位。CT/MRI 融合有助于明确肿瘤范围,以便更精确地进行靶区勾画。

【设定参考标记点】

将 CT 外置激光系统复零,调整固定器位置使患者正中矢状位与纵轴激光线尽量重合对齐。调整定位床的位置,使三个激光十字交叉点落在脑瘤靶区中心位置(通常需结合 MRI 图像位置确定)附近。注意应避免正中激光交叉指示点落在患者眼眶或鼻孔等凹陷位置,贴上胶纸或标签纸画上十字标记,放置金属标记。

定位床移入机架内,打开内置激光系统,调整床前后位置,使内激光与定位标记重合,设为零层面,并将床进一步推入定位于扫描下界相应位置。

【扫描参数】

在冠状面定位图像上设置扫描范围,确保扫描扩展视野(FOV)足够包括患者肩部最宽处,以保证患者轮廓的完整性(图 5-1-20)。对比剂用量为 80~100ml,静脉注射的流速为 1.4~2.0ml/s,延迟扫描时间为 38~50s。进行增强 CT 扫描前,需启动高压注射器,通过静脉针头注入 CT 扫描对比剂。儿童一般为 1ml/s。扫描参数一般设置为管电流 200~250mA,管电压为 120kV/140kV,对于未成年人应酌情降低管电压到 60~120kV。增强扫描具体使用数据还应根据患者年龄、血管情况,使用对比剂种类、对比剂浓度、机器配置等实际情况决定。扫描过程中严密观察患者情况,结束后嘱患者在休息区观察半小时,如无不适症状可拔出留置针。嘱患者 24h 内多饮水,加速对比剂的排出。确认 CT

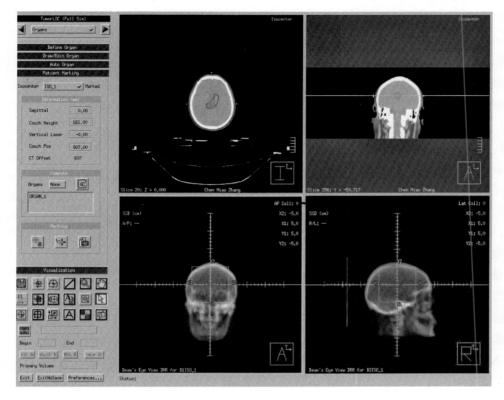

图 5-1-20　脑瘤 CT 模拟定位 CT（中心位）方位及范围

影像传送治疗计划工作站。

（三）MRI 模拟定位技术

脑转移瘤易发生在灰质和白质交界处，以额、颞、顶叶多见，枕叶少见，而且 70%~80% 为多发。因此，MRI 影像的高软组织对比度可以较清晰地显示病灶及病灶周围水肿带，相较于 CT 更易于早期发现脑转移，在有些脑转移灶在 CT 未出现异常时即可显示。而且更好的软组织对比度可以使勾画危及器官时更有把握，比如海马区、视交叉等。

【脑转移瘤 MRI 模拟影像获取前的准备】

向患者简单叙述 MRI 模拟定位的流程，并让患者按照需求做好相应的衣物准备。进入扫描间之前需向患者说明扫描过程中可能出现的不适，如发热、周围神经刺激、噪声问题等，并交代患者如何使用应急呼叫。脑转移瘤患者大多数有中枢神经系统功能紊乱的症状，如果患者意识较弱，建议 MRI 模拟定位时有家属在 MRI 扫描室陪同。

按照 MRI 的安全性要求，核实患者有无 MRI 模拟定位绝对禁忌证，检查患者是否符合 MRI 扫描安全性要求。进行模拟定位前需摘除患者身上所有的金属物品，以免发生意外。确认患者或家属已签署 MRI 模拟定位检查同意书，并知晓相关注意事项。

【脑转移瘤 MRI 模拟定位扫描】

1. **听力保护和呼叫措施**　在患者进入磁共振

模拟定位室后，让患者使用降噪耳塞或者棉花进行隔音降噪。告知患者在出现不适时使用应急呼叫，让患者反复尝试使用应急呼叫器，确保患者已掌握使用方法。在患者意识较弱时，交代患者家属实时监测患者状态，在出现异常时及时反馈，必要时为患者佩戴指脉心电监控器监测患者生理状态。

2. **患者摆位**　进行脑转移瘤 MRI 模拟定位扫描时，建议一般使用头先进、仰卧位。患者仰卧在磁共振扫描床上，按照 CT 模拟定位一致的体位和固定装置，使用相应 MRI 兼容的体位固定装置对患者进行精确摆位。建议时刻关注患者状态。

3. **体表标记**　为了达到精确定位的目的，需要使用外置激光灯系统在患者体内建立虚拟的三维坐标系。在完成体位固定后，打开磁共振模拟定位室内的外置三维激光灯系统，并利用外置三维激光灯系统两侧墙面和顶面所发出的激光，与患者面膜上模拟机在左、右、前的三个十字交叉点标记线进行对齐。必要时在每个十字交叉点处放置 MRI 可成像的专用外部参考标记点。

4. **线圈选择与放置**　磁共振脑转移瘤患者模拟定位扫描时，一般可以单独采用柔性线圈（flex coil）扫描。注意使用线圈时，不要遮挡患者呼吸通道，以免患者出现呼吸不畅。

5. **进入磁体等中心**　在完成激光灯对齐及线圈

放置后,需要打开 MRI 模拟定位机内置激光灯,并通过 MRI-sim 移床至扫描平面(travel-to-scanplane)功能,将成像的部位送入磁体等中心。完成后确保已关闭外置激光灯系统,因为外置激光灯系统通电时会干扰主磁场,在扫描的过程中可能会对图像质量造成影响。

6. **扫描** 在磁共振操作台上核实建档的患者信息是否正确,并选择相应的扫描序列(表 5-1-4)。先进行磁共振定位像的扫描,待定位像扫描完成后,在定位像上为每个序列进行定位。扫描时采用横轴位扫描,前后(A/P)、头脚(H/F)、左右(L/R)三个方向均不加角度,以便与 CT 模拟定位图像做刚性融合。扫描 FOV 范围覆盖医生提交申请单上标注的所需范围即可(图 5-1-21)。

【脑转移瘤 MRI 模拟定位增强扫描】

脑转移瘤 MRI 模拟定位增强扫描前,需确认患者是否满足 MRI 对比剂使用安全规范。增强扫描一般在平扫后进行,因此需要患者提前建立静脉通道,并准备好高压注射器,注入需要的增强对比剂和生理盐水,通过连接管将高压注射器连接至患者静脉注射针头。对比剂的注射通常通过静脉注射,MRI 模拟定位通常以 2.0~2.5ml/s 的注射速率注入对比剂 10~20ml(按每千克体重 0.2ml),并注入等量的生理盐水。因为脑转移瘤需要筛查小病灶,因此建议采取增加对比剂剂量或延迟扫描的方法,一般建议延迟 3~5 分 min 后开始扫描。

表 5-1-4 脑转移瘤 MRI-sim 扫描常用序列

扫描序列			目的
权重	扫描方式	方位	
T_2	2D	三方位	磁共振定位像,用于后面的序列进行定位范围选择
T_2	2D 或 3D	横轴位	主要显示病变,便于对靶区范围进行勾画
T_1	3D	横轴位	主要显示解剖结构,以便于医生对危及器官进行勾画
T_2 液体衰减反转恢复(FLAIR)	2D 或 3D	横轴位	鉴别病灶及周围水肿范围,便于靶区精确勾画
T_1 增强	3D	横轴位	建议使用脂肪抑制技术,更加清晰地显示病灶范围,以便靶区勾画

患者增强扫描后需将其安置在相应区域休息,观察 30min 后没有不良反应才可以拔去静脉注射针头,离开检查区。

【脑转移瘤 MRI 模拟定位序列】

1. **T_1 序列** T_1WI 序列利用组织对比度良好的高信噪比图像对危及器官结构进行勾画,可以提升危及器官等勾画精度(图 5-1-22)。T_1WI 序列推荐使用快速梯度回波序列,并使用 3D 扫描模式采集,可以缩短采集时间。

三维适形或调强治疗扫描层厚建议 3mm,层间距一定设置为 0mm,扫描层数为 50~70(根

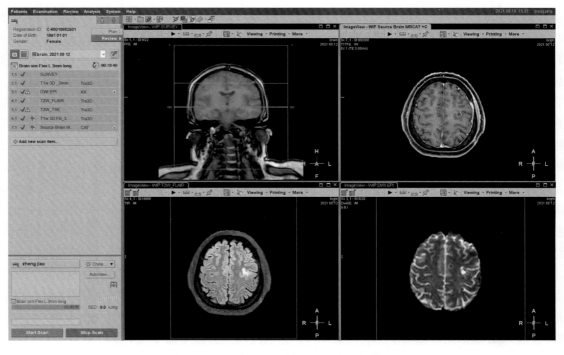

图 5-1-21 脑瘤 MRI 模拟定位方位及范围

据医生需要的扫描范围决定，一般从头顶至颅底），扫描视野一般为 250mm（A/P 方向）×230mm（L/R 方向），体素大小为 1mm×1mm。一般扫描时间为 2~3min。

采取立体定向放射外科（stereotactic radiosurgery，SRS）或者射波刀（Cyber Knife）方案的患者建议采用更薄的层厚（图 5-1-23）。扫描层厚建议 2mm，层间距为 1mm，扫描层数 150~200（根据医生需要的扫描范围决定，一般从头顶至颅底），扫描视野一般为 250mm（A/P 方向）×230mm（L/R 方向），体素大小为 1mm×1mm。一般扫描时间为 3~5min。

2. T₂ 序列　一般脑转移瘤 MRI 模拟定位

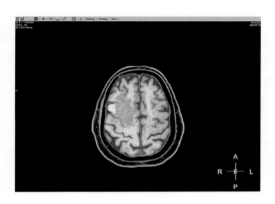

图 5-1-22　T₁WI 3mm 图像

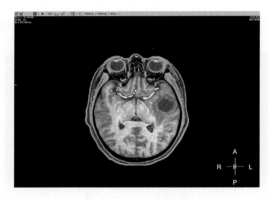

图 5-1-23　T₁WI 1mm 图像

T₂WI 建议同时采集常规 T₂ 序列和 T₂ FLAIR 序列。T₂ FLAIR 序列通过抑制自由水的信号，可以区分转移瘤瘤周水肿带与囊肿，更好地显示肿瘤与水肿带（图 5-1-24）。

三维适形或调强治疗扫描层厚建议 3mm，层间距同样设置为 0mm，扫描层数为 50~70（根据医生需要的扫描范围决定，一般从头顶至颅底），扫描视野一般为 250mm（A/P 方向）×230mm（L/R 方向），体素大小为 1mm×1mm。一般扫描时间为 3~5min。

采取立体定向放射外科（stereotactic radiosurgery，SRS）或者射波刀（Cyber Knife）方案的患者建议采用更薄的层厚（图 5-1-25）。扫描层厚建议 2mm，层间距为 1mm，扫描层数 150~200（根据医生需要的扫描范围决定，一般从头顶至颅底），扫描视野一般为 250mm（A/P 方向）×230mm（L/R 方向），体素大小为 1mm×1mm。一般扫描时间为 3~5min。

3. DWI 序列　DWI 在脑转移瘤中具有一定的参考价值，一般颅内 DWI 弥散加权使用两个 B 值（B=0，B=1 000）扫描（图 5-1-26）。但需注意，不是所有的脑转移瘤都会出现弥散受限，因此不能完全以 DWI 弥散加权图像用作脑转移瘤的鉴别诊断。脑转移瘤 DWI 序列扫描层厚建议 6mm，层间距同样设置为 0mm，扫描层数为 20~28（根据医生需要的扫描范围决定，一般从头顶至颅底），扫描视野一般为 250mm（A/P 方向）×230mm（L/R 方向），体素大小为 1.5mm×1.5mm。一般扫描时间为 0.5~1.0min。

4. 增强序列　进行脑转移瘤 MRI-sim 增强扫描时，必须使用 T₁WI 结合脂肪抑制技术，将高信号的脂肪组织抑制，才能更好地突出强化的脑转移灶，特别是小病灶。

三维适形或调强治疗扫描层厚建议 3mm，层间距一定设置为 0mm，扫描层数为 50~70（根据医生

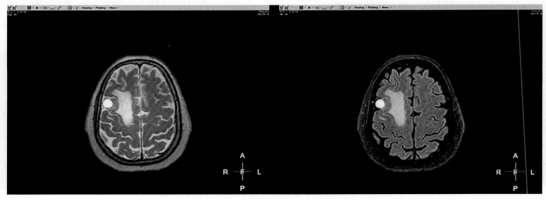

图 5-1-24　T₂WI、T₂ FLAIR 图像

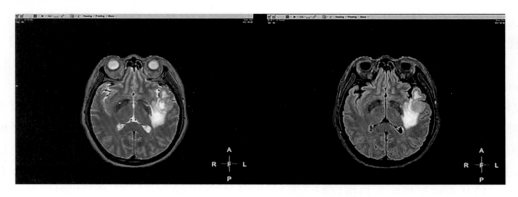

图 5-1-25 T₂WI、T₂ FLAIR 1mm 图像

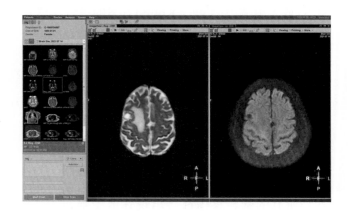

图 5-1-26 DWI 图像

需要的扫描范围决定，一般从头顶至颅底），扫描视野一般为 250mm（A/P 方向）×230mm（L/R 方向），体素大小为 1mm×1mm。一般扫描时间为 2~3min（图 5-1-27）。

采取立体定向放射外科（stereotactic radiosurgery，SRS）或者射波刀（Cyber Knife）方案的患者建议采用更薄的层厚（图 5-1-28）。扫描层厚建议 2mm，层间距为 1mm，扫描层数为 100~200（根据医生需要的扫描范围决定，一般从头顶至颅底），扫描视野一般为 250mm（A/P 方向）×230mm（L/R 方向），体素大小为 1mm×1mm。一般扫描时间为 4~6min。

【脑转移瘤 MRI 模拟定位图像采集后处理】

完成患者的脑转移瘤 MRI 模拟定位图像采集后，需要对采集到的每个序列图像进行阅览审核，以保证采集图像的质量。审核后，需要检查是否会出现图像传输中的兼容问题，避免放疗计划系统出现无法正确读取 MRI 模拟定位图像的情况。

【影像传输及融合】

完成患者脑转移瘤 MRI 模拟定位后，操作人员需要为患者解除体位固定装置，并从 MRI 模拟定位机房带出患者，告知其相应的注意事项。然后将我们采集得到的 MRI 模拟定位图像通过网络系统传输至放疗计划系统，并在放疗计划系统内对 CT 模拟定位图像和 MRI 模拟定位图像进行重建融合（图 5-1-29）。一般在放疗计划系统中，采用自动配准系统进行刚性

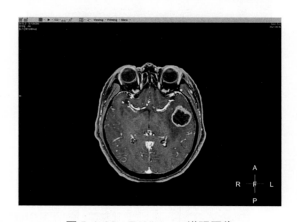

图 5-1-28 T₁WI 1mm 增强图像

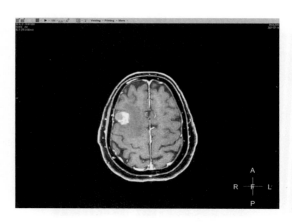

图 5-1-27 T₁WI 3mm 增强图像

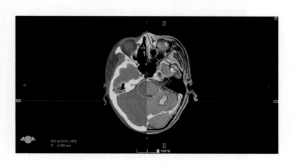

图 5-1-29 CT 和 MRI 图像融合

配准图像融合,并手动检查融合效果。因 MRI 模拟定位与 CT 模拟定位之间会出现二次摆位而导致的摆位误差,在图像融合后,以 CT 模拟定位图像为基础进行勾画,MRI 模拟定位图像仅为参考。

在脑转移瘤中,建议使用 T_1WI 增强扫描以及 T_2 FLAIR 作为参考对肿瘤范围水肿范围及危及器官进行勾画。

第二节　胸部肿瘤放疗模拟定位技术

一、肺癌的模拟定位

(一)CT 定位前准备

【体位固定及摆位要点】

患者一般取仰卧位,可采用负压真空垫(或塑形垫或发泡胶)、或结合热塑膜方式加以体位固定。体位固定注意使人体中线保持水平,平躺,控制旋转误差。肺部 SRT 治疗也可考虑应用负压垫结合腹压板固定方式,对减少头脚方向误差及肿瘤的运动有一定效果。CT 定位前应对患者进行呼吸训练,使其保持平静、均匀呼吸(详细参考体位固定章节)。

(二)CT 扫描

【扫描前准备及范围】

在 CT 模拟机上建立患者 CT 扫描定位档案,设定扫描胸部方式,扫描患者胸部冠状面定位图,考虑到患者的呼吸运动幅度,上下界可外放 1~2cm,一般根据冠状定位图设为弹性圆锥水平至 T_{12} 椎体下缘水平或更下端或膈下 1cm。

【设定参考标记点】

胸部肿瘤的 CT 扫描,其参考标记点头脚方向一般靠近肿瘤区几何中心处,尽量靠近肿瘤区;人体中线与矢状位激光线重合,水平方向一般以腋中线为准,另外由于胸部有呼吸运动,应选择呼气末或吸气末作为标记点坐标。

定位床移入机架内,打开内置激光系统,调整床前后位置,使内激光与定位标记重合,设为零层面,需留意患者前方的 CT 定位点是否会随呼吸运动上下浮动,为了避免遗漏应尽量将参考点置于呼吸运动上下幅度中间。观察可成像标志物在激光照射下是否反光,如有反光说明位置正确,置零位并将床进一步推入定位于扫描下界相应位置。

【扫描参数】

按治疗计划的要求对相应部位进行平扫加增强扫描。一般选择头先进,螺旋扫描,扫描层数

一般根据照射靶区的要求决定,扫描层厚一般为 3~5mm。为了取得较大的扫描范围又不使层数太多而影响增强效果,可采用病灶区层厚 3mm,以外区域逐步过渡为 5mm 的混合扫描技术,管电压为 120kV,管电流 200~250mA,pitch 值 ≈1;FOV 必须完全包含患者皮肤轮廓,一般设为 500mm,对瘦小的患者可适当减少;机架旋转一圈的时间可设为 0.75~1.00s,对无法长时间保持不动,如有上腔静脉阻塞综合征的患者可缩短至 0.5s 或更快。增强扫描对比剂的注射速率成人一般为 2.0~3.0ml/s,延时 50s,总量为 80~100ml,一般不超过 100ml(图 5-2-1)。扫描结束后通过网络直接传送所有 CT 图像到治疗计划工作站。

4D-CT 定位:肺部肿瘤因为随呼吸运动位置变化较大,可以采用 4D-CT 定位。通过采集 10 个呼吸时相 CT 影像进行数据重建(回顾式),能供医师精确勾画肿瘤运动边界,帮助定义个体化靶区,以利于精确制定计划(图 5-2-2)。

(三)MRI 模拟定位技术

肺部因为含有大量气体,而且肺部及肺泡的含氢量少,导致 MRI 成像在肺部有先天不足。因此肺癌模拟定位大多数以 CT 模拟定位为主,MRI 模拟定位较少见。但是 CT 模拟扫描的软组织对比度差,对于肺癌与阻塞性肺炎及肺不张在图像上无法鉴别。而 MRI 模拟定位扫描可以通过增强扫描及功能成像,在鉴别肺不张与肺癌治疗后复发靶区精确勾画方面有其独有的优势。

【肺癌 MRI 模拟影像获取前的准备】

向患者简单描述 MRI 模拟定位的流程,并让患者按照体位固定的流程做好相应扫描前准备,如衣物准备等。进入扫描间之前需向患者说明可能出现的不适,并交代患者如何使用应急呼叫器。

按照 MRI 的安全性要求,核实患者有无 MRI 模拟定位绝对禁忌证,检查患者是否符合 MRI 扫描安全性要求。进行模拟定位前需摘除患者身上所有的金属物品,以免发生意外。确认患者已签署 MRI 模拟定位检查同意书,并知晓相关注意事项。

【肺癌 MRI 模拟定位扫描】

1. 听力保护和呼叫措施　在患者进入磁共振模拟定位室后,让患者利用耳塞或者棉花进行隔音降噪。告知患者在出现不适时使用应急呼叫器,让患者反复尝试使用应急呼叫器,确保患者已掌握使用方法。

2. 患者摆位　进行肺癌 MRI 模拟定位扫描

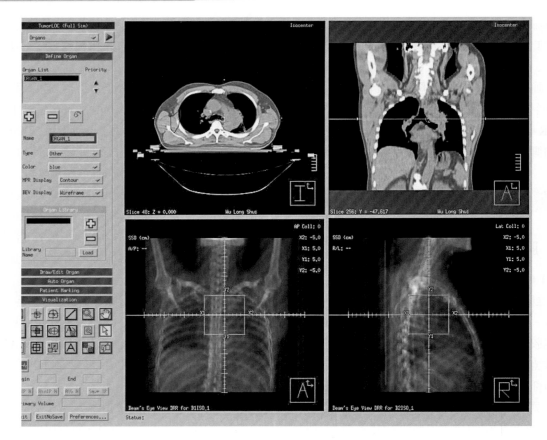

图 5-2-1　肺癌 CT 模拟定位扫描方位及范围

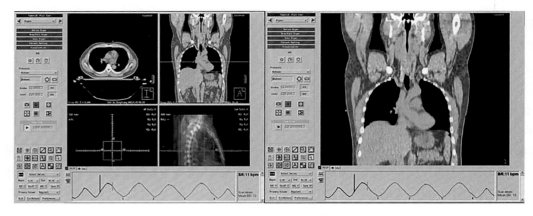

图 5-2-2　胸部 4D-CT 扫描定位

时,建议一般使用头先进、仰卧位。患者仰卧在磁共振扫描床上,根据体位固定的要求,使用相应的体位固定装置对患者进行精确摆位。

3. **体表标记**　为了达到精确定位的目的,操作人员需要通过外置三维激光定位系统在患者体内建立虚拟的三维坐标系。在完成体位固定后,打开磁共振模拟定位室内的外置三维激光定位系统,并利用外置三维激光定位系统两侧墙面和顶面所发出的激光十字线,与模拟机在左、右、前的三个十字交叉点标记线进行对齐。必要时在三个十字交叉点处放置 MRI 可成像的专用外部参考标记点。

4. **线圈选择与放置**　磁共振肺癌患者模拟定位扫描时,一般可以单独采用体部线圈(torso coil)进行图像采集,必要时(如需扫描颈部淋巴结时)可使用体部线圈和柔性线圈(flex coil)相结合的方式扫描(图 5-2-3)。注意使用线圈时,不要遮挡患者呼吸通道,以免患者出现呼吸不畅。并使线圈与患者体表保持一定距离,避免压迫患者体表,便于利用体表轮廓进行图像融合。

5. **进入磁体等中心**　在完成激光灯对齐及线圈放置后,需要打开 MRI 模拟定位机内置三维激光定位系统,并通过 MRI-sim 移床至扫描平面

（travel-to-scanplane）功能，将成像的部位送入磁体等中心（图 5-2-4）。完成后确认已关闭外置三维激光定位系统，因为外置三维激光定位系统通电时，在扫描的过程中可能会对图像质量造成影响。

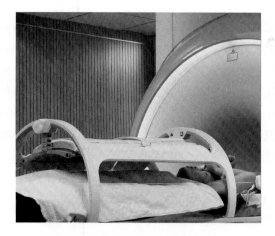

图 5-2-3　线圈放置与调节

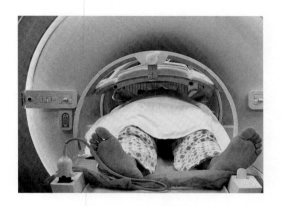

图 5-2-4　进入磁体中心

6. 扫描　在磁共振操作台上核实建档的患者信息是否正确，并选择相应的扫描序列（表 5-2-1）。先进行磁共振定位像的扫描，待定位像扫描完成后，在定位像上为每个序列进行定位。扫描时采用横轴位扫描，前后（A/P）、头脚（H/F）、左右（L/R）三个方向均不加角度，以便于与 CT 模拟定位图像做刚性融合。扫描 FOV 范围覆盖医生提交申请单上标注的所需范围即可（图 5-2-5）。

表 5-2-1　肺癌 MRI-sim 扫描常用序列

| 权重 | 扫描序列 | | 目的 |
	扫描方式	方位	
T_2	2D	三方位	磁共振定位像，用于后面的序列进行定位范围选择
T_2	2D	横轴位	主要显示病变，便于对靶区的范围进行勾画，可采用压脂扫描方式
T_1	3D	横轴位	主要显示解剖结构，但不如 CT 影像
T_1 增强	3D	横轴位	建议采用脂肪抑制，对靶区及周围结构的显示更加清晰，主要用于靶区勾画

【肺癌 MRI 模拟定位增强扫描】

肺癌 MRI 模拟定位增强扫描前，需确认患者是否满足 MRI 对比剂使用安全要求。增强扫描一般在平扫后进行，因此需要提前为患者准备静脉注射针头和高压注射器，并提前将对比剂和生理盐水吸入高压注射器针筒内。通过连接管将高压注射器连

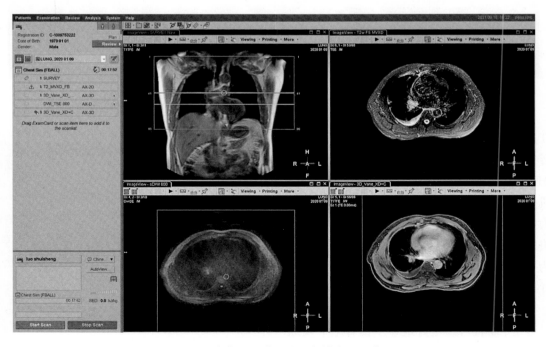

图 5-2-5　肺癌 MRI 模拟定位扫描方位及范围

接至患者静脉注射针头。对比剂的注射方式通常使用静脉团注法，并配上同等量的生理盐水，通过静脉注射。MRI 模拟定位通常以 2.0~2.5ml/s 的注射速率注入对比剂 10~20ml（按每千克体重 0.2ml），并注入等量的生理盐水，然后延迟 80s 开始扫描。

　　患者增强扫描后需将其安置在相应区域休息，观察 30min 后如果没有不良反应才可以拔去静脉注射针头，离开检查区。

【肺癌 MRI 模拟定位序列选择及参数】

　　1. T_1 序列选择　胸部 MRI 模拟定位扫描需要考虑呼吸运动对图像的影响，因此胸部 MRI 模拟定位需要采用抗运动伪影的序列进行采集，而且为了图

像融合的便利，一般采用自由呼吸扫描。因此风车技术（或螺旋桨技术）作为 MRI 模拟定位的首选抗运动伪影技术，还可以结合水脂分离技术，采用 3D 快速梯度回拨序列，一次扫描同时出 4 相位图（同相位、反相位、脂相、水相）。如果没有风车技术可以采用膈肌导航技术，但膈肌导航技术会增加扫描时间，特别是在患者呼吸不规律的情况下。扫描层厚建议 3mm，层间距一定设置为 0mm，扫描层数为 60~90（根据临床需要的扫描范围决定，一般从肺尖至肋膈角下 2cm），扫描视野一般为 450mm（A/P 方向）×450mm（L/R 方向），体素大小为 1.35mm×1.35mm。一般扫描时间为 3~5min（图 5-2-6）。

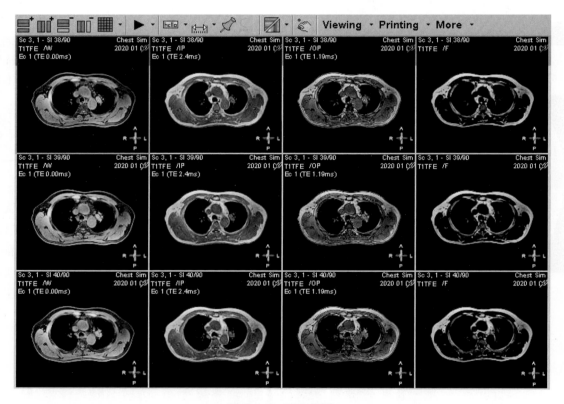

图 5-2-6　T_1WI 图像

　　2. T_2 序列选择　同 T_1 序列一样，T_2 序列同样需要抗呼吸运动位移技术，一般采用风车技术，使用 2D 快速自旋回波序列。当然也可同 T_1 序列一样采取膈肌导航技术。扫描层厚建议 3mm，层间距同样设置为 0，扫描层数为 60~90（根据临床需要的扫描范围决定，一般从肺尖至肋膈角下 2cm），扫描视野一般为 450mm（A/P 方向）×450mm（L/R 方向），体素大小为 1.35mm×1.35mm。一般扫描时间为 4~7min。建议同时采集压脂序列，以突出平扫下病灶的信号强度，而且可以更好地显示锁骨上下及纵隔淋巴结，但会增加扫描时间（图 5-2-7）。

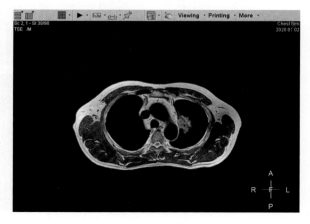

图 5-2-7　T_2WI 图像

3. DWI 序列选择　DWI 对于鉴别肺肿瘤和肺不张是一个良好的工具,在肺癌 MR 模拟定位时,建议扫描 DWI-TSE 序列,减小呼吸运动伪影的同时可以消除 DWI 序列的形变问题(图 5-2-8)。同样采用双 B 值(B=0,B=800)成像,得到定量的表观扩散系数(ADC)图,ADC 图上的低值区域为肿瘤范围,周围的稍高区域为肺不张组织,两者之间可以区分边界。扫描层厚建议 5mm,层间距设置为 0mm,扫描层数一般根据扫描范围设置 20~40 层(建议只扫描病灶区域,否则图像采集时间过长),扫描视野一般为 450mm(A/P 方向)×450mm(L/R 方向),体素大小为 3mm×3mm。一般扫描时间为 4~6min。

4. 增强序列选择　肺癌增强扫描时,可以采用与平扫相同的 T_1 序列进行(图 5-2-9)。增强扫描对于鉴别肿瘤和肺不张有显著价值,肺不张区域会明显强化,而肿瘤病灶则强化不明显。扫描层厚建议 3mm,层间距一定设置为 0mm,扫描层数为 60~90(根据临床需要的扫描范围决定,一般从肺尖至肋膈角下 2cm),扫描视野一般为 450mm(A/P 方向)×450mm(L/R 方向),体素大小为 1.35mm×1.35mm。一般扫描时间为 3~5min。

【肺癌 MRI 模拟定位图像采集后处理】

完成患者的 MRI 模拟定位图像采集后,需要对采集到的每个序列图像进行阅览审核,以保证所采集图像的质量。审核后,需要检查是否会出现图像传输中的兼容问题。特别是通过水脂分离技术得到的图像层数将是 n(n 为水脂分离技术生成几个相位的图像)倍于扫描层数。在传输至放疗计划系统(TPS)之前,需将其拆分,避免放疗计划系统出现无法正确读取 MRI 模拟定位图像的情况。

【影像传输及融合】

完成患者 MRI 图像采集后,操作人员需要为患者解除体位固定装置,并从 MRI 模拟定位机房带出患者,告知其相应的注意事项。然后将采集得到的 MRI 模拟定位图像通过网络系统传输至放疗计划系统,并在放疗计划系统内对 CT 模拟定位图像和 MRI 模拟定位图像进行重建和融合(图 5-2-10)。一般在放疗计划系统中,采用自动配准系统进行刚性配准图像融合,并手动检查融合效果。因 MRI 模拟定位与 CT 模拟定位之间会出现二次摆位而导致的摆位误差,在图像融合后,以 CT 模拟定位图像为标准进行勾画,MRI 模拟定位图像为参考。

在肺癌中,建议使用 T_1WI 增强扫描的脂肪抑制图像或 DWI-TSE 扫描后计算的 ADC 图像作为参考对肿瘤范围进行勾画,危及器官可以使用 T_1WI 平扫进行勾画,T_2WI 脂肪抑制图像可以用作颈部、纵隔淋巴结勾画。

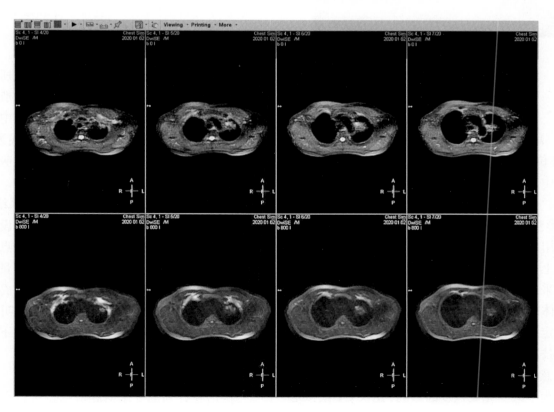

图 5-2-8　DWI 图像

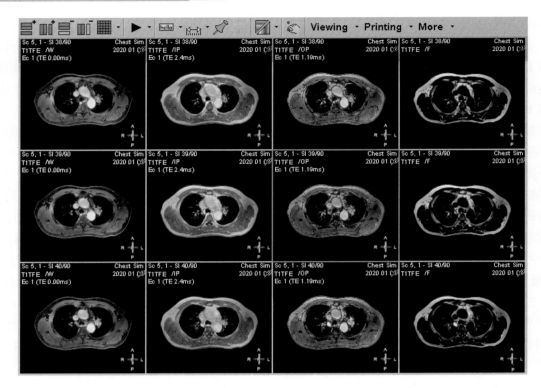

图 5-2-9　T₁WI 增强图像

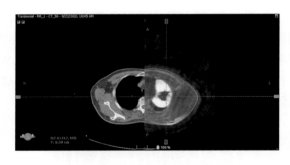

图 5-2-10　CT 和 MRI 图像融合

二、食管癌的模拟定位

（一）CT 定位前准备

【体位固定及摆位要点】

胸中下段食管癌一般采用仰卧位，双手置于身体两侧。固定装置通常采用真空垫、热塑膜、发泡胶、塑形垫，使用光学体表监测系统者需露出体表皮肤使用无热塑膜的固定技术。颈段或上胸段如采用双手上举的体位，则应当进行手部固定。固定装置通常采用真空垫或热塑膜或发泡胶或塑形垫，使用光学体表监测系统者需露出体表皮肤使用无热塑膜的固定技术。采用 4D-CT 技术或者其他呼吸运动管理技术如腹部压迫在食管肿瘤 CT 模拟定位时有积极意义，特别是在靠近胃食管连接处。在 CT 定位时为了减少充盈程度的影响，建议 CT 模拟定位前禁食 2h。

（二）CT 扫描

【扫描前准备及范围】

在 CT 模拟机上建立患者 CT 扫描定位档案，设定扫描胸部方式，扫描患者胸部冠状面定位图，考虑到患者的呼吸运动幅度，上下界可外放 1~2cm，一般根据冠状定位图设为寰椎至肋膈角下缘，包含食管全段和淋巴结转移区域。

【设定参考标记点】

食管因在纵隔部位，位置处于正中。所以食管癌的 CT 扫描，其参考标记点头脚方向一般靠近肿瘤区几何中心处，尽量靠近肿瘤区；人体中线与矢状位激光线重合，水平方向一般以腋中线为准，另外由于胸部有呼吸运动，应选择呼气末或吸气末来作为标记点坐标。

定位床移入机架内，打开内置激光系统，调整床前后位置，使内激光与定位标记重合，设为零层面，胸部患者需留意患者前方的 CT 定位点是否会随呼吸运动上下浮动，为了避免漏扫应尽量将参考点置于呼吸运动上下幅度中间。观察可成像标志物在激光照射下是否反光，如有反光说明位置正确，置零位并将床进一步推入定位于扫描下界相应位置。

【扫描参数】

按治疗计划的要求对相应部位进行平扫加增强扫描。一般选择头先进，螺旋扫描，扫描层数一般根据照射靶区的要求决定,肿瘤区域层厚最好为 3mm。为了取得较大的扫描范围又不使层数太多而影响增强效果,可采用病灶区层厚 3mm,以外区域逐步过渡为 5mm 的混合扫描技术,管电压为 120kV;200mA 或 250mA;FOV 必须完全包含患者皮肤轮廓,一般设为 500mm,对瘦小的患者可适当减少;机架旋转一圈的时间可设为 0.75~1.00s,对无法长时间保持不动,如有上腔静脉阻塞综合征的患者可缩短至 0.5s 或更快。增强扫描对比剂的注射速率成人一般为 2.0~3.0ml/s,总量为 80~100ml,一般不超过 100ml。扫描结束后通过网络直接传送所有 CT 图像到治疗计划工作站(图 5-2-11)。

4D-CT 定位:胸部肿瘤因为随呼吸运动位置变化较大,可以采用 4D-CT 定位。通过采集 10 个呼吸时相 CT 影像进行数据重建(回顾式),能供医师精确勾画肿瘤运动边界,帮助定义个体化靶区,以利于精确制定计划。

(三)MRI 模拟定位技术

食管癌通过 MRI 模拟定位可以显示食管原发病变部位的外侵程度,与周围组织器官的关系以及颈部、纵隔淋巴结转移情况,尤其是判断病变是否累及气管、血管、骨髓、椎管等。

【食管癌 MRI 模拟影像获取前的准备】

向患者简单描述 MRI 模拟定位的流程,并让患者按照体位固定的流程做好相应的扫描前准备,如衣物准备等。进入扫描间之前需向患者说明可能出现的不适,并交代患者如何使用应急呼叫器。叮嘱患者做平静有规律的呼吸,以减少呼吸运动造成的伪影。

按照 MRI 的安全性要求,核实患者有无 MRI 模拟定位绝对禁忌证,检查患者是否符合 MRI 扫描安全性要求。进行模拟定位前需摘除患者身上所有的金属物品,以免发生意外。确认患者已签署 MRI 模拟定位检查同意书,并知晓相关注意事项。

【食管癌 MRI 模拟定位扫描】

1. **听力保护和呼叫措施** 在患者进入磁共振模拟定位机房后,让患者利用耳塞或者棉花进行隔音降噪。告知患者在出现不适时使用应急呼叫器,让患者反复尝试使用应急呼叫器,确保患者已掌握使用方法。

2. **患者摆位** 进行食管癌 MRI 模拟定位扫描时,建议一般使用头先进、仰卧位。患者仰卧在磁共振扫描床上,根据体位固定的要求,使用相应的体位固定装置对患者进行精确摆位。

3. **体表标记** 为了达到精确定位的目的,操作

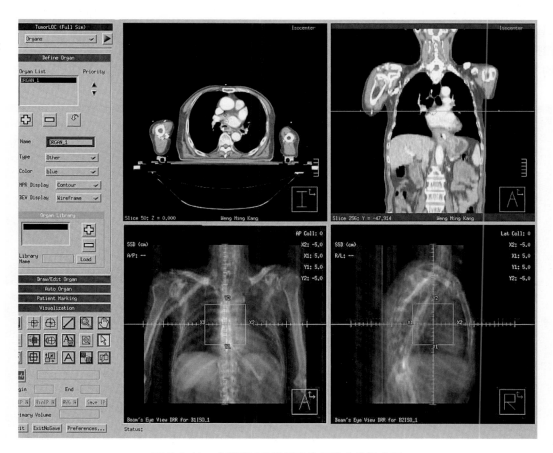

图 5-2-11 食管癌 CT 模拟定位扫描方位及范围

人员需要通过外置三维激光定位系统在患者体内建立虚拟的三维坐标系。在完成体位固定后，打开磁共振模拟定位室内的外置三维激光定位系统，并利用外置三维激光定位系统两侧墙面和顶面所发出的激光十字线，与模拟机在左、右、前的三个十字交叉点标记线进行对齐。必要时在三个十字交叉点处放置 MRI 可成像的专用外部参考标记点。

4. **线圈选择与放置**　食管癌患者磁共振模拟定位扫描时，一般可以单独采用体部线圈（torso coil）进行图像采集，必要时（颈段食管癌）可使用体部线圈和柔性线圈（flex coil）相结合的方式扫描。注意使用线圈时，不要遮挡患者呼吸通道，以免患者出现呼吸不畅。

5. **进入磁体等中心**　在完成激光灯对齐及线圈放置后，需要打开 MRI 模拟定位机内置三维激光定位系统，并通过 MRI-sim 移床至扫描平面（travel-to-scanplane）功能，将成像的部位送入磁体等中心。完成后确认已关闭外置三维激光定位系统，因为外置三维激光定位系统通电时，在扫描的过程中可能会对图像质量造成影响。

6. **扫描**　在磁共振操作台上核实建档的患者信息是否正确，并选择相应的扫描序列（表5-2-2）。先进行磁共振定位像的扫描，待定位像扫描完成后，在定位像上为每个序列进行定位。扫描时采用横轴位扫描，前后（A/P）、头脚（H/F）、左右（L/R）三个方向均不加角度，以便于与 CT 模拟定位图像做

刚性融合。扫描 FOV 范围覆盖医生提交申请单上标注的所需范围即可（图5-2-12）。

表 5-2-2　食管癌 MRI-sim 扫描常用序列

扫描序列			
权重	扫描方式	方位	目的
T₂	2D	三方位	磁共振定位像，用于后面的序列进行定位范围选择
T₂	2D	横轴位	主要显示病变，便于对靶区的范围进行勾画，建议采用压脂扫描方式，突出病灶及淋巴结
T₁	3D	横轴位	主要显示一般解剖结构
T₁ 增强	3D	横轴位	建议采用脂肪抑制，对靶区及周围结构的显示更加清晰，主要用于靶区勾画

【食管癌 MRI 模拟定位增强扫描】

食管癌 MRI 模拟定位增强扫描前，需确认患者是否满足 MRI 对比剂使用安全规范。增强扫描一般在平扫后进行，因此需要为患者提前准备静脉注射针头和高压注射器，并提前将对比剂和生理盐水吸入高压注射器针筒内。通过连接管将高压注射器连接至患者静脉注射针头。对比剂的注射方式通常使用静脉团注法，并配上同等量的生理盐水，通过静脉注射。MRI 模拟定位通常以 2.0~2.5ml/s 的注射速率

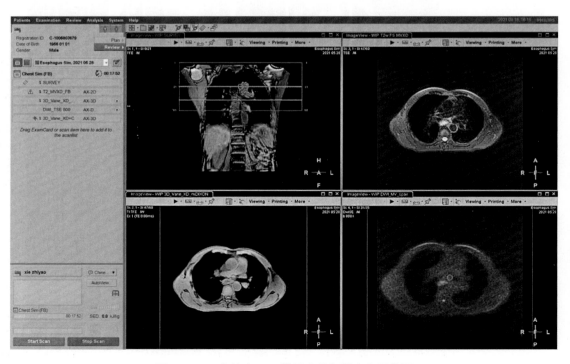

图 5-2-12　食管癌 MRI 模拟定位扫描方位及范围

注入对比剂 10~20ml（按每千克体重 0.2ml），并注入等量的生理盐水，然后延迟 80s 开始扫描。

患者增强扫描后需将其安置在相应区域休息，观察 30min 后如果没有不良反应才可以拔去静脉注射针头，离开检查区。

【食管癌 MRI 模拟定位序列选择及参数】

1. T₁ 序列选择　食管癌 MRI 模拟定位扫描需要考虑呼吸运动对图像的影响，因此食管癌 MRI 模拟定位需要采用抗运动伪影的序列进行采集，而且为了图像融合的便利，一般采用自由呼吸扫描。因此，风车技术（或螺旋桨技术）作为 MRI 模拟定位的首选抗运动伪影技术，一般使用快速梯度回波序列，还可以结合水脂分离技术，一次扫描同时出 4 相位图（同相位、反相位、脂相、水相）。如果没有风车技术可以采用膈肌导航技术，但是膈肌导航技术会增加扫描时间。扫描层厚建议 3mm，层间距一定设置为 0mm，扫描层数为 70~120（根据临床需要的扫描范围决定，一般从下颌支至肋膈角下 5cm），扫描视野一般为 450mm（A/P 方向）×450mm（L/R 方向），体素大小为 1.35mm×1.35mm。一般扫描时间为 4~7min（图 5-2-13）。

2. T₂ 序列选择　同 T₁ 序列一样，T₂ 序列同样需要抗呼吸运动位移技术，一般采用风车技术快速自旋回波序列。扫描层厚建议 3mm，层间距同样

设置为 0mm，扫描层数为 70~120（根据临床需要的扫描范围决定，一般从下颌支至肋膈角下 5cm），扫描视野一般为 450mm（A/P 方向）×450mm（L/R 方向），体素大小为 1.35mm×1.35mm。一般扫描时间为 6~9min。建议同时采集压脂序列，增强病灶的显示，判断病变的浸润范围，而且可以更好地显示颈部及纵隔淋巴结，但扫描时间会增加 5min 左右。病灶较大时，可以考虑增加层厚至 5mm，减少层数至 40~70，以减少扫描时间（图 5-2-14）。

3. DWI 序列选择　DWI 对于食管癌病变本身鉴别无明显价值，可作为淋巴结定性的参考。建议扫描 DWI-TSE 序列，减小呼吸运动伪影的同时可以消除 DWI 序列的形变问题，采用双 B 值（B=0，B=800）成像。但 DWI-TSE 序列对比度较差，一般采取增强扫描的情况下，可以不采集 DWI-TSE 序列。扫描层厚建议 5mm，层间距设置为 0mm，扫描层数一般根据扫描范围设置 20~40 层（建议只扫描病灶区域，否则图像采集时间过长），扫描视野一般为 450mm（A/P 方向）×450mm（L/R 方向），体素大小为 3mm×3mm。一般扫描时间为 4~6min（图 5-2-15）。

【增强序列选择】

食管癌增强扫描时，可以采用与平扫相同的 T₁ 序列进行。增强扫描抑制脂肪后可以清晰显示病变的浸润程度，提高靶区勾画精度。扫描

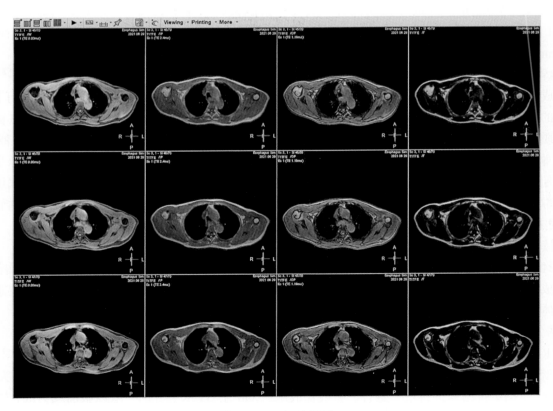

图 5-2-13　T₁WI 图像

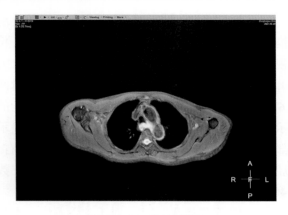

图 5-2-14　T_2WI 图像

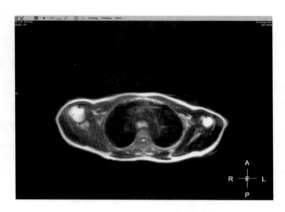

图 5-2-15　DWI 图像

层厚建议 3mm，层间距一定设置为 0mm，扫描层数为 70~120（根据临床需要的扫描范围决定，一般从下颌支至肋膈角下 5cm），扫描视野一般为 450mm（A/P 方向）×450mm（L/R 方向），体素大小为 1.35mm×1.35mm。一般扫描时间为 4~7min。

【食管癌 MRI 模拟定位图像采集后处理】

完成患者的 MRI 模拟定位图像采集后，需要对采集到的每个序列图像进行阅览审核，以保证采集图像的质量。审核后，需要检查是否会出现图像传输中的兼容问题。特别是通过水脂分离技术得到的图像层数将是 n（n 为水脂分离技术生成几个相位的图像）倍于扫描层数。在传输至放疗计划系统（TPS）之前，需将其拆分，避免放疗计划系统出现无法正确读取 MRI 模拟定位图像的情况。

【影像传输及融合】

完成患者 MRI 模拟定位后，操作人员需要为患者解除体位固定装置，并从 MRI 模拟定位机房带出患者，告知其相应的注意事项。然后将我们采集得到的 MRI 模拟定位图像通过网络系统传输至放疗计划系统，并在放疗计划系统内对 CT 模拟定位图像和 MRI 模拟定位图像进行重建融合。一般在放疗计划系统中，采用自动配准系统进行刚性配准图

像融合，并手动检查融合效果（图 5-2-16）。因 MRI 模拟定位与 CT 模拟定位之间会出现二次摆位而导致的摆位误差，在图像融合后，以 CT 模拟定位图像为标准进行勾画，MRI 模拟定位图像仅为参考。

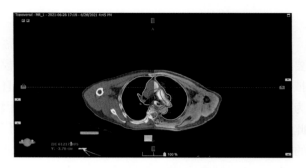

图 5-2-16　CT 和 MRI 图像融合

在食管癌中，建议使用 T_1WI 增强扫描的脂肪抑制图像作为参考对肿瘤范围进行勾画，危及器官可以使用 T_1WI 平扫进行辅助勾画，T_2WI 脂肪抑制图像可以用作颈部、纵隔淋巴结勾画。

三、乳腺癌的模拟定位

（一）CT 定位前准备

【体位固定及摆位要点】

一般采取仰卧位，首选采用乳腺托架和负压真空垫，其余可考虑使用一体化板、发泡胶、翼型板等进行固定。需注意对头颈部和上胸部的固定，提高锁骨上、下靶区的固定精度。针对保乳患者需关注治疗侧乳腺的开放状态，保证其不受压迫。对于左侧乳腺癌，通过呼吸引导技术如深吸气屏气（deep inhalation breath holding, DIBH）技术和呼吸门控技术等也可以显著减少心脏受量；计划靶体积（planning target volume, PTV）>1 000cm³ 的全乳放疗更倾向于使用俯卧位以降低心脏及左前降支冠状动脉受量；但从摆位效率以及相关装置的剂量学效应来说，采取仰卧位仍是优先选择（详细参考体位固定章节）。

（二）CT 扫描

【扫描前准备及范围】

在 CT 模拟机上建立档案，设定扫描胸部方式，扫描患者胸部冠状面定位图。根据定位要求，一般设定扫描范围 C_1 上缘至 L_2 椎体下缘。

【设定参考标记点】

患者固定之后，调整定位床位置，保乳术者头脚方向一般放置在乳头水平处，可适当向头侧移动 2cm 左右，水平方向一般以腋前线为准，左右方向定在锁骨中线处。为了便于医生确定肿瘤区范围，

体位固定时沿着乳腺原发灶瘤床手术瘢痕、腋下前哨淋巴结切口瘢痕以及可触及的乳腺边界放置标记线并能明显成像,如有引流口需单独标记。锁骨上野照射还应在锁骨下或锁骨下 0.5cm 处进行标记。根治术后或改良根治术者头脚方向一般设在隆突下 3.0cm 处;水平左右方向参照保乳术者,常规仍需依据胸壁手术瘢痕、腋窝切口瘢痕、胸壁缺损或皮色改变的内外侧边界作为参考放置;同时锁骨下或锁骨下 0.5cm 水平与胸壁缺损下 1.0cm 水平处以及引流口需进行标记。使用组织等效补偿物 (Bolus) 时,Bolus 需紧贴皮肤放置,并需做位置标记。

定位床移入机架内,打开内置激光系统,调整床前后位置,使内激光与定位标记重合,观察可成像标志物在激光照射下是否反光,如有反光说明位置正确,置零位并将床进一步推入定位于扫描下界相应位置。

【扫描参数】

按治疗计划的要求对相应部位进行平扫。扫描层数一般根据照射靶区的要求决定,肿瘤区域层厚最好为 5mm。为了获得较大的扫描范围又不使层数太多而影响增强效果,可采用病灶区层厚 5mm 以外区域逐步过渡为 10mm 的混合扫描技术,管电压 120~140kV;管电流 300~350mA;考虑到扫描宽度需包括患者上举手臂,FOV 需放大至 600mm 左右。扫描结束后通过网络直接传送所有 CT 图像到治疗计划工作站。使用对比剂增强扫描时,对比剂的注射速率通常为 2.0~3.0ml/s,总量为 80~100ml,延迟 50s 开始扫描(图 5-2-17)。

（三）MRI 模拟定位技术

乳腺癌患者一般在放射治疗前都采取了手术,无论是保乳手术或全乳切除术,大部分患者能完整切除病灶,并做了腋下淋巴结清扫。诊断 MRI 在扫描时一般采用俯卧位以及专用的乳腺扫描线圈,使乳腺在自然悬垂的情况下,能够得到更好的成像效果。而 MRI 模拟定位时,患者需采用放射治疗体位,乳腺癌患者一般采用仰卧位,成像效果较差。综上所述,乳腺癌患者一般不建议采用 MRI 模拟定位。

【乳腺癌 MRI 模拟影像获取前的准备】

向患者简单描述 MRI 模拟定位的流程,并让患者按照体位固定的流程做好相应的扫描前准备,如衣物准备等。进入扫描间之前需向患者说明可能出现的不适,并交代患者如何使用应急呼叫器。叮嘱患者平静有规律地呼吸,以减少呼吸运动造成的伪影。

按照 MRI 的安全性要求,核实患者有无 MRI

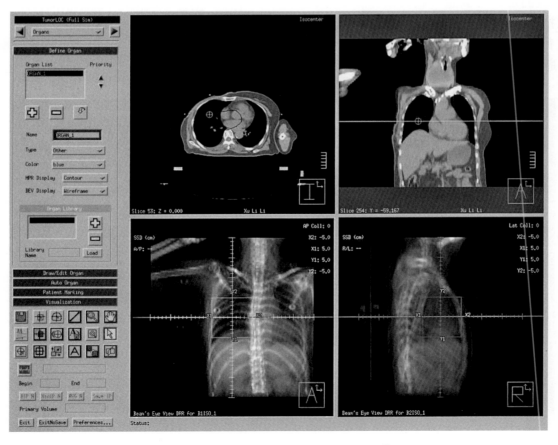

图 5-2-17　乳腺癌 CT 模拟定位扫描方位及范围

模拟定位绝对禁忌证,检查患者是否符合 MRI 扫描安全性要求。进行模拟定位前需摘除患者身上所有的金属物品,以免发生意外。确认患者已签署 MRI 模拟定位检查同意书,并知晓相关注意事项。

【乳腺癌 MRI 模拟定位扫描】

1. **听力保护和呼叫措施** 在患者进入磁共振模拟定位室后,让患者利用耳塞或者棉花进行隔音降噪。告知患者在出现不适时使用应急呼叫器,让患者反复尝试使用应急呼叫器,确保患者已掌握使用方法。

2. **患者摆位** 进行乳腺癌 MRI 模拟定位扫描时,建议一般使用头先进、仰卧位。患者仰卧在磁共振扫描床上,根据体位固定的要求,使用相应的体位固定装置对患者进行精确摆位。

3. **体表标记** 为了达到精确定位的目的,操作人员需要通过外置三维激光定位系统在患者体内建立虚拟的三维坐标系。在完成体位固定后,打开磁共振模拟定位室内的外置三维定位灯系统,并利用外置三维激光定位系统两侧墙面和顶面所发出的激光十字线,与模拟机在左、右、前的三个十字交叉点标记线进行对齐。必要时在三个十字交叉点处放置 MRI 可成像的专用外部参考标记点。

4. **线圈选择与放置** 磁共振乳腺癌患者模拟定位扫描时,一般可以单独采用体部线圈(torso coil)进行图像采集。注意使用线圈时,不要遮挡患者呼吸通道,以免患者出现呼吸不畅。

5. **进入磁体等中心** 在完成激光灯对齐及线圈放置后,需要打开 MRI 模拟定位机内置三维激光定位系统,并通过 MRI-sim 移床至扫描平面(travel-to-scanplane)功能,将成像的部位送入磁体等中心。完成后确保已关闭外置三维激光定位系统,因为外置三维激光定位系统通电时,在扫描的过程中可能会对图像质量造成影响。

6. **扫描** 在磁共振操作台上核实建档的患者信息是否正确,并选择相应的扫描序列(表 5-2-3)。先进行磁共振定位像的扫描,待定位像扫描完成后,在定位像上为每个序列进行定位。扫描时采用横轴位扫描,前后(A/P)、头脚(H/F)、左右(L/R)三个方向均不加角度,以便于与 CT 模拟定位图像做刚性融合。扫描 FOV 范围覆盖医生提交申请单上标注的所需范围即可(图 5-2-18)。

表 5-2-3 乳腺癌 MRI-sim 扫描常用序列

扫描序列			
权重	扫描方式	方位	目的
T_2	2D	三方位	磁共振定位像,用于后面的序列进行定位范围选择
T_2	2D	横轴位	需采用压脂扫描方式
T_1	2D 或 3D	横轴位	需采用压脂扫描方式,主要显示解剖结构
T_1 增强	3D	横轴位	用于靶区精确勾画的定性鉴别

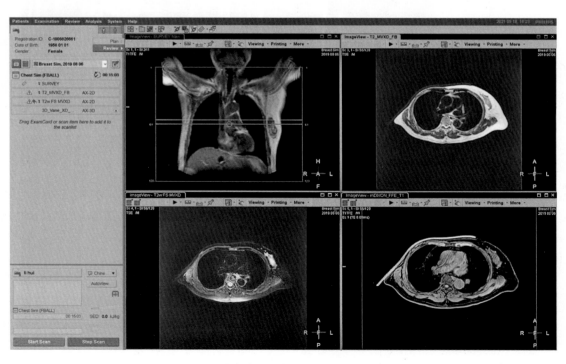

图 5-2-18 乳腺癌 MRI 模拟定位扫描方位及范围

【乳腺癌 MRI 模拟定位增强扫描】

乳腺癌 MRI 模拟定位增强扫描前,需确认患者是否满足 MRI 对比剂使用安全要求。增强扫描一般在平扫后进行,因此需要为患者提前准备静脉注射针头和高压注射器,并提前将对比剂和生理盐水吸入高压注射器针筒内。通过连接管将高压注射器连接至患者静脉注射针头。对比剂的注射方式通常使用静脉团注法,并配上同等量的生理盐水,通过静脉注射。MRI 模拟定位通常以 2.0~2.5ml/s 的注射速率注入对比剂 10~20ml(按每千克体重 0.2ml),并注入等量的生理盐水。

患者增强扫描后需将其安置在相应区域休息,观察 30min 后如果没有不良反应才可以拔去静脉注射针头,离开检查区。

【乳腺癌 MRI 模拟定位序列选择及参数】

1. **T_1 序列选择** 乳腺癌 MRI 模拟定位扫描需要考虑呼吸运动对图像的影响,因此胸部 MRI 模拟定位需要采用抗运动伪影的序列进行采集,而且为了图像融合的便利,一般采用自由呼吸扫描。因此风车技术(或螺旋桨技术)作为 MRI 模拟定位的首选抗运动伪影技术,一般使用 3D 快速梯度回波序列,此序列还可以结合水脂分离技术,一次扫描同时出 4 相位图(同相位、反相位、脂相、水相)。如果没有风车技术可以采用膈肌导航技术。扫描层厚建议 3mm,层间距一定设置为 0mm,扫描层数为 70~120(根据医生需要的扫描范围决定,一般从下颌支至肋膈角下 5cm),扫描视野一般为 450mm(A/P 方向)×450mm(L/R 方向),体素大小为 1.35mm×1.35mm。一般扫描时间为 4~7min(图 5-2-19)。

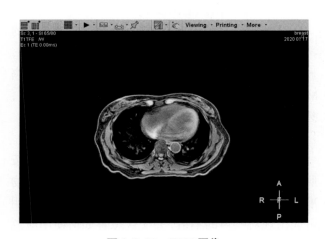

图 5-2-19 T_1WI 图像

2. **T_2 序列选择** 同 T_1 序列一样,T_2 序列同样需要抗呼吸运动位移技术,一般采用 2D 风车技术

快速自旋回波序列。扫描层厚建议 3mm,层间距同样设置为 0mm,扫描层数为 70~120(根据医生需要的扫描范围决定,一般从下颌支至肋膈角下 5cm),扫描视野一般为 450mm(A/P 方向)×450mm(L/R 方向),体素大小为 1.35mm×1.35mm。建议使用压脂序列,一般扫描时间为 9~12min(图 5-2-20)。

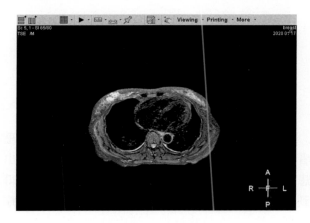

图 5-2-20 T_2WI 图像

3. **DWI 序列选择** DWI 图像可以作为乳腺良恶性肿瘤的鉴别手段之一,乳腺恶性肿瘤在 DWI 图像上表现为明显高信号,良性病变高于或略高于腺体信号。恶性肿瘤的 ADC 值明显小于良性病变和正常组织。但由于良恶性病变 ADC 亦有重叠现象,因此不能将 ADC 值作为鉴别乳腺良恶性病变的金标准。其次,因多数乳腺癌患者为术后放疗,病灶在手术中均已切除,因此 DWI 对于乳腺癌放疗模拟定位意义不大。

【增强序列选择】

乳腺癌增强扫描时,建议采取动态增强扫描。动态增强扫描建议使用 3D 序列,时间分辨率建 1min,扫描层厚建议 3mm,层间距一定设置为 0mm,扫描层数为 60~90(根据乳腺大小决定范围,一般包含完整乳腺即可),扫描视野一般为 450mm(A/P 方向)×450mm(L/R 方向),体素大小为 1.35mm×1.35mm(图 5-2-21)。

【乳腺癌 MRI 模拟定位图像采集后处理】

完成患者的 MRI 模拟定位图像采集后,需要对采集到的每个序列图像进行阅览审核,以保证采集图像的质量。审核后,需要检查是否会出现图像传输中的兼容问题。特别是通过水脂分离技术得到的图像层数将是 n(n 为水脂分离技术生成几个相位的图像)倍于扫描层数。在传输至放疗计划系统(TPS)之前,需将其拆分,避免放疗计划系统出现无法正确读取 MRI 模拟定位图像的情况。

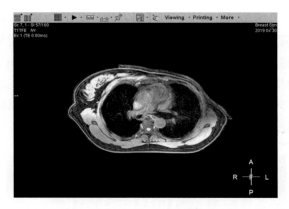

图 5-2-21 T$_1$WI 增强图像

【影像传输及融合】

完成患者 MRI 模拟定位后，操作人员需要为患者解除体位固定装置，并从 MRI 模拟定位机房带出患者，告知其相应的注意事项。然后将我们采集得到的 MRI 模拟定位图像通过网络系统传输至放疗计划系统，并在放疗计划系统内对 CT 模拟定位图像和 MRI 模拟定位图像进行重建融合。一般在放疗计划系统中，采用自动配准系统进行刚性配准图像融合，并手动检查融合效果。因 MRI 模拟定位与 CT 模拟定位之间会出现二次摆位而导致的摆位误差，在图像融合后，以 CT 模拟定位图像为标准进行勾画，MRI 模拟定位图像仅为参考。

在乳腺癌中，建议使用 T$_1$WI 增强扫描的脂肪抑制图像作为参考对肿瘤范围进行勾画，危及器官可以使用 T$_1$WI 平扫的脂肪抑制图像进行辅助勾画。

第三节 腹部肿瘤放疗模拟定位技术

一、肝癌的模拟定位

（一）CT 定位前准备

原发性肝癌患者通常在模拟定位前 3h 需空腹，禁食、禁水。CT 定位前应对患者进行呼吸训练，使其尽量保持平静、均匀呼吸。患者可采用热塑体膜、真空垫、发泡胶、立体定向体架等固定方式。使用立体定向体架＋真空垫固定方式，可更好地限制模拟定位时肿瘤患者在头脚、前后方向因呼吸运动导致的肿瘤位移，并在一定程度上使放射治疗中患者的体位更加舒适、稳定，且重复性好。模拟定位中推荐使用 4D-CT 扫描技术进行模拟定位。4D-CT 技术能准确记录肿瘤在呼吸周期内的轨迹，精确定位放射治疗靶区位置，从而减少外扩范围（详细参考体位固定章节）。

（二）CT 扫描

【扫描前准备及范围】

在 CT 模拟机上建立患者 CT 扫描定位档案，设定扫描腹部方式，扫描患者腹部冠状面定位图，患者扫描范围为膈顶上 3~5cm 至右肾下极，扫描范围内包括全肝。

【设定参考标记点】

患者固定之后，调整定位床位置，标记时应选择有骨性标记（建议剑突下）且身体刚性较好的位置，尽量接近肿瘤中心。在患者呼气末时标记参考点定位标记线，标记线建议标记在位置平坦且运动幅度小的胸廓中下位置。

定位床移入机架内，打开内置激光系统，调整床前后位置，使内激光与定位标记重合，设为零层面，并将床进一步推入定位于扫描下界相应位置。

【扫描参数】

按治疗计划的要求对相应部位进行平扫加增强扫描。一般选择头先进，螺旋扫描，扫描层数一般根据照射靶区的要求决定，肿瘤区域层厚最好为 3mm。为了取得较大的扫描范围又不使层数太多而影响增强效果，可采用病灶区层厚 3mm 以外区域逐步过渡为 5mm 的混合扫描技术，管电压为 80~120kV；管电流 260mA。增强扫描对比剂注射速度 2.5ml/s，对比剂总量 80~120ml。先进行平扫，注射对比剂 50s 后门脉期重复采集图像信息（图 5-3-1）。

4D-CT 定位：腹部肿瘤因为随呼吸运动位置变化较大，可以采用 4D-CT 定位。通过采集 10 个呼吸时相 CT 影像进行数据重建（回顾式）以供计划及剂量计算需要。

（三）MRI 模拟定位技术

MRI 具有软组织分辨率高、多参数扫描成像的特点，已经成为肝内占位病变最主要的诊断方法，显示肝癌肿瘤边界方面明显优于 CT。因此肝癌 MRI 模拟定位可以判断局部病灶大小及侵犯范围，甚至检出 CT 模拟定位无法发现的小病灶。

【肝癌 MRI 模拟影像获取前的准备】

向患者介绍 MRI 模拟定位的流程，并让患者按照体位固定的要求做好相应的扫描前准备，如衣物准备、饮食准备等。进入扫描间之前需向患者说明可能出现对噪声的不适，并交代患者如何使用应急呼叫器。

按照 MRI 的安全性要求，核实患者有无 MRI 模拟定位绝对禁忌证，检查患者是否符合 MRI 扫描安全性要求。进行模拟定位前需摘除患者身上所有

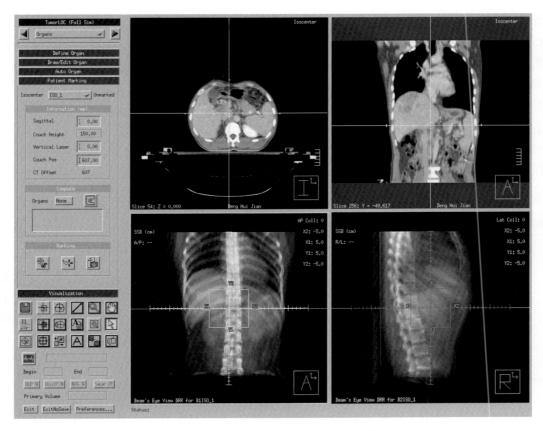

图 5-3-1　肝癌 CT 模拟定位扫描方位及范围

的金属物品,以免发生意外。确认患者已签署 MRI 模拟定位检查同意书,并知晓相关注意事项。

【肝癌 MRI 模拟定位扫描】

1. **听力保护和呼叫措施**　在患者进入磁共振模拟定位室后,让患者利用耳塞或者棉花进行隔音降噪。告知患者在出现不适时使用应急呼叫器,让患者反复尝试使用应急呼叫器,确保患者已掌握使用方法。

2. **患者摆位**　进行肝癌 MRI 模拟定位扫描时,建议一般使用头先进、仰卧位。患者仰卧在磁共振扫描床上,根据体位固定的要求,使用相应的体位固定装置对患者进行精确摆位(图 5-3-2)。

3. **体表标记**　为了达到精确定位的目的,操作人员需要通过外置激光定位系统在患者体内建立虚拟的三维坐标系。在完成体位固定后,打开磁共振模拟定位室内的外置三维激光定位系统,并利用外置三维激光定位系统两侧墙面和顶面所发出的激光十字线,与模拟机在左、右、前的三个十字交叉点标记线进行对齐。必要时在三个十字交叉点处放置 MRI 可成像的专用外部参考标记点。

4. **线圈选择与放置**　磁共振肝癌患者模拟定位扫描时,一般可以单独采用体部线圈(torso coil)

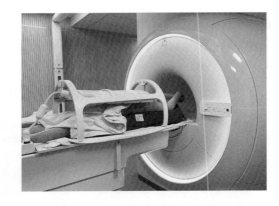

图 5-3-2　根据体位固定摆位

进行图像采集。注意使用线圈时,不要遮挡患者呼吸通道,以免患者出现呼吸不畅,并使线圈与患者体表保持一定距离,避免压迫患者体表,便于利用体表轮廓进行图像融合。

5. **进入磁体等中心**　在完成激光灯对齐及线圈放置后,需要打开 MRI 模拟定位机内置激光灯,并通过 MRI-sim 移床至扫描平面(travel-to-scanplane)功能,将成像的部位送入磁体等中心。完成后确保已关闭外置激光定位系统,因为外置激光定位系统通电时,在扫描的过程中可能会对图像质量造成影响。

6. **扫描**　在磁共振操作台上核实建档的患者信息是否正确，并选择相应的扫描序列（表 5-3-1）。先进行磁共振定位像的扫描，待定位像扫描完成后，在定位像上为每个序列进行定位。扫描时采用横轴位扫描，前后（A/P）、头脚（H/F）、左右（L/R）三个方向均不加角度，以便与 CT 模拟定位图像做刚性融合。扫描 FOV 范围覆盖申请单上标注的所需范围即可（图 5-3-3）。

表 5-3-1　肝癌 MRI-sim 扫描常用序列

扫描序列			说明
权重	扫描方式	方位	
T_2	2D	三方位	磁共振定位像，用于后面的序列进行定位范围选择
T_2	2D	横轴位	主要显示病变，便于对靶区的范围进行勾画，可以增加脂肪抑制技术使病灶显示更加清晰
T_1	3D	横轴位	主要显示解剖结构
T_1增强	3D	横轴位	建议采用脂肪抑制技术，对靶区及周围结构的显示更加清晰，主要用于靶区勾画

【肝癌 MRI 模拟定位增强扫描】

肝癌 MRI 模拟定位增强扫描前，需确认患者是否满足 MRI 对比剂使用安全要求。增强扫描一般在平扫后进行，因此需要为患者提前准备静脉注射针头、高压注射器，并提前将对比剂和生理盐水吸入高压注射器针筒内。通过连接管将高压注射器连接至患者静脉注射针头。对比剂的注射方式通常使用静脉团注法，并配上同等量的生理盐水，通过静脉注射。MRI 模拟定位通常以 2.0~2.5ml/s 的注射速率注入对比剂 10~20ml（按每千克体重 0.2ml），并注入等量的生理盐水，建议采用动态增强扫描，分别采集动脉期、门脉期以及延迟期，每期扫描时在患者呼气末进行憋气扫描。

患者增强扫描后需将其安置在相应区域休息，观察 30min 后如果没有不良反应才可以拔去静脉注射针头，离开检查区。

【肝癌 MRI 模拟定位序列选择及参数】

1. **T_1 序列选择**　肝癌 MRI 模拟定位扫描需要考虑呼吸运动对图像的影响，因此肝癌 MRI 模拟定位需要采用抗运动伪影的序列进行采集，而且为了图像融合的便利，一般采用自由呼吸扫描。因此风车技术（或螺旋桨技术）作为 MRI 模拟定位的首选抗运动伪影技术（图 5-3-4），一般可以采用 3D 快速梯度回波序列，还可以结合水脂分离技术，一次扫描同时出 4 相位图（同相位、反相位、脂相、水相）。如果没有风车技术可以采用膈肌导航技术。扫描层厚建议 3mm，层间距一定设置为 0mm，扫描层数为 60~90（根据临床需要的扫描范围决定，一般从膈肌上 3cm 到肝脏下缘下 2cm），扫描视野一般为 450mm（A/P 方向）×450mm（L/R 方向），体素大小

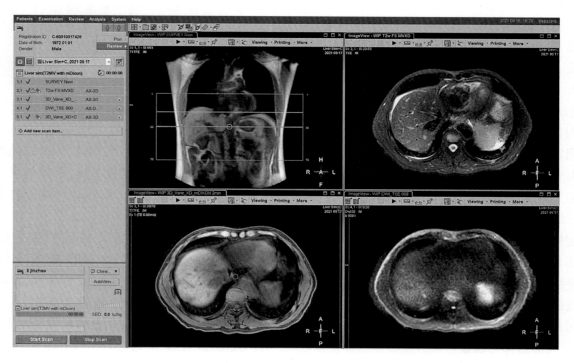

图 5-3-3　肝癌 MRI 模拟定位扫描方位及范围

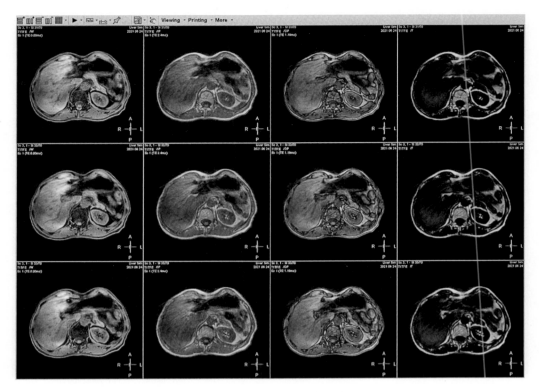

图 5-3-4　T₁WI 风车技术图像

为 1.35mm×1.35mm。一般扫描时间为 3~5min。

2. **T₂ 序列选择**　同 T₁ 序列一样，T₂ 序列同样需要抗呼吸运动位移技术，一般采用 2D 风车技术快速自旋回波序列。扫描层厚建议 3mm，层间距同样设置为 0mm，扫描层数为 60~90（根据临床需要的扫描范围决定，一般从膈肌上 3cm 到肝脏下缘下 2cm），扫描视野一般为 450mm（A/P 方向）×450mm（L/R 方向），体素大小为 1.35mm×1.35mm。一般扫描时间为 4~7min。建议同时采集压脂序列，以突出平扫下病灶的信号强度，而且可以更好地显示淋巴结，但扫描时间会增加 5min 左右（图 5-3-5）。

3. **DWI 序列选择**　DWI 可以较为均匀地抑制

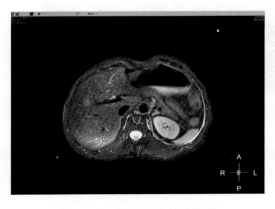

图 5-3-5　T₂WI 风车技术图像

肝脏背景信号，对肝癌和肝转移瘤，特别是小肝癌病灶的检出有着先天优势。因此肝癌 MRI 模拟定位中，DWI 序列也是基本扫描序列之一。鉴于肝脏受呼吸运动影响，肝癌 MRI 模拟定位中，建议使用风车技术的 DWI-TSE 序列进行图像采集，以减小运动伪影和 DWI 的形变。扫描层厚建议 5mm，层间距设置为 0mm，扫描层数一般根据扫描范围设置 20~40 层（建议只扫描病灶区域，否则图像采集时间过长），扫描视野一般为 450mm（A/P 方向）×450mm（L/R 方向），体素大小为 3mm×3mm。一般扫描时间为 4~6min（图 5-3-6）。

【增强序列选择】

肝癌增强扫描时，建议采集动态增强图像（图 5-3-7），用作病灶鉴别，因此一般推荐使用憋气扫描（平静呼吸下吸气后吐气再憋气），序列使用 3D 快速梯度回波序列，根据患者呼吸情况，设置单时相采集时的憋气时间。一般动脉期在开始注射对比剂后 17~23s 内采集，门脉期在开始注射对比剂后 50~60s 采集，延迟期建议在开始注射对比剂后 3~4min 扫描。层厚建议 3mm，层间距一定设置为 0mm，扫描层数为 60~90（根据临床需要的扫描范围决定，一般从膈肌上 3cm 到肝脏下缘下 2cm），扫描视野一般为 400mm（A/P 方向）×370mm（L/R 方向），体素大小为 1.9mm×1.9mm。单时相一般扫描

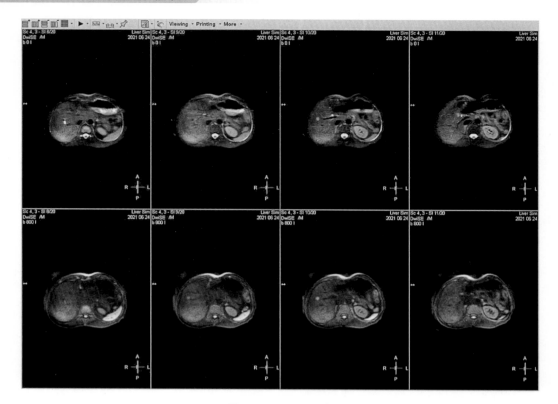

图 5-3-6　DWI 图像

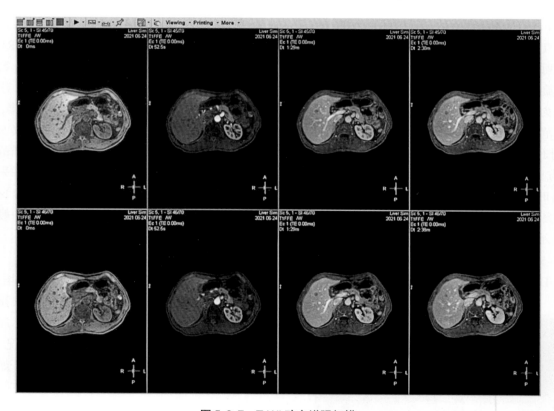

图 5-3-7　T$_1$WI 动态增强扫描

时间为 15s 左右(图 5-3-8)。

【肝癌 MRI 模拟定位图像采集后处理】

完成患者的 MRI 模拟定位图像采集后,需要对采集到的每个序列图像进行阅览审核,以保证采集图像的质量。审核后,需要检查是否会出现图像传输中的兼容问题。特别是通过水脂分离技术得到的图像层数将是 n(n 为水脂分离技术生成几个相位的图像)倍于扫描层数。在传输至放疗计划系统

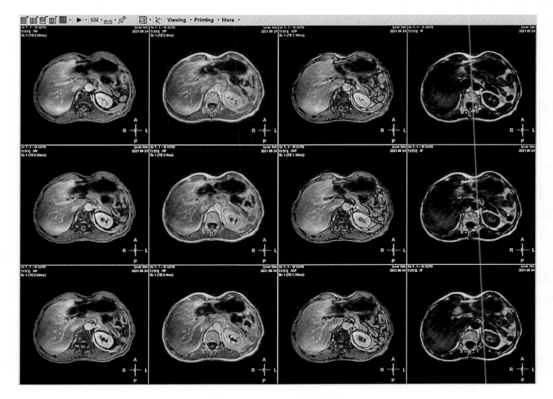

图 5-3-8　T₁WI 增强扫描

（TPS）之前，需将其拆分，避免放疗计划系统出现无法正确读取 MRI 模拟定位图像的情况。

【影像传输及融合】

完成患者 MRI 模拟定位后，操作人员需要为患者解除体位固定装置，并从 MRI 模拟定位机房带出患者，告知其相应的注意事项。然后将我们采集得到的 MRI 模拟定位图像通过网络系统传输至放疗计划系统，并在放疗计划系统内对 CT 模拟定位图像和 MRI 模拟定位图像进行重建融合（图 5-3-9）。一般在放疗计划系统中，采用自动配准系统进行刚性配准图像融合，并手动检查融合效果。因 MRI 模拟定位与 CT 模拟定位之间会出现二次摆位而导致的摆位误差，在图像融合后，以 CT 模拟定位图像为标准进行勾画，目前 MRI 模拟定位图像仅作为融合参考。

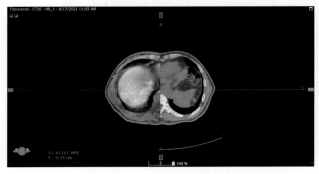

图 5-3-9　CT 和 MRI 图像融合（4D-CT 呼气末与
MRI 风车技术）

在肝癌中，建议使用 T₂WI 的脂肪抑制图像、T₁WI 增强扫描的脂肪抑制图像或 DWI-TSE 图像作为参考对肿瘤范围进行勾画，危及器官可以使用 T₁WI 平扫进行勾画。

二、胃癌的模拟定位

（一）CT 定位前准备

模拟定位前 3h 需空腹，禁食、禁水。CT 定位前应对患者进行呼吸训练，使其尽量保持平静、均匀呼吸。患者扫描时需提前半小时口服对比剂，充盈胃肠道。胃部肿瘤患者定位及放疗前在空腹状态下建议定时定量口服对比剂。胃肿瘤患者模拟定位体位常规采用仰卧位，可采用热塑体膜、真空垫、发泡胶等固定方式（详细参考体位固定章节）。

（二）CT 扫描

【扫描前准备及范围】

在 CT 模拟机上建立患者 CT 扫描定位档案，设定扫描腹部方式，扫描患者腹部冠状面定位图，患者扫描范围为膈上 4cm 至肝脏下缘，包含全胃。

【设定参考标记点】

患者固定之后，调整定位床位置，标记时应选择有骨性标记（建议剑突下）且身体刚性较好的位置，尽量接近肿瘤中心。在患者呼气末时标记参考点定位标记线，标记线建议标记在位置平坦且运动幅度小的胸廓中下位置。

定位床移入机架内，打开内置激光系统，调整床前后位置，使内激光与定位标记重合，设为零层面，并将床进一步推入定位于扫描下界相应位置。

【扫描参数】

根据临床要求一般对相应部位进行平扫加增强扫描。一般选择头先进，螺旋扫描，扫描层数一般根据照射靶区的要求决定，肿瘤区域层厚最好为 3mm（图 5-3-10）。为了取得较大的扫描范围又不使层数太多而影响增强效果，可采用病灶区层厚 3mm 以外区域逐步过渡为 5mm 的混合扫描技术，管电压为 80~120kV；管电流 260mA。增强扫描对比剂注射速度为 2.5ml/s，对比剂总量为 80~120ml。延迟时间为 50s。

（三）MRI 模拟定位技术

胃部 MRI 有着许多优势，如可以判断病变侵犯深度，评价肿瘤分期；胃壁外侧的脂肪与胃腔内容物（水或气体）有着良好的对比，以便更清晰地显示胃壁情况；腹腔内脂肪可以更好地衬托淋巴结的显示，也能更好地显示胃癌对周围组织的侵犯情况等。但同样因为其位置的特殊，成像时易受到呼吸运动影响，也需要采取一定的呼吸运动管理或抑制呼吸运动伪影的采集方式进行图像采集。胃作为消化器官，其充盈程度及内容物也会影响成像质

量，因此饮食管理也是胃癌 MRI 模拟定位时的必要准备。

【胃癌 MRI 模拟影像获取前的准备】

向患者介绍 MRI 模拟定位的流程，并让患者按照体位固定的流程做好相应的扫描前准备，如衣物准备、饮食准备（空腹）等。进入扫描间之前需向患者说明可能出现的不适，并交代患者如何正确使用应急呼叫器。

按照 MRI 的安全性要求，核实患者有无 MRI 模拟定位绝对禁忌证，检查患者是否符合 MRI 扫描安全性要求。进行模拟定位前需摘除患者身上所有的金属物品，以免发生意外。确认患者已签署 MRI 模拟定位检查同意书，并知晓相关注意事项。

【胃癌 MRI 模拟定位扫描】

1. **听力保护和呼叫措施** 在患者进入磁共振模拟定位室后，让患者利用耳塞或者棉花进行隔音降噪。告知患者在出现不适时使用应急呼叫器，让患者反复尝试使用应急呼叫器，确保患者已掌握使用方法。

2. **患者摆位** 进行胃癌 MRI 模拟定位扫描时，建议一般使用头先进、仰卧位。患者仰卧在磁共振扫描床上，根据体位固定的要求，使用相应的体位固定装置对患者进行精确摆位。

3. **体表标记** 为了达到精确定位的目的，操作人员需要通过外置激光定位系统在患者体内建立虚

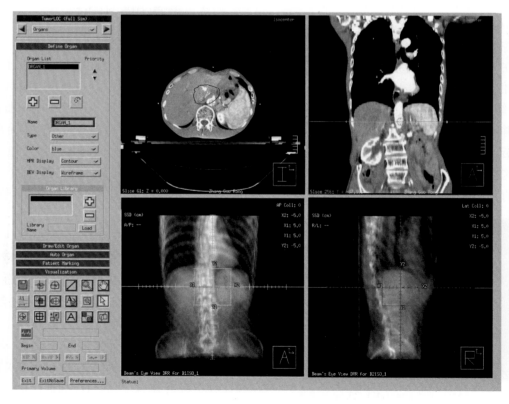

图 5-3-10 胃癌 CT 模拟定位扫描方位及范围

拟的三维坐标系。在完成体位固定后，打开磁共振模拟定位室内的外置三维激光定位系统，并利用外置三维激光定位系统两侧墙面和顶面所发出的激光十字线，与模拟机在左、右、前的三个十字交叉点标记线进行对齐。必要时在三个十字交叉点处放置 MRI 可成像的专用外部参考标记点。

4. 线圈选择与放置　磁共振胃癌患者模拟定位扫描时，一般可以单独采用体部线圈（torso coil）进行图像采集。使线圈与患者体表保持一定距离，避免压迫患者体表，便于利用体表轮廓进行图像融合。

5. 进入磁体等中心　在完成激光灯对齐及线圈放置后，需要打开 MRI 模拟定位机内置激光定位系统，并通过 MRI-sim 移床至扫描平面（travel-to-scanplane）功能，将成像的部位送入磁体等中心。完成后确保已关闭外置激光定位系统，因为外置激光定位系统通电时，电流会产生磁场，会影响 MRI 成像质量。

6. 扫描　在磁共振操作台上核实建档的患者信息是否正确，并选择相应的扫描序列（表 5-3-2）。先进行磁共振定位像的扫描，待定位像扫描完成后，在定位像上为每个序列进行定位。扫描时采用横轴位扫描，前后（A/P）、头脚（H/F）、左右（L/R）三个方向均不加角度，以便于与 CT 模拟定位图像做刚性融合。扫描 FOV 范围覆盖申请单上标注的所需范围即可（图 5-3-11）。

表 5-3-2　胃癌 MRI-sim 扫描常用序列

扫描序列			说明
权重	扫描方式	方位	
T_2	2D	三方位	磁共振定位像，用于后面的序列进行定位范围选择
T_2	2D	横轴位	主要显示病变，便于对靶区的范围进行勾画，可以增加脂肪抑制技术使病灶显示更加清晰
T_1	3D	横轴位	主要显示解剖结构
T_1增强	3D	横轴位	建议采用脂肪抑制技术，对靶区及周围结构的显示更加清晰，主要用于靶区勾画

【胃癌 MRI 模拟定位增强扫描】

胃癌 MRI 模拟定位增强扫描前，需确认患者是否满足 MRI 对比剂使用安全要求。增强扫描一般在平扫后进行，因此需要为患者提前准备静脉注射针头、高压注射器，并提前将对比剂和生理盐水吸入高压注射器针筒内。通过连接管将高压注射器连接至患者静脉注射针头。对比剂的注射方式通常使用静脉团注法，并配上同等量的生理盐水，通过静脉注射。MRI 模拟定位通常以 2.0~2.5ml/s 的注射速率注入对比剂 10~20ml（按每千克体重 0.2ml），并注入等量的生理盐水，然后延迟 5min 开始扫描。

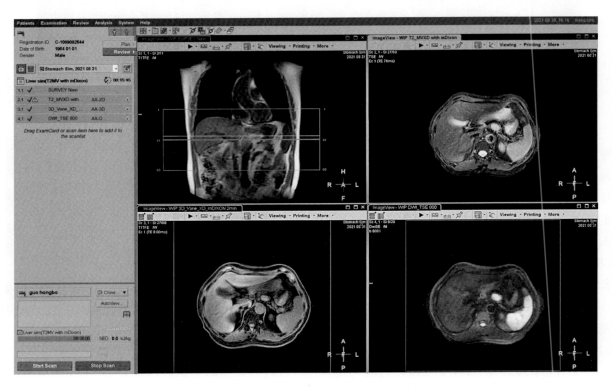

图 5-3-11　胃癌 MRI 模拟定位扫描方位及范围

反映的是对比剂在间质空隙内的潴留情况,在此期间病灶与正常胃壁组织的对比显示最明显。

患者增强扫描后需将其安置在相应区域休息,观察 30min 后如果没有不良反应才可以拔去静脉注射针头,离开检查区。

【胃癌 MRI 模拟定位序列选择及参数】

1. T_1 序列选择　胃癌 MRI 模拟定位扫描需要考虑呼吸运动对图像的影响,因此胃癌 MRI 模拟定位需要采用抗运动伪影的序列进行采集,而且为了图像融合的便利,一般采用自由呼吸扫描。因此风车技术(或螺旋桨技术)作为 MRI 模拟定位的首选抗运动伪影技术,一般可以采用 3D 快速梯度回波序列,还可以结合水脂分离技术,一次扫描同时出 4 相位图(同相位、反相位、脂相、水相)。如果没有风车技术可以采用膈肌导航技术。扫描层厚建议 3mm,层间距一定设置为 0mm,扫描层数为 60~90(根据临床需要的扫描范围决定,一般从膈肌上 3cm 到肝脏下缘),扫描视野一般为 450mm(A/P 方向)×450mm(L/R 方向),体素大小为 1.35mm×1.35mm。一般扫描时间为 3~5min(图 5-3-12)。

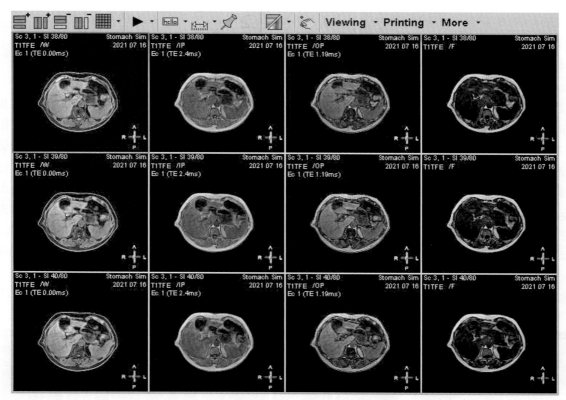

图 5-3-12　T_1WI 图像

2. T_2 序列选择　同 T_1 序列一样,T_2 序列同样需要抗呼吸运动位移技术,一般采用 2D 风车技术快速自旋回波序列。扫描层厚建议 3mm,层间距同样设置为 0mm,扫描层数为 60~90(根据临床需要的扫描范围决定,一般从膈肌上 3cm 到肝脏下缘),扫描视野一般为 450mm(A/P 方向)×450mm(L/R 方向),体素大小为 1.35mm×1.35mm。一般扫描时间为 4~7min。建议同时采集压脂序列,以突出平扫下病灶的信号强度,而且可以更好地显示淋巴结,但扫描时间会增加 5min 左右(图 5-3-13)。

3. DWI 序列选择　DWI 可以较为均匀地抑制正常组织信号,可以克服胃腔内水及邻近组织对病灶显示的干扰。因此胃癌 MRI 模拟定位中,DWI 序列也是基本扫描序列之一。由于呼吸运动

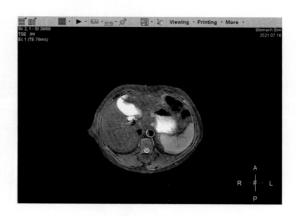

图 5-3-13　T_2WI 图像

影响,胃癌 MRI 模拟定位中,建议使用 DWI-TSE 序列进行图像采集,以减小运动伪影和 DWI 的形变。扫描层厚建议 5mm,层间距设置为 0mm,扫描层数一般根据扫描范围设置 20~40(建议只扫描病灶区域,否则图像采集时间过长),扫描视野一般为 450mm(A/P 方向)×450mm(L/R 方向),体素大小为 3mm×3mm。一般扫描时间为 4~6min。

【增强序列选择】

胃癌增强扫描时,可以采用与平扫一样的序列,运用风车技术去除呼吸运动伪影。建议采集间质期图像,在此期间正常胃壁组织与病灶对比最为明显。因此建议一般在注射对比剂后 5min 开始采集。层厚建议 3mm,层间距一定设置为 0mm,扫描层数为 60~90(根据临床需要的扫描范围决定,一般从膈肌上 3cm 到肝脏下缘下 2cm),扫描视野一般为 450mm(A/P 方向)×450mm(L/R 方向),体素大小为 1.35mm×1.35mm。一般扫描时间为 3~5min。

【胃癌 MRI 模拟定位图像采集后处理】

完成患者的 MRI 模拟定位图像采集后,需要对采集到的每个序列图像进行阅览审核,以保证采集图像的质量。审核后,需要检查是否会出现图像传输中的兼容问题。特别是通过水脂分离技术得到的图像层数将是 n(n 为水脂分离技术生成几个相位的图像)倍于扫描层数。在传输至放疗计划系统(TPS)之前,需将其拆分,避免放疗计划系统出现无法正确读取 MRI 模拟定位图像的情况。

【影像传输及融合】

完成患者 MRI 模拟定位后,操作人员需要为患者解除体位固定装置,并从 MRI 模拟定位机房带出患者,告知其相应的注意事项。然后将采集得到的 MRI 模拟定位图像通过网络系统传输至放疗计划系统,并在放疗计划系统内对 CT 模拟定位图像和 MRI 模拟定位图像进行重建融合。一般在放疗计划系统中,采用自动配准系统进行刚性配准图像融合,并手动检查融合效果。因 MRI 模拟定位与 CT 模拟定位之间会出现二次摆位而导致的摆位误差,在图像融合后,以 CT 模拟定位图像为标准进行勾画,目前 MRI 模拟定位图像仅作为融合参考。

在胃癌中,建议使用 T_2WI 的脂肪抑制图像、T_1WI 增强扫描的脂肪抑制图像或 DWI-TSE 图像作为参考对肿瘤范围进行勾画,危及器官可以使用 T_1WI 平扫进行勾画。

第四节 盆部肿瘤放疗模拟定位技术

一、宫颈癌的模拟定位

(一)CT 定位前准备

1. **肠道准备** 定位前 1 周内不能服用钡餐或进行钡剂灌肠,以免造成伪影。可建议定位前 1.5~2.0h 口服稀释对比剂,用于小肠显影,注意对比剂的浓度不宜过高,以免产生伪影。患者定位前需要排空直肠,排便困难的患者可以使用开塞露等药物促进排便。如果定位时直肠中充满粪便和气体,后续治疗时很难保证直肠体积和位置的重复性,也会造成进入靶区的直肠体积增大,加重放疗反应。

2. **膀胱准备** 定位时需要使膀胱体积充盈至 250ml 以上。膀胱充盈可以减少膀胱和小肠的受照剂量,但不必过度追求较大的膀胱体积,因为过多地充盈膀胱,在后续的治疗中很难重复,既增加患者的痛苦,也会导致子宫的位置与定位时的差异较大,甚至脱出靶区范围。

宫颈癌患者放疗时可采用热塑体膜、真空垫、发泡胶、俯卧位板等方式进行体位固定。采用俯卧位时,高剂量区的膀胱体积会减少,直肠的体积会有所增加,对于小肠的照射体积的减少,则主要体现在术后的患者。由于仰卧位时患者可以获得较好的舒适度,体位的稳定性较好,摆位精度较高,因此仰卧位可作为一般推荐。对于术后或肥胖患者,因小肠进入盆腔较多,则可以采用俯卧位(详细参考体位固定章节)。

(二)CT 扫描

【扫描前准备及范围】

在 CT 模拟机上建立患者 CT 扫描定位档案,设定扫描腹部方式,扫描患者腹部冠状面定位图,患者扫描范围根据腹主动脉旁淋巴结是否被侵犯或存在转移的高风险因素判定,宫颈癌放疗大体分为盆腔野照射和延伸野照射。如果出现腹股沟淋巴结转移或存在高风险因素,靶区的范围需要包括腹股沟淋巴结。盆腔野照射需要评价的危及器官包括膀胱、直肠、小肠、结肠、骨髓、股骨头、脊髓等。延伸野照射则需要增加考虑肾脏、肝脏等器官。为了保证计划系统计算的准确性,定位 CT 扫描范围应在靶区上下两端至少外扩 5cm,并完全包含需要评价的危及器官,FOV 的大小应完全包含患者外轮廓和定位床床板。定位时应在患者阴道内插入直径约

1cm 的硅胶棒，用于标记阴道的长度及顶端位置。因此盆腔野照射扫描范围由 L₃ 上缘至耻骨联合下 5cm；延伸野照射扫描范围由 T₁₀ 上缘至耻骨联合下 5cm；加照腹股沟淋巴结时下界需要扫描至坐骨结节下 5cm。

【设定参考标记点】

患者固定之后，调整定位床位置，头脚方向可设定在脐下 5~10cm，水平方向一般以腋中线为准，左右方向则在人体中线处。

定位床移入机架内，打开内置激光系统，调整床前后位置，使内激光与定位标记重合，设为零层面，并将床进一步推入定位于扫描下界相应位置。

【扫描参数】

盆腔扫描时管电压 120~140kV，管电流 350mA，层厚 5mm，层间隔 5mm。采用增强扫描技术，高压注射对比剂 80~90ml，流速为 1.5~1.7ml/s，延迟 50~60s 开始扫描（图 5-4-1）。

（三）宫颈癌 MRI 模拟定位

磁共振用于宫颈癌放疗的定位特别重要，磁共振图像的超高软组织对比分辨率有助于宫颈癌分期，能清晰地显示病变组织。女性盆腔邻近组织器官的侵犯显示也非常清晰，盆腔各个器官比如子宫、宫颈、直肠、膀胱能清晰显示，对宫颈癌的精确靶区勾画具有独特的优势。

【宫颈癌 MRI 影像获取前准备】

MRI-sim 增强定位前了解患者肾功能是否正常、留置针是否顺畅。膀胱容量准备应基本和 CT 模拟定位时一致，直肠排空，其直径小于 3cm，推荐与 CT 增强模拟定位间隔 1 天，避免高密度碘对比剂在膀胱里沉积影响 MRI 影像质量。患者入 MRI-sim 室之前必须进行安全检查：确认患者已在 MRI-sim 定位检查知情同意书签字同意，去除身上一切金属物及膏药等，禁止佩戴助听器，询问患者当天是否曾经在放射科做过 MRI 或 CT 诊断增强扫描，如做过，建议间隔 24h。告知 MRI-sim 检查过程中可能出现的不良反应，比如发热、周围神经刺激症状等，告知患者磁共振模拟定位扫描所需时间等。确认增强定位患者肾功能正常并且静脉置好留置针。

【宫颈癌 MRI 模拟定位扫描】

1. **患者摆位**　将患者按照 CT 模拟定位体位进行摆位，一般采用仰卧位，利用 MRI-sim 专用三维外置激光定位系统使用 MRI-sim 兼容真空袋体位固定或发泡胶固定精确摆位，也可以用磁共振专用固定体板加体部热塑膜仰卧位固定（图 5-4-2）。

2. **听力保护和呼叫措施**　患者双耳塞棉球，戴降噪耳机，手握应急呼叫器按钮，要患者试用应急呼叫器并确认是否呼叫正常，叮嘱患者紧急情况下按下按钮。将磁共振检查专用的指脉心电监控装置

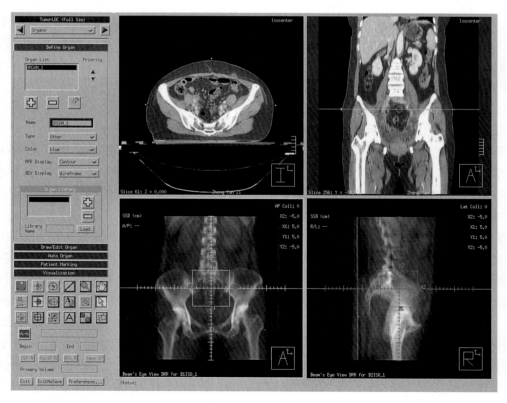

图 5-4-1　宫颈癌 CT 模拟定位扫描方位及范围

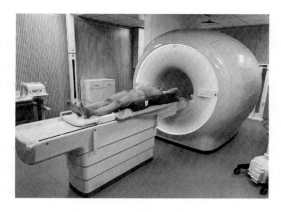

图 5-4-2　根据体位固定摆位

夹在患者手指上监控患者生命体征,并在控制室摄像监控患者状况。

3. **体表标记**　如患者已 CT 模拟定位,升床至磁体中心水平,利用外置激光定位系统和进退床对齐三个方向的体表标志线,如未 CT 定位,升床至磁体中心水平,可利用进退床和外置激光定位系统定位在盆腔并在体表画标志线,然后在患者定位中心放置 MRI-sim 专用参考标记物。

4. **线圈选择与放置**　利用 MRI-sim 专用桥架将体部线圈放置于盆腔上方,尽量靠近体表而不挤压体表皮肤(图 5-4-3)。

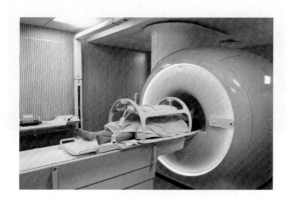

图 5-4-3　线圈的放置与调节

5. **进入 MRI-sim 磁体中心**　确认患者及体位固定装置在 MRI 专用平板床以内,将需要成像的部位送入磁体中心。然后关闭外置激光定位系统,因为外置激光定位系统打开时是有电流的,会产生小型微磁场,有可能会对图像质量有轻微影响。

6. **扫描**　在 MRI 操作界面选择已编辑好的宫颈癌扫描序列包,选择 T_2(2D)序列进行三方位定位像扫描,扫描范围一般上界在腰 4 椎体上缘,下界包括坐骨结节,也可以按照临床要求范围扫描,扫描 FOV 要覆盖需要成像的三个方位的范围,如横断位轴扫,三个方位都不需要角度(表 5-4-1)。

宫颈癌一般常规扫描 T_1WI、T_2WI 序列,首选 T_2WI,这个序列在盆腔既可以看病变,也可以看大体解剖,如果扫描范围较长,靠近上腹部甚至包括上腹部,就会产生腹部呼吸运动伪影,不同厂家都有自己的抗运动伪影技术,抗运动伪影技术再加压脂技术可能会导致定位时间延长,但是对 MRI-sim 是必要的。为了避免血管搏动伪影,可以在扫描范围的头侧动脉流入方向施加饱和带,消除血管搏动伪影。如患者不能耐受扫描时间过长,可不加饱和带,因加饱和带会使 T_1WI 序列成像时间延长。必要时,可增加 T_1 增强序列或 T_1WI 延时增强扫描以更好显示病变,DWI 几何形变较重,必要时选择形变较小的 DWI-TSE 序列。所有扫描序列患者均是平静自由呼吸,叮嘱患者尽量平静呼吸和减少身体移动。

表 5-4-1　宫颈癌的 MRI-sim 扫描常用序列

扫描序列			说明
权重 (对比度)	扫描 模式	方位	
T_2	2D	三方位	磁共振定位线扫描
T_2	2D 或 3D	横轴位	主要显示病变,便于对靶区进行勾画
T_2 FS(脂肪抑制)	2D 或 3D	横轴位	增加脂肪抑制后,病灶显示得更清晰
T_1	2D 或 3D	横轴位	主要显示盆腔的骨肌系统,盆腔正常组织器官
T_1+C 增强扫描	2D 或 3D	横轴位	对病灶及其周围结构的显示更清楚、更全面,用于靶区勾画

【宫颈癌模拟定位增强扫描】

增强扫描前确认患者符合 MRI 钆对比剂使用安全要求,在 MRI 平扫定位完成后进行,注射方式可采用高压注射器静脉团注,一般每千克体重 0.2ml 钆对比剂,并在注射完钆对比剂后推注等剂量生理盐水。一般采用 T_1WI 序列结合脂肪抑制技术进行直接增强扫描,钆对比剂注入血管后 90s 到 30min 之间都可以进行直接增强扫描,磁共振模拟定位扫描层厚推荐 3mm,可采用 3D 的扰相梯度回波 T_1WI 序列进行 MRI 直接增强扫描。患者增强扫描完成后在观察室观察 30min,没有不良反应方可离开。

【宫颈癌 MRI 模拟定位序列选择及参数】

1. **T_1 序列选择**　T_1WI 一般用于辨别盆腔各个正常组织结构,清晰显示盆腔骨骼、肌肉组织等,有利于正常组织的勾画(图 5-4-4)。如扫描范围不靠近腹部,一般采用 2D 的扫描模式。扫描层数一般为 80~100（根据临床要求决定），层厚一般为 3mm，层间距为 0mm，扫描视野 350mm（A/P 方向）×480mm（L/R 方向），体素大小为 1.2mm×1.2mm，在头侧方向施加饱和带。

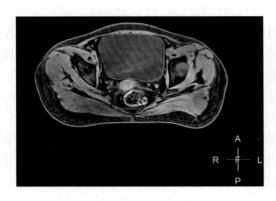

图 5-4-4　T₁WI 图像

2. T₂ 序列选择　一般情况下选择常规的 2D 扫描模式的 T₂WI 序列，增加脂肪抑制技术后，病灶会显示更加清晰（图 5-4-5）。扫描层面头侧靠近腹部，可以加用抗运动伪影风车技术。扫描层数一般为 80~100，层间距为 0mm，扫描视野 350mm（A/P 方向）×480mm（L/R 方向），体素大小为 1.2mm×1.2mm。

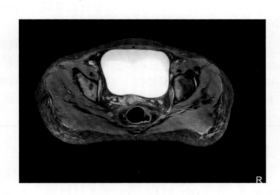

图 5-4-5　T₂WI 图像

3. DWI 序列选择　宫颈癌 T₂WI 加脂肪抑制技术病灶及邻近关系已经可以满足临床要求。如临床有要求，可以选择几何形变较小的 DWI-TSE 序列，扫描时间比 DWI-EPI 时间长，宫颈癌 DWI-TSE 估计要 4min 左右，层厚一般为 8mm，也可以为 3mm，此时可能信噪比、对比度稍差，层间距为 0mm，扫描视野为 350mm（A/P 方向）×460mm（L/R 方向），8mm 的 DWI-TSE 序列体素为 3mm×3mm，层厚 3mm 的 DWI-TSE 序列体素为 2.5mm×2.8mm。扫描范围根据临床要求决定。

【增强序列选择】

宫颈癌 MRI 模拟定位一般采用 T₁WI 序列

结合脂肪抑制技术常规直接增强，一般采用 3D 扫描模式，层厚 3mm，层间距为 0mm，扫描层数 80~100，扫描视野 350mm（A/P 方向）×480mm（L/R 方向）体素为 1mm×1mm，对病灶其周围结构的关系显示更加清晰，更利于精确勾画靶区。

【宫颈癌 MRI 模拟定位图像采集后处理】

完成宫颈癌 MRI 模拟定位扫描后，认真审核每个序列的图像是否存在影响靶区勾画的伪影，影像是否存在几何形变。DWI-TSE 可能会存在一定的微小形变，以及信噪比稍低等，把 DWI 高 B 值图像拆分出来，以利于 TPS 系统正确读取影像。

【影像传输及融合】

完成 MRI 模拟定位后，将患者移出 MRI-sim 室，交代相应注意事项。将采集到的图像按照申请单的要求传输到相应的 TPS 系统，在 TPS 系统进行 CT 定位图像和 MRI 定位图像融合，一般用 T₂WI 压脂和 CT 图像利用 TPS 系统的自动配准软件刚性图像融合，增强的患者可以用 T₁WI 增强图像融合。在宫颈癌 MRI 模拟定位扫描中，平扫 T₂WI 压脂序列是很重要的，可以清晰地显示病灶，有利于图像融合，靶区精确勾画（图 5-4-6）。

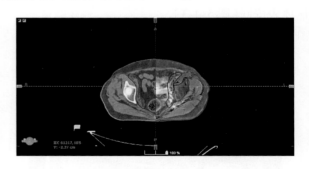

图 5-4-6　CT 和 MRI 图像融合

二、直肠癌的模拟定位

（一）CT 定位前准备

直肠肿瘤定位前 1 周内不能服用钡餐或进行钡剂灌肠，以免残留钡剂造成伪影。定位前需要排空直肠，定位前 1.5~2.0h 口服稀释后的对比剂，用于肠腔显影。排空直肠既可以保证靶区位置的稳定性，也可以避免造成进入靶区的直肠体积增大，照射剂量增加，加重放疗反应。推荐俯卧位固定，选择带有或可制作腹孔的真空垫、发泡胶、塑形垫或配合热塑膜固定体位。选择俯卧专用体位固定板和俯卧垫，从胸部到膝关节俯卧塑形或全身俯卧塑形，俯卧于固定垫上，调整位置使小肠受重力向前且位于专用的复孔中，腿部及膝关节予以塑形。塑形完成后建议重复固定以检查塑形和患者的舒适性,并做好相对位置标记,在此基础上增加热塑膜予以固定,从腰部到膝关节进行塑形固定(详细参考体位固定章节)。

(二) CT 扫描

【扫描前准备及范围】

在 CT 模拟机上建立患者 CT 扫描定位档案,设定扫描腹部或盆腔方式,扫描患者腹部冠状面定位图,建议上界自第 2~3 腰椎水平,下界至股骨上中 1/3 段,根据临床要求有腹膜后转移者,上界可到第 10 胸椎。有条件的单位同时应用 MRI 定位。CT/MRI 融合有助于明确肿瘤范围,以便更精确地进行靶区勾画。

【设定参考标记点】

患者固定之后,调整定位床位置,头脚方向以肿瘤原发灶为准,水平方向一般以腋中线为准,左右方向设在人体中线处。定位床移入机架内,打开内置激光系统,调整床前后位置,使内激光与定位标记重合,设为零层面,并将床进一步推入定位于扫描下界相应位置。

【扫描参数】

扫描时射线能量常选择 110~140kV,采用自动毫安技术,层厚 3mm 或 5mm,层间隔 5mm。采用

增强扫描技术,高压注射对比剂 80~100ml,流速为 1.5~2.5ml/s,延迟 50~65s 开始扫描(图 5-4-7)。

(三) 直肠癌 MRI 模拟定位技术

直肠癌 MRI 检查是胃肠道中较早应用 MRI 进行成像诊断的疾病,因为直肠位置相对固定,周围间隙有良好的脂肪组织的解剖优势,直肠 MRI 能清晰地显示直肠管壁的各层结构和与直肠相关的解剖细节,因此直肠癌 MRI 模拟定位与 CT 模拟定位图像融合可使靶区勾画更精准,减少放疗副作用,提高肿瘤控制率。

【直肠癌 MRI 模拟定位获取前准备】

患者膀胱容量准备和直肠状态应基本与 CT 模拟定位时一致,推荐膀胱容量 300~500ml 左右,直肠排空,其直径小于 3cm,术后造瘘患者将粪袋排空,粪袋口夹如为金属,建议取下,暂时用小塑料袋代替。

入 MRI 机房前需进行安全检查,确认患者已在 MRI-sim 定位检查知情同意书签字同意,去除患者身上一切金属物、膏药等,戴助听器者需取下来,询问患者当天是否在放射科做过 MRI 或 CT 诊断增强扫描,如做过,建议间隔 24h。告知 MRI-sim 检查过程中可能出现的不良反应,比如发热、周围神经刺激症状等。确认增强定位患者肾功能正常并且静脉置好留置针,确认患者的固定装置是 MRI-sim 兼容的装置。

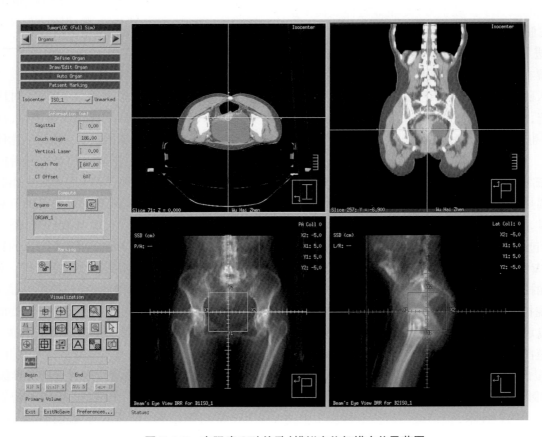

图 5-4-7 直肠癌 CT(俯卧)模拟定位扫描方位及范围

【直肠癌 MRI 模拟定位扫描】

1. **患者摆位** 将患者按照 CT 模拟定位的体位进行摆位,直肠癌患者一般采用俯卧位或仰卧位,利用 MRI-sim 专用三维外置激光定位系统精确摆位。体位固定方式可采用磁共振专用盆腔俯卧固定板联合体部热塑膜固定,下腹部位于镂空处,小肠和膀胱向下、向头侧下垂,减少其照射剂量;也可采用使用 MRI-sim 兼容真空袋或发泡胶体位固定垫仰卧位固定;也可以用磁共振专用固定体板加体部热塑膜仰卧位固定。

2. **听力保护和呼叫措施** 患者双耳塞棉球,戴降噪耳机,手握应急呼叫器按钮,试用应急呼叫器并确认是否呼叫正常,嘱患者紧急情况下按下按钮。将磁共振检查专用的指脉心电监控器夹在患者手指上监控患者生命体征,并在控制室通过监视器监控患者状况。

3. **体表标记** 如患者已行 CT 模拟定位,升床至磁体中心水平,利用外置激光定位系统和进退床对齐三个方向的体表标志线,如未行 CT 定位,升床至磁体中心水平,可利用进退床和外置激光定位系统定位在盆腔并在体表画标志线,然后在患者定位中心放置 MRI-sim 专用参考标记物。

4. **线圈选择与放置** 利用 MRI-sim 专用桥架将体部线圈放置于盆腔上方,尽量靠近体表而不挤压体表皮肤。

5. **进入 MRI-sim 磁体中心** 确认患者及体位固定装置在 MRI 专用平板床以内,将需要成像的部位送入磁体中心。然后关闭 MRI 室内外置激光定位系统,因为外置激光定位系统打开时是有电流的,会产生小型微磁场,有可能会对图像质量有轻微影响。

6. **扫描** 在 MRI 操作界面选择已编辑好的直肠癌扫描序列包,选择 T_2(2D)序列进行三方位定位像扫描,横轴位扫描范围一般上界在腰 4 椎体上缘,下界包括坐骨结节,也可以按照临床要求扫描,扫描 FOV 要覆盖需要成像的三个方位的范围,如横断位轴扫,三个方位都不需要角度(表 5-4-2)。一般常规扫描 T_1WI、T_2WI 序列,首选 T_2WI,这个序列在盆腔既可以看病变,也可以看大体解剖,如果扫描范围较长,靠近上腹部甚至包括上腹部,就会产生腹部呼吸运动伪影,最好使用抗运动伪影技术,俯卧位的患者 T_2WI 加脂肪抑制技术也需要采用抗运动伪影技术,抗运动伪影技术再加压脂技术,可能会导致定位时间延长,但有利于更清晰地

显示靶区。为了避免血管搏动伪影,可以在扫描范围的头侧动脉流入方向施加饱和带,消除血管搏动伪影。如患者不能耐受扫描时间过长,可不加饱和带,因加饱和带会使 T_1WI 序列成像时间延长。必要时可增加 T_1 增强序列或 T_1WI 延时增强扫描以更好地显示病变,DWI-EPI 几何形变较重,必要时选择形变较小的 DWI-TSE 序列。所有扫描序列患者均是平静自由呼吸,叮嘱患者尽量平静呼吸和减少身体移动(图 5-4-8)。

表 5-4-2 直肠癌的 MRI-sim 扫描常用序列

扫描序列			说明
权重(对比度)	扫描模式	方位	
T_2	2D	三方位	磁共振定位线扫描
T_2	2D 或 3D	横轴位	主要显示直肠解剖细节以及病变细节,病灶周围淋巴结,主要用于靶区勾画
T_2 FS(脂肪抑制)	2D 或 3D	横轴位	显示病灶,对 T_2 的补充
T_1	2D 或 3D	横轴位	主要显示盆腔的骨肌系统,盆腔正常组织器官
T_1+C 增强扫描	2D 或 3D	横轴位	对病灶及其周围结构的显示更清楚,利于靶区勾画,对病变的检出和性质评估有益

【直肠癌 MRI 模拟定位增强扫描】

增强扫描前确认患者符合 MRI 钆对比剂使用安全要求,在 MRI 平扫定位完成后进行,注射方式可采用高压注射器静脉团注,一般每千克体重使用 0.2ml 钆对比剂,并在注射完钆对比剂后推注等剂量生理盐水。一般采用 T_1WI 序列结合脂肪抑制技术进行直肠增强扫描,钆对比剂注入血管后 90s 到 30min 之间都可以进行直接增强扫描,磁共振模拟定位扫描层厚一般为 3mm,可采用 3D 的扰相梯度回波 T_1WI 序列进行 MRI 直接增强扫描。对于新辅助放化疗患者,直肠 MRI 增强扫描可以显示正常直肠与病灶的血供及其相互关系,对于病变的检出和性质的评估有一定的帮助。患者增强扫描完成后在观察室观察 30min,没有不良反应方可离开。

【直肠癌 MRI 模拟定位序列选择及参数】

1. **T_1 序列选择** T_1WI 一般用于辨别盆腔各个正常组织结构,清晰显示盆腔骨骼、肌肉组织等,有利于正常组织的勾画。对于直肠的分层及

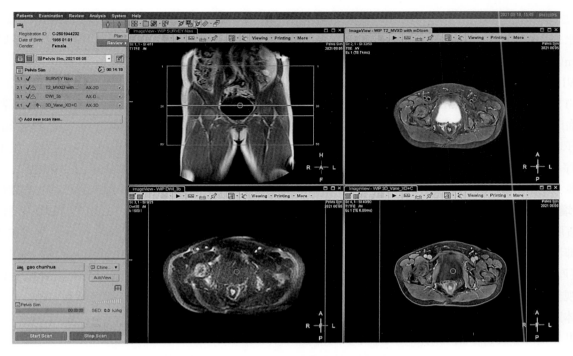

图 5-4-8　直肠癌 MRI 模拟定位扫描方位及范围

病变内部细节结构显示不如 T_2WI，多作为 T_2 图像的补充，用于鉴别诊断（图 5-4-9）。如扫描范围不靠近腹部，一般采用 2D 的扫描模式，3D 也可以。扫描层数一般为 80~100（根据临床要求决定），层厚一般为 3mm，层间距为 0mm，扫描视野350mm（A/P 方向）×480mm（L/R 方向），体素大小为1.0mm×1.0mm，在头侧方向施加饱和带。对于俯卧位患者以及扫描范围包括下腹部的患者，可以采用抗呼吸伪影技术，如采用 T_1WI 3D 自由呼吸 VANE XD 序列来对抗运动伪影。

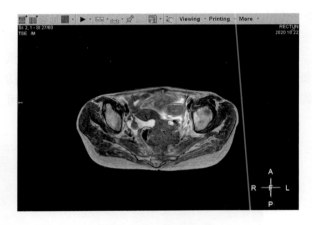

图 5-4-10　T_2WI 图像

肠壁肌层的相对低信号与直肠周围脂肪可形成良好的对比，有利于对病变浸润深度和直肠周围脂肪的侵犯程度的评估，同时直肠周围淋巴结相对低信号与脂肪高信号的较大反差对比利于淋巴结的检出。当然某些情况下也可以加做 T_2WI 加压脂辅助靶区辨别、勾画。如果扫描层面头侧靠近腹部，俯卧位患者应加用抗运动伪影技术。扫描层数一般为80~100（根据临床要求决定），层厚一般为 3mm，层间距为 0mm，扫描视野 350mm（A/P 方向）×480mm（L/R 方向），体素大小为 1.2mm×1.2mm。

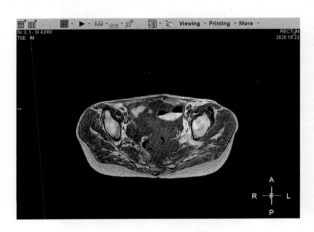

图 5-4-9　T_1WI 图像

2. T_2 **序列选择**　一般情况下选择常规的 2D 扫描模式的 T_2WI 序列加抗运动伪影风车技术，对盆腔解剖细节显示特别清楚（图 5-4-10）。对于直肠成像，一般不采用脂肪抑制技术，主要是因为直

3. **DWI 序列选择**　直肠癌 T_2WI 对病灶及邻近关系已经可以满足临床要求，如临床有要求，可以选择几何形变较小的 DWI-TSE 序列，扫描时间比 DWI-EPI 时间长，直肠癌 DWI-TSE 估计要 4min

左右，层厚一般为 8mm，也可以为 3mm，此时可能信噪比、对比度稍差，层间距为 0mm，扫描视野为 350mm（A/P 方向）×460mm（L/R 方向）。层厚 8mm 的 DWI-TSE 序列体素为 3mm×3mm，层厚 3mm 的 DWI-TSE 序列体素为 2.5mm×2.8mm。扫描范围根据临床要求决定。高 B 值直肠 DWI-TSE 图像可以很好地显示病变，在对比显示能力方面高于常规 MRI 序列，几何形变也较小，融合 CT 图像时可以用于参考靶区勾画（图 5-4-11）。

【增强序列选择】

直肠癌 MRI 模拟定位一般采用 T_1WI 序列结合脂肪抑制技术常规直接增强，一般采用 3D 扫描模式，层厚 3mm，层间距为 0mm，扫描层数 80~100，扫描视野为 350mm（A/P 方向）×480mm（L/R 方向），体素为 1mm×1mm，对病灶其周围结构的关系显示更加清晰，更利于精确勾画靶区，对于俯卧位患者以及扫描范围包括下腹部的患者可以用 T_1WI 3D 自由呼吸 VANE XD 直接增强定位扫描（图 5-4-12）。

【直肠癌 MRI 模拟定位图像采集后处理】

完成直肠癌 MRI 模拟定位扫描后，认真审核每个序列的图像，是否存在影响靶区勾画的图像伪影，影像是否存在几何形变的问题，DWI-TSE 可能会存在一定的微小形变，以及信噪比稍低等，把 DWI 高 B 值图像拆分出来，以利于 TPS 系统正确读取影像。

【影像传输及融合】

完成 MRI 模拟定位后，操作技师将患者移出 MRI-sim 室，交代相应注意事项。将采集到的图像按照申请单要求传输到相应的 TPS 系统，在 TPS 系统进行 CT 定位图像和 MRI 定位图像融合，一般用 T_2WI 和 CT 图像利用 TPS 系统的自动配准软件刚性图像融合，增强的患者也可以用 T_1WI 增强图像融合勾画靶区（图 5-4-13）。具体选择哪个序列在于临床医生与疾病，在直肠癌 MRI 模拟定位扫描中，平扫 T_2WI 序列是很重要的，可以清晰地显示病灶以及它与周围组织的关系，有利于靶区精确勾画。

三、前列腺癌的模拟定位

（一）CT 定位前准备

俯卧位可减少小肠、膀胱、直肠等与 PTV 相邻近或进入 PTV 的体积，减少危及器官的照射剂量，在保证局部控制率的同时减少毒副作用。同时，采用俯卧位时盆腔骨组织与前列腺相对位置的一致性优于仰卧位。采用俯卧位时，前列腺分次内运动对靶区覆盖率的影响大于采用仰卧位。因此，采用仰

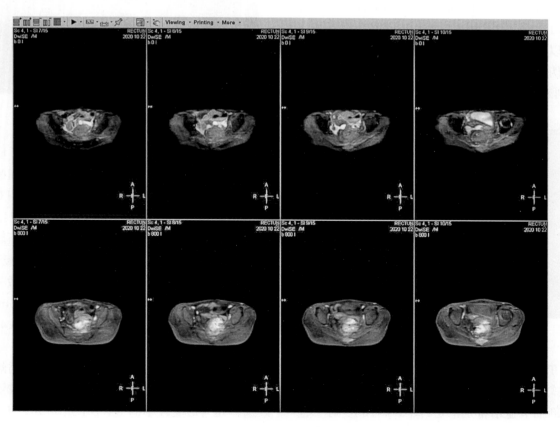

图 5-4-11　DWI 图像

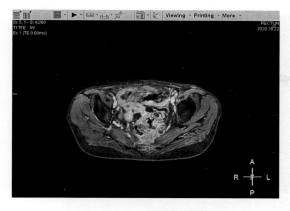

图 5-4-12 T₁WI 增强图像

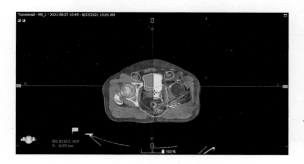

图 5-4-13 CT 和 MRI 图像融合

卧位或者俯卧位进行固定均可。仰卧位固定可采用体板＋热塑膜、发泡胶、真空袋等；俯卧位可采用发泡胶、真空袋、专用俯卧位固定板＋热塑膜等方式（详细参考体位固定章节）。

膀胱、直肠的体积在放疗过程中会发生很大的变化，进而影响前列腺的位置和自身照射剂量。膀胱随着体积增加照射剂量降低，直肠随着体积增加照射剂量增加。因此，在 CT 模拟定位前 1h 排空直肠，饮水 500ml 进行膀胱充盈。有条件可采用通便剂帮助排空直肠，并利用超声膀胱容量测量仪进行膀胱容量测量，以 150~300ml 较为适宜，也可在直肠前列腺间隔注入凝胶、可吸收生物材料等增加间隔，减少直肠的照射剂量。

（二）CT 扫描

【扫描前准备及范围】

在 CT 模拟机上建立患者 CT 扫描定位档案，设定扫描腹部或盆腔方式，扫描患者腹部冠状面定位图，建议上界至第 1 腰椎下缘，下界至坐骨结节下 5cm。

【设定参考标记点】

患者固定之后，调整定位床位置、头脚方向。对于低风险前列腺癌患者一般只做前列腺放疗，定位中心在前列腺肿瘤中心处，约在耻骨联合水平。如为中高危前列腺癌患者，放疗区域常包括前列腺

或前列腺术后瘤床、精囊及盆腔淋巴结，定位中心约在耻骨联合上 2~4cm。前后方向：一般以腋中线为准；左右方向：人体矢状线为准。定位床移入机架内，打开内置激光系统，调整床前后位置，使内激光与定位标记重合，设为零层面，并将床进一步推入定位于扫描下界相应位置。

【扫描参数】

采用螺旋容积扫描，管电压 120kV，采用自动毫安技术，层厚 3mm，对比剂用量 60~80ml，注射速率 1.8~2.0ml/s，延迟 50~70s 扫描。

（三）前列腺癌 MRI 模拟定位技术

MRI 是前列腺癌的主要诊断检查手段之一，它较高的软组织分辨率和不同组织的多种信号特征，使前列腺边界和病灶显示比 CT 图像清晰。MRI 模拟定位技术获得的多序列影像可以使肿瘤区和周围危及器官勾画更加精确，可减少放射性直肠炎和放射性膀胱炎等并发症，提高靶区剂量，提高肿瘤治愈率。

【前列腺癌 MRI 模拟定位获取前准备】

前列腺癌 MRI 模拟定位流程，叮嘱定位扫描过程中尽量平静呼吸。有磁共振绝对禁忌证的患者不能进行磁共振扫描，MRI-sim 增强定位患者提供肾功能正常检查结果、放置留置针、申请单、测量身高体重。膀胱容量准备和直肠准备状态应基本和 CT 模拟定位时一致，推荐膀胱容量在 300~500ml 耐受范围内为宜，直肠尽量排空，其直径小于 3cm。肠道积气较多的患者，建议暂缓 MRI 模拟定位，否则会影响 MRI 图像质量。MRI 增强定位和 CT 增强模拟定位需隔日进行，避免高密度碘对比剂在膀胱里沉积影响 MRI 影像质量以及影响患者肾功能。

确认患者已在 MRI-sim 定位检查知情同意书签字同意，去除身上一切金属物及膏药等，戴助听器者需取下来，询问患者当天是否曾经在放射科做过 MRI 或 CT 诊断增强扫描，如做过，建议间隔24h。告知 MRI-sim 检查过程中可能出现的不良反应，比如发热、周围神经刺激症状等。确认 MRI 增强定位患者肾功能正常并且静脉置好留置针，确认患者的固定装置是 MRI-sim 兼容的装置。

【前列腺癌 MRI 模拟定位扫描】

1. **患者摆位** 将患者按照 CT 模拟定位的体位进行摆位，前列腺癌患者一般采用仰卧位，也可采用俯卧位，利用 MRI-sim 专用三维外置激光定位系统进行精确摆位（图 5-4-14）。体位固定装置可使用 MRI-sim 兼容体位或发泡胶定位垫，也可以用磁共

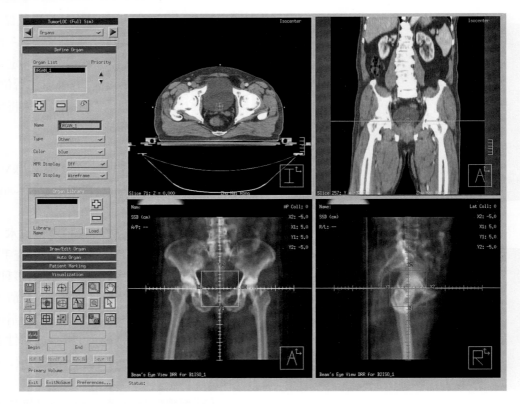

图 5-4-14　前列腺癌 CT(仰卧)模拟定位扫描方位及范围

振专用固定板加体部热塑膜仰卧固定(图 5-4-15)，俯卧位建议采用个体化盆腔俯卧固定装置进行俯卧固定。

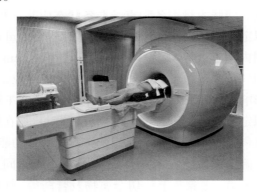

图 5-4-15　根据体位固定摆位

2. **听力保护和呼叫措施**　患者双耳塞棉球，戴降噪耳机，手握应急呼叫器的按钮，需要患者试用应急呼叫器并确认是否呼叫正常，叮嘱患者紧急情况下按下按钮。将磁共振检查专用的指脉心电监控夹在患者手指上监控患者生命体征，同时在控制室摄像监控患者状况。

3. **体表标记**　如患者已行 CT 模拟定位，升床至磁体中心水平，利用外置激光定位系统和进退床对齐三个方向的体表标志线，如未行 CT 模拟定位，升床至磁体中心水平，可利用进退床和外置激光定位系统定位在盆腔并在体表画标志线，然后在患者

定位中心放置 MRI-sim 专用参考标记物。

4. **线圈选择与放置**　利用 MRI-sim 专用桥架将体部线圈放置于盆腔上方，尽量靠近体表而不挤压体表皮肤。

5. **进入 MRI-sim 磁体中心**　确认患者及体位固定装置在 MRI 专用平板床以内，将需要成像的部位送入磁体中心。然后关闭 MRI 室内外置激光定位系统，因为外置激光定位系统打开时有电流，会产生小型微磁场，有可能会对图像质量有轻微影响。

6. **扫描**　在 MRI 操作界面选择已编辑好的前列腺癌扫描序列包，选择的 T_2(2D)序列进行三方位定位像扫描，然后在三方位定位像上定横轴位扫描范围(表 5-4-3)。一般上界在腰 5 椎体上缘，下界包括股骨上端，也可以按照临床要求进行扫描，扫描 FOV 要覆盖需要成像的三个方位定位像的范围，如横断位轴扫描，三个方位都不需要角度(图 5-4-16)。一般常规扫描 T_1WI、T_2WI 序列，首选 T_2WI，这个序列在盆腔既可以看病变，也可以看大体解剖，如果扫描范围较长，靠近上腹部甚至包括上腹部，就会产生腹部呼吸运动伪影，推荐使用抗运动伪影技术，俯卧位的患者 T_2WI 也需要采用抗运动伪影技术，会导致定位时间延长，但是对前列腺癌 MRI-sim 是有意义的，有利于更清晰地显示靶区和邻近组织器官的关系。为了避免血管搏动伪

影,可以在扫描范围的头侧动脉流入方向施加饱和带,消除血管搏动伪影。如患者不能耐受扫描时间过长,可不加饱和带,因加饱和带会使 T_1WI 序列成像时间延长。必要时可增加 T_1 增强序列或 T_1WI 延时增强扫描以更好显示病变,DWI-EPI 几何形变较重,必要时可选择形变较小的 DWI-TSE 序列。所有扫描序列患者均是平静自由呼吸,嘱患者尽量平静呼吸和减少身体移动。

表 5-4-3 前列腺癌的 MRI-sim 扫描常用序列

扫描序列			
权重(对比度)	扫描模式	方位	说明
T_2	2D	三方位	磁共振定位线扫描
T_2	2D 或 3D	横轴位	主要显示病变,对前列腺包膜显示更好,便于靶区勾画。增加脂肪抑制后,病灶显示清晰,有利于前列腺内病灶检出
T_1	2D 或 3D	横轴位	主要显示盆腔的骨肌系统,盆腔椎骨转移,盆腔淋巴结转移
T_1+C 增强扫描	2D 或 3D	横轴位	对病灶及其周围结构的显示更清楚,用于靶区勾画

【前列腺癌 MRI 模拟定位增强扫描】
增强扫描前确认患者符合 MRI 钆对比剂使用

安全要求,在 MRI 平扫定位完成后进行,注射方式可采用高压注射器静脉团注,一般每千克体重使用 0.2ml 钆对比剂,并在注射完钆对比剂后推注等剂量生理盐水。一般采用 T_1WI 序列结合脂肪抑制技术进行直接增强扫描,钆对比剂注入血管后 90s 到 30min 之间都可以进行直接增强扫描,磁共振模拟定位扫描层厚一般为 3mm,可采用 3D 的扰相梯度回波 T_1WI 序列进行 MRI 直接增强扫描。也可行前列腺动态增强扫描,用来区分灌注和非灌注肿瘤区血管,为血管生成及其形态学提供更多信息,为精确靶区勾画,评价治疗提供更多信息。患者增强扫描完成后在观察室观察 30min,没有不良反应方可离开。

【前列腺癌 MRI 模拟定位序列选择及参数】
1. T_1 序列选择 盆腔轴位大范围 T_1WI 一般用于辨别盆腔各个正常组织结构,清晰显示盆腔骨骼、肌肉组织等,有利于正常组织的勾画,有无腰骶椎骨转移,盆腔淋巴结转移。如扫描范围不靠近腹部,一般采用 2D 的扫描模式,3D 也可以。扫描层数一般为 80~100(根据临床要求决定),层厚一般为 3mm,层间距为 0mm,扫描视野 350mm(A/P 方向)×480mm(L/R 方向),体素大小为 1.0mm×1.0mm,在头侧方向施加饱和带(图 5-4-17)。对于俯卧位患者以及扫描范围包括下腹部的患者,可以采用 T_1WI 3D VANE XD 序列来对抗运动伪影。

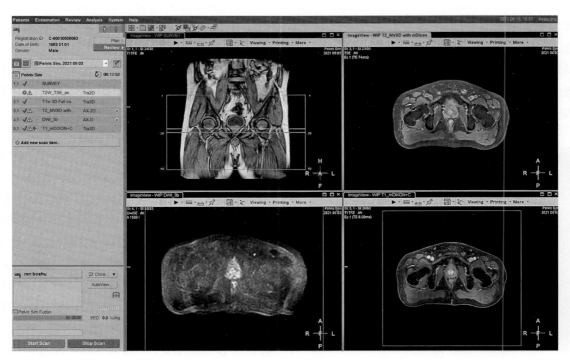

图 5-4-16 前列腺癌 MRI 模拟定位扫描方位及范围

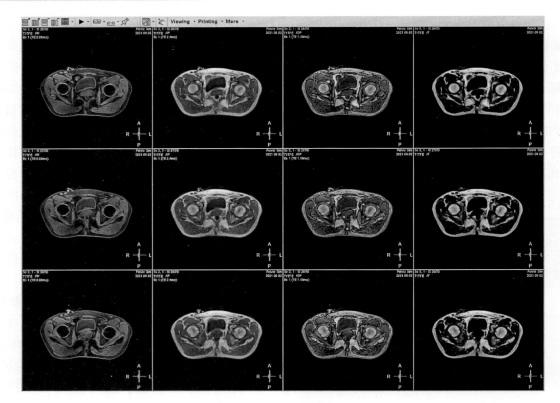

图 5-4-17 T₁WI 图像

2. **T₂ 序列选择** 对于盆腔轴位大范围 T₂WI，一般情况下选择常规的 2D 扫描模式的 T₂WI 序列加抗运动伪影风车技术，对盆腔解剖细节、肿瘤与周围组织显示特别清楚，可满足肿瘤区精确勾画（图 5-4-18）。对于前列腺成像，T₂WI 加脂肪抑制技术可增加对前列腺内病灶的检出敏感度，不加对前列腺包膜显示更好，对血管旁淋巴结的显示，T₂ 加脂肪抑制技术优于未加者。如果扫描层面头侧靠近腹部，俯卧位患者应加用抗运动伪影风车技术。扫描层数一般为 80~100（根据临床要求决定），层厚一般为 3mm，层间距为 0mm，扫描视野 350mm（A/P 方向）×480mm（L/R 方向），体素大小为 1.2mm×1.2mm。轴位高分辨率 T₂WI 一般检查前列腺内病变，有无包膜侵犯，有无精囊侵犯，局部有无淋巴结转移，可作为大范围 T₂ 的补充，不加抑制技术。层厚 3mm，层间距为 0mm，FOV 为 16~24，定位中心点为前列腺中心，左右范围为包括前列腺周围脂肪间隙，上下范围前列腺尖部到底部，包括精囊。

3. **DWI 序列选择** 前列腺癌 T₂WI 序列对病灶及其与周边组织器官的关系已经基本可满足临床要求，如临床有要求，可以选择几何形变较小的 DWI-TSE 序列，扫描时间比 DWI-EPI 时间长，前列腺癌 DWI-TSE 估计要 4min 左右，层厚一般为 8mm，也可以为 3mm，此时可能信噪比、对比度稍差，层间距为 0mm，扫描视野为 350mm（A/P 方向）×460mm（L/R 方向）。8mm 的 DWI-TSE 序列体素为 3mm×3mm，层厚 3mm 的 DWI-TSE 序列体素为 2.5mm×2.8mm。扫描范围根据临床要求决定。国内外研究发现，前列腺中央腺体和外周带水分子的扩散速度不同，前列腺癌灶区的 ADC 值明显低于正常前列腺外周带。如放疗后肿瘤区 ADC 值增高，说明可以用 ADC 值评估治疗效果，而且 ADC 值增高早于肿瘤缩小。一般高 B 值的 DWI 图像显示前列腺癌更敏感，但信噪比会越低，权衡二者选择合适 B 值很重要，一般为 500~1 000s/mm² 比较合适（图 5-4-19）。

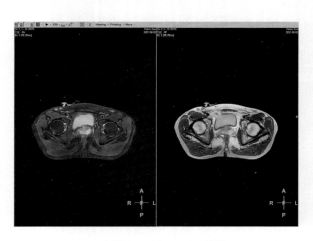

图 5-4-18 T₂WI 图像

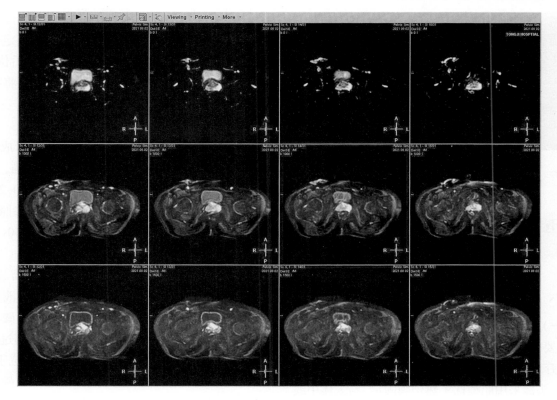

图 5-4-19　DWI 图像

【增强序列选择】

前列腺癌 MRI 模拟定位一般采用 T_1WI 序列结合脂肪抑制技术常规直接增强，一般采用 3D 扫描模式，层厚 3mm，层间距为 0mm，扫描层数 80~100，扫描视野 350mm（A/P 方向）×480mm（L/R 方向），体素为 1mm×1mm，对病灶其周围结构的关系显示更加清晰，更利于精确勾画靶区，对于俯卧位患者以及扫描范围包括下腹部的患者可以用 T_1WI 3D VANE XD 自由呼吸直接增强定位扫描，整个扫描期间，患者自由平静呼吸。如临床需要可进行前列腺灌注动态增强扫描（图 5-4-20）。

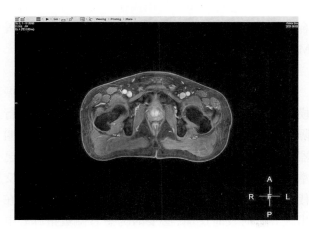

图 5-4-20　T_1WI 增强图像

【前列腺癌 MRI 模拟定位图像采集后处理】

完成前列腺癌 MRI 模拟定位扫描后，认真审核每个序列的图像，是否存在影响靶区勾画的图像伪影，影像是否存在几何形变的问题，DWI-TSE 可能会存在一定的微小形变，以及信噪比稍低等，把 DWI 高 B 值图像拆分出来，以利于 TPS 系统正确读取影像，但是处理时需要注意 DWI 上高信号未必是肿瘤组织，也不是所有的癌组织都表现为 DWI 高信号，必须结合 ADC 图进行评价。

【影像传输及融合】

完成前列腺癌 MRI 模拟定位后，MRI 操作技师将患者移出 MRI-sim 室，交代相应注意事项。将采集到的图像按照申请单要求传输到相应的 TPS 系统，在 TPS 系统进行 CT 定位图像和 MRI 定位图像融合，一般用大范围 T_2WI 轴位不加压脂图像和 CT 图像利用 TPS 系统的自动配准软件刚性图像融合，MRI 模拟定位增强的患者也可以用 T_1WI 增强图像融合勾画靶区，具体由临床决定。具体选择哪个序列在于临床医生与疾病，在前列腺癌 MRI 模拟定位扫描中，平扫 T_2WI 序列是很重要的，可以清晰地显示病灶以及它与周围组织的关系，有利于靶区精确勾画。DWI-TSE 序列必要时可作为图像融合和靶区勾画参考（图 5-4-21）。

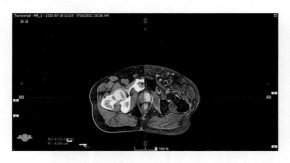

图 5-4-21　CT 和 MRI 图像融合

第五节　全中枢、全骨髓、全皮肤放疗模拟定位技术

一、全中枢系统照射的模拟定位

（一）CT 定位前准备

主要分俯卧位和仰卧位两种。传统的全脑全脊髓放疗多采用俯卧位，患者俯卧于 10cm 厚的泡沫板上，头部采用船型枕 + 热塑膜固定，与人体中线尽量呈一直线。儿童患者不耐受俯卧位的情况下可采用仰卧位，有研究表明采用仰卧位患者有更好的顺应性并利于保持体位。仰卧位建议采用头体一体式固定装置，患者平躺，双手置于身体两侧，头颈部和躯干部均采用热塑膜做体位固定，也可采用全身一体的真空垫做体位固定（详细参考体位固定章节）。

（二）CT 扫描

【扫描前准备及范围】

在 CT 模拟机上建立患者 CT 扫描定位档案，从颅顶上缘至骶椎下缘，FOV 大小能够覆盖患者双肩（图 5-5-1）。扫描层厚通常选择 5mm，因全中枢治疗有一大部分为儿童患者，可根据临床需求决定是否做增强 CT 扫描并确定增强所需的扫描条件。

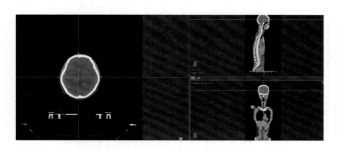

图 5-5-1　TOMO 全中枢放疗

【设定参考标记点】

患者固定之后，调整定位床位置，常规加速器放疗通常将靶区分成 3 段，3 个等中心分别设置在颅脑、胸椎段和腰骶段，可按此分段分别放置标记

点。螺旋断层治疗技术可仅设置一个摆位参考中心，通常以颅脑中心作为参考中心。随后定位床移入机架内，打开内置激光系统，调整床前后位置，使内激光与定位标记重合，设为零层面，并将床进一步推入定位于扫描下界相应位置。

【扫描参数】

管电压 120kV，管电流 300~350mA，未成年人可酌情降低管电压和管电流。如需增强扫描，成年人建议对比剂使用量为 75~100ml；流速为 2.0~2.5ml/s，延时时间为 50~70s；儿童对比剂建议用量参照 1ml/kg 计算，流速为 0.8~1.2ml/s，延迟时间为 30~50s。

（三）MRI 模拟定位技术

全中枢放射治疗一般用于髓母细胞瘤、松果体区生殖细胞瘤以及室管膜瘤等易沿脑脊液循环扩散和种植转移的患者。由于 MRI 受限于磁场均匀性等原因，扫描时头脚方向 FOV 一般不超过 40cm，而全中枢放射治疗的患者原发病灶多数位于颅内，因此全中枢放射治疗的患者，一般建议对颅脑进行 MRI 模拟定位。必要时可通过重新摆位，加扫不同部位的脊髓。

【全中枢瘤 MRI 模拟影像获取前的准备】

向患者简单叙述 MRI 模拟定位的流程，并让患者按照要求做好相应的衣物准备。进入扫描间之前需向患者说明扫描过程中可能出现的不适，如发热、周围神经刺激、噪声问题等，并交代患者如何使用应急呼叫。全中枢瘤患者大多数为幼儿或青少年，建议 MRI 模拟定位时有家属在 MRI 扫描室陪同，特别是使用了镇静类药物的患者，家属必须在 MRI 扫描室内陪同，及时观测患者状态。

按照 MRI 的安全性要求，核实患者有无 MRI 模拟定位绝对禁忌证，检查患者是否符合 MRI 扫描安全性要求。进行模拟定位前需摘除患者身上所有的金属物品，以免发生意外。确认患者或家属已签署 MRI 模拟定位检查同意书，并知晓相关注意事项。

【全中枢瘤 MRI 模拟定位扫描】

1. **听力保护和呼叫措施**　在患者进入磁共振模拟定位室后，让患者使用降噪耳塞或者棉花进行隔音降噪。告知患者在出现不适时使用应急呼叫器，让患者反复尝试使用应急呼叫器，确保患者已掌握使用方法。在患者无法使用应急呼叫器时，交代在扫描室陪同的患者家属实时监测患者状态，在出现异常时及时反馈，必要时为患者佩戴指脉心电监控器监测患者生理状态。

2. **患者摆位**　进行全中枢瘤 MRI 模拟定位扫

描时,建议一般使用头先进、仰卧位。患者仰卧在磁共振扫描床上,按照 CT 模拟定位一致的体位和固定装置,使用相应 MRI 兼容的体位固定装置对患者进行精确摆位。建议时刻关注患者状态。

3. **体表标记** 为了达到精确定位的目的,需要使用外置激光灯系统在患者体内建立虚拟的三维坐标系。在完成体位固定后,打开磁共振模拟定位室内的外置三维激光灯系统,并利用外置三维激光灯系统两侧墙面和顶面所发出的激光,与患者面膜上模拟机在左、右、前的三个十字交叉点标记线进行对齐。必要时在每个十字交叉点处放置 MRI 可成像的专用外部参考标记点。

4. **线圈选择与放置** 磁共振全中枢瘤患者模拟定位扫描时,一般可以单独采用柔性线圈(flex coil)扫描。注意使用线圈时,不要遮挡患者呼吸通道,以免患者出现呼吸不畅。

5. **进入磁体等中心** 在完成激光灯对齐及线圈放置后,需要打开 MRI 模拟定位机内置激光灯,并通过 MRI-sim 移床至扫描平面(travel-to-scanplane)功能,将成像的部位送入磁体等中心。完成后确保已关闭外置激光灯系统,因为外置激光灯系统通电下会干扰主磁场,在扫描的过程中可能会对图像质量造成影响。

6. **扫描** 在磁共振操作台上核实建档的患者信息是否正确,并选择相应的扫描序列(表 5-5-1)。先进行磁共振定位像的扫描,待定位像扫描完成后,在定位像上为每个序列进行定位。扫描时采用横轴位扫描,前后(A/P)、头脚(H/F)、左右(L/R)三个方向均不加角度,以便于与 CT 模拟定位图像做刚性融合。扫描 FOV 范围覆盖医生提交申请单上标注的所需范围即可。

表 5-5-1 全中枢瘤 MRI-sim 扫描常用序列

扫描序列			目的
权重	扫描方式	方位	
T_2	2D	三方位	磁共振定位像,用于后面的序列进行定位范围选择
T_2	2D 或 3D	横轴位	主要显示病变,便于对靶区范围进行勾画
T_1	3D	横轴位	主要显示解剖结构,以便于医生对危及器官进行勾画
T_2 FLAIR	2D 或 3D	横轴位	鉴别病灶及周围水肿范围,便于靶区精确勾画
T_1 增强	3D	横轴位	建议使用脂肪抑制技术,更加清晰地显示病灶范围,以便于靶区勾画

【全中枢瘤 MRI 模拟定位增强扫描】

全中枢瘤 MRI 模拟定位增强扫描前,需确认患者是否满足 MRI 对比剂使用安全规范。增强扫描一般在平扫后进行,因此需要患者提前建立静脉通道,并准备好高压注射器,并注入需要的增强对比剂和生理盐水,通过连接管将高压注射器连接至患者静脉注射针头。对比剂的注射通常通过静脉注射,MRI 模拟定位通常以 2.0~2.5ml/s 的注射速率注入对比剂 10~20ml(按每千克体重 0.2ml),并注入等量的生理盐水。

患者增强扫描后需将其安置在相应区域休息,观察 30min 后没有不良反应才可以拔去静脉注射针头,离开检查区。

【全中枢瘤 MRI 模拟定位序列】

1. **T_1 序列** T_1WI 序列利用组织对比度良好的高信噪比图像对危及器官结构进行勾画,可以提升危及器官等勾画精度。T_1WI 序列推荐使用快速梯度回波序列,并使用 3D 扫描模式采集,可以缩短采集时间。扫描层厚建议 3mm,层间距一定设置为 0mm,扫描层数为 50~70(根据医生需要的扫描范围决定,一般从头顶至颅底),扫描视野一般为 250mm(A/P 方向)×230mm(L/R 方向),体素大小为 1mm×1mm。一般扫描时间为 2~3min。

2. **T_2 序列** 一般全中枢瘤 MRI 模拟定位 T_2WI 建议同时采集常规 T_2 序列和 T_2 FLAIR 序列。T_2 FLAIR 序列通过抑制自由水的信号,提高病灶的对比度,更好地显示肿瘤,并与囊肿相鉴别。扫描层厚建议 3mm,层间距同样设置为 0mm,扫描层数为 50~70(根据医生需要的扫描范围决定,一般从头顶至颅底),扫描视野一般为 250mm(A/P 方向)×230mm(L/R 方向),体素大小为 1mm×1mm。一般扫描时间为 3~5min。

3. **DWI 序列** DWI 在全中枢瘤中具有参考价值,一般颅内 DWI 弥散加权使用两个 B 值(B=0,B=800)扫描。全中枢瘤 DWI 序列扫描层厚建议 6mm,层间距同样设置为 0mm,扫描层数为 20~28(根据医生需要的扫描范围决定,一般从头顶至颅底),扫描视野一般为 250mm(A/P 方向)×230mm(L/R 方向),体素大小为 1.5mm×1.5mm,一般扫描时间为 0.5~1.0min。必要时可采用 DWI-TSE 技术,一般扫描层厚为 6mm,层间距为 0mm,扫描层数为 20~40(扫描范围一般以患者情况为准,大多数情况下完全包含病灶即可),扫描视野一般为 350mm(A/P 方向)×350mm(L/R 方向),体素大小为 3mm×3mm，一般扫描时间为 4~8min。

【增强序列】

进行全中枢瘤 MRI-sim 增强扫描时，必须使用 T_1WI 结合脂肪抑制技术，将高信号的脂肪组织抑制，才能更好地突出强化的病灶。扫描层厚建议 3mm，层间距一定设置为 0mm，扫描层数为 50~70（根据医生需要的扫描范围决定，一般从头顶至颅底），扫描视野一般为 250mm（A/P 方向）×230mm（L/R 方向），体素大小为 1mm×1mm。一般扫描时间为 2~3min。

【全中枢瘤 MRI 模拟定位图像采集后处理】

完成患者的全中枢瘤 MRI 模拟定位图像采集后，需要对采集到的每个序列图像进行阅览审核，以保证采集图像的质量。审核后，需要检查是否会出现图像传输中的兼容问题，避免放疗计划系统出现无法正确读取 MRI 模拟定位图像的情况。

【影像传输及融合】

完成患者全中枢瘤 MRI 模拟定位后，操作人员需要为患者解除体位固定装置，并从 MRI 模拟定位机房带出患者，告知其相应的注意事项。然后将我们采集得到的 MRI 模拟定位图像通过网络系统传输至放疗计划系统，并在放疗计划系统内对 CT 模拟定位图像和 MRI 模拟定位图像进行重建融合。一般在放疗计划系统中，采用自动配准系统进行刚性配准图像融合，并手动检查融合效果。因 MRI 模拟定位与 CT 模拟定位之间会出现二次摆位导致的摆位误差，在图像融合后，以 CT 模拟定位图像为基础进行勾画，MRI 模拟定位图像仅为参考。

在全中枢瘤中，建议使用 T_1WI 增强扫描以及 T_2 FLAIR 作为参考对肿瘤范围进行勾画，建议使用 T_1WI 进行危及器官勾画。

二、全骨髓照射的模拟定位

（一）CT 定位前准备

全骨髓照射（total marrow irradiation，TMI）是基于先进技术下产生的一种全新的治疗模式，能够保护正常组织且提高骨髓受照剂量，因此可以显著提高疗效并明显降低毒副作用，对老年人及体弱患者有重大意义。

TMI 的特点是对正常组织进行有效保护，仅对全部骨髓进行照射，从而大幅降低了患者不良反应发生率。因此，摆位精度和摆位稳定性在 TMI 治疗中显得尤为重要。由于 TMI 治疗技术发展较晚且开展范围不广，目前市场上并不普及或大规模生产 TMI 治疗的专用固定装置，开展 TMI 治疗的医疗机构通常将各部位单独使用的固定装置组合，以达到全身固定的目的。对于有条件的机构，螺旋断层放射治疗（helical tomotherapy，HT）仍是首选。

患者一般可采用头颈肩热塑膜、体部热塑膜以及体部或全身型负压真空垫等装置联合固定。采取仰卧位，双臂紧靠躯干，双手平展紧贴体侧，确定患者能长久保持此姿势，固定范围要求包括头部、躯干及脚底。且由于 TMI 照射治疗时间较长，舒适性仍是首要考虑因素（详细参考体位固定章节）。

（二）CT 扫描

【扫描前准备及范围】

在 CT 模拟机上建立患者 CT 扫描定位档案，由于单次治疗长度限制，CT 扫描通常需要分段扫描，若采用螺旋断层治疗，由于其治疗长度优势可达 160cm，因此通常可分两段扫描。若采用传统容积调强技术，则通常分多段扫描，优化多个中心计划。采用 HT 技术的扫描分次进行，第 1 次由头部扫描至股骨中下缘，第 2 次由脚底扫描至股骨中上缘。传统治疗则根据衔接段落位置做扫描准备。

【设定参考标记点】

患者固定之后，调整定位床位置，HT 的治疗定位可采取 2 组摆位标记，第一套摆位标记可设置于头部或胸部各方位正中处，第二套摆位标记可设置于股骨中下段膝关节上方，摆位标记点并不固化，可根据条件情况或计划需求自行设置摆位标记或定位标记。传统治疗则需多段标记，相当于多计划治疗摆位，由剂量师进行剂量优化。

【扫描参数】

HT 治疗扫描层厚及层距均为 5mm，第 1 次扫描患者头先进，第一组 CT 由头顶扫描至股骨中段层面下约 5cm 处；第二组 CT 脚先进由脚底扫描至股骨中段层面处。全部扫描均在自由呼吸模式下进行，需确保患者身体及固定装置全部在扫描视野之内（如有需要可采用扩展 FOV）。CTV 定义为全身骨骼，包括颅骨、下颌骨、胸骨、脊椎骨、上肢骨、盆骨、下肢骨等全部含骨髓的骨骼。管电压 120kV，管电流 300~350mA，如需增强扫描，建议对比剂使用量 75~125ml（成年人），流速 1.5~2.5ml/s，延迟时间 30~50s。传统治疗分段参考各部位条件。

三、全皮肤放疗模拟定位

全皮肤放疗主要应用于电子线全身照射，治疗表浅皮肤肿瘤，如蕈样肉芽肿病。因此无需特殊模拟定位。国内外治疗方法中患者站于立位固定体架上，双手紧抓上框架，治疗前对患者进行照射体位培训，采用多转角多放射野照射，并利用有机玻璃屏风做散射屏改善射野均匀度，同时做好体表均匀度和体内剂量分布的计算和监测，同时对眼、阴囊、指、趾做好防护。

用电子线进行全身皮肤照射，由于存在剂量误差大、照射时间长、治疗实施复杂等问题，目前已经比较少用。由于 TOMO 剂量分布特点，近年来采用 TOMO 光子线对全身皮肤淋巴瘤进行照射取得了比较理想的结果。CT 模拟定位技术与全骨髓定位技术基本一致，这里不再赘述。

（郑祖安　刘吉平）

参考文献

［1］ NAGATA Y, NISHIDAI T, ABE M, et al. CT simulator: a new 3-D planning and simulating system for radiotherapy: part 2. clinical application［J］. Int J Radiat Oncol Biol Phys, 1990, 18（3）: 505-513.

［2］ NISHIDAI T, NAGATA Y, TAKAHASHI M, et al. CT simulator: a new 3-D planning and simulating system for radiotherapy: part 1. Description of system［J］. Int J Radiat Oncol Biol Phys, 1990, 18（3）: 499-504.

［3］ 林承光, 翟福山. 放射治疗技术学［M］. 北京: 人民卫生出版社, 2016.

［4］ Baker G R. Localization: conventional and CT simulation［J］. Br J Radiol, 2006, 79（1）: S36-S49.

［5］ STEINER E, SHIEH C C, CAILLET V, et al. Both four-dimensional computed tomography and four-dimensional cone beam computed tomography under-predict lung target motion during radiotherapy［J］. Radiother Oncol, 2019, 135（1）: 65-73.

［6］ AIRD E G A, Conway J. CT simulation for radiotherapy treatment planning［J］. Br J Radiol, 2002, 75（900）: 937-949.

［7］ LEECH M, COFFEY M, MAST M, et al. ESTRO ACROP guidelines for positioning, immobilisation and position verification of head and neck patients for radiation therapists［J］. Tech Innov Patient Support Radiat Oncol, 2017, 1: 1-7.

［8］ 许森奎, 姚文燕, 胡江, 等. 鼻咽癌发泡胶个体化塑形与标准化头枕放疗体位固定精度比较［J］. 中华放射肿瘤学杂志, 2015, 24（2）: 196-199.

［9］ LIN C G, XU S K, YAO W Y, et al. Comparison of set up accuracy among three common immobilisation systems for intensity modulated radiotherapy of nasopharyngeal carcinoma patients［J］. J Med Radiat Sci, 2017, 64（2）: 106-113.

［10］ BENTEL G C, MARKS L B, SHEROUSE G W, et al. A customized head and neck support system［J］. Int J Radiat Oncol Biol Phys, 1995, 32（1）: 245-248.

［11］ HOUWELING A C, MEER S V D, WAL E V D, et al. Improved immobilization using an individual head support in head and neck cancer patients［J］. Radiother Oncol, 2010, 96（1）: 100-103.

［12］ 邹丽芬, 李瑞辰, 王胜资. 放化疗在喉癌治疗中喉功能保留的研究进展及临床实践［J］. 实用肿瘤杂志, 2020, 35（5）: 424-429.

［13］ HAN K, CHEUNG P, BASRAN P S, et al. A comparison of two immobilization systems for stereotactic body radiation therapy of lung tumors［J］. Radiother Oncol, 2010, 95（1）: 103-108.

［14］ COLE A J, HANNA G G, JAIN S, et al. Motion management for radical radiotherapy in non-small cell lung cancer［J］. Clin Oncol, 2014, 26（2）: 67-80.

［15］ AZNAR M C, WARREN S, HOOGEMAN M, et al. The impact of technology on the changing practice of lung SBRT［J］. Else Spons Docu, 2018, 47（1）: 129-138.

［16］ KIRBY A M, EVANS P M, DONOVAN E M, et al. Prone versus supine positioning for whole and partial-breast radiotherapy: a comparison of non-target tissue dosimetry［J］. Radiother Oncol, 2010, 96（2）: 178-184.

［17］ KAHAN Z, RAROSI F, GAAL S, et al. A simple clinical method for predicting the benefit of prone vs. supine positioning in reducing heart exposure during left breast radiotherapy［J］. Radiother Oncol, 2018, 126（3）: 487-492.

［18］ DE PUYSSELEYR A, DE NEVE W, DE WAGTER C.A patient immobilization device for prone breast radiotherapy: Dosimetric effects and inclusion in the treatment planning system［J］. Med Phys, 2016, 32（6）: 758-766.

［19］ SERBAN M, LAMBERT C, RUO R, et al. Computed tomography-based virtual simulation versus ultrasound-based clinical setup in electron breast boost radiotherapy: methodology for CT-based electron virtual simulation［J］. Med Phys, 2019, 67（1）: 100-106.

［20］ PERGOLIZZI S, RUSSI E G.Consideration about axillary nodes and arm position［J］. Radiother Oncol, 2006, 79（3）: 352-353.

［21］ AMINI A, XIAO L, ALLEN P K, et al. Celiac node

failure patterns after definitive chemoradiation for esophageal cancer in the modern era[J]. Int J Radiat Oncol Biol Phys, 2012, 83(2): e231-e239.

[22] PATEL A A, WOLFGANG J A, NIEMIERKO A, et al. Implications of respiratory motion as measured by four-dimensional computed tomography for radiation treatment planning of esophageal cancer[J]. Int J Radiat Oncol Biol Phys, 2009, 74(1): 290-296.

[23] Zhao K L, Liao Z, Bucci M K, et al. Evaluation of respiratory-induced target motion for esophageal tumors at the gastroesophageal junction[J]. Radiother Oncol, 2007, 84(3): 283-289.

[24] BOUCHARD M, MCALEER M F, STARKSCHALL G. Impact of Gastric Filling on Radiation Dose Delivered to Gastroesophageal Junction Tumors[J]. Int J Radiat Oncol Biol Phys, 2010, 77(1): 292-300.

[25] HASHIMOTO S, KATSURADA M, MURAMATSU R, et al. Effect of a device-free compressed shell fixation method on hepatic respiratory movement: analysis for respiratory amplitude of the liver and internal motions of a fiducial marker[J]. Pract Radiat Oncol, 2019, 9(2): e149-e155.

[26] 赵永亮, 储开岳, 吴建亭, 等. 胸腹部肿瘤患者放疗体位固定参考等中心与治疗等中心空间距离与后续治疗时摆位误差关系[J]. 中华放射肿瘤学杂志, 2015, 24(1): 53-54.

[27] 刘强, 李楠, 孙彬. 4D-CT 重建技术在肝癌精确放疗定位的应用效果[J]. 胃肠病学和肝病学杂志, 2016, 25(8): 885-888.

[28] 刘成新, 巩贯忠, 尹勇. 原发性肝癌精确放疗技术的临床应用进展[J]. 中华放射肿瘤学杂志, 2014, 23(5): 440-443.

[29] OGINO I, UEMURA H, INOUE T, et al. Reduction of prostate motion by removal of gas in rectum during radiotherapy[J]. Int J Radiat Oncol Biol Phys, 2008, 72(2): 456-466.

[30] PEARSON D, GILL S K, CAMPBELL N, et al. Dosimetric and volumetric changes in the rectum and bladder in patients receiving CBCT-guided prostate IMRT: analysis based on daily CBCT dose calculation[J]. J Appl Clin Med Phys, 2016, 17(6): 107-117.

[31] GEZ E, CYTRON S, YOSEF R B, et al. Application of an interstitial and biodegradable balloon system for prostate-rectum separation during prostate cancer radiotherapy: a prospective multi-center study[J]. Radiat Oncol, 2013, 8(1): 96.

[32] KING R B, OSMAN S O, FAIRMICHAEL C, et al. Efficacy of a rectal spacer with prostate SABR—first UK experience[J]. Br J Radiol, 2018, 91(1083): 20170672.

[33] STRELLER T, RUSCH U, HERRAIZ LABLANCA M D H, et al. The effect of endorectal balloon on anorectal dose during postoperative volumetric arc radiotherapy of prostate cancer[J]. Radiother Oncol, 2017, 123(3): 454-458.

[34] EMINOWICZ G, ROMPOKOS V, STACEY C, et al. Understanding the impact of pelvicorgan motion on dose delivered to target volumes during IMRT for cervical cancer[J]. Radiother Oncol, 2017, 122(1): 116-121.

[35] PINKAWA M, GAGEL B, DEMIREL C, et al. Dose-volume histogram evaluation of prone and supine patient position in external beam radiotherapy for cervical and endometrialcancer[J]. Radiother Oncol, 2003, 69(1): 99-105.

[36] OLSEN J R, PARIKH P J, WATTS M, et al. Comparison of dose decrement from intrafraction motion for prone and supine prostate radiotherapy[J]. Radiother Oncol, 2012, 104(2): 199-204.

[37] SAWAYANAGI S, YAMASHITA H, OGITA M, et al. Volumetric and dosimetric comparison of organs at risk between the prone and supine positions in postoperative radiotherapy for prostate cancer[J]. Radiat Oncol, 2018, 13(1): 70.

[38] VARGA L, KÓSZÓ R L, FODOR E, et al. Daily setup accuracy, side-effects and quality of life during and after prone positioned prostate radiotherapy[J]. Anticancer Res, 2018, 38(6): 3699-3705.

[39] LIU B, LERMA F A, PATEL S, et al. Dosimetric effects of the prone and supine positions on image guided localized prostate cancer radiotherapy[J]. Radiother Oncol, 2008, 88(1): 67-76.

[40] 李晔雄. 肿瘤放射治疗学[M]. 5 版. 北京: 中国协和医科大学出版社, 2018.

[41] HOEBEN B A, CARRIE C, TIMMERMANN B, et al. Management of vertebral radiotherapy dose in paediatric patients with cancer: consensus recommendations from the SIOPE radiotherapy working group[J]. Lancet Oncol, 2019, 20(3): e155-e166.

第六章 放射治疗器官运动管理

第一节 器官运动管理概述

放射治疗过程中,有多重因素影响计划靶体积的准确性,如设备的误差、摆位误差和器官的运动。器官运动分为器官本身的自主和非自主运动、靶器官周围组织的运动或变化对靶器官的影响等。器官运动管理主要关注治疗分次间误差和治疗分次内误差两类。治疗分次间误差是放疗实施时患者的实际解剖位置与模拟计划影像解剖位置的差别,与设备的误差情况、患者的自身器官运动情况以及治疗师的摆位情况密切相关,分次间误差无法消除。分次内误差指单次治疗过程中患者因器官运动或体位移动导致的位移误差。由于器官的运动引起的分次间及分次内误差,可以通过采取相应措施来减少。

一、头颈部肿瘤

主要来源于吞咽运动、脑脊液的流动、张口、眼球运动和舌头的运动等。

二、胸部肿瘤

呼吸运动是影响胸部肿瘤的最重要的因素,对由临床靶区(CTV)至计划靶区(PTV)的外扩边界的确定影响较大。此外还有心脏的收缩与舒张、大血管的搏动和膈肌运动等。

三、腹部肿瘤

主要来源于胃肠的蠕动、膈肌运动、呼吸和心脏运动等。胃肠除了蠕动外,其充盈状态也显著影响腹部肿瘤和危及器官的相对位置,且胃肠充盈与蠕动状态的变化大多是不规律的、难以提前预测的,因此需要提前进行干预和准备。

四、盆腔肿瘤

直肠和膀胱的充盈程度是盆腔肿瘤放疗最常见的影响因素。这两个器官的充盈状态能显著影响盆腔周边器官的位置,引起较大的偏差。另外,小肠的蠕动及呼吸运动也能影响盆腔肿瘤的放疗精准性。

在放射治疗技术快速发展的今天,肿瘤放疗相关器官的运动管理是实现精准放疗的重要基础,了解肿瘤的运动规律,采取措施减少相关器官的运动振幅,可有效地缩小肿瘤内边界,达到既提高肿瘤控制率,又不增加正常组织并发症的目的,从而提高放射治疗增益比。

第二节 肺和肝脏的运动管理

一、概述

肺和肝脏放疗主要受到呼吸运动的影响,在进行 CT 模拟定位前应该根据患者的个体情况评估和确定相应的运动管理策略,AAPM TG-76 对呼吸运动管理进行了详细介绍。呼吸过程引起的器官运动可以影响放疗过程的成像(靶区勾画、影像配准等)、治疗计划设计和治疗实施等过程。

呼吸运动会对 CT 扫描影像质量产生明显影响,导致伪影。虽然 CT 扫描单层图像似乎不受呼吸运动的影响,但一个连续多层的图像在呼吸周期的不同时相获取可能导致肿瘤形状、位置、大小和体积出现错误成像,这与器官运动的频率和振幅等有关。在 PET-CT 扫描中,由于核医学成像中的累积效应,与核扫描仪的固有分辨率相比,即使是很小的体位移动也可能导致明显的成像模糊,从而造成肿瘤及其周围器官定位的不确定,进而对放疗计划边界的确定和最终的剂量分布产生影响。

在放疗计划中，考虑到呼吸运动，通常在临床靶区的基础上增加额外边界以形成内部靶体积（ITV），也叫内靶区，并在 ITV 的基础上考虑到摆位误差、机械精度等因素再次外扩一定边界形成计划靶体积（PTV）。尽管为 CTV 增加额外的边界来生成 PTV 的方法减少了由肿瘤运动引起的误差，但增加了正常组织和危及器官（OAR）的辐射风险。因此，为了管理患者的呼吸运动，最小化 PTV，保护邻近的 OAR，研究人员发明了不同的方法和技术来管理呼吸运动。

放疗前评估呼吸运动对于治疗计划至关重要，但是呼吸的振幅、周期的基线可能会发生变化，因此，量化这些变化尤其重要。在治疗实施中（剂量传送），由于呼吸运动与治疗射束之间的交互影响，实际照射得到的剂量分布与计划的剂量分布存在差异，尤其是在呼吸运动振幅大，采用小的 MLC 照射子野时更明显。值得注意的是，呼吸运动对质子和碳离子的影响更大。呼吸运动不仅可能导致肿瘤的错位，而且还会导致沿射束路径的内部密度的变化，导致水等效路径长度发生变化，引起剂量的差异。

二、管理实施

减少放射治疗中呼吸运动影响的方法可大致分为五类：运动包围方法、呼吸门控技术、屏气技术、强制浅呼吸技术和呼吸同步技术。

（一）运动包围方法

由于在放疗期间会出现呼吸引起的肿瘤运动，在 CT 成像期间估计肿瘤运动平均位置和运动范围很重要。常用的采集呼吸运动范围的三种 CT 成像技术是慢速 CT、吸气和呼气屏气 CT，以及 4D-CT（与之对应的 4D-CBCT、4D-MRI）。

1. 慢速 CT　慢速 CT 扫描非常缓慢，这样每个层面会记录多个呼吸时相和 / 或多次 CT 扫描的平均值。CT 扫描的时间长于呼吸周期，扫描时可以包含肿瘤随呼吸运动的所有范围，产生一个包含肿瘤运动的扫描体积。同时，由于慢速 CT 代表整个或多个呼吸周期，进行剂量计算时与实际照射情况可能更接近。缺点是由于运动的模糊而导致分辨率下降，可能导致肿瘤和正常器官勾画存在偏差。然而，由于扫描时间长、扫描图像质量及扫描时患者剂量大的原因，慢速 CT 已经逐渐被 4D-CT 取代。

2. **吸气末和呼气末屏气**　在 CT 模拟定位时获取患者的吸气末和呼气末屏气 CT 扫描，该方法是在没有 4D-CT 的情况下获取肿瘤运动范围的一种替代方案。进行吸气末和呼气末 CT 扫描，将两次的 CT 影像进行融合，得到患者的呼吸运动范围。但是，这种方法使 CT 扫描时间、剂量增加一倍以上，并且依赖患者吸气及呼气屏气时的重复能力，有可能对患者的呼吸运动振幅过高或过低估计，因此在后续的治疗中需要进一步验证。

3. 4D-CT　由于呼吸运动会造成 CT 扫描的伪影，导致肿瘤形状、位置、大小和体积出现错误。因此，在影像诊断中，患者经常被要求在 CT 扫描时屏住呼吸以消除图像伪影。如果在 CT 模拟定位时采用屏气的方法，后续放射治疗中患者也需要进行屏气。但是，放射治疗过程通常较长，许多患者无法长时间屏气。如果患者在屏气时进行 CT 模拟定位，治疗时采用自由呼吸，就会造成胸腹部靶区及邻近器官的位置与 CT 模拟定位时发生明显的差异，甚至实际照射靶区完全脱离 CT 模拟定位时的位置。因此，在自由呼吸状态下获取能够反映呼吸运动轨迹的图像是非常必要的。

4D-CT 是在自由呼吸状态下进行 CT 扫描，扫描的同时获取呼吸周期的信号，并将获取的 CT 影像与对应的呼吸周期时相进行关联。基于 4D-CT 图像的治疗计划需要使用一种算法将收集到的断层扫描数据针对各个呼吸阶段进行分离，从而将 CT 图像分为几个集合。随后选择适合患者的放疗技术，通过对肿瘤及其运动范围的勾画，制订相应的治疗计划。无论是常规分割还是大剂量放疗，都推荐使用 4D-CT，不仅可以减少扫描影像的运动伪影，还可以对呼吸运动振幅进行估计，设计个性化的 ITV。同时，根据 4D-CT 扫描获取的呼吸运动轨迹，可以进行门控治疗及追踪治疗。

4D-CT 或呼吸相关 CT（常规和锥形束方法）扫描是改变肺癌放疗计划的重大突破。个性化的 ITV 确定可以直接从这些 4D-CT 扫描中获得，例如使用最大密度投影（MIP）提供有关单个合成图像内器官移动性的时间信息，4D-CT 可以确定肿瘤平均位置、肿瘤运动范围及肿瘤运动轨迹与其他器官的关系便于计划设计。部分患者还可以利用 4D-CT 获取的呼吸运动信息采用呼吸门控及追踪治疗技术，因此需对患者的肿瘤呼吸运动度进行个性化的评估。

（1）4D-CT 采集过程：实时位置管理（RPM）门控系统通过一个带有两个反射标记的小塑料块

监测呼吸,把该塑料块放置在患者的胸部。标记由红外发光二极管照亮并由相机捕获。红外照明器和摄像头都安装在 CT 治疗床的底部并随治疗床一起移动。摄像机图像由控制器进行数字化和分析处理。软件追踪顶部标记的位置,而顶部和底部标记之间的间隔提供距离校准。RPM 系统中的算法监控波形并确定它是否是规则的。此外,它以 30 次 /s 的速度对轨迹进行采样,从而确定每个点的相位。

(2)4D-CT 重建:4D-CT 的基本原理是使用有限数量的 CT 集来表示整个呼吸运动。4D-CT 的重建需要将 CT 扫描的原始数据正确分类,然后进行多个 3D 影像的重建。通常用于生成 4D-CT 的两种重建技术:基于相位和基于振幅的重建技术。这两种技术都使用呼吸信号作为重建的基础。基于相位的方法根据原始图像数据与呼吸曲线的相邻呼气和吸气峰值点的时间关系来标记原始图像数据,根据时间进行呼吸时相划分;而基于振幅的方法根据原始图像数据在呼吸曲线上表现出的相对振幅来标记原始图像数据,根据振幅进行呼吸时相划分。4D-CT 重建中使用的呼吸曲线可以来自光学表面系统获取的患者胸壁运动、置于胸壁的标记物运动、腹部压力传感器、腹部压力带、肺活量计等。通常,使用基于振幅重建的 4D-CT 比相位重建的伪影更少,扫描的体积变化较小,但由于原始图像数据不足,它们可能会丢失某个相位的层面(图 6-2-1)。基于相位重建的 4D-CT 不存在某个层面缺失的问题,但当患者呼吸模式不规则时可能会出现伪影,扫描物体体积变形较大,可以通过运动估计和投影图像插植或通过基于呼吸振幅直方图的相位排序来实现。

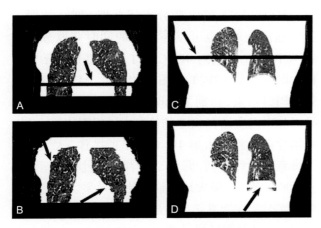

图 6-2-1 基于相位和振幅重建算法的影像比较
A 和 C 为基于振幅重建的 4D-CT,B 和 D 为基于相位重建的 4D-CT。

相位和振幅重建算法的呼吸时相比较。①使用相位划分呼吸运动周期进行重建,从每个呼吸周期获取的投影数据被分类到 10 个呼吸周期,每个周期内以 10% 的时间增量定位,以重建 10 个相位特定的 4D-CT 图像集。②使用振幅划分呼吸周期进行重建,从每个呼吸周期获得的投影数据根据振幅值分类到特定呼吸周期,以重建 10 个特定振幅的 4D-CT 图像集。

在相位合并过程中,呼吸标签以半自动方式放置在呼吸波形中的每个呼吸周期的局部最大值处,以确定 0 相位点(吸气末)。然后将投影数据分类到 10 个呼吸周期相位集,按呼吸周期的 10% 时间增量细分,代表这些呼吸周期相位的 10 个 4D-CT 图像集是从分相位中重建的。根据振幅划分呼吸周期相位的步骤:①回顾性评估最大吸气和最大呼气的平均振幅值的呼吸波;②内插其他 8 个中间振幅的平均振幅;③然后将投影数据与呼吸运动中具有相近呼吸振幅水平的呼吸周期进行关联重建,其中 0 振幅表示平均最大吸气,50% 振幅表示平均最大呼气。在振幅合并过程中,以半自动方式检测每个循环的峰值(最大吸气),就像相位合并方法一样。表 6-2-1 是推荐的能够减少伪影的不同呼吸周期分类方法。

表 6-2-1 不同的呼吸周期分类方法减少伪影

呼吸的不规律性		不同的呼吸周期分类方法
呼吸振幅	呼吸模式	
规律	规律	振幅和相位
不规律	规律	振幅
规律	不规律	振幅
呼吸振幅平台区	不规律	相位
不规律	不规律	振幅和相位均不能

(3)振幅基于内部解剖特征呼吸周期分类方法:当前的 4D-CT 技术需要对在同一 CT 床位采样的重建 CT 图像进行回顾性呼吸周期分类。大多数分类方法依赖由额外仪器记录的胸壁的呼吸运动,或胸壁外的一些替代物(如置于胸壁红外反射小球、腹部压力传感器、腹部压力带等)。然而,这些外部替代物获得的呼吸信号并不总能准确地代表内部靶区的运动,尤其是在出现不规则呼吸时。

一种基于多个内部解剖特征的新排序方法分析了四个特征,包括空气含量、肺面积、肺密度和身体面积作为呼吸周期替代物。使用称为空间相干性的度量来选择每个位置的最佳内部特征并生成用于4D-CT分类的呼吸周期信号。免去了对外部记录的呼吸运动替代物的需要，结果显示在规律呼吸时效果与RPM相当，在测试一例不规律呼吸的病例时发现4D-CT图像比RPM信号呈现更少的伪影。

（4）4D-CT特点：基于剂量学参数和数学建模，4D-CT理论上可以提高增益比、靶区剂量、局部控制率，以及延长总生存期。其主要优势包括：①减少无法屏住呼吸的患者的CT图像中的运动伪影，提高影像的质量；②通过监控靶区位置，重建出三维方向靶区的运动范围及其轨迹，用于靶区体积定义（主要是ITV）以确保放疗靶区完全覆盖目标；③当需要肿瘤追踪或门控治疗技术时，了解肿瘤的运动轨迹对放疗计划设计很有帮助，如对靶区和危及器官的运动范围估计、安全边界的设置、选择合适的门控治疗窗范围（如40%~60%）和基于模型的运动对剂量分布影响的评估。另外，4D-CT还可以与4D-CBCT联合，构建合理的呼吸运动管理流程。

值得注意的是当前4D-CT重建是在以下假设条件满足时才会得到准确的结果：①存在规律的呼吸模式；②外部信号与内部解剖运动之间存在恒定的关系。若以上假设条件不成立则会导致运动伪影。4D-CT的局限性主要在于它会受到采集过程中呼吸模式变化的影响，尽管呼吸训练技术可以提高患者呼吸模式的规律性，但即使使用这些技术，在扫描4D-CT时仍然可以观察到伪影。

（5）4D-CT的临床应用 通常情况下4D-CT扫描后会在10个时相进行靶区勾画以获得ITV，但这增加了临床放疗医师靶区勾画工作量。Xi等分别在全时相和吸气末、呼气末2个极端时相中对接受4D-CT的肝癌患者进行ITV勾画并比较两种方法的结果差异，发现对于中低运动振幅的肝癌（≤1.6cm）在极端时相上获得ITV是一种合理安全且省力的方法。此外利用MIP和最小密度投影（minimum intensity projection，MinP）生成ITV也是一种减少工作量的方法。尤其针对肺癌，MIP和MinP已被证明是有效且快速获得ITV的手段，但是这种方法可能会低估肿瘤的体积。因为如果肿瘤与纵隔、胸壁或膈肌相邻，需要窄窗宽（如纵隔窗）勾画轮廓，则4D-CT并不能准确反映靶区的移动。使用每个体素的最大值导致肿瘤与周围组织之间的对比度损失，低估重叠区域中的肿瘤体积。由于肝脏肿瘤的密度不均匀且与周围组织的对比度不高，因此，MIP和MinP也许并不能完全适合于肝癌患

者。Liu等使用了一种新方法，即结合MIP和MinP在肝癌的4D-CT扫描中勾画ITV，并与全时相、2个时相、MIP和MinP相比较，评估这种新方法的准确性。结果发现新方法与全时相确定ITV的匹配程度最高，且不受肿瘤大小的影响。另外，4D-CT联合增强CT有助于区分肿瘤和周围正常肝实质，从而便于精确地靶区勾画。呼吸运动会影响肝癌肿瘤区勾画及正常肝脏剂量累积。

4. 4D-CBCT　4D锥形线束CT（4D-CBCT）将CBCT投影与测量的呼吸轨迹相关联，以重建呼吸周期不同时相的体积图像。与CBCT相关的呼吸包括对特定区域中的图像进行回顾性细分类，产生特定区域图像的分支，每个分支都与给定的呼吸相位相关。因此，需要获取较多的投影帧数，其对应不同呼吸周期相位，由于总投影帧数的原因，目前获取的4D-CBCT影像质量相对较低（图6-2-2）。接下来重建这些分支以绘制4D-CBCT的图像集。如果基准点就在靶区内则CBCT可以更准确地定位靶区。与3D-CBCT相比，4D-CBCT减少了呼吸运动伪影并改进了对患者ITV的验证，后者在当吸气时间与呼气时间之比（I/E比）偏离统一时，ITV可能被低估，导致靶区定位错误。

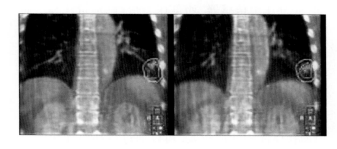

图6-2-2　4D-CBCT影像
左侧为0呼吸周期相位，右侧为70%呼吸周期相位。

4D-CBCT可以在分次间获取，即在放射治疗实施前获取，也可以在治疗的同时获取分次内4D-CBCT。分次内4D-CBCT是指在放射治疗过程中同时采集CBCT的图像的技术，MV和kV级射线同时出束，达到了真正的治疗分次内的图像引导。分次内成像在SRT的治疗中可以不用停止MV级治疗射束就能采集4D-CBCT的图像，大大节省了患者总治疗时间，降低了患者治疗过程中运动偏差影响的概率，极大地保证了治疗效果。同时治疗中的实时影像能真正反馈出治疗过程中病灶的运动情况，及时对靶区进行修正。4D-CBCT扫描与常规3D-CBCT无明显差异，差异主要在影像配准及计划修正上。

有报道在肝细胞癌立体定向放射治疗的4D-CBCT图像引导中研究肝脏中碘油作为肿瘤替代物的可行性，结果显示结合碘油采用4D-CBCT的图像引导能够准确定位HCC，从而减少边缘外扩。然而，由于扫描时间长和图像质量低，目前4D-CBCT的临床应用也受到限制。需要进一步研究新的4D-CBCT重建方法，以得到高质量的4D-CBCT影像。

5. 4D-MRI 呼吸信号与每个图像相关联，因此可以将其分类到合适的呼吸周期，从而为每个呼吸周期生成3D-MRI图像。4D-MRI可用于确定其他一些治疗部位的运动，例如肺、肝脏和腹部。有研究利用外部波纹管追踪呼吸并以预定的呼吸程序振幅激发图像采集，具有改善腹部肿瘤运动成像中肿瘤组织对比度的潜力（图6-2-3）。

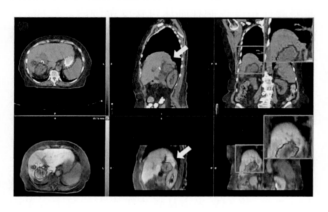

图6-2-3 4D-MRI影像

与CT相比，4D-MRI更加灵活，可在任意方向成像，也可用于描述肿瘤的运动，进而精确勾画靶区，提高肿瘤局部控制率。但4D-MRI采集的时间较长。4D-MRI数据集是通过使用多个2D成像、单次涡轮自旋回波（TSE）或具有多个回波信号的快速梯度回波（TFE）序列采集，提供了T_2加权和T_1加权等多种对比图像。根据解剖结构调整扫描层数，为了避免层面间干扰和饱和效应，用空间距离最大化的顺序交错获取层面，能够获得层面的解剖数据和同一层面时间维度上的信息，有效的重复时间等于采集一个三维容积数据所需的时间。

4D-MRI技术主要包括两种。一种称为实时4D-MRI技术，引入并行成像技术和回波共享技术，采用快速3D-MRI序列采集实时的容积图像。但受软硬件限制，空间分辨率较低以及运动伪影使快速运动的结构模糊，目前很难获得高分辨率和高质量4D-MRI。另一种回顾性4D-MRI技术，利用快速2D-MRI扫描序列连续采集所有呼吸时相图像，

然后根据呼吸相位对采集图像进行回顾性分类。相较实时4D-MRI技术，利用快速图像采集使成像速度更快、体素尺寸更小、运动伪影降低、图像质量提高，缺点在于需要对获取的呼吸信号进行呼吸重排，这也是目前研究的重点。

当前的4D-MRI技术容易出现由呼吸变化引起的运动伪影。Sun等研究开发了一种新的基于概率的3D K空间排序，可用于运动组织或器官多周期4D-MRI成像，可以减少呼吸变化引起的运动伪影，提高移动目标放射治疗引导的准确性。使用非刚性图像配准提高回顾性呼吸自门控4D-MRI数据集的呼气末和吸气末阶段的图像质量，以改善运动器官的靶区勾画。

（二）追踪

可以通过使用治疗射束动态追踪靶区体积来实现追踪治疗技术。此技术首先在机器人放射外科手术系统中实现，后来又通过使用MLC和VERO系统的万向治疗头进一步实现。另一种追踪的方法是让照射治疗束固定而移动治疗床以达到追踪肿瘤的位置。

机器人机头追踪、多叶准直器、治疗床追踪、磁导航引导放射治疗技术及体表追踪都能准确地追踪现实的肿瘤运动，并以类似的运动追踪靶区，实时适应显著优于非自适应的剂量传送方法。

1. **机器人追踪** 实时追踪需要能够自动调整治疗射束相对于移动目标的位置，从而实现目标的所有自由度的追踪。目前有4种可能的方法：①使用遥控治疗床移动患者；②通过物理方法重新定位辐射源（如直线加速器）来移动治疗射束；③以电磁方式重新定向治疗射束（用于带电粒子束）；④移动遥控准直器的孔径。机架、机头追踪，所有这些方法都需要通过实时控制回路将用于测量肿瘤位置的系统连接到治疗射束对准系统。

有4种通过X线摄影定位靶区部位的方法：①对肿瘤本身进行成像；②对与肿瘤刚性连接的解剖结构进行成像（例如骨性标志）；③检测植入肿瘤或靠近肿瘤的人工基准点；④追踪与肿瘤同步移动的替代器官。方法的选择取决于运动的性质以及肿瘤的位置和可见性。

在大多数情况下，在追踪X光片中无法很好地看到肿瘤本身，难以进行分割和配准，必须使用替代物。如果肿瘤运动与膈肌紧密相连，其边缘在射线照片中很容易看到，那么膈肌可以用作替代标志。肝脏和胰腺的呼吸运动也可以使用这种方法。

对于其他软组织肿瘤,需要在肿瘤内部或附近植入金属标记物(基准点)。

基于基准点的图像引导的优点是使用自动图像处理工具相对容易定位,位置确定仅涉及简单的代数计算。因此,确定位置所需的时间较快(约为50ms)。其缺点在于植入侵入性的基准点,患者存在感染的风险,且基准点在组织中的位置可能在计划CT定位到治疗过程中发生迁移。如果仅使用1个基准点,则无法判断它是否已移动。此外,1个基准仅提供平移信息,无法测量旋转偏移。如果使用3个或更多基准点,则可以测量旋转并检测迁移度。但是额外的基准点会带来额外的风险。

采用追踪技术需要解决2个基本问题:①近乎实时的、无延迟地测量肿瘤位置;②预测肿瘤位置以补偿治疗射束响应的时间滞后性。如果患者的呼吸基本规律,可以通过观察测量和模型预测来处理这两个问题。但是,如果患者的呼吸不规则,采用追踪技术的精准性可能不如屏气或门控治疗技术。

追踪技术的理想情况是,外部标记点和肿瘤运动有密切相关性,且是线性的、稳定的。如果没有证据显示肿瘤和外部标志物之间有呼吸周期相位的相对移动,则可以采用外部标记位置推断肿瘤位置,其精度可达亚毫米级。若外部标记点和肿瘤运动有呼吸周期相位差,且两者运动的相对振幅随时间变化(运动是非平稳的),则需要使用自适应控制滤波器或其他复杂算法,通过追踪外部呼吸信号来预测肿瘤位置,该算法必须在几秒钟的时间尺度上对运动进行监测并作出响应,以适应两个对象之间不断变化的相位和振幅。

对于某些治疗方案(尤其是大分割放疗和放射外科手术),连续X线透视会导致过多的成像剂量,可采用肿瘤位置的其他信号进行补充,以减少透视成像。一般策略是先将肿瘤位置的其他信号(如胸部和腹部的运动或气流的肺活量测定等)与肿瘤位置建立相关性,然后在治疗期间使用X线透视成像来监测肿瘤运动,而相关的呼吸信号用于在图像采集之间作为靶区位置的监测。如果相关性稳健且平稳,则成像频率可以从每秒30帧减少到每几秒一帧。

从理论上来说,如果呼吸周期具有规律性,提前预测最多几百毫秒的呼吸运动是可行的。但是,实际情况要复杂很多:①患者的呼吸周期并不是严格规律的,而是从一个周期到下一个周期中存在振幅和周期的变化;②大部分靶区的运动是发生在呼吸周期的某一小段内;③靶区位置的测量具有不确定性;④如果靶区位置是从替代呼吸信号中推导出来的,则预测的靶区实际位置的不确定性会增加。

为了提高对靶区位置预测的准确性,常采用自适应滤波器实时控制。自适应滤波器基于信号本身的经验特性,预测滤波器收集一段时间内的信号样本,并根据过去样本的加权线性组合对信号的下一个离散样本进行最佳估计。目前估计胸外标记物运动峰值振幅的标准偏差范围可以从200ms的4%到500ms的9%再到800ms的14%,而估计肺肿瘤峰值位置的误差可能会从200ms的8%增加到500ms的17%和800ms的24%。因此,呼吸追踪系统的延迟应远低于500ms。而美国医学物理师协会TG-142号报告提到,医用放疗加速器系统进行肿瘤位置追踪治疗技术的响应时间应当控制在100ms以内,才能将放疗精度控制在临床可接受范围内。然而,目前放疗加速器系统的响应时间基本在200~400ms左右。

机架追踪系统:MHI Vero机架追踪直线加速器系统诞生于2011年。通过使用多轴倾斜系统将紧凑、轻便的C波段6MV的linac-MLC组件安装新月形的环形机架上,实现调制/准直和射束方向追踪的完全解耦。在追踪模式下,可以沿着两个正交的方向:水平(绕Y轴)和上下(绕X轴)轴旋转最大±2.4°,将MV光束从垂直于光束的等中心平面上的等中心向每个方向摆动±4.2cm。在机架追踪模式下,该机制使MV射束能够实时追踪目标。立体双源kV X射线成像系统安装在机架上并提供实时正交影像,用于追踪过程中的透视图像引导。安装在机架上的EPID可提供MV射束的形状和位置信息。

追踪误差表示为$E_{90\%}$,即被追踪物体位置与追踪射束之差绝对值的90%。$E_{90\%} < 0.82mm$,频率高达30bpm(0.5Hz)。水平和俯仰方向的系统滞后分别确定为47.6ms和47.7ms。使用Lego NXT机器人模拟使用机架追踪模式的患者信号,计算出平均$E_{90\%}$为0.54mm,平移和倾斜方向的追踪误差标准偏差分别为0.20mm和0.22mm。

2. **多叶准直器追踪系统**　多叶准直器追踪系统的基本思想是将动态多叶准直器(DMLC)形成的移动辐射束孔径与呼吸引起的肿瘤运动同步。SMART基于肿瘤在呼吸过程中表现出的平均肿瘤轨迹(ATT)的概念。在治疗模拟阶段,测量肿瘤运动并导出ATT。然后,使用ATT修改原始IMRT

MLC 序列以补偿肿瘤运动。在治疗期间监测肿瘤运动，当叶片运动和肿瘤运动在特定呼吸阶段同步时开始治疗。当肿瘤远离 ATT 时治疗将停止，并在肿瘤运动和治疗射束之间重新建立同步时恢复。此治疗方法适合呼吸规律的患者，治疗效率较高。

MLC 追踪是一种在传统直线加速器上实施的实时适应技术，可移动治疗射束以跟随肿瘤运动。2013 年，MLC 追踪首次用于前列腺癌治疗。如果 MLC 是传统机架式 LINAC 的一部分，则只能在治疗区域的平面内保持射束对准。与平面内平移相比，未补偿的平面外平移仅有很小的影响，但如果肿瘤在平面外旋转则剂量的适形性可能会受到影响。多叶准直器叶片速度范围为 0.5~2.5cm/s，可达到与肿瘤呼吸运动相当的速度。

将 IMRT 治疗传递到移动的目标（包括刚性及非刚性的靶区），需要建立相关性模型，早期模型依赖通过目标运动的预定数据识别的微分方程的解，基本假设是建立在目标运动数据是预先可用的条件上，由这些运动数据定义治疗时要执行的叶片轨迹。

多叶准直器追踪技术的关键是在获取实时目标运动数据后，不断修改叶片速度，从而实现前后叶片速度的匹配，保证每个目标点上方的剂量强度和适形。叶片对固定目标、移动刚性目标和移动非刚性目标的追踪方案不同。有研究开发出算法使移动目标获得的剂量与静态目标的剂量等效，即使分次内肿瘤变形也能实现实时追踪。

3. 治疗床追踪　6D 治疗床追踪是目前另一个正在进行研究、开发和临床转化的系统，它依赖患者和肿瘤相对于固定治疗射束的移动。研究者利用自动治疗床的重新定位，采用缓慢的随机或系统运动对患者的位置进行间歇性调整，以适应患者的呼吸运动。对于呼吸运动的 6D 治疗床追踪技术存在两个问题：①患者在治疗过程中会处于连续运动状态，这会带来舒适度降低和治疗耐受性的问题；②驱动治疗床位置的控制回路的性质可能发生失控的情况。为避免以上情况需要对控制过程进行精密的工程设计。目前有四种类型的治疗追踪床：Protura、Perfect Pitch、RoboCouch 和 RPSbase。治疗床的控制是在结构图环境 Simulink 中实现的。为了实现实时性能，Simulink 模型在 Real-Time Windows Target 提供的实时引擎上执行，实施比例积分控制系统。其成像模式或相关模型可以添加到现有的治疗床追踪系统中，使其更加通用。

治疗床-MLC 追踪比较：与使用动态 MLC 的运动补偿相比，治疗床追踪不需要改变光束参数。机器人治疗床可以连续适应各个方向的肿瘤运动。然而，其无法适应肿瘤的形变。此外，工作台的连续加速和减速对患者定位、患者舒适度和肿瘤运动的影响也是一个重要问题。已有研究发现治疗床运动会增加身体相对于治疗床的位置的不确定性。然而，这种不确定性比要补偿的分次内肿瘤运动振幅小一个数量级。因此，即使存在身体运动，采用治疗床进行呼吸运动的追踪也是一个可行的选择。在追踪呼吸运动轨迹期间，这两个系统都明显提高了几何和剂量学精度。两个系统的几何精度几乎相等。治疗床追踪在 IMRT 放射治疗计划期间追踪前列腺运动轨迹的过程中也可观察到剂量测定精度的显著提高。因此，治疗床追踪系统显示出比 MLC 追踪更好的结果。

治疗床追踪和 MLC 追踪均提高了 VMAT 递送的几何和剂量精度。但是，这两种追踪类型具有不同的优点和缺点。治疗床追踪可以完美地校正缓慢移动的目标（例如前列腺）。当 MLC 用于追踪垂直于 MLC 的目标可能导致相当大的剂量误差。MLC 追踪的优点包括更快的移动速度，更好地适应快速移动的目标，避免移动患者以及追踪目标旋转和变形的潜力。

治疗床-MLC 混合追踪：与纯 MLC 追踪相比，所有混合追踪策略都减少了纯治疗床追踪技术带来的治疗床运动，并提高了追踪精度。对于肺肿瘤运动，相对于无追踪的平均 MLC 误差减少为 66.6%（治疗床追踪）、72.9%（混合）、70.2%、59.1% 和 55.6%（MLC 追踪）。

4. 磁导航引导放射治疗技术　磁导航引导放射治疗技术也是追踪技术的一类，最初用于前列腺，现也可应用于肺部肿瘤的追踪。较为成熟的是 Calypso 电磁追踪系统，详见第七章第七节磁导航引导放射治疗技术。

5. 体表追踪　CBCT 等基于 X 线的影像引导技术提供了高质量的解剖结构 3D 图像，然而 CBCT 技术受限于治疗床角度为 0° 时采集图像且无法实时获取图像，同时也会增加患者的额外辐射。采用光学系统测量放疗结构位置和形状的概念从 1993 年起已有报道，后来也利用商用的高速 3D 摄像系统，获取身体表面的运动来收集呼吸周期的振幅和频率信息。动态身体表面模型旨在记录呼吸周期不同阶段的 3D 表面几何和纹理信息，采用回顾性门控技术将 CT 图像与动态身体模型关联或匹配,这样能显著减少运动伪影并生成精确的 4D-CT 数据集,替代其他呼吸运动获取的方法进行 4D-CT 扫描。因为该技术与传统成像相比有快速、非侵入性、实时和不使用电离辐射等优势,也用于日常患者摆位和放疗中的运动监控(详见第七章第六节光学表面成像引导放射治疗技术)。

最初使用 3D 表面成像系统在无法手术的非小细胞肺癌(non-small cell lung carcinoma,NSCLC)的 SRT 中监测分次内运动,适用于检测明显的患者运动(例如手臂伸展)和治疗床运动误差。利用局部拓扑保留非刚性点匹配算法分别配准来自 4D-CT 图像的内部器官网格和外表面网格,获得表征内部-外部运动的变形矢量场,然后将主成分分析应用于复合矩阵以提取主运动特征,并生成模型参数以关联内外运动,建立内-外相关模型估计肺癌放疗内部运动。利用必要的体表运动数据建立相关模型,首先对人体表面的运动数据进行分割,然后使用基本运动采样方法来选择包含呼吸运动的区域的足够信息,最后建立使用降维方法提取的内部肿瘤与外部特征之间的改进相关模型,可以更精准地捕捉与肿瘤相关的体表运动变化。Fayad 等人开发了一种特定于患者的呼吸运动模型,该模型使用剑突和脐之间的几个 ROI 上的表面替代信号来追踪整个 CT 体积的变形矢量场(DVF),在 13 个解剖标志中实现了 <2mm 的追踪精度,这优于使用相位、振幅或相位和振幅作为外部替代物的传统方法。

还有一种间接追踪分次内移动肿瘤的方法,利用从 4D-CT 派生的患者特定运动模型,并在治疗期间由光学表面成像获得的外部呼吸运动。基于肺癌患者的真实临床 CBCT 数据,比较在计划和治疗阶段期间的运动振幅变化,获得比例因子来补偿振幅变化。另一种方法是建立患者特定的自适应运动模型,利用 4D-CT 提供的解剖学、运动相关信息,在治疗时与患者表面的无创光学成像相结合,以更新呼吸参数。还可以扩展到追踪 CT 扫描中包含的所有患者解剖结构,从而提供所有感兴趣结构在每次治疗时的动态信息。该信息在粒子治疗中特别有用,可用于获取与器官运动相关的水等效路径长度变化,以确定粒子束的深度。还可使用表面成像获取的胸腹表面变化信息与内部胸腹体积的变化相关联,估计内部解剖结构的相应体积的变形向量场以改善 4D-CT。

(三)呼吸门控

1. 概述　呼吸门控是一种呼吸运动管理策略,它允许患者在治疗期间正常地自由呼吸,在呼吸周期的特定时期出束治疗。当呼吸信号位于设定的相位或振幅的阈值之外时,将发送射束关闭信号以中断成像或治疗,可确保成像或治疗仅在特定的运动范围内进行,以减轻运动的影响。由于患者是在自由呼吸状态下进行,患者不用屏气,适用于肺功能不良或基础功能差的患者。

与包含运动范围的治疗技术相比,呼吸门控技术治疗的体积更小,然而代价是大大增加了治疗时间。呼吸门控放疗为改善受呼吸运动影响的肿瘤部位(如肺、乳腺和肝肿瘤)的放疗提供了巨大的潜力。每个人的呼吸运动的模式不尽相同,并且呼吸模式存在分次间变化和分次内变化。

在使用呼吸门控技术时应遵循以下流程:①首先确定门控窗的选择,采用吸气还是呼气;②确定追踪呼吸信号的类型,采用振幅或相位的方法;③确定总体可接受的放射治疗时间,即为减少呼吸运动能接受延长放疗的时间,据此选择哪些呼吸时相作为门控窗(治疗时间的成本/收益考虑)。呼吸门控技术会增加治疗时间,所以治疗效率会随着门控精度的提高而降低。治疗时间的延长也会增加患者移动的风险以及患者的不适感,患者调整姿势导致的任何运动都会减弱呼吸门控的潜在收益,甚至导致更大的误差。

采用呼吸门控治疗技术时,应先确定使用基于相位还是基于振幅的门控。在典型的基于相位的门控中,相位的定义与呼气(EE)或吸入(EI)的末端有关,然后通过选择一个区间的相位来设置门控窗。在基于振幅的门控中,选择的标记点的振幅范围被用来设置门控窗。由于人的呼吸模式具有不对称性,在呼气末(EE)附近的呼吸运动变化较小,持续时间相比其他相位较长,因此 EE 常被用于门控窗的选择。

选择基于相位还是基于振幅进行门控主要取决于患者的实际情况。基于相位的门控更适合离线应用,尤其是在患者没有指导的情况下。基于振幅的门控对于实时应用来说通常更简单。文献报道基于振幅门控在呼吸周期的一致性(大于 99% 显著性概率)、呼吸模式(吸入与总呼吸的比例,75% 可能性)方面,采用俯卧位呼吸优于仰卧位呼吸。俯卧位在每个周期的振幅变化变异性较小(可能性为 97%),尤其在 EE 峰值的标准偏差中表现非常好。

仰卧位的漂移率往往比俯卧位的漂移率更随机,而且振幅更大。俯卧位具有更大的周期恒久性,更恒定的吸气/呼气比,有更稳定的EE峰值,较少的基线漂移,所以俯卧位更有利于基于相位的门控。对于基于振幅的门控,俯卧位并不比仰卧位更有效。

2. 分类

(1)振幅门控:是当呼吸轨迹在振幅某个位置时成像和治疗。具体的操作流程可参考Hickling等的报告。振幅门控的优点是它与目标的位置有关。据报道振幅门控的准确度较高,试验患者的失败率均低于0.1%,而采用相位门控和MLC追踪对3/4的患者具有良好的准确度。对于振幅门控,精度与效率取决于门控窗的设置及基线偏移的方向,大的基线偏移会降低治疗效率,如果要提高治疗效率,则有可能牺牲部分放疗精度。

(2)相位门控:在相位门控中,计算出呼吸相位处于某个角度相位,例如在呼气末的前30°时触发成像和治疗。对于相位门控,大的基线偏移很可能不会对治疗效率产生影响,但是当靶区远离计划位置时治疗射束有可能仍在出束,对剂量的准确性产生影响。

门控治疗需要专门的模体来测试其准确性。此外,对患者的呼吸训练也非常重要,需要专门的技术人员对其训练,使其能重复同一呼吸模式。由于患者分次间运动位移较大,在没有自适应门控策略或进行4D验证的情况下,只有通过扩大边界以保证靶区剂量。

(四)限制呼吸运动(腹压)

1. **概述** 通过在腹部施加压力限制呼吸运动,也叫腹压技术(abdominal compression, AC),可以减少胸腹部的呼吸运动幅度,从而减少治疗计划的外扩边界。但是,此类患者需要进行评估。评估的目的主要有以下几方面考虑:①评估患者使用这类技术的耐受性;②评估患者在腹部施加压力限制后是否能明显减少呼吸运动幅度;③评估患者在腹部施加压力限制后肺体积、邻近OAR的距离是否发生改变,进而导致OAR的剂量比自由呼吸时更高。

2. **分类** 最初使用包含腹部加压板的立体定位框架(SBF)来实现,该系统自身带有一套定位坐标系,在CT扫描后可以根据该坐标进行定位治疗等中心,因此使用该系统不需要在患者身上及定位框架上进行任何标记。后续有许多厂家生产带腹部加压板的SBT固定装置,其核心都是利用刚性的腹部加压板给患者腹部施加压力,限制其呼吸运动幅

度。但此类装置的患者舒适度较差,许多患者不能耐受较大的压力,甚至一些患者在使用后出现呼吸运动幅度增大的情况。

另一个系统是BodyFix系统,该系统采用长真空垫和带有真空密封薄塑料膜。真空密封薄膜在治疗过程中一直进行负压吸引,同时对腹部和胸部施加均匀的压力,迫使患者进入浅、规律的呼吸模式,限制其身体移动及呼吸运动。

其他方法还有使用可充气腹压带围绕腹部,然后使用充气泵对腹压带充气对患者的腹部施加压力。腹压带在定位和治疗时需要保持相同的位置,对腹部施加的压力也需保持一致。

对于这些方法中的任何一种,都可先采用试错过程,逐渐增加压力,直到运动幅度减少到能接受的范围(通常为5~10mm),同时患者能在一定时间耐受此压力。如果压力太大导致患者不适,其呼吸运动可能会增加(图6-2-4)。

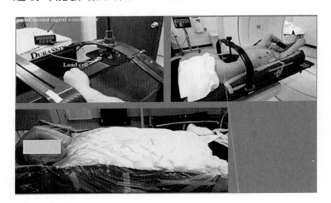

图6-2-4 腹压用于呼吸运动管理示意图

3. **优势** 腹压方法最大的好处是操作方便、价格低廉,在治疗过程中可以根据患者体位变化调整合适的压迫点。通过对比研究发现,将加压装置置于剑突与脐连线的上半部,呼吸控制效果最佳。而距离剑突越远,肝脏的呼吸动度越大,当加压装置放在肚脐时,腹部压缩完全无效,其产生的呼吸动度与自由呼吸相近。有研究发现性别和体质量指数(body mass index, BMI)是影响腹压效果的独立因素,这可能归因于女性更多表现为胸式呼吸,而腹部脂肪可以起到一定缓冲效果能部分对抗及减小腹压装置对腹部的压力,因此女性和肥胖患者使用腹压的效果欠佳。由于腹部加压装置有增加肝脏肿瘤破裂或出血的风险,因此压力值需控制在患者的可承受区间。此外,对于有结肠造口或已知血栓形成风险的患者也不适合采用腹压装置。有研究还发现,在安全范围内,较高水平的压力可以进一步限

制肿瘤运动。腹压在剂量方面也有优势。如在肝癌 SRT 及 VMAT 中使用腹部加压带可以明显降低正常肝脏的剂量,同时也可以减少十二指肠和小肠的剂量。

(五)屏气

屏气技术是指在 CT 扫描定位及治疗实施期间屏住呼吸,使呼吸运动基本减少甚至停止。屏气可以采用吸气屏气和呼气屏气,由于呼气屏气时间短,且剂量学优势不明显,目前采用吸气屏气居多。吸气屏气中一般采用深吸气屏气(DIBH),可使正常肺组织远离高剂量区域,因此 DIBH 具有精度和剂量学的双重优势。DIBH 技术是属于广义呼吸门控概念的一种特殊类型。

1. 自主屏气 自主 DIBH 是一种廉价、易于执行的方法。一项早期研究表明自由呼吸(free breathe,FB)和自主 DIBH(即患者呼吸保持,没有外部监视器或 BH 设备)治疗计划的差异仅在于肺体积的增加,而 PTV 的边界并未改变。所有使用 DIBH 的患者的正常组织并发症概率降低。

2. 设备辅助下的 DIBH DIBH 技术可通过许多辅助设备实现,如 Active Breathing Control(ABC)、SpiroDynXSDX System、RPM、Exac-Trac、Synchrony、AlignRT、Catalyst 等。这些设备可以分为两大类:一类是监测患者呼吸时的空气流量,如 ABC、SpiroDynX 等;另一类是监测患者呼吸时的体表轮廓变化,如 RPM、AlignRT、Catalyst 等。

Wong 等人于 1999 年首次描述了主动呼吸控制(ABC)系统,见图 6-2-5。它由一个基于与肺活量计的呼吸管道组成,不同之处在于屏气是由充气球囊堵塞吸气管道从而阻止患者呼吸来进行屏气。

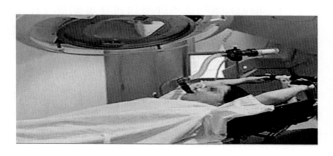

图 6-2-5 ABC 系统图

患者口含呼吸软管,采用鼻夹夹住鼻部或用手捏住鼻尖使气流全部经口进出呼吸控制系统。光电传感器感应叶轮的旋转并将气流信号发送到控制模块,控制模块计算气流量,当达到设定阈值时控制球囊充气封闭呼吸管道,患者开始屏气。ABC 的选择、训练流程见图 6-2-6。

3. DIBH 优势

(1)消除 CT 模拟定位时影像变形:自由呼吸下常规 CT 模拟是对整个肿瘤进行快照,快照的瞬

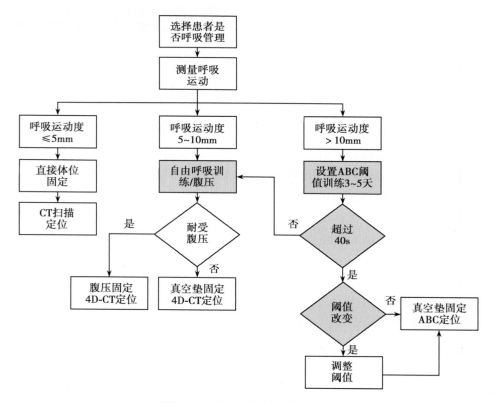

图 6-2-6 ABC 的选择、训练流程

间有可能不是在肿瘤的平均位置,还有可能是远离平均位置的极端位置。自由呼吸可导致 CT 图像伪影,改变患者解剖结构形状、大小、密度及位置,且这种体积和空间位置变形无法进行预测。因此,消除运动器官 CT 扫描不确定性的最好办法就是减少或消除运动,而采用 DIBH 可明显减少甚至消除呼吸运动,使肺部、肝脏、胃及胰腺等器官接近静止状态,消除了呼吸运动对 CT 扫描影像的影响。

(2)避免内靶区外扩边界的不合适:如果患者自由呼吸而没有采用任何呼吸运动管理,由于常规 CT 模拟定位时被摄影的肿瘤位置、肿瘤大小、运动振幅与实际治疗存在差异,计划设计时可能会出现 GTV 勾画不足或过大、ITV 外放边界不足或过大、ITV 外放边界合适但肿瘤运动基线位置错误、肿瘤运动基线位置正确但 ITV 边界不合适等多种情况。即使采用 4D-CT 患者呼吸模式也会在治疗中发生变化。采用 DIBH 技术时患者残余运动相对较小,单个屏气内变化相对稳定,可设置很小的 ITV,在设置 PTV 边界时主要考虑不同屏气间的重复性。

(3)减少正常肺、心脏和肝脏等组织的照射剂量:DIBH 技术可以增加肺的体积,减少肺组织密度,减少正常肺组织的照射剂量。在肝脏放疗中,采用 DIBH 相比自由呼吸可以明显减少正常肝组织的照射剂量。

(4)利于治疗验证:DIBH 可以减少甚至消除呼吸运动的影响,对比 20~30s 的 DIBH 与 FB 下扫描的 CBCT 影像质量,大血管的清晰度分别为 94% 与 11%,条状伪影分别为 6% 与 57%,肿瘤清晰度分别为 66% 与 20%,主支气管清晰度分别为 74% 与 40%。如果采用单次长时间屏气或多次屏气 CBCT,其影像质量将得到明显提高。因此,DIBH 下扫描 CBCT 影像质量高,能明显减少配准引起的误差。

(5)消除呼吸运动对剂量的影响:在光子放疗中,许多研究者认为呼吸运动会造成三维适形放射治疗边缘剂量模糊,随着治疗技术的复杂程度增加如 IMRT 与 VMAT 技术,呼吸运动度增加,这种由呼吸运动引起的剂量实施交互作用(interplay effect)对剂量影响也更明显,剂量变化最大可达 50%。这种交互作用在质子治疗中的影响更应得到重视。另外一些作者则认为这种交互作用对剂量影响有限,但是采用复杂计划情况下,对呼吸运动振幅大、呼吸不规则患者仍需考虑剂量实施过程中的影响。而采用 DIBH 技术基本消除了呼吸运动,其交互作用引起的剂量影响可以忽略。

三、效果评价

肺和肝脏放疗中可以通过以上呼吸运动管理措施进行管理,但不同的呼吸运动管理措施均有其优缺点,在使用过程中应该根据患者和本单位的具体情况选择合适的管理措施。目前已经有许多关于这些措施的精度报道,但是最终临床疗效的报道相对较少。

采用 4D-CT 扫描,如果患者呼吸高度不规则,可导致肿瘤运动范围的估计不足。即使患者在 CT 扫描时呼吸规律,但在治疗时患者的运动幅度及基线也可发生变化。此外由于 4D-CT 扫描过程中患者的呼吸频率、呼吸运动幅度等会对扫描的 CT 影像产生影响,如双器官伪影或者插植缺失伪影。因此,在 4D-CT 扫描中应通过训练患者、设置合适的扫描参数减少伪影的产生,避免靶区勾画的误差。而在治疗过程中,运动幅度大、呼吸不规律的患者可能更容易出现伪影,同时也更容易因为交互效应(interplay effect)造成剂量不足,引起局部控制率的下降。

采用限制呼吸技术(腹压)定位时可与 4D-CT 合用,得到患者个性化的 ITV,在 ITV 的基础上扩展 5mm 的 PTV 边界。Negoro 等人研究显示,腹压技术可将平均肺肿瘤的呼吸运动度从 12.3mm 减少到 7.0mm。有人使用腹压将肿瘤的运动度从 19.9mm ± 7.3mm(10~40mm)减少到 12.4mm ± 5.8mm(5~30mm),但有可能增加了肿瘤位置在左右和头脚方向的分次间误差。与无压力相比,中等压力和高压力的应用在控制肿瘤的头脚方向和整体运动方面存在显著差异。较高的压力比平均/中等压力更能抑制肿瘤在头脚方向的运动,移动幅度从原来的 12.0mm(无压力时)分别减少到 7.5mm(中等压力)和 6.1mm(较高压力)。且尽管应用了中等腹压,但肿瘤在头脚方向的运动度在 10 名患者中仍有 3 名保持在 1cm 或 1cm 以上,在 10 名患者中,有 4 名患者的整体运动度大于 1cm。说明中等压力对那些不能耐受较高压力的腹压患者来说有 30%~40% 概率失效。

采用 DIBH 技术时,患者的残余运动度相对较小,单个屏气内变化相对稳定,可以设置很小的 ITV,在设置 PTV 边界时主要考虑不同屏气间的重复性。Kashani R 等用 CT 扫描证实,肺部肿瘤在 DIBH 状态下分次内运动度标准差为 0.7mm(左右)、1.4mm(头脚)及 1.5mm(前后)。Zhong R 等在透视测量 DIBH 膈肌的分次内运动度小于

1.0mm。Brock J 等报道,采用 DIBH 时的分次内误差为 1.7mm(左右)、1.7mm(头脚)及 1.5mm(前后)。Eccles C 测量的膈肌分次内运动度为 1.4mm。在采用 ABC 进行 DIBH 下 SRT 处理肝脏转移灶时,头脚方向采用 10mm、其他方向采用 5mm 的 PTV 边界,12Gy×5 分次。经 SRT 后 MRI 形态学改变与等剂量曲线配准,发现平均表面距离差异为 2.3mm ± 0.8mm,体积差异为 5.1cm³ ± 23.3cm³。另一组采用 CyberKnife 进行追踪的方式,GTV 到 PTV 采用 8mm 的边界,总剂量 40Gy(29~45Gy),采用 3~5 分次。经 SRT 后 MRI 形态学改变与等剂量曲线配准,发现平均表面距离差异为 2.8mm ± 1.1mm,体积差异为 16.5cm³ ± 34.1cm³。采用两种技术的 6 个月、1 年、2 年局部控制率分别为 98.9%、90.0%、82.4%,早期、晚期毒副作用差异无统计学意义。说明了采用 DIBH 和追踪虽然没有达到理想的精度,但是其局部控制率仍然很高,值得在肝脏 SRT 中运用。

第三节 直肠的运动管理

一、概述

直肠位于小骨盆内,为大肠的末端,上端平第 3 骶椎处接续乙状结肠,沿骶骨和尾骨的前面下行,穿过盆膈,下端以肛门而终,整体呈 S 形,全长约 15cm。通常分为 3 段:齿状线以上 5cm 为直肠下段,5~10cm 为中段,10~15cm 为上段。直肠与小骨盆腔脏器的毗邻关系男女不同,男性直肠的前面有膀胱、前列腺和精囊,女性则有子宫和阴道。

直肠周围有内、外括约肌围绕,这些括约肌的运动关联着直肠内大便的保持和清除。在正常情况下,直肠内一般无粪便,但有时也会有一定的残留,一般情况下患者是感受不到的。直肠的充盈是个动态的过程,其充盈及残留程度因人而异,受多种因素影响,如饮食结构、饮食时间、代谢功能、排便功能、手术及用药等。因此盆腔肿瘤的患者在接受放射治疗时,直肠在没有人为干预的情况下其充盈状态不一,需要在体位固定、CT 定位扫描和放疗实施时都给予规范管理,统一其充盈状态,避免对体位固定的重复性、放疗靶区精确性、影像的配准及实际治疗实施剂量产生影响。直肠是重要的器官之一,盆腔放疗时应严格保护。辐射引起的直肠毒性如炎症、出血,甚至直肠阴道瘘的形成,会影响患者的生活质量,并影响治疗过程。此外,直肠肠腔内气体残留不确定性增加了放射治疗计划的难度。

二、管理实施

直肠的管理一般针对盆腔肿瘤的患者,如直肠癌、前列腺癌、子宫颈癌,体位固定可采用仰卧位和俯卧位。俯卧位相对于仰卧位,可以利用俯卧位的腹孔与顶胯将小肠往上方和前方推移,这样可使小肠受照剂量更小。直肠运动管理一致性在盆腔肿瘤放疗过程中起着至关重要的作用。直肠本身的运动相对较小,但是直肠的充盈度对直肠本身和邻近器官会产生明显影响。报道显示,直肠本身的运动主要集中在直肠前壁和侧壁,其他直肠部分的运动相对较小。大部分患者排空直肠后可以使直肠位置、大小基本保持一致,保证直肠放疗的精确性。也可使用辐射防护垫片将直肠远离病变区域,或在直肠内置球囊以减少内部靶体积(ITV)的变化,甚至对直肠胀气过多的患者可以采取措施进行直肠抽气。一般管理方法有以下三种。

(一)直肠排空

直肠排空是盆腔肿瘤的患者放疗前常采用的直肠准备方法。一般做法是在 CT 定位与每次治疗前嘱咐患者将直肠排空。在 CT 定位前一周可以对患者进行直肠管理宣教,做饮食调整,多吃易消化食物,使大便松软,从而有利于直肠排空;少吃易产气的食物,服用陈皮水,每天 3 次,还可结合口服益生菌,尽量减少直肠内的气体堆积,保证直肠的重复性,减少放疗分次内的运动;放疗及定位前 3 天口服缓泻剂(如乳果糖),每天 2~3 次。每次定位及放疗前使用开塞露、二甲硅油排便排气,排空直肠。必要时使用 CT 或 CBCT 进行预扫描查看排空情况,如效果不理想,应暂停定位扫描或者放疗实施。

1. 定位 CT 扫描时直肠排空的必要性 定位 CT 扫描图像是整个放疗计划设计剂量计算的依据,也是后续放疗实施图像配准靶区解剖位置参考的基础,因此定位 CT 扫描时直肠的准备情况非常重要。以前列腺癌患者为例,直肠到病灶的距离随着直肠体积的减少而增加,物理师在进行计划设计时排空的直肠更容易避开靶区,进而降低直肠的受照剂量。如果定位 CT 扫描时存在直肠排空不理想的情况,计划设计时虽然可以依据直肠的充盈情况以及前列腺的实际位置如期进行计划设计,但后续放疗实施时则难以重复回 CT 扫描时的直肠充盈状态。

图 6-3-1A 为前列腺癌患者 CT 定位扫描图像,

图 6-3-1B 为患者放疗实施图像引导 CBCT 图像。在 CT 定位扫描时患者存在直肠未排空的情况下，放疗实施时直肠已排空，此时前列腺的器官位置发生了变化（前列腺放疗前已植入金标），通过金标的位置可以明显发现前列腺的位置由于直肠体积回缩而跟随着往人体后方移动，出现了跑靶的情况。

图 6-3-2 为 CT 定位扫描时出现粪便充盈以及胀气的情况，这两种状态下进行的 CT 定位扫描将对放疗实施时的直肠重复性带来了巨大的挑战。如果以该状态为基础进行计划设计，后续的放疗实施过程中则较难将直肠重复回 CT 定位扫描时的状

态。因此，无论是出现粪便充盈还是胀气，都应该嘱咐患者重新进行直肠准备，排空直肠至理想状态后重新进行 CT 定位扫描。定位扫描前建议先行 CT 预扫描，确定直肠排空度符合要求后（一般建议直肠直径≤3cm），再行正式 CT 定位扫描。

2. 放疗实施时直肠排空的必要性 在定位 CT 扫描时根据要求进行排空直肠的情况下，放疗具体实施时也同样需要进行直肠准备，让直肠处于同样的排空状态来保证周边器官解剖位置的重复性。

图 6-3-3A 为前列腺癌患者 CT 定位扫描图像，图 6-3-3B 为患者放疗实施图像引导 CBCT 图像，

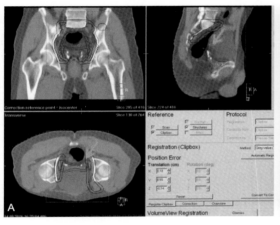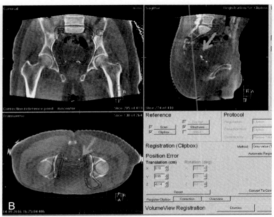

图 6-3-1 前列腺癌直肠未排空器官变化示意图

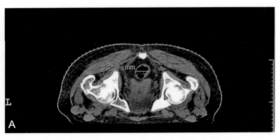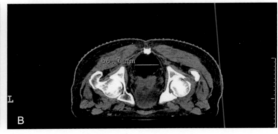

图 6-3-2 CT 定位扫描时出现粪便充盈以及胀气的情况

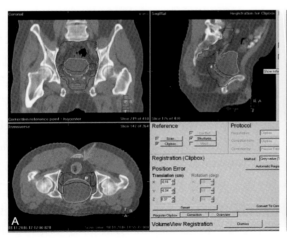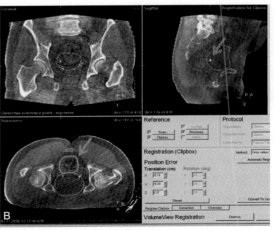

图 6-3-3 放疗实施时直肠出现粪便充盈

在直肠排空的情况下（绿色标志圈）进行计划设计，在放疗具体实施时如果出现直肠有粪便充盈的情况，随着直肠的充盈，直肠前壁将前列腺往人体前方推移，容易出现前列腺靶器官跑靶，同时伴随着直肠前壁进入靶区高剂量区，直肠的前壁受照剂量过高容易引发直肠炎等放疗副作用，严重者甚至引发直肠穿孔等并发症进而危害患者生命健康。

对于直肠胀气严重且排气效果不佳的患者，可以使用抽气等方式来减少直肠的充盈。

（二）直肠充盈

对于直肠排空调整不佳的患者，或者使用SRT、后装治疗的患者，可以采用直肠内置水囊或者气囊的方法来保证直肠体积的一致性。通过插入直肠球囊人为干预使患者直肠充盈一致，保持直肠容积的恒定性，可以获得降低的ITV（图6-3-4）。直肠球囊注入之前应对患者使用通便剂，患者排空直肠后插入直肠球囊，插入直肠的深度有刻度记录，并且注入定量的空气或水（一般注入量20~100ml）。通过直肠球囊的方式，可以使直肠充盈度保持基本一致，减少直肠的移动。

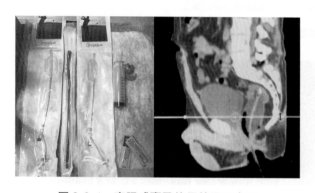

图6-3-4　直肠球囊及使用效果示意图

（三）直肠移位

将直肠作为危及器官实施物理移位。有文献报道患有活动性肠炎如溃疡性肠病、结肠炎或克罗恩病的前列腺癌患者，在接受放疗时，发生直肠并发症风险较高，因为盆腔区域中预先存在的炎症、纤维化、粘连和瘢痕会加剧外照射的相关毒性，而植入直肠垫片可减少患者直肠的放疗反应。前列腺癌患者放疗可植入直肠垫片，通过注射可吸收水凝胶、透明质酸、胶原蛋白植入物或充满盐水的直肠球囊植入物，将直肠前方高剂量靶区隔开，可以显著降低直肠的受照剂量。改善患者的早期和晚期肠道不良反应，提高晚期患者的生活质量。

宫颈癌患者后装治疗时也可以通过纱布填塞、球囊填塞等传统方法来降低直肠的剂量，但填塞和移除纱布时常给患者带来痛苦，近几年在阴道和直肠之间植入水凝胶为一种较为有效和舒适的方法。水凝胶是一种可吸收的聚乙二醇（polyethylene glycol，PEG），PEG具有耐受性好、操作简便、成功率高、并发症少等优势。操作方法为：经CT或者直肠超声引导下，将水凝胶注射在前列腺与直肠之间的脂肪组织和疏松结缔组织，水凝胶10s内凝固并形成可吸收的水凝胶间隔，该间隔可稳定存在3个月，6个月后液化吸收，后经肾脏过滤清除，9~12个月可完全吸收。水凝胶植入的成功率超过97%，前列腺癌患者植入水凝胶后前列腺与直肠间距增加到10.0~13.9mm，然而目前没有关于最佳间距的报道。患者植入水凝胶后有小概率会发生并发症，包括里急后重（0.14%）、直肠不适（1.19%）和细菌性前列腺炎（0.44%），但均未影响患者正常生活，预防性使用抗生素可降低感染风险。

三、效果评价

定位CT预扫描和每日CBCT扫描采集相关影像学信息能确定定位以及治疗靶区的精准性，提高靶区与器官的位置重复性。排空直肠为一种操作简单、无创的直肠状态准备方法，该方法能限制直肠体积变化引起的分次间的位置误差，对提高剂量计算准确性有重要意义。当直肠胀大时，可将前列腺/子宫推向前方，容易造成靶区脱落，使得靶区照射剂量不足。排空直肠同时能够有效保护直肠，减少其受照量，从而减少直肠的辐射损伤。

水凝胶对直肠等危及器官能起到有效的保护，宫颈癌患者植入水凝胶主要用于局部后装治疗中，在阴道残端与直肠间隙植入水凝胶，两者的间距增加到10~20mm左右，而直肠D_2cm^2降低至5Gy以下，该方法可以有效分离阴道残端与直肠，降低肠道和泌尿道放射性损伤，提高患者生活质量。前列腺癌无论接受外照射还是近距离治疗，植入水凝胶后直肠与前列腺间隙可以增加到7~15mm，直肠V_{70Gy}（70Gy覆盖的百分体积）降至5%左右，远低于标准限量25%，显著降低放射性直肠炎的发生率，提高患者肠道、尿道及性功能生活质量。目前文献报道植入水凝胶的并发症较轻，罕见严重并发症，是一种安全、有效的减少放疗副作用的方法。

第四节　膀胱的运动管理

一、概述

　　成人的膀胱位于小骨盆的前部,前方为耻骨联合,男性膀胱与精囊、输精管壶腹、直肠及小肠相邻,女性与子宫、阴道、直肠及小肠相邻。膀胱是储存尿液的肌性囊状器官,其形状、大小、位置和膀胱壁的厚度随尿液充盈程度而异。空虚的膀胱呈三棱椎体形,分尖、体、底和颈四部。膀胱尖朝向前上方,由此沿腹前壁至脐之间有一褶襞为脐正中韧带。膀胱尖与膀胱底之间为膀胱体。膀胱的最下部为膀胱颈,与男性的前列腺底和女性的盆膈相毗邻。膀胱充盈度的变化能引起其相邻器官的位置变化,例如充盈的膀胱可将子宫往上方和后方推移(图6-4-1),或者将前列腺往下方和后方推移。在盆腔肿瘤的放射治疗中,膀胱的充盈程度不同能对周边器官的位置和形态产生影响,增加放疗靶器官的位置不确定性。为了保证盆腔肿瘤放疗的效果和减少相关肠道毒性反应,在盆腔肿瘤的放疗过程中应尽量保持膀胱充盈程度的一致性。有学者研究膀胱充盈、应用腹板以及两者结合在直肠癌患者放疗时分别对小肠受照体积的影响,发现使用带有腹孔的腹板以及充盈膀胱对于小肠的受照体积及受照剂量均有所降低,两者结合使用时对小肠的保护最佳。

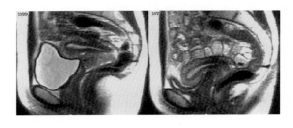

图6-4-1　膀胱充盈程度不同对周边器官位置的影响

二、管理实施

　　膀胱的管理同样针对盆腔肿瘤的患者,如直肠癌、前列腺癌、子宫颈癌以及膀胱肿瘤等。治疗期间膀胱内尿量的不稳定会增加受照射的肠道体积,增加腹痛、腹泻、里急后重和肛门下坠等放疗相关的肠道毒性症状。对于膀胱管控,目前国内常用的方法为患者固定饮水500ml或者1 000ml之后憋尿0.5~1.0h不等,有明显尿意之后才实施定位或者治疗。但患者在不同季节、不同饮食、不同生理状态下饮水后憋尿程度不稳定,膀胱内尿量的重复

性并不理想,而且随着放疗的进行,放射线造成的膀胱黏膜损伤容易引起放射性膀胱炎,尿频、尿急和尿痛等症状使膀胱顺应性下降,膀胱的充盈度很难达到放疗前初始的理想状态,导致患者难以重复最初的处方条件。因此需要增加额外的训练或者借用外部设施来进行监测。一般管理方法有以下两个步骤。

(一)定位扫描初始膀胱体积的确定

　　成年人的正常膀胱充盈容量为350~500ml,最大容量可达900ml以上,当膀胱内贮尿量达到一定程度(400ml左右),膀胱内压升高到15cmH_2O(1.36cmH_2O=1mmHg)以上时,膀胱被动扩张,使膀胱壁内牵张感受器受到刺激而兴奋,冲动沿盆神经传入纤维传到骶髓的排尿反射初级中枢;同时由脊髓再把膀胱充胀的信息上传至大脑皮层的排尿反射高级中枢,并产生尿意。超过500ml时膀胱壁因张力过大而产生疼痛感觉。新生儿的膀胱容量约为成人的1/10,女性的容量小于男性,老年人因膀胱肌张力低而容量有所增大。不同患者进行放疗前膀胱充盈准备时应视个人情况不同而有所差异。放射治疗过程中,由于放射性的膀胱炎性反应,患者的膀胱容量进行性下降。有研究者建议宫颈癌放疗CT模拟定位时膀胱容量至少250ml,在此范围内较多的尿量能够改变靶区、危及器官的形状、位置,缩小靶区体积,降低膀胱、小肠受量,在危及器官保护上更具优势。一般成年人CT定位扫描时应选择适度的膀胱充盈程度,不宜过度充盈,400ml以内为适宜,过于充盈不利于膀胱的重复性。图6-4-2为CT模拟定位扫描时对患者进行膀胱尿量监测。

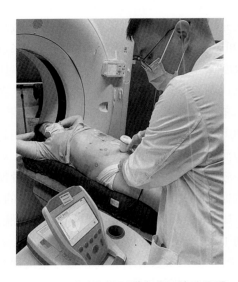

图6-4-2　膀胱容量测量仪监测膀胱尿量

目前较为常见的方法是定位前一段时间内嘱咐患者进行自我训练，即形成一定的排空和饮水憋尿规律。在 CT 定位前定时定量饮水憋尿，使其达到一定的充盈程度，并以此为基础进行 CT 模拟扫描，后续的治疗过程中进行规律饮水憋尿形成自我生物反馈，以自身感觉膀胱达到定位 CT 扫描时充盈程度为准进行分次间放疗。此外，可以使用 CT 预扫描或者膀胱容量测量仪来监测膀胱尿量是否达标（图 6-4-3）。

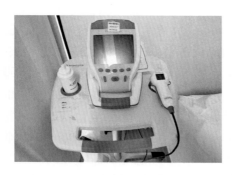

图 6-4-3　膀胱容量测量仪示意图

膀胱容量测量仪是便携式非侵入性测量膀胱容量的专用设备，采用三维超声技术，配合旋转式探头，可鉴别来自膀胱 12 个切面的反射，瞬间数字显示膀胱容量的大小，可在电脑上自动生成不同切面的影像学膀胱图像及检测报告。机器使用方便，只需把探头均匀完整地涂满耦合剂后放于耻骨联合与脐之间，轻按扫描按钮，膀胱容量测定仪就会在 5s 内通过内部微处理器自动计算并在液晶屏上显示出膀胱容量数值。膀胱容量测量仪具有轻便、易用和准确等特点。

（二）治疗分次间的膀胱体积保持和监测

为了保证放疗实施的准确性，每次放疗前均应对膀胱充盈度进行管理。对于膀胱管控比较理想的患者，可以利用自我训练之后的生物反馈来进行膀胱充盈度管理，按照训练时的饮水量和憋尿时间，自觉尿意达到 CT 定位时标准即可实施放疗。多数研究指出单纯的患者训练并不能达到预期结果，但可以帮助患者获得可靠的尿意。临床上多采用超声膀胱仪检测与患者训练相结合的方式。因此，对于膀胱管控较差的患者，可以借用膀胱容量测量仪来进行膀胱监测。每次放疗前患者饮用一定量的水后，等待有尿意时，利用膀胱容量测量仪测量膀胱体积，如达到了 CT 定位时的标准，则可实施放疗，若未达标，则继续憋尿，直至达标。每次放疗前的膀胱体积与 CT 定位时的膀胱体积大小相差一般不超过 50ml。

三、效果评价

（一）膀胱充盈程度的重复性

膀胱憋尿能力受到诸多因素的影响，因此膀胱充盈度的可控性较差，治疗前进行多次憋尿训练后可在治疗前期获得可靠稳定的尿意，且放射治疗过程中，患者的憋尿能力随着放射治疗的进行有所下降，且患者自身的感觉和实际充盈程度之间存在一定差异，建议使用三维超声测量仪进行膀胱容量监测。

（二）充盈程度不同对正常器官及靶区剂量的影响

对于宫颈癌患者，膀胱充盈能减少小肠的受照剂量。研究发现发现较大膀胱容量导致小肠受照射面积剂量显著减少。此外，膀胱在不同充盈状态下时宫颈、宫体的位移变化及形变与膀胱的充盈度呈正相关。

膀胱的充盈状态不仅影响盆腔内正常器官的位移与形变，而且对肿瘤区也产生较大影响。有研究表明膀胱充盈程度的不同将导致前列腺的位置发生变化，致使靶区发生位移。膀胱和直肠的体积变化对靶区位置及子宫体的形变有较大影响。膀胱不同充盈度下宫颈肿瘤 GTV 的位移有较大影响，其中以头脚方向等的影响最大，而体表参考点的位移在前后（患者腹背方向）方向更加明显。

大多数研究认为，与膀胱排空或者少量充盈相比，膀胱充盈体积达到一定充盈程度（150ml 以上）可明显减少患者的膀胱照射剂量。但是，充盈超过 150ml 以后，膀胱剂量的减少的程度不明显，提示在放射治疗中没有必要使膀胱过度充盈。

第五节　其他器官的运动管理

一、胃的运动管理

胃是人体的消化器官，位于膈下，上连食管，下接小肠。胃的上口为贲门，下口为幽门。胃的位置因体型、体位、胃的虚盈等情况的不同而有很大的变化，矮肥体型者的胃位置较高，瘦长型者胃的位置较低。胃的各种生理运动主要靠肌层来完成，胃壁的肌层很发达，由三层平滑肌组成。平滑肌有较大的伸展性，最长时可比原来的长度增加 2~3 倍，主要运动形式是蠕动，蠕动波发生时在食团的上方产生收缩波，食团的下方产生舒展波，使食物不断向下移动。胃后壁隔网膜囊与众多器官相邻接，由下向上依次是横结肠、胰、左肾和肾上腺、脾等。因此，胃的运动不仅关系到胃本身的器官位置和形态，也影响到肝、横结肠、胰、左肾和肾上腺、脾等器官的位置。胃充盈程度对胰腺癌患者靶区位置的影响见图6-5-1。

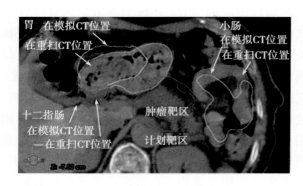

图6-5-1 胃的充盈程度影响胰腺癌患者的靶区位置

胃肠蠕动和充盈状态显著影响腹部肿瘤和危及器官的位置和边界，与呼吸运动不同的是，胃肠充盈与蠕动状态的变化大多是不规律的，并且此类变化具有一定的时间依赖性，引起的运动振幅通常难以预测。由于分次间的时间跨度比分次内大，由此引起的大振幅偏差可能更为明显。准确的患者定位和运动管理是实现预期治疗结果的关键，能够减少PTV外放范围，确保计划剂量准确覆盖靶区，并避免危及器官不必要的照射。

胃部的放疗运动管理目前仍然受到很大的挑战。首先，胃及邻近的靶区位置受呼吸运动影响，可随呼吸运动一起运动，其振幅、频率与呼吸运动一致。其次，胃及邻近的靶区位置受胃本身蠕动的影响，这种蠕动主要发生于胃本身体积完整或只有小部分切除的患者，一旦胃大部分被切除，这种蠕动就很少能见到。最后，胃的充盈也对胃及邻近的靶区位置产生影响。以上三种误差因素造成胃及邻近的靶区位置差异均是厘米级的影响，其中充盈和排空时的胃对靶区位置影响可达10cm以上。因此，对胃的精确放疗应先评估胃的运动度，并对以上三种原因进行分析。如要对胃大部切除的患者胃部进行放疗，需要对患者的呼吸运动度进行测量，如果呼吸运动度较大，应该考虑使用呼吸运动管理措施，如呼吸门控、屏气等干预手段减少胃靶运动，同时结合图像引导放疗技术实现精准放疗。在使用呼吸运动管理措施的基础上一般也要求保持胃的充盈度一致，比较常见的做法是禁食2h以上，放疗前饮水200~500ml。如果不饮水，而是在胃排空的状态下进行放疗，胃的位置重复性较好，但是正常胃

组织的照射剂量将会明显增加，增加了患者的胃肠反应。

腹部加压是胃癌放疗用于减少内靶运动的有效性措施。腹部加压能有效抑制膈肌的呼吸运动，减少对靶器官的影响。常见的腹部加压有腹压板、腹压带等，使用方法与本章第二节类似。

二、食管的运动管理

食管是消化道的一部分，为长管状器官，也是消化道最狭窄的部分。食管上端在环状软骨处与咽部相连接，下端穿过膈肌1~4cm后与胃贲门相接，全长约25cm，分为颈、胸、腹三段。食管通过膈食管韧带附着于膈的食管裂孔的边缘处。食管有内环、外纵两层肌肉，上1/3的外层由骨骼肌组成，下1/3由平滑肌组成，中1/3由骨骼肌和平滑肌混合组成。吞咽时食管肌肉蠕动，食物可快速地通过食管。膈食管韧带是膈下筋膜的延续，该韧带使膈和食管在呼吸和吞咽时能独立运动，此韧带使得食管随吞咽和呼吸而运动，但限制食管向上的过度移动。食管的运动是胸部肿瘤患者的放射治疗时需要关注的重要影响因素，食管癌的患者靶区勾画时应权衡食管的运动方向和振幅，给予相对应的安全靶区外扩边界。肺癌患者的放射治疗中，食管则是放疗剂量限制的关键器官，据报道在接受即时同步同步放化疗的NSCLC患者中，严重急性食管炎（3级或以上）的发生率为8.7%~20%。因此，需要对食管根据其运动规律给出OAR的外扩边界进行保护。

胸部肿瘤放射治疗中，食管在三维方向上的移动趋势主要体现在患者的左右方向（L/R）和前后方向上（A/P），且不同部位食管运动上体现出不同的趋势，从上端到下端表现出运动振幅增大的趋势，这是由于下纵隔周围结构的限制较小，食管远端比其他节段表现出更大的运动。食管的运动变化见图6-5-2、图6-5-3。

Dieleman等人评估了29例胸腔肿瘤患者的食管内运动。他们发现食管近端左右（L/R）和前后（A/P）的边缘分别为5mm和5mm，食管中间为7mm和6mm，食管远端分别为9mm和8mm。Cohen等人使用计算机断层扫描（CT）轨道成像评估了8例食管癌患者在L/R和A/P方向的食管间运动，发现在隆突上方的L/R方向上运动最大，覆盖95%的食管运动需要外扩：左12mm、右8mm、前9mm、后10mm。

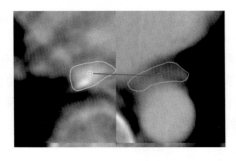

图 6-5-2　食管的形状和质心出现变化

前面
右 ← → 左
后面

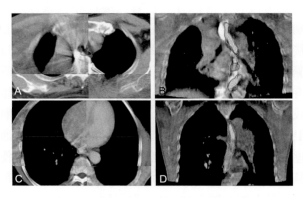

图 6-5-3　食管的不同部位出现位置偏差

A、B. 食管近端运动振幅大的病例；C、D. 食管远端运动振幅大的病例。

绿线：模拟 CT 上食管壁轮廓；黄线：CBCT 上食管腔轮廓。

食管除了自身的蠕动外，胃的充盈程度和呼吸运动也对食管位置产生影响。目前对于食管的运动管理，可以通过 4D-CT 扫描来设置 ITV，或者在治疗前进行 EPID 或者 CBCT 验证，确保食管的位置不产生较大偏差。对于胃的充盈程度也要进行一致性管理，减少其对食管位置的影响，一般的管理措施为治疗前 4h 禁食（胃的排空需 2~4h），保持一致的排空状态，或者定位扫描以及治疗前固定饮用一定量的水（如 500ml）。

三、眼球和舌头的运动管理

在头颈部肿瘤放疗过程中，有时候会涉及眼球和舌头的运动管理控制。眼部的照射，如葡萄膜恶性黑色素瘤、脉络膜血管瘤的患者，以往以手术、激光等作为首选治疗方式。近年来，随着医学技术及计算机技术的不断发展，精确放疗因具有高度的选择性、适形性与精准性而被用于治疗此类眼部疾病。但放疗过程中眼球的运动管理目前一般是采用高适形度的头部面罩进行固定，放疗过程中叮嘱患者眼睛朝某一特定方向注视以减少眼球的运动程度。在一些高精度放疗如眼球的质

子放疗中，有些机构采用的眼球运动监测和自动追踪系统来提高眼球放疗的位置精准度。患者在放疗前需接受外科手术，将 4~6 个不透明的标记物（钽夹）缝合到巩膜外表面，以帮助定位肿瘤。然后放疗模拟定位时使用 X 线的正交验证来确定眼球和标记物的位置，并作为参考导入放疗计划软件（TPS）。在放射治疗时需要采集患者眼球相关影像，放射治疗师在实时的摄像机图像流上勾画出眼睛特征，如瞳孔到虹膜的轮廓和角膜缘。在此基础上，通过立体光学成像和红外眼睛照明，放射治疗师在治疗室中通过软件确定瞳孔和角膜曲率中心的三维位置，如果观察到位置偏差，光束就会被手动中断。在涉及口腔照射的情况下，一般建议使用面罩联合口腔咬合器（图 6-5-4）的方式来限制舌头的运动振幅。在头颈部肿瘤的放疗时，口腔咬合器的使用不仅能提高舌头以及下颌的位置精准度，同时能减少放射性口腔损伤，避免或减少严重的急性黏膜毒性，提高愈后的生活质量。

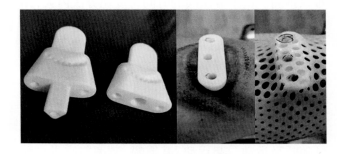

图 6-5-4　带有舌头导向管的咬合器

使用带有舌头导向管的咬合器时，舌头可以通过导向管向前移动，增加舌根与高剂量靶区的距离，进而减少了舌根部分的额外剂量照射，更好地保护舌头。

（许森奎　钟仁明）

参考文献

[1] 杨丁懿，万跃，周宪，等．超声膀胱测容仪在盆腔肿瘤放疗中的应用进展[J]．医学综述，2017，23（1）：50-53.

[2] 王利华，秦晓玲．宫颈癌放射治疗中膀胱充盈程度对小肠剂量的影响[J]．内蒙古医科大学学报，2019，41（6）：625-626.

[3] 毛睿，何艳芬，齐洪志，等．膀胱充盈状态对宫颈癌术后调强放疗靶区和危及器官的影响[J]．中华实用诊断与治疗杂志，2013，27（8）：794-796.

[4] VANNESTE B G L，VAN LIMBERGEN E J，

MARCELISSEN T, et al. Is prostate cancer radiotherapy using implantable rectum spacers safe and effective in inflammatory bowel disease patients?[J]. Clin Transl Radiat Oncol, 2021, 27: 121-125.

［5］MONTOYA J, GROSS E, KARSH L. How I Do It: Hydrogel spacer placement in men scheduled to undergo prostate radiotherapy[J]. Can J Urol, 2018, 25(2): 9288-9293.

［6］DIELEMAN E M T, SENAN S, VINCENT A, et al. Four-dimensional computed tomographic analysis of esophageal mobility during normal respiration[J]. Int J Radiat Oncol Biol Phys, 2007, 67(3): 775-780.

［7］QIU B, LU S, WANG B, et al. Quantifying the Interfractional motion of Esophagus Using Daily Cone Beam Computed Tomography with Oral Contrast During Radiation Therapy for Locally Advanced Non-Small Cell Lung Cancer[J]. Pract Radiat Oncol, 2020, 10(5): e339-e347.

［8］JIANG X, CHEN Y, LIU J, et al. Reduction in rectal doses of pelvic radiotherapy with excessive rectal gas extraction: a single-institution case report[J]. Ann Palliat Med, 2021, 10(6): 7062-7068.

［9］陈立新, 房辉, 何立儒, 等. 前列腺癌放射治疗安全共识[J]. 现代泌尿外科杂志, 2019, 24(5): 336-346.

［10］杨烨, 侯彦杰, 李险峰. 水凝胶在前列腺癌和宫颈癌放疗中对直肠的保护[J]. 中华放射医学与防护杂志, 2020, 40(9): 728-732.

［11］葛彬彬, 王君辉, 吴建亭, 等. 宫颈癌放射治疗中膀胱充盈差异对剂量的影响研究[J]. 生物医学工程与临床, 2021, 25(5): 569-574.

［12］ZHONG R, WANG J, JIANG X, et al. Hypofraction radiotherapy of liver tumor using cone beam computed tomography guidance combined with active breath control by long breath-holding[J]. Radiother Oncol, 2012, 104(3): 379-385.

［13］ZHONG R, WANG J, ZHOU L, et al. Implementation of single-breath-hold cone beam CT guided hypofraction radiotherapy for lung cancer[J]. Radiat Oncol, 2014, 9: 77.

［14］钟仁明, 柏森. 深吸气屏气技术在放疗中的运用[J]. 中华放射肿瘤学杂志, 2019, (11): 801-805.

［15］VANNESTE B G L, VAN LIMBERGEN E J, MARCELISSEN T, et al. Is prostate cancer radiotherapy using implantable rectum spacers safe and effective in inflammatory bowel disease patients?[J]. Clin Transl Radiat Oncol, 2021, 27: 121-125.

［16］MONTOYA J, GROSS E, KARSH L. How I Do It: Hydrogel spacer placement in men scheduled to undergo prostate radiotherapy[J]. Can J Urol, 2018, 25(2): 9288-9293.

［17］DIELEMAN E M, SENAN S, VINCENT A, et al. Four-dimensional computed tomographic analysis of esophageal mobility during normal respiration[J]. Int J Radiat Oncol Biol Phys, 2007, 67(3): 775-780.

［18］STERA S, MIEBACH G, BUERGY D. et al. Liver SBRT with active motion-compensation results in excellent local control for liver oligometastases: An outcome analysis of a pooled multi-platform patient cohort[J]. Radiother Oncol, 2021, 158: 230-236.

［19］BODA-HEGGEMANN J, JAHNKE A, CHAN M K H, et al. In-vivo treatment accuracy analysis of active motion-compensated liver SBRT through registration of plan dose to post-therapeutic MRI-morphologic alterations[J]. RadiotherOncol, 2019, 134: 158-165.

第七章 图像引导放射治疗技术

第一节 图像引导放射治疗技术概述

随着放疗技术的发展，三维适形放射治疗（3DCRT）、调强适形放射治疗（IMRT）、容积旋转调强放射治疗（VMAT）等技术都可以实现与放疗靶区高度适形的剂量分布，且保证邻近的危及器官剂量迅速跌落。这种迅速跌落的剂量分布就要求患者每次治疗时的等中心位置、解剖结构关系与放疗定位CT完全一致。而在实际的治疗过程中，患者的体位很难完全重复CT定位的位置，即使通过相应的模具进行了固定，也会存在一定的偏差。同时，人体内在的器官是运动的，如呼吸运动、胃肠蠕动、膀胱直肠充盈、子宫位移等，这些器官位置随时有可能发生变化，进而会影响到需要照射的肿瘤和邻近器官解剖位置。照射的肿瘤和邻近器官在治疗过程中也会发生变化，如肿瘤的退缩或长大、患者外轮廓缩小或增大、患者肺不张、胸水、腹水、肺复张等改变的发生，均使得最初设计的剂量分布不再适合变化后的情况。

因此，需要一种技术发现这些误差，并可以对这些误差进行位置纠正，这一类技术就是图像引导放射治疗（image guided radiotherapy, IGRT）。图像引导放射治疗既是一种技术，也可以理解为一种放疗流程，其定义是：在患者进行治疗前、治疗中或治疗后利用各种影像设备获取患者相关影像资料，对肿瘤、正常组织器官、患者体表轮廓、肿瘤位置标记物（如金标、磁感应粒子等）等进行定位，并能根据其位置变化进行误差纠正与摆位调整，以实现靶区精确放疗和减少正常组织受照剂量的放射治疗技术总称。因此，广义的IGRT概念包括用于制订放疗计划的患者相关影像、治疗机房内机载影像和放疗过程中评估放疗疗效的相关影像等。临床中常说的IGRT更多是指治疗机房内机载影像，主要用于放疗前位置验证（分次间误差）和治疗过程中误差（分次内误差）的监测。然而，单纯通过位置纠正的作用并不能应对所有临床情况，一些患者在放疗过程中放疗靶区及邻近危及器官变化明显，这时候需要重新调整放疗计划，即图像引导下的自适应放疗（image guided adaptive radiation therapy, IGART）。

理想的图像引导设备有以下特点：容积成像，高空间分辨率，高时间分辨率，高保真，治疗轮廓和剂量信息能够在计划图像系统和治疗图像系统之间进行传输，响应及时，与治疗系统之间无干扰，非侵入性，无辐射或低辐射，可重新计划和实时评估，减少治疗时间，成本投入低等。但是，每一种图像引导设备均有其优缺点，在临床实际运用中可以根据单位实际配置情况、患者的放疗部位、放疗策略、靶区情况等选择适合患者的图像引导方式。本章将介绍几种目前临床常用的图像引导放射治疗技术。

第二节 二维X线图像引导放射治疗技术

一、概述

二维X线图像引导放射治疗（two-dimension X-ray image guided radiotherapy, 2D IGRT）是出现最早、运用最广泛的图像引导放疗方式，常见形式包括验证胶片、电子射野验证（EPI）、数字化X线透视（fluoroscopy）和平面显像（planar image）。通过kV/MV级射线在特定入射角度穿过人体，获取人体解剖结构信息叠加在单一平面上的图像，因此必须获取至少两个不同角度（通常正交90°）的射野方能分析患者的三维等中心位置。二维X线图像引导放射治疗无法清晰地得到患者解剖结构的三维空间信息，且对软组织的分辨率相对较低，通常还需以骨性标记或者植入相应的金属标记物作为参考进行图像配准。

二维 X 线图像引导放射治疗可以分为在线校准（online correction）与离线校准（offline correction）。在线校准二维 X 线图像引导放疗是指在每个分次治疗的过程中，完成患者的摆位后采集患者二维图像，将获得的二维图像与参考图像对比，确定摆位误差后进行校准。离线校准二维 X 线图像引导放疗是在放疗的前几个治疗分次中获取二维影像（一般是 1~3 治疗分次），并与参考图像对比分析，得出误差结果后纠正系统误差（对等中心位置进行重新调整），后续治疗按调整后的等中心进行治疗。二维 X 线图像引导放射治疗可用于分次间误差纠正，也可以用于分次内误差的分析，此外数字化 X 线透视还可以用作呼吸运动监测与管理。

（一）二维 X 线图像引导放疗的类型

1. 二维 MV 级 X 射线成像 在放射治疗中辐射束照射靶区时，采用电子或非电子技术作为获取影像的工具，在治疗束出射方向获得的影像称为二维 MV 级射野影像。二维 MV 级射野影像系统主要有射野照相法（胶片法）、光激荧光板影像系统和电子射野影像系统（electron portal imaging device，EPID）这三种。

（1）胶片法

1）胶片的原理与特性：当胶片在 X 射线下曝光后，胶片变黑，X 射线照片是负片，黑暗区域是受到大量 X 射线曝光的区域，明亮的区域是曝光较少的区域。胶片上含有单侧或两侧的卤化银（多用溴化银）乳剂晶体（颗粒）的胶片基，胶片基由蓝色塑料制成，呈半透明状，乳剂涂层厚度为 3~5μm。Kodak EC 胶片验证系统从上至下依次为铜、荧光屏、胶片、荧光屏（图 7-2-1）。

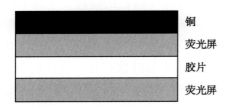

图 7-2-1 Kodak EC 胶片验证系统

感光特性曲线（图 7-2-2）是胶片的特性曲线，由 Hurter 和 Driffield 于 1890 年引入，因此也被称作 HD 曲线。其中 X 轴表示的是曝光量的对数，Y 轴表示的是光密度（OD），人眼能识别的光密度值在 0.25~2.00 之间。光密度是用以衡量胶片不透明度的一个参数，胶片不透明度的值由光的投射系数 T

决定。HD 曲线对于量化 X 射线胶片的对比度和动态范围非常重要。γ 是特性曲线的最大斜率，它是通过测量曲线线性部分的斜率来确定的，与图像对比度有关。

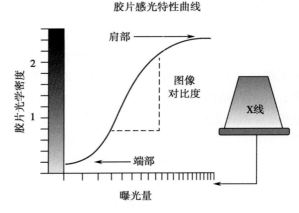

图 7-2-2 感光特性曲线

2）胶片在放疗中的运用：放疗中胶片是通过治疗束出射方向获得影像信息，射野胶片放置在一个特殊的盒子里。康普顿电子在胶片上形成影像，由于电子易发生偏转，因此患者、治疗床等产生的次级电子都可能会影响图像质量。射野影像的质量随着射束能量和患者厚度（>20cm）的增加而降低，故应采用最低能量光子束来获取射野影像。放疗科中使用的胶片规格通常为 14in×17in（1in=25.4mm）。由于胶片的影像质量相对较差，运用胶片进行位置验证的结果因人而异，可能存在较大的观察者间误差，提高影像的质量可以减少此类误差，同时缩短影像判断的时间。胶片成像示意图见图 7-2-3。

采用胶片验证时通常需要一个专用的胶片支架放置胶片，由于是手动进行摆放，有可能放置位置不在胶片中心位置，为帮助等中心位置的确定及射野边界判断，通常采用双曝光的方式——小的射

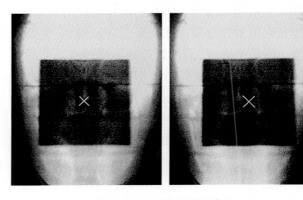

图 7-2-3 胶片成像示意图

野加上大的矩形野进行曝光。也可以在患者体表等中心处放置金属标记物进行等中心位置的成像，但是标记物太小可能显影不佳，太大又会影响对等中心位置的确定。双曝光时小野既可以采用矩形野进行中心位置确定，也可采用放射野进行射野解剖结构的判断。

3）放疗中常用胶片类型：剂量测定中常用的是胶片是 X-Omat V（XV），这是一种慢感光胶片，其聚酯片基板两侧涂有含卤化银晶体的感光乳化剂。卤化银晶体为不均匀管状颗粒，由 95% 溴化银和 5% 碘化银组成。胶片在接受最高为 0.8Gy 的剂量照射后，光密度值依然可以小于 2。由于光电质量衰减系数随原子序数的三次方而变化，故在 400keV 以下的光子能量范围里，胶片响应具有高度的能量依赖性。低能散射光子的相对数量随 MV 级光束的入射深度和射野大小的增加而增加，因此胶片的灵敏度也会受到以上两个参数的影响。

一种新型治疗胶片——EDR2，与传统胶片相比，具有更大的线性光密度范围、更小的微晶结构、更低的银含量和对更高剂量的良好响应，在剂量接近 3.5Gy 时仍然接近线性响应。将 EDR2 胶片的响应和精度与 XV 胶片进行比较后得出结论：对于小于 10cm×10cm 的射野，XV 和 EDR2 胶片随射野大小变化的响应变化均小于 2%；对于大于 24cm×24cm 的射野，其响应变化为 5%~7.5%。为解决更大深度胶片过度响应问题可采用以下两种办法：一种是在更大深度时使用感光特性曲线进行剂量转换；另一种是用胶片进行标准化测量，用更精确的剂量计（如电离室）进行点测量，将两种结果进行对应。

（2）光激荧光板成像法：光激荧光板影像系统采用的验证原理与射野照相法相似，但是射野影像的采集是使用一个可重复使用的光激荧光板代替感光胶片放在暗盒内曝光以形成潜影，然后用激光束扫描荧光板用来激发与潜影密度相对应的荧光束，通过光电倍增管收集这些荧光，再经过数字化处理形成二维数字影像，而后通过计算机的适当处理再形成所需要的射野影像。使用完毕后，用普通光源照射可以擦去潜影，荧光板就可以反复利用。与射野照相法相比，光激荧光板影像系统的影像采集更加方便，软组织和骨结构的成像也更为清楚，图像处理和储存也相对容易，但目前光激荧光板影像也仍然只能用作摆位验证，不能进行剂量分布验证，且影像信息不具备实时性，性价比低，故目前临床应用范围较窄。

（3）EPID：采用电子技术的射野影像称为电子射野影像系统，也叫电子射野实时成像系统。根据探测方式的不同，主要有三种类型：荧光射野影像系统、矩阵电离室（液体探测器）和平板探测器（固体探测器）阵列。三种类型均可进行射野摆位情况的验证，也可以用于分析射野剂量分布情况的验证。目前，加速器使用最多的是平板探测器阵列。

EPID 原理：荧光照相系统由一个 CCD 摄像机，一个覆盖金属板的荧光屏和 45°角倾斜的反射镜、透镜组成。它的工作原理是，当射线束入射到金属板上，与其发生相互作用而产生电子，电子打到荧光屏上发出荧光。荧光形成的影像经反射镜和透镜组成的光路传到摄像机，经摄像机记录后以 30 帧/s 的速度成为数字图像，最后再传到信号处理的计算机。这种系统主要优点是成像速度快、空间分辨率极佳、能够验证剂量分布情况，此外还可以进行剂量分布情况的三维图像重建，以便于直接观察剂量的空间分布情况或患者体内吸收剂量的立体分布形状，从而验证"适形治疗"和"调强治疗"的实际剂量分布情况。它的缺点在于设备体积过大，可能会妨碍患者摆位。

矩阵电离室 EPID（液体探测器）由一个电离室阵列组成。以 256×256 电离室阵列为例，电极间距为 0.8mm，阵列间充满不稳定性的液体，当液体受到照射时产生离子对，在电极间施加偏转电压，以收集离子对。

平板阵列探测器目前是主流技术，已代替了以摄像机为基础的荧光射野影像系统和矩阵电离室 EPID，其形成的图像质量也大幅度提高。平板阵列克服了照相系统烦冗的缺点，解决了矩阵电离室 EPID 照射时间相对较长的问题。平板 EPID 是固态装置，非晶硅存放在较薄的基质上，基质通常是 1mm 的玻璃。非晶硅比较耐辐射，因此可以直接置于射束之下，且非晶硅拥有几乎线性的响应，速度快。二极管会检测到由一个荧屏/磷光单元产生的光，每个荧屏/磷光单元由一个金属板和一个磷光屏组成，金属板的用途是消除患者产生的次级电子和低能散射光子（图 7-2-4）。

2. 二维 kV 级 X 射线成像　相比于 EPID 和验证胶片使用 MV 级 X 射线，数字化 X 线透视和平片系统采用的 kV 级 X 射线获取图像具有更大的优势，如图像软组织分辨率和对比度更高、成像更加清晰、成像速度更快，同时患者所受到的额外辐射

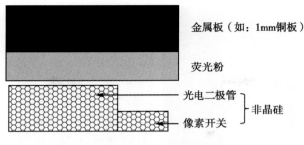

金属板（如：1mm铜板）

荧光粉

光电二极管 ⎫
              ⎬ 非晶硅
像素开关 ⎭

图 7-2-4　EPID 组成示意图

剂量也明显减少。因此，放射治疗中二维校准的射线源逐渐由治疗级 MV 级 X 射线，发展到 MV 级 X 射线与 kV 级 X 射线并用，或者只使用 kV 级 X 射线源。数字化 X 线透视可以在治疗开始前透视，用以引导患者的摆位，也可以在治疗过程中透视，达到对患者的靶区进行实时监控的目的。

　　kV 级 X 射线图像引导放射治疗的历史悠久，最早可追溯到 1960 年安装在 ^{60}Co 机上的 kV 级验证设备。目前可以使用二维 kV 级 X 射线图像引导放射治疗的设备较多，根据 X 射线球管和射线探测器在治疗室内的分布，主要可分为安装于治疗室内的正交 X 线系统和安装于加速器机架上的 X 线系统。

　　二维 kV 级图像的质量受多方面因素的影响，包括 X 线能量、射线源至探测器的距离（SDD）、患者体厚、患者穿戴或植入体内的高密度物质等。二维 MV 级 X 射线成像射线源源点与治疗射束相同，而 kV 级 X 射线成像的射线源和探测板置于加速器机架正交位或是治疗机房的地板和天花板上，与治疗射束呈一定的角度。射线源、探测板与摄影目标的距离会影响摄影影像的大小和成像质量。由 kV 级 X 线平面所成的影像与 EPID 相比，具有较高的空间分辨率和密度分辨率，但对软组织的分辨率仍然相对较低。因此，在需要时会对部分患者的靶区（如前列腺、肝脏等）植入标记物。但植入标记物是一种有创的操作，会增加临床的流程复杂程度和风险。植入的标记物可发生迁移，需要治疗师在图像配准时予以辨别。

　　接下来对国内外临床上常用的部分典型的加速器相关系统进行介绍。

　　（1）机架的旋转平面内 X 线系统：安装在加速器机架旋转平面内的二维 kV 级成像引导系统，其 kV 级 X 射线球管与机架的夹角为 90°，机架与 X 线电子射野影像系统的连线和 kV 级 X 射线源与相应探测板的连线相互垂直。

　　（2）安装于治疗室内的正交 X 线系统：治疗室内的正交 X 线系统是由在地板或天花板上安装的两对 kV 级 X 射线球管与对应的非晶硅平板探测器组成，两对装置轴线之间相互垂直并分别相对水平方向倾斜 45°。当患者被放置在治疗区域时，可获取正交的图像，在数字重建后可以验证靶区的中心位置。

（二）发展前景

　　1. **二维 MV 级 X 射线成像**　目前临床治疗中 MV 级 EPID 影像采集所需剂量相对较高，因此 EPID 的发展方向之一就是降低患者所受的额外剂量。未来可以提高 MV 级 EPID 影像采集板的效率，降低所需剂量的同时提高获取影像的对比度。未来的 EPID 系统除了监测放疗时靶区的位置和形状外，还可以用来作为剂量监测设备，实现实时跟踪靶区运动和实时剂量验证。

　　2. **二维 kV 级 X 射线成像**　目前二维 kV 级成像的机架旋转平面内 X 线系统、正交 X 线图像引导系统均存在一定的局限性，如无法监测患者体内的软组织等。因此，除了追踪骨性标记外，还应继续改进提升系统对软组织的追踪能力，或配合其他设备从影像中获得更多解剖结构信息。另外，该类型的引导方法的应用也受限于放疗部位，未来可以研究并利用机架的旋转平面内 X 线系统和正交 X 线系统的原理和优势，将其合理地运用到其他的肿瘤部位。

二、临床应用

（一）应用流程

　　使用图像引导设备对患者进行体位验证是整个放疗流程中非常关键的一个环节，因此要根据不同的肿瘤类型、患者身体情况、治疗技术选择合适的体位验证方式。在本节内容中，主要介绍二维 MV 级、二维 kV 级 X 射线成像的图像引导方式的应用流程。在进行体位验证前，治疗师应查验放射治疗计划的各项参数；告知患者治疗过程中的注意事项，消除患者的紧张情绪；并依据制模、CT 定位时患者体位固定的方式，对患者进行摆位。

　　1. **二维 MV 级 X 射线成像**

　　（1）慢感光胶片验证：在临床中胶片验证操作相对复杂、耗时长，随着设备的更新，加速器自身携带的电子射野影像装置验证逐渐替代了慢感光胶片验证。在使用慢感光胶片验证时，首先应准备好装有慢感光胶片的片盒、支架、量度尺；借助激光灯对患者进行摆位；摆放拍片的支架、片盒并调整距离，通常要求胶片垂直于射束中心轴，并将其放置在源-轴距150cm处；准备好后进行单曝光或双曝光。双曝光包括射野片和开野片，在射野片中，铅挡块或MLC形成射野状；在开野片中，没有铅挡块，MLC完全打开成开放照射野状。完成拍片后，将单曝光或双曝光感光胶片冲洗出来，与计划生成的DRR图或模拟机射野设计的kV级定位片进行对比验证。

（2）电子射野验证片验证：采用EPID获取电子射野验证片（electronic portal image，EPI），根据不同类型计划的要求，曝光方式可分为单曝光、双曝光与连续曝光。单曝光包括射野单曝光和矩形野单曝光两种。射野单曝光是直接在加速器机架角度、准直器角度、治疗射野与计划完全一致的照射条件下，以小的治疗机跳数（通常为1~4MU）拍摄照射野形状。射野单曝光无法显示照射野外的解剖结构，与计划系统生成的DRR图像配准较困难。矩形野单曝光（图7-2-5）能够对IMRT计划的等中心点进行验证，矩形野中应包含靶区附近易于观察的解剖结构。双曝光包括治疗射野+大矩形野曝光、小矩形野加大的矩形野曝光两种。治疗射野+大矩形野曝光（图7-2-6）常被运用于3DCRT治疗计划，可以直观地展现照射野与周围解剖结构的相互关系。小矩形野+大矩形野曝光（图7-2-7）则能够对IMRT计划的等中心点进行验证。连续曝光是对整个治疗射野进行照射曝光，通常等同于验证治疗的相对剂量，但对治疗等中心的验证作用有限。

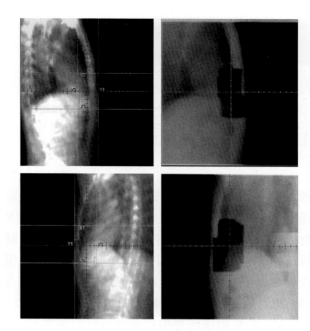

图7-2-6　治疗射野+大矩形野曝光

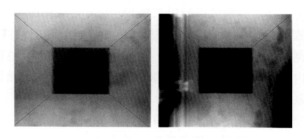

图7-2-7　小矩形野+大矩形野曝光

常规的EPID影像验证方式的实施步骤如下。

1）确定参考影像，通常为计划系统生成的DRR图。设置影像采集范围和参数等。

2）完成患者摆位后，利用手控盒或手动拉动，使探测板和kV级X射线球管到位。

3）转动机架，在预设角度采集影像，通常采集正、侧位两幅图像。

4）在获得EPI后，先对矩形射野作两条对角线，两线的交叉点为射野中心点；再与计划系统生成的DRR图像进行配准比较。EPID系统会默认生成射野中心点，但为避免EPID系统本身误差，依然应当对拍摄获得的EPI画对角线得到相交点，以验证是否正确。除此之外，不同部位、不同类型的肿瘤配准方式有所不同，应依据相关标准并结合医生或治疗师的临床经验进行配准，并尽可能保证治疗影像上的肿瘤在计划靶区（PTV）范围内。

2. 二维kV级X射线成像

（1）安装在机架旋转平面内的影像引导系统验证：OBI系统和XVI系统的二维kV级X射线成像体位验证方式相似。完成患者摆位后，用手控盒将

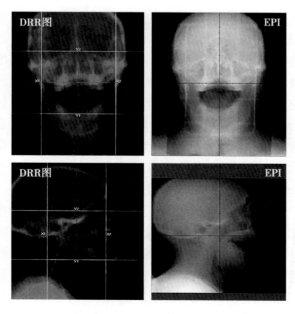

图7-2-5　矩形野单曝光

加速器的 kV 级 X 射线球管和对应的非晶硅阵列探测板升出到相应位置。转动加速器机架，当 X 射线球管在 0° 和 270°（或 90°）时分别获取一幅 kV 级二维平面图像。图像配准环节通常采用先使用自动配准再手动微调的方法，这样既保证了配准精度又可节约配准时间。手动匹配以融合明显骨性标志和靶区位置为依据，常用的骨性标志如锁骨、肩胛骨、肋骨、胸腰椎棘突、股骨颈、耻骨联合等。配准后得到摆位误差，移动治疗床纠正误差。

（2）安装于治疗室内的正交 X 线系统验证：射波刀通过两组正交的 kV 级 X 光机对治疗靶区摄像，将获取的图像与计划 CT 生成的 DRR 图像进行对比，配准使治疗位置与计划位置保持一致，得到患者在空间六维方向上的摆位误差。通常采用骨性标记、患者体表或体内的金属标记物作为配准的参考依据。若摆位误差在机械臂校准范围内，则自动移动完成位置校准；若摆位误差超过机械臂校准范围，系统会自动移动治疗床来校准摆位误差，移床后再次拍片与 DRR 对比，机械臂自动移动完成位置校准。机械臂是由计算机控制的能在 6 个自由度运动的 6 个关节，能够自动调整射线入射方向，补偿患者体位移动误差。射波刀系统在治疗前、治疗时，通过图像引导实时校正患者位置，将射波刀立体定向放疗系统端到端（E2E）总精度控制在 0.95mm 以内。根据追踪部位的不同，射波刀实时影像追踪方式分为 5 种，分别是 6D-skull 追踪、Synchrony 同步呼吸追踪、X-sight 肺部追踪、金标 fiducial 追踪和 X-sight 脊柱追踪。

6D-skull 追踪利用 DRR 图像和实时图像间的强度、亮度梯度来识别和跟踪刚性颅骨解剖结构，从而完成靶区追踪和运动补偿。比较获得的实时颅骨位置的图像与计划生成的 DRR 图像，可以得到两者在空间六维方向上距离和度数的摆位误差（图 7-2-8）。六维方向上的摆位误差数值若在机械臂校准范围内，会自动完成校准；若超出机械臂校准范围，可自动移床来调整患者位置，使其回到机械臂校准范围。6D-skull 追踪模式在六维方向上的机械臂校准的最大数值（左右平移、前后平移、头脚平移）和最大度数（左右旋转、头高低旋转、逆顺时针旋转）分别为 10mm、10mm、10mm、1°、1°、3°。在治疗中，影像引导精确性和稳定性受到影像曝光参数及追踪参数的影响，应选择合适的管电压、管电流、曝光时间。

Synchrony 同步呼吸追踪（synchrony respiratory tracking system）是射波刀治疗中一种通过呼吸运动与肿瘤运动的相关性预测肿瘤的位置并进行引导治疗的追踪治疗技术，能够进一步提高放射治疗精度（图 7-2-9）。受呼吸运动影响的肿瘤，如肺、肝脏、胰腺、肾脏和前列腺等器官的肿瘤，都需要结合 Synchrony 同步呼吸追踪，实现治疗中的动态修正。

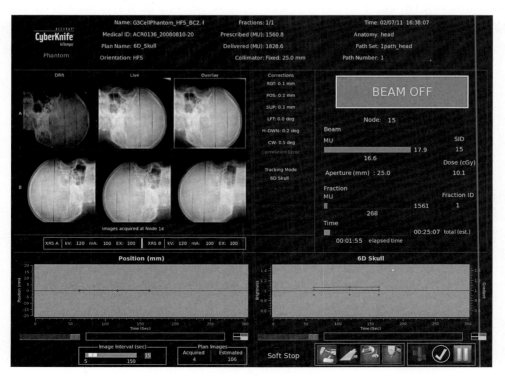

图 7-2-8　6D-skull（颅骨）追踪

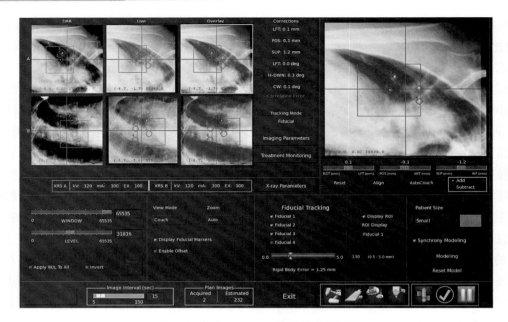

图 7-2-9 Synchrony 同步呼吸追踪图

治疗前穿刺行病灶金标植入术；治疗中跟踪并记录患者的呼吸运动频率和深度、体内金属标记点的运动，分别建立患者的呼吸运动模型和靶区的四维位置模型，结合获取的信号建立靶区位置在呼吸周期中的动态模型；将四维影像模式回馈到机械臂，使直线加速器 X 线束向相应的方向照射，实现对肿瘤的实时追踪照射。

Synchrony 同步呼吸追踪中金属标记点的植入数目至少为 4 个，才能保证获取到四维位置的信息。金标的运动幅度和范围代表肿瘤的运动幅度和范围，因此应将金标植入在肿瘤内部或者周边。该追踪方式在六维方向上机械臂可以校准的最大数值和最大度数分别为 25mm、25mm、25mm、1°、1°、3°。另外，应当根据患者的胸部组织的厚度和密度，设置合适的曝光参数。此外，还需要将刚体阈值、可信度、金标距离、金标角度、追踪范围等纳入考虑范围。

X-sight 肺部追踪系统（X-sight lung tracking system）只适用于肺部肿瘤的治疗，不需要在患者体内植入金属标记点，利用获取的影像中病变和背景的强度差异直接跟踪病变部位肿瘤（图 7-2-10）。该追踪系统联合使用了 X-sight 脊柱追踪系统（X-sight spine tracking system）和 Synchrony 同步呼吸追踪系统。利用 X-sight 脊柱追踪系统的脊柱分割功能实

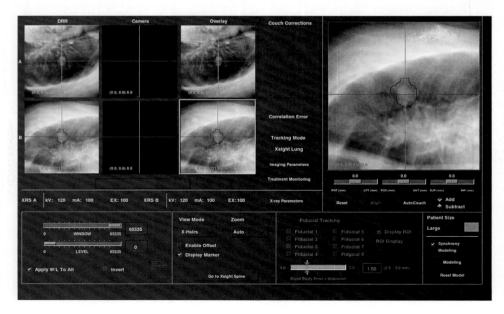

图 7-2-10 X-sight 肺部追踪

现位置对准,调整在旋转位移方向上的误差,指导患者摆位。X-sight 肺部追踪系统能跟踪肿瘤的平移运动,进行目标定位。Synchrony 同步呼吸追踪系统用来建立肺部肿瘤的呼吸运动模型,补偿呼吸运动,从而达到精确治疗肿瘤的目的。

在治疗时,实时影像系统获取的两组正交影像分别独立执行配准,可以得到两个方向上的靶区及周围组织的影像信息,而能否直接清晰地看到肿瘤的位置决定了该系统追踪肺部肿瘤的精准能力。将获取的实时影像与计划系统生成的 DRR 影像进行对比匹配,计算出平移的移动范围与旋转角度,机械臂引导加速器机头调整误差后再进行追踪和补偿患者呼吸运动,实现肿瘤的追踪并进行放射治疗。X-sight 肺部追踪方式在六维方向上机械臂可以校准的最大数值(左右平移、前后平移、头脚平移)和最大度数(左右旋转、头高低旋转、逆顺时针旋转)分别为 25mm、25mm、25mm、1°、1°、3°。对患者使用肺追踪方式时,应满足以下条件:肿瘤在所有方向上的直径都要大于 15mm;肿瘤位于肺部的周围区域,不易被心脏、椎体等所遮挡。

X-sight 椎体追踪方式。该方式通过对比采集图像与计划生成的 DRR 图像上骨质密度变化点,获得患者的位置误差值(图 7-2-11)。在制订脊柱椎体及周围病变的放疗计划时,影像定位中心和感兴趣区(regions of interest, ROI)的设置非常重要,若设置不当可能会使影像定位误差偏移、甚至错误地识别椎体。因此,要求影像定位中心必须设置在肿瘤区周围,且该区域应具有丰富的骨骼结构。在临床治疗中,应当根据不同脊柱部位具有不同的椎体骨质密度、不同的周围组织厚度的特点,选择合适的曝光条件参数。

金标 fiducial 追踪方式:肿瘤区与脊柱距离远,受呼吸影响小或者不受影响,可以采用金标 fiducial 追踪方式(图 7-2-12)。依据金属标记物的位置,金标追踪可分为金标植入和贴金标两类。金标植入时应该至少植入 4 个金标,以确保能够获得患者靶区六维方向上的信息。淋巴结与血管联系紧密,可以采用超声引导下金属标记术,应注意两颗金标之间保持一定的距离。贴金标适用于患者的淋巴转移瘤位于皮下或表浅位置,在皮肤表面贴金属标记物用以追踪。表面通常贴 4~8 颗,每两颗距离大于 2cm。金标分布在肿瘤周围,呈菱形或平行四边形。

(二)应用肿瘤类型

1. 头部

(1)鼻咽部:目前鼻咽癌的放射治疗中最常用的二维 X 线图像引导方式为 EPID。获取 EPI 可以验证鼻咽癌治疗中心的位置(图 7-2-13),曝光方式可采用单曝光或开野+射野双曝光,射野应包括颌面部、部分颅骨、上部颈椎。配准方式多采用骨性+软组织配准,先采用自动配准,再人工配准进一步确认。配准过程中,操作者应当仔细观察靶区与颈部脊髓、脑干等重要邻近器官的重合情况。

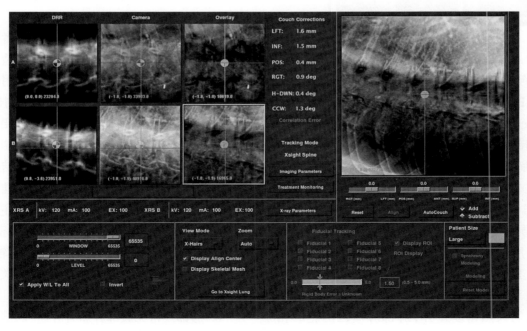

图 7-2-11 X-sight 脊柱追踪方式

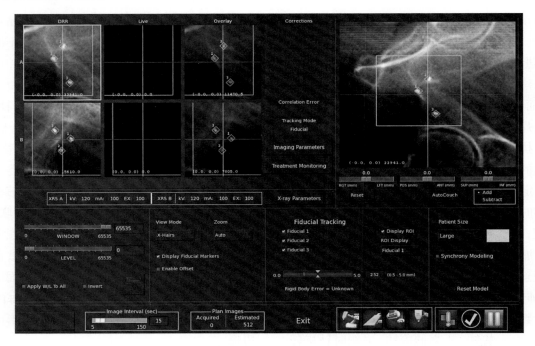

图 7-2-12 金标 fiducial 追踪方式

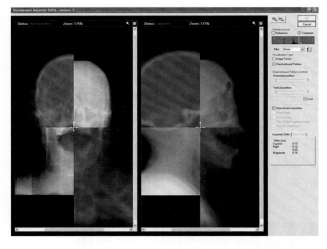

图 7-2-13 鼻咽部 EPI-正侧位

（2）颅内：颅内肿瘤采用的二维影像验证方式通常包括 EPID 和正交 X 线系统，EPID 方式参考鼻咽部，正交 X 线系统采用 6D-skull 追踪方式。

2. 胸部

（1）肺部：EPID 是肺癌放射治疗中常用的影像验证方式，具体的使用步骤可见前文中 EPID 的使用流程。值得注意的是，肺部肿瘤的靶区位置在个体间差异性较大，因此不同位置肿瘤的配准方式也应当有所不同。在实施肺部肿瘤放疗时，患者实际采集 EPID 图像时的状态应与 CT 定位时（自由呼吸或采取呼吸运动管理）一致。由于肺组织与软组织的天然密度差异，肺部肿瘤区的轮廓相对比较清晰，配准时应结合呼吸时相尽可能保证

肿瘤运动范围在计划靶区内。对于射波刀可采用 Synchrony 同步呼吸追踪和 X-sight 肺部追踪这两种方式。

（2）食管：食管癌患者在整个治疗中体重变化较为明显，肿瘤的位置和形状也可能随之发生变化，因此需要对患者进行位置验证。EPID 是食管癌治疗中常见的影像验证方式之一。食管与胸椎的相对位置比较固定，因此二维影像引导时，胸椎常作为影像验证的参考标记。配准方式多采用骨性配准，配准时应重点关注脊椎位置的重合情况。

（3）乳腺：在乳腺癌的治疗中，患者体型的变化、患者呼吸运动幅度、体表标记线不清晰等都可能会导致摆位误差。目前乳腺癌中常用的图像引导方式之一是 EPID。不同类型的治疗技术，拍摄的 EPI 也有所不同，如 IMRT 照射中拍摄正位和侧位（图 7-2-14），切线照射中拍摄切线野影像。比较 EPI 图像与计划生成的 DRR 图像，并结合临床放疗经验完成配准并纠正摆位误差。配准方式多采用灰度配准，以治疗靶区的组织结构为主要参考依据，将邻近靶区的肋骨和乳腺内的金属标记物作为辅助参考。若患者分次间体位移动差别较大，应及时告知放疗医生体位验证情况，并对相关情况进行记录。

3. 腹部 常见腹部肿瘤有肝癌、胰腺癌、肾癌、胃癌等，周围软组织结构较多，且肿瘤随呼吸运动

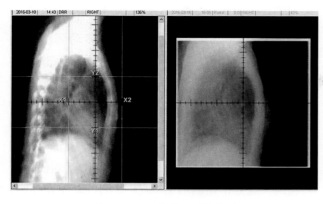

图 7-2-14　乳腺 EPI（侧位）

幅度较大。因此，目前腹部肿瘤在临床放疗中多采用对软组织成像更清晰的 kV 级 X 线图像引导方式，如正交 X 线系统验证方式、CBCT 等。MV 级 X 线图像引导成像质量较低，无法清晰地显示腹部肿瘤及其周围组织，故临床使用较少。正交 X 线系统验证方式：射波刀治疗肝癌、胰腺癌、肾癌时，可使用 Synchrony 同步呼吸追踪技术引导放射治疗。

4. 盆腔

（1）直肠：在盆腔肿瘤患者的整个放射治疗的过程中，膀胱、小肠、直肠等脏器的形状和位置可能发生变化，会导致放射治疗靶区形变。分次治疗的摆位误差、分次内的靶区运动、不同分次间的靶区位移或靶区形变，都会影响放疗的精确性。因此，需要利用图像引导技术纠正摆位误差，确保靶区在照射范围内。目前临床中常用的二维 X 线图像引导方式包括 EPID、安装在加速器机架的旋转平面内的二维 kV 级成像引导系统。具体验证方式与上述方式类似。

（2）前列腺：在前列腺癌放疗中，常用的二维图像引导方式有 EPID、正交 X 线系统验证方式。前列腺位于盆腔内，其 EPID 体位验证与直肠癌、宫颈癌等其他盆腔肿瘤有诸多相似之处。使用射波刀治疗前列腺癌时，为保证定位的精准，可利用金标 fiducial 追踪技术引导放射治疗。

（3）宫颈：参照直肠癌 EPID 验证方式。

5. 其他

（1）脊柱原发肿瘤或者转移瘤：当 EPID 应用于脊柱的位置验证时，常采用双曝光方式。治疗师配准后校准患者位置，使得脊柱（即靶区）在照射野范围内。具体的使用方法可参照上文 EPID 部分。

临床中射波刀常用的追踪脊柱锥体及周围病变的方式是 X-sight 椎体追踪方式。

（2）淋巴结转移瘤：淋巴系统遍布全身，一直处在循环中，因此全身都可能出现恶性肿瘤的淋巴结转移灶，常见转移部位有颈部、纵隔、肺门、腹膜后等。经医生确认治疗方案后，部分满足放疗技术适应证的患者会接受放射治疗。不同部位淋巴结的验证方式可参照上文中相应部位。采用射波刀治疗淋巴结转移瘤时，常选择的验证方式为金标 fiducial 追踪方式和 X-sight 脊柱追踪方式。

三、质量控制规范

（一）设备本身的质量控制

根据国家癌症中心发布的质量检测规范制定设备的日检、周检、月检、年检等项目，具体 QA 内容详见第二章设备的质量控制。

（二）临床患者质量控制

1. EPID　EPID 获取的射野验证片质量相对较低，对软组织的分辨率较差，用于患者验证主要依靠骨性标记及植入的金属标记物。因此，EPID 主要用于头颈部患者的位置验证。用于胸腹部、盆腔肿瘤位置验证时要更为谨慎，通常需要在肿瘤或附近植入金属标记物。

2. CyberKnife 系统使用的正交 X 线系统　在整个治疗流程中，每一个环节都会影响最终治疗时的安全性和精确性，因此需要对临床治疗的每个流程都进行质量保证（QA）和质量控制（QC）。常规的射波刀治疗患者的整个流程包括以下各个环节：患者会诊及基本信息登记、是否需要金标植入、体位固定、CT/MRI 定位、勾画靶区和危及器官、确定处方剂量、治疗计划设计、计划验证（plan QA）、治疗模拟、治疗执行、正确性检查和患者资料归档。

临床质控中的正确性检查是指检查计划执行、追踪位置、照射剂量和照射次数的正确性和精准性。治疗时系统会自动保存治疗开始和治疗结束时的图像资料，治疗完成后应通过记录的实时影像检查患者基本信息、治疗次数、处方剂量、患者摆位和追踪照射是否正确，确定第二天是否继续治疗。若发现错误，应及时修正，避免对患者造成更严重的伤害。因此，正确性检查在临床质控中是非常重要、不可缺少的环节。

第三节 三维X线图像引导放射治疗技术

一、概述

相比二维X线图像引导放疗，三维X线图像引导放疗技术可以提供更丰富的靶区、危及器官及患者外轮廓等三维空间信息，帮助放疗专家对位置偏移、靶区变化、邻近器官及外轮廓变化进行更清晰的判断。

由于有较好的软组织分辨率，通常不需要植入金属标记物就可以对靶区进行定位。因此，三维X线影像引导放疗技术成为目前临床运用最为广泛的影像引导放疗（IGRT）技术，常用的类型包括锥形线束CT（CBCT）、MV级螺旋断层CT、在轨螺旋CT、MV级CBCT等。由于三维X线影像具有丰富三维空间信息，经过校准及转换后的电子密度可用于剂量计算，因此三维X线影像引导也可用于在线自适应放疗。

（一）kV CBCT

kV CBCT已成为传统分次和大分割放射治疗中定位和患者监测的重要工具。kV CBCT射线球管和非晶硅探测板与直线加速器治疗头安装在同一机架上，与MV治疗射束正交，与治疗射束使用同一等中心。机架带动球管与非晶硅探测板围绕患者旋转，每旋转1°获取一定的二维投影，获取一定数量的投影后即可重建CBCT图像。常用的kV CBCT设备有XVI系统和OBI系统，二者在机械布局和操作上基本相同。以下以OBI为例进行介绍。

OBI系统由两个电子稳定的机械臂（EXaCT臂）和固定于机械臂上的X射线管（G242）和高性能40cm×30cm平板探测器（PaxScan4030CB）以及第三个相同的机械臂搭载MV成像的影像板组成。PaxScan4030CB平板探测器是为CBCT成像而定制，使用双增益读出方法将其动态范围增加到18 500：1，并且使用自定义设计10：1散射网格来减少X射线的散射。

OBI使用电子伺服机械臂来保持成像设备的稳定性。测量结果表明，当机架旋转时，位于等中心的投影金属球在PaxScan4030CB影像板上的漂移在左右方向为0.3mm，在枪靶方向为0.8mm。由其他因素造成的机械臂弯曲或运动是可重复的，可以使用软件进行纠正。

影像板在OBI系统上的位置通常设置在等中心以下50cm，但可以沿kV级光束方向从等中心上方+0.5cm（朝辐射源方向）移动到距等中心-80cm（远离辐射源方向）。它也可以实现横向移动±16cm，纵向延伸19.5~23.0cm，这取决于放射源到影像板的距离。X射线管也可以定位在距等中心80cm或100cm处。EXaCT臂有停靠、部分展开和全部展开3个位置；有5个预设的操作位置可以编程到机械臂控制器中，机械臂的位置可以远程伸展和缩回。这3个精确的EXaCT臂均可以单独控制，作为一对（OBI源和OBI影像板）或作为3个一组（OBI加MV成像）控制。OBI和MV成像系统共享相同的手控盒。OBI系统有3种操作模式：X射线照相、透视和CBCT。CBCT的透视和投影成像采集速度为15帧/s。OBI系统可与实时位置管理（real-time position management，RPM）呼吸门控系统一起使用，以检查门控系统能否在呼吸周期的正确阶段开启和关闭治疗光束。同样，可以采集门控放射图像，单独分析由于呼吸运动对患者位置造成的影响。

带有OBI的CBCT使用预生成的模式对采集参数作标准化处理。这些模式预先设定了采集条件（管电压、管电流）和重建参数（矩阵大小、层厚、卷积滤波器）。这些模式类似于传统CT中的扫描协议，它们必须在图像引导之前生成和校准。FOV有两种选择：头部和体部。头部采集的重建FOV直径为25cm，纵向覆盖范围为17cm，而体部扫描的直径为45cm，轴向覆盖范围为15cm。最新版本（OBI1.4）将纵向覆盖范围增加了约1.5cm。采集通常需要360~650次投影，所需时间为40s~1min，这是以最大速度围绕患者从200°到360°旋转机架所需的时间。数据自动传输到一台单独的计算机上进行重建，因此重建与采集可以同时进行。通常从采集开始到重建结束的时间为62~90s，新一代的CBCT系统速度更快，这取决于投影数量、重建矩阵大小（256×256或512×512）、计算机的计算速度和重建层数等因素。

OBI系统允许远程进行所有图像引导活动图像采集、图像配准/分析和患者位置校正等操作（图7-3-1）。OBI系统能够通过生成的移床结果对治疗床进行所有方向（X，Y，Z轴平移和旋转）的调整，也可以限制床的调整范围。默认将远程床的运动范围限制在2cm和2°或更小；但是，必要时也可以增加到5cm和5°。

（二）MVCT

进行MVCT扫描时，加速器机头产生能量为

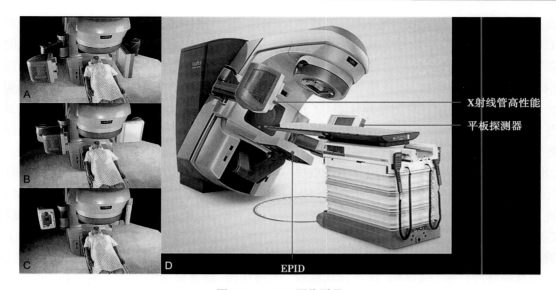

图 7-3-1 OBI 图像引导
A. 展开位；B. 部分展开位；C. 停靠位；D. OBI 示意图。

3.5MV 的 X 线，经钨门与 MLC 调制获得扇形束，射束透过被检者后由探测板接收，经螺旋扫描从而获得兆伏级的三维 CT 图像。MVCT 单次扫描的总剂量为 0.5~3.0cGy。MVCT 图像具有高精度、高分辨率（512×512 像素）、低散射的优势，经由 MVCT 扫描获取的图像已被确认可以用来做准确的剂量计算。MVCT 探测器还能在治疗过程中实时记录加速器照射能量，可被应用到剂量验证和自适应计划。

由于螺旋断层放射治疗系统安装在一个类似 CT 的滑环机架上，加上采用成像源与治疗束源同一坐标系同源双束的设计，MVCT 的治疗系统成像精度和照射精度均小于 0.5mm，扫描的 MVCT 可被直接用于计划设计，实现真正的自适应放射治疗。也因此，在使用过程中要对 MVCT 的 CT 值-电子密度曲线定期进行 QA。螺旋断层放射治疗系统一次采集图像范围可以长达 135cm，横断面（直径）可到 60cm，且不需要考虑多野衔接问题。MV 级 CT 相对 kV 级 CT 的对比度较低，但是可以减少高原子系数物质的伪影，如牙齿、假体或骨组织等造成的伪影。

临床运用特点如下：①全中枢照射，无射野交界的问题，具有更好的剂量分布；②全骨髓或全淋巴照射，由于螺旋扫描治疗，可形成很长的放射野，具有独特优势；③乳腺癌，与 3D 适形放疗相比，改善了乳腺剂量的均一性，降低了肺部剂量；④头颈部放疗，更好的剂量适形性并可进行自适应放疗。

（三）在轨 CT

CT 图像引导是将诊断级螺旋 CT 与直线加速器的进行一体化融合。其外形与目前主流使用的医用直线加速器类似，但移除了机架上用于 CBCT 扫描的 X 射线球管和探测板（图 7-3-2）。机架中心设有孔洞（直径 70cm），机架后方安装有一套诊断级螺旋 CT 系统（16 层）。使用时，治疗床能通过孔洞移动进入机架后方的 CT 系统，获取诊断级的患者图像资料，完成后再移床回到治疗等中心位置。在轨 CT 放疗系统采用诊断级 CT 与直线加速器一体化架构，为临床带来诊断级的高清 CT 图像引导，可以清晰辨别肿瘤软组织与周边危及器官的相对位置关系；同时具备高清 CT 图像引导调强放疗和 CT 模拟定位两种放疗重要功能。

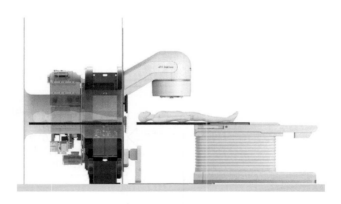

图 7-3-2 在轨 CT 放疗系统示意图

在轨 CT 放疗系统采用诊断级 CT 扫描，其软组织分辨率可达 2mm，空间分辨率可达 0.27mm，与一般的 kV CBCT 扫描相比，图像分辨率极高，能清晰辨别病灶与相邻器官之间的相对位置关系。且在轨 CT 扫描范围大，可使用 40cm×40cm 的扫描野，大范围 CT 扫描支持 900~1 300mm 扫描距离。在轨 CT 采用 5.3 兆大球管，0.5s 即可完成单圈扫描，并且可实现 100s 连续扫描。

在轨CT图像引导工作流程：当在工作站接收到治疗CT图像时，可以使用软件工具来简化图像配准并得出必要的校正。这些包括自动基准标记定位、靶标和器官轮廓的叠加，以及使用感兴趣区（ROI）中的灰度像素强度信息对治疗和计划CT进行自动图像配准。此外，治疗师或医生还可以交互式地对齐进行手动更正。由于这些CT图像的质量非常好，审查过程通常需要1~3min，具体细节取决于操作员的经验和审查的复杂性。

在轨CT放疗系统在患者治疗当日通过机载诊断级CT采集患者图像，与计划CT图像配准后智能化判别是否需要修正计划，通过智能勾画与快速自适应计划自动修改计划，物理师、医生评估确认后即可按新计划实施放疗。患者在在轨CT放疗系统上可一次性在线完成即时定位、即时勾画、即时计划、即时治疗与在线剂量监测的放疗全流程闭环（图7-3-3）。该系统拥有EPI、MVCBCT及FBCT三种影像引导放疗方式。

（四）MVCBCT

EPID通过非晶硅探测板采集治疗的MV级射线信号来获取患者二维平面影像，由于其软组织分辨率较差，缺乏患者的三维空间信息，进行位置验证时存在较大的不确定性。因此，为进一步提高位置验证的准确性，许多研究者尝试使用治疗的MV级射线重建CT影像，包括使用充满液体的电离室检测器、基于视频的EPID及非晶硅平板检测器。其原理与kV级CT及锥形线束CT相似，但相比于传统装配CBCT的加速器，其治疗头两侧不再安装kV级X射线球管与探测板，只有机头对侧装有

MV级X线探测板。进行图像扫描时，由机头发出MV级锥形X线束，穿过被检者后由对侧的MV探测板所接收，机架持续旋转以完成CT扫描获取图像。在早期的研究工作中，通常需要应用很高的剂量（50~200cGy）才能获取足够的信号。如此大的额外剂量是临床不可接受的，为减少剂量，研究开始使用更灵敏的探测器或减少扫描体积。

相比kVCBCT，MVCBCT的影像质量较差，其原因包括MV射线的成像原理及锥形线束CT的几何结构等因素。断层图像中大的低对比度物体（例如前列腺）的可见性取决于对比度-噪声比。对比度由射束通过不同身体组织的不同衰减决定，在MeV范围内，康普顿散射提供了大部分的射束衰减。由于康普顿相互作用的能量依赖性小，因此MeV成像中的对比度在较大能量范围内相对恒定。然而，在给定患者剂量限制的情况下，由于MeV光子沉积的每个光子的剂量增加会降低成像光束强度，从而降低信号。此外，对于MeV能量，身体组织之间的衰减系数差异较小，这也会导致图像对比度的降低。另一个重要参数——噪声，包括光子探测的统计波动以及那些不需要的辐射源（即不包含成像信息的辐射）。在透射成像中，到达探测器的X射线由未散射（主要）和散射（次要）的射线成分组成。主射线通量产生信号生成影像，而次要射线则会导致噪声和图像伪影，并在重建的CT值中产生误差。到达探测器的散射线取决于光子能量、射野大小、扫描物体（大小和成分）以及扫描物体到探测器的距离。扇形束的结构通常不会产生较多的散射线，而锥形束的结构使探测器暴露在散射线中。对于

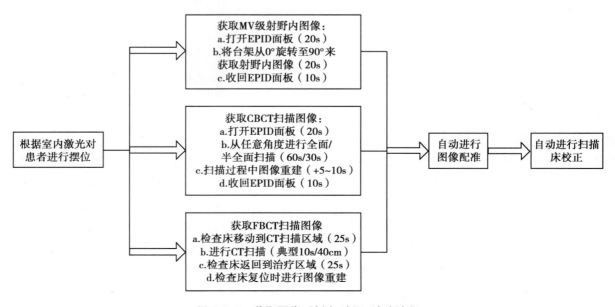

图7-3-3 获取图像、计划、验证、治疗流程

MVCBCT 盆腔图像（锥角 10°），散射线与主射线之比（SPR）可大于 170%，导致 CT 值误差约为 40%。减少散射影响的方法包括改变采集参数（剂量、射野大小、体素大小等）、使用抗散射网格、对 2D 投影原始图像进行预处理以及对 3D 重建后处理等。

文献报道直接采用 MVCBCT 进行剂量计算与定位 CT 进行伽玛通过率比较，差异小于 3%。说明 MVCBCT 本身的精确度是可接受的，加上该影像是直接在患者治疗位置获取的，因此可以被用于分析患者的摆位误差、肿瘤及危及器官变化、体重丢失或肿胀等情况。图 7-3-4 为 MVCBCT 引导的自适应放疗流程图。

二、临床应用

（一）应用流程

三维 X 线图像引导放疗是目前图像引导的主要方式，其应用流程大致相似。由于三维图像引导具有丰富的患者解剖信息，所以在很多情况下可采用获取的图像进行自适应放射治疗，其大致应用流程见图 7-3-5。

由于目前的 kV-CBCT、MVCBCT 扫描图像质量相对较差，目前虽然有很多研究直接利用其图像进行自适应放射治疗，但是在临床上仍未得到普遍应用。而利用在轨 CT 及 MVCT 影像进行自适应放疗的研究较多，甚至在一些单位已经成为常规流程。

（二）应用肿瘤类型

三维 X 线图像引导放疗可以用于头颈部、胸部、腹部、盆腔、四肢等全身各部位。

在胸部肿瘤中，图像引导放疗通常需要与呼吸运动管理措施相结合（具体见呼吸运动管理章节）。获取三维 X 影像时尽量保证患者的呼吸运动状态与 CT 模拟定位时一致，如采用 4D-CT 扫描定位，则患者进行 CBCT 扫描时保持自由呼吸应参考 4D-CT 的平均密度投影影像；如患者采用深吸气屏气技术，获

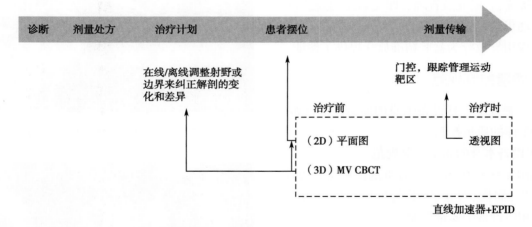

图 7-3-4　MVCBCT 引导的自适应放疗流程图

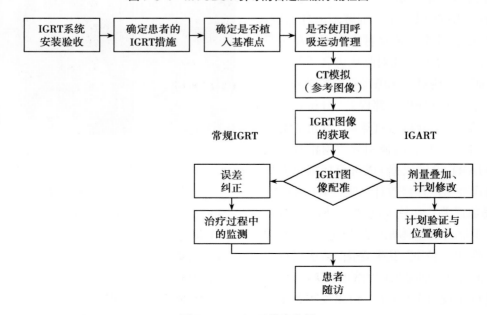

图 7-3-5　IGRT 临床应用

取三维 X 影像时也应该在深吸气屏气状态进行。如果没有采用 4D-CT 扫描定位,获取的参考影像有可能是呼吸时相中的任何时相,如吸气末或者呼气末,会造成与 CBCT 影像无法配准的情况。另外,一些受呼吸运动幅度影响大、靠近膈肌、体积小的肿瘤,在自由呼吸状态下获取的 CBCT 影像可能无法显影。

对于盆腔肿瘤,部分患者缺乏明显的骨性标记,使用固定装置也很难将摆位误差控制在很小的范围。因此,三维 X 线图像引导放疗可以发现摆位误差并通过移床进行误差纠正,能够明显减少摆位误差,缩小 PTV 外扩边界。同时,许多研究采用三维 X 线图像引导放疗发现单纯纠正摆位误差后靶区与邻近器官位置仍然存在较大偏差,这种偏差与膀胱、直肠充盈程度及盆腔器官自身运动密切相关。这种器官位移、变形、运动的误差以分次间误差为主,也存在一定的分次内误差。因此,盆腔肿瘤放疗中即使使用图像引导,也应在模拟定位以及每次治疗时进行膀胱、直肠充盈管理。即使如此,盆腔器官本身的移动仍然是盆腔精确放疗的最大挑战,而三维 X 线图像引导放疗为盆腔精准放疗提供了保证。

三、质量控制规范

质量控制规范包括设备本身的质量控制规范,以及患者个体的质量控制。

(一)设备本身的质量控制规范

根据国家癌症中心发布的质量检测规范制定设备的日检、周检、月检、年检等项目,具体内容详见第二章相应设备的质量控制。

(二)临床患者质量控制

在放疗的过程中提供了丰富的解剖信息,这些信息使得三维 X 线图像引导放射治疗不再单纯只是做摆位误差的纠正,而是能对临床患者质量控制提供更多的保证。这些对临床患者质量控制的具体表现在以下几个方面:分析局部误差、分析靶区及危及器官治疗的变化、分析器官运动、分析患者的病理变化等。由三维 X 线图像引导放射治疗发现的变化可为 IGART 提供依据,或可直接根据获取的三维 X 线图像放射治疗修改计划实现 IGART。

1. 分析局部误差 在较大的靶区照射范围内,局部的部分组织器官与整体靶区的相对位置(与模拟定位时的影像相比较)会发生变化,造成局部误差。在头颈部放疗中,如果采用大的配准区域与小的配准区域进行比较(图 7-3-6),可以发现在下颈部(C_5-C_7)、喉、舌骨、下颌骨等均存在较大的局部误

差,C_7 的局部系统误差与随机误差在前后(A/P)方向可达 3.1mm 与 2.0mm。局部误差也发生在乳腺癌根治术后放疗患者中,对于照射靶区包含锁骨上、腋窝淋巴结及胸壁的放疗病例。采用胸壁加锁骨上区域进行匹配时,锁骨上区域的局部系统误差与随机误差在前后(A/P)方向可达 1.76mm 与 3.0mm。采用胸壁加锁骨上区域进行匹配时,与椎体的差异系统误差与随机误差在前后(A/P)方向可达 6.07mm 与 8.85mm。因此,在乳腺癌胸壁放疗中,禁止采用椎体进行配准。同样的局部误差发生在保乳放疗患者中,保乳患者术腔中钛夹相对胸壁有较大的位移,主要集中在左右方向,最大的系统误差与随机误差为 4.39mm 及 2.42mm(图 7-3-7)。这种瘤床相对胸壁位置变化引起的局部误差对乳腺保乳术后胸壁放疗加瘤床同步加量照射的准确性提出了挑战。

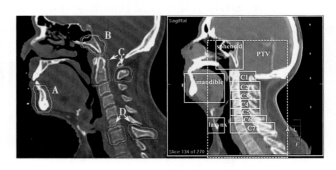

图 7-3-6 头颈部可能发生的局部误差部位

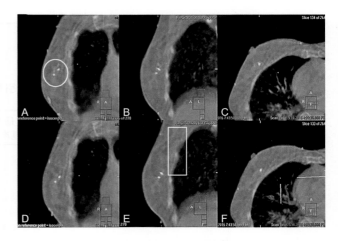

图 7-3-7 保乳患者术后放疗期间钛夹相对位移

2. 分析靶区及危及器官治疗的变化 在头颈部肿瘤放疗中,体重的降低、腮腺与颈部淋巴结缩小等都造成患者外轮廓明显变化(图 7-3-8)。

胸部肿瘤放疗中,随着治疗的进行,GTV 的体积可减少 60%~80%(图 7-3-9)。

3. 分析器官运动 在胸部肿瘤中,获取三维 X 线图像时患者的呼吸运动状态应尽量与 CT 模拟定

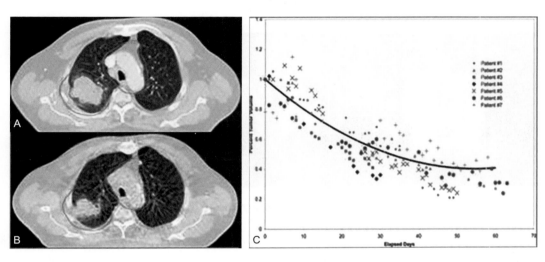

图 7-3-8 头颈部肿瘤放疗患者轮廓变化

图 7-3-9 胸部肿瘤放疗患者肿瘤体积变化

A. 定位 CT 时的 GTV；B. 放疗第 3 周的 CBCT 显示 GTV 消退；C. 7 例接受胸部肿瘤放疗期间肿瘤变化情况。
1 例 $T_3N_2M_x$ 期 NSCLC 患者的临床观察结果如图，该患者治疗方案为每周紫杉醇化疗和 37 次 1.8Gy 的同步放疗。

位时保持一致。利用三维 X 线图像引导放射治疗获取患者自由呼吸时刻的影像，可以发现肿瘤运动基线的变化。如果患者采用深吸气屏气（DIBH）进行三维 X 线图像引导，可以发现不同呼吸时相间靶区位置存在很大的分次间误差。如在肺部肿瘤放疗中经过三维 X 线图像引导纠正后误差可显著减小；在肝脏 DIBH 放疗中，采用三维 X 线图像引导时发现分次间的误差更大，经过三维 X 线图像引导纠正后误差同样得到有效减小。采用分次内 CBCT 还可以量化患者治疗过程中的靶区运动。

前列腺放疗中，采用三维 X 线图像引导可以发现膀胱、直肠的变化，避免直肠受到过量的照射（图 7-3-10）。

4. **分析患者的病理变化** 采用二维 X 线图像引导通常很难发现患者治疗过程中也会发生一些病理改变，而三维 X 线图像则为观察这些变化提供了一种便利的手段。三维 X 线图像可以发现肺癌放疗中出现肺不张、肺复张、胸水、炎症、肿瘤进展等各种病理情况（图 7-3-11）。头颈部放疗中出现的鼻腔炎症（图 7-3-12）。

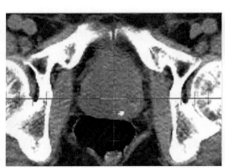
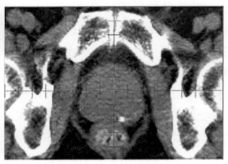

图 7-3-10 前列腺放疗前的影像引导图像

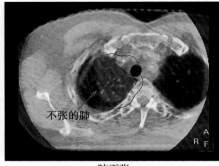
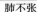
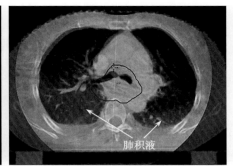

肺不张 肺部积液

图 7-3-11 胸部放疗疗程中的变化

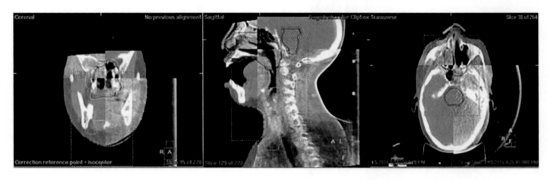

图 7-3-12 头颈部放疗中的变化

第四节 磁共振图像引导放射治疗技术

一、概述

采用二维、三维 X 线图像引导放射治疗技术进行位置验证虽在很大程度上提高了放疗摆位的精度，也能够发现放射治疗过程中的变化，但是这些图像引导方式仍存在不足之处。一是 X 线会给患者带来额外的受照剂量，可能导致患者尤其是婴幼儿患者二次原发肿瘤的发病率提高；二是这些技术对软组织成像差，不利于追踪体内软组织靶区和器官运动，如肝脏、胃、胰腺、盆腹腔转移肿瘤等；三是 X 线图像成像手段单一，没有功能成像等特殊功能，很难对患者放疗疗效及预后进行评估。

为改进上述不足之处，磁共振成像被引入放射治疗中，称为磁共振图像引导放射治疗（MR guided radiotherapy，MRIGRT）。它具有丰富的软组织对比，可以提高肿瘤区和危及器官的勾画精度；可以精确检测肿瘤区及邻近器官的解剖结构关系，分析分次间和分次内误差，并通过计划调整对这些变化做出即时反应实现图像引导自适应放射治疗；可以分析肿瘤及邻近器官在放疗中的解剖变化，或通过功能成像

及定量技术为疗效评估及副作用预测提供参考。

磁共振图像引导放射治疗技术包括两个方面：一是磁共振影像模拟定位；二是治疗室内磁共振引导放射治疗。磁共振影像模拟定位可明显提高靶区勾画的精度，尤其是头颈部、腹部及盆腔肿瘤（该内容不在本节进行讨论）。而治疗室内磁共振引导放射治疗可以在治疗前纠正摆位误差、过程中实时进行监控，且不会对患者产生额外的辐射剂量，保证了治疗过程中的精准度；并通过自适应治疗实现对肿瘤区剂量的提高，提高肿瘤的局部控制率，同时减少邻近周围正常器官组织的照射剂量，减少毒副作用。但是，MRIGRT 仍然面临一些挑战。例如：MRI 图像不能直接用于计量计算；获取磁共振影像时间相对较长；需要放疗专用的扫描序列以及专用的固定模具；需要进一步减少磁共振扫描影像形变问题；用于肿瘤疗效评估的扫描序列较少；在磁共振加速器上缺乏相应的功能扫描序列等。

现代放射治疗计划要求图像具有高几何保真度、高空间分辨率和高对比度分辨率，以此确保靶区剂量和避免对周围正常组织造成损伤。与其他成像方式相比，磁共振成像（MRI）显示出优越的软组织对比度，显著提高了靶区和危及器官在图像上区分的准确性和可靠性。证据表明，将 MRI 纳入放射治疗可降低治疗相关的毒性，它可以使危及器官的

剂量降低更为准确。磁共振图像引导放射治疗技术主要特点包括以下几个方面。

1. 自适应放疗 由于现如今临床治疗对个性化提出了新的要求，自适应放疗逐渐走进了人们的视野。磁共振图像引导放射治疗基于患者当日磁共振影像在线调整放疗计划，实现了个性化的需要，较为理想地改善了放疗分次间解剖结构改变带来的问题，这有益于周围正常组织的放疗减量，减少放疗相关毒性，有助于提高患者生存率、改善患者生存质量。

对于在检测到肿瘤位置变化后调整输送的实时自适应放射治疗系统，AAPM 报告建议总系统延迟应该小于 500ms。但由于技术限制，目前在这个时间框架内进行采集、重建后处理并且得到具有足够分辨率和信噪比的磁共振图像是很困难的。

2. 优越的软组织成像分辨能力 优越的软组织对比度是磁共振图像的天然优势，磁共振成像技术发展到现如今已经研究出许多不同序列，可以根据靶区特点的不同进行选择，这些高精度磁共振影像使得肿瘤区细微结构清晰可见，能更精准地显示肿瘤及周围的正常组织。

3. 无额外辐射 与 EPID 和锥形线束 CT 相比，磁共振成像过程患者无需承担额外的辐射剂量，降低了二次肿瘤的发生风险，尤其是对于青少年及儿童患者，因为辐射剂量的提高会显著增加其患二次原发肿瘤的概率。但值得注意的是，对于年龄较小的儿童，由于其配合度较差，对该类人群缩短治疗时间显得更为重要。

4. 可对肿瘤区实时运动监控 磁共振图像引导放射治疗在治疗过程中可以对肿瘤区所在位置进行实时监控，保证靶区的准确照射，图像的实时监控可以保证肿瘤始终处于高剂量区中。用呼吸门控和靶区追踪技术等技术辅助，可以进一步提高放射治疗的精确性。

但 MRI 用于肿瘤的实时测量有两个重要的先决条件：首先，成像必须具有高质量的时空分辨率，才能准确反映出肿瘤与正常组织结构；其次，成像必须快速，以便真实反映肿瘤位置。但由于磁共振放射治疗进入临床实践时间较短，影像畸变对放射治疗的精准性的影响较大。总体上，畸变导致的剂量学影响将取决于诸如解剖结构与磁体等中心的距离、磁场强度和 MRI 采集参数等因素。为了解决这些问题，最近引入了放射肿瘤学专用磁共振模拟器平台，用以改进 MR 的模拟过程，其总体目标是提

高放射治疗计划所需的目标和危及器官描绘的准确性。这一新兴技术提出了一系列新的对人员配备、QA 和工作流程的挑战。

5. 功能性磁共振成像 功能性磁共振成像技术可以显示出大脑中各个区域内静脉毛细血管中血液氧合状态所引起的磁共振信号微小变化，对于了解脑部肿瘤的分化程度和预后判断具有重要意义。

二、临床应用

（一）应用流程

肿瘤患者在进行治疗前，要经过计划设计等过程，从定位到实际治疗的这段时间患者的自身条件可能发生变化，在实际放疗过程中，患者的器官运动（呼吸运动，心脏搏动，胃肠蠕动，膀胱、直肠充盈等）也不可能与模拟定位时完全相同，且治疗分次内也不完全相同。因此，磁共振图像引导放射治疗的主要目的就是应对这些治疗过程中的不确定度，实现自适应放射治疗，以直肠癌为例，具体操作见图 7-4-1。

1. 对患者进行磁共振模拟定位扫描与 CT 定位，治疗前在线 MRI 扫描，并进行图像融合与靶区轮廓勾画。

2. 靶区轮廓的自适应修正，进行在线重新计划设计（轮廓和 Hounsfield 值是通过在线 MRI 配准治疗前 CT 数据获得的，放疗医生会对软件产出的结果进行手动检查，并在认为必要时进行手动编辑）。

3. 重复进行 MRI 扫描，目的是进行靶区轮廓及位置验证。

4. 独立剂量计算。

5. 治疗实施，实施过程中进行分次内 MRI 成像，如有可能可以在治疗结束后进行 MRI 扫描。

（二）应用肿瘤类型

目前 MRIGRT 已经运用于多种部位肿瘤放疗，包括颅内肿瘤、肺癌、食管癌、胰腺癌、直肠癌、前列腺癌等，可以较清晰地显示靶区及邻近危及器官，消除呼吸运动、胃肠道运动造成的分次间误差，并且可以在治疗过程中基于实时 MRI 平面图像进行运动管理，且不会增加多余辐射，从而保护正常组织，也为后期加量提供可能，能进一步提高靶区的照射剂量，使肿瘤控制率提高，减少副作用。

1. 头颈部肿瘤 磁共振图像引导技术因其优越的软组织对比度和多功能性，被越来越多地应用于头颈部放射治疗。头颈部放疗可以利用磁共振加速器进行实时监测并调整计划的特性，如不断调整

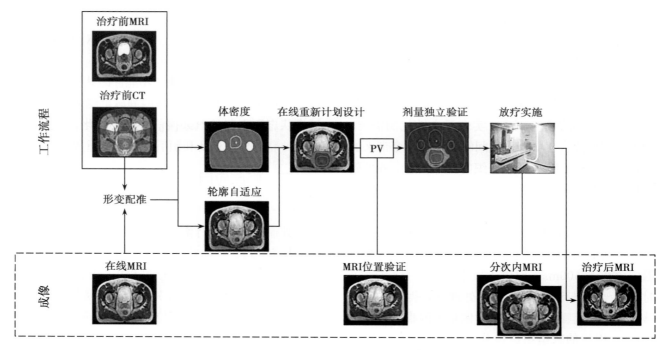

图 7-4-1　MRI 引导放疗流程图

和缩小高剂量区，以降低危及器官及正常组织受照剂量。

磁共振图像引导放射治疗可以通过允许在放射治疗期间定期重新规划来解决放射治疗过程中患者脑部变化的问题。磁共振加速器目前有望可以减少空腔收缩的目标体积，从而最大限度地减少接受辐射的健康脑组织的体积。此外，在辐射期间生长的脑肿瘤，如颅脑血管瘤的囊性成分，可以在治疗期间进行自适应放疗，根据其扫描图像改变计划

（图 7-4-2）。

目前使用中的胶质母细胞瘤反应的标准评估措施通常会关注放疗完成后一个月或几个月患者的反应。除了通过额外的脑部 MRI 序列（T_1、T_2、增强型 T_1 等）进行进一步解剖评估外，还可以使用磁共振图像引导放射治疗进行功能性磁共振扫描（如扩散或灌注）来评估肿瘤反应和治疗的适应性。

2. 胸部

（1）肺癌：使用磁共振图像引导时，可以在不

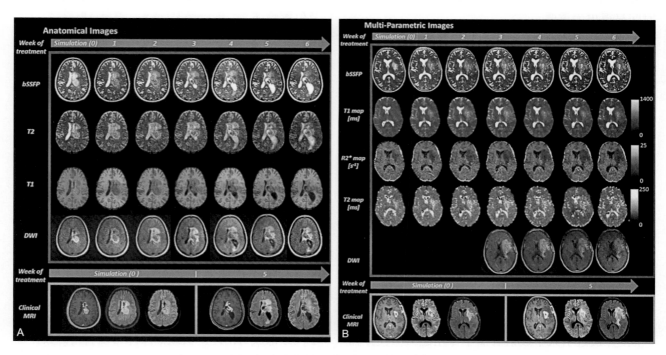

图 7-4-2　利用磁共振多参数成像评估肿瘤及其对放疗的反应

增加额外剂量和风险的情况下对肺部肿瘤运动进行监控。至于成像速度及反应速度较慢的问题，现已有研究证实了使用模板匹配来定位肺部肿瘤的可行性，即采用人工神经网络、特征变换或粒子滤波技术来快速分割每幅图像中的肿瘤。这些 2D 成像平面相对于肿瘤运动的取向可以在图像采集期间自由设置甚至改变。然而这种模板匹配的方式尚未推广到肺部肿瘤的监测。

MRI 允许采集导航回波并将其用作运动替代。因此，快速运动的肺肿瘤的可视化通常基于 2D 电影采集技术，尤其是 bSSFP 序列。目前用于提高成像速率的策略有：基于 k 空间数据的欠采样采集，然后使用压缩感知或视图共享对缺失数据进行重建；另一种则采用运动预测，通过外推以高于成像频率的速率创建新图像。

目前，接受 MRIGRT 引导下的肺部 SRT 治疗（图 7-4-3）研究中发现，如果没有采用自适应放疗，33% 的治疗分次不能满足 PTV 剂量覆盖要求；而所有自适应的治疗分次都满足 PTV 覆盖要求。而对所有 OAR 剂量限制的评估中，自适应计划中 88% 的计划更好，而非自适应计划中只有 12% 的 OAR 剂量限制更优。最大获益的 OAR 是正常肺，有 92% 的自适应计划中正常肺获益更多，脊髓、胸壁和食管在自适应计划中获益相对较小。

（2）食管：在食管癌中，MRI 是一种有用的非侵入性成像方式，可提供出色的软组织对比度以及可视化肿瘤生理学改变的能力。在局部晚期食管癌的治疗中，手术或未手术的放化疗显得尤其重要。MRI 可以帮助判断食管癌的分期，勾画肿瘤区（GTV）并评估对放化疗的反应。集成的 MRIGRT 系统可通过使用实时成像和带有呼吸门控的肿瘤跟踪来帮助克服由呼吸运动引起的食管运动位移。每天在线的 MRI 扫描引导，采用在线自适应放疗可以充分考虑肿瘤位置的变化和肿瘤的消退（图 7-4-4）。精确的 GTV 勾画、呼吸门控减少呼吸运动和在线

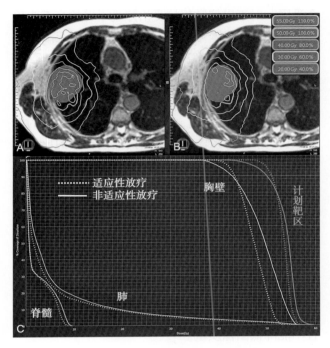

图 7-4-3 磁共振图像引导肺癌放疗

自适应计划相结合，可以明显减少照射的体积，减少周围正常器官照射剂量，减少相应的毒副作用，如放疗引起的心脏毒性、肺炎和术后并发症。采用扩散加权成像或动态对比增强技术，可以观察到的肿瘤生理学改变，进而判断放化疗的反应用于指导个性化治疗，如 MRI 评估对放化疗反应良好的可考虑保留器官，而 MRI 评估无反应的患者可进行早期切除。在对放化疗有部分反应的患者中，可以将残留癌症区域作为剂量递增的目标。MRIGRT 能够实现更准确、更小的靶区定位，从而可以实现大分割放射治疗。

（3）乳腺：在 MRI 引导部分乳腺放疗（PBI）放疗中，电子气流效应（ESE）可由 TPS 准确计算，可以通过 1cm 补偿得到有效降低，与 CBCT 引导下的 PBI 所受剂量相当。电子返回效应（ERE）引起的剂量很低，并且与急性毒性风险的增加无关。

但是，由于设备孔径的限制，患者体位设置也

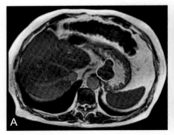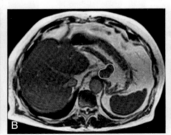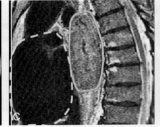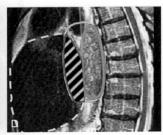

图 7-4-4 磁共振图像引导食管癌放疗
A. 基线 1；B. 放化疗的第 10 分次；C. 基线 2；D. 放化疗的第 19 分次。

会受限。对于以仰卧位接受治疗且手臂抬高至头顶以上的患者，整体可能较设备孔径更长，无法进入治疗设备中。一种解决方案是将手臂靠得更近，但部分经过手术治疗的患者可能由于手术原因无法将手臂举至要求位置，这时就只能考虑使用倾斜度更小的楔块或不用楔块。对于以俯卧位接受治疗的患者来讲，患者能够装入磁共振扫描仪孔中的比例受到下垂乳房在不接触桌面的情况下自由下垂所需空间以及在患者背部放置额外接收器线圈的要求的限制。

目前临床上所使用的乳腺托架可能无法与磁共振加速器兼容。因此，有必要开发与 MRI 兼容的专用设备，对于新的体位固定设备来说，不仅需要使用低密度不导电的材料，还应该将其设计得灵便、小巧，这样才能为磁共振线圈留出足够位置，并且不能降低图像质量。

3. 腹部

（1）肝肿瘤：由于肝脏整体在 CBCT 上的显像效果并没有其他组织好，通常运用 SRT 的方式时可能存在一定偏差，而 SRT 的方式对靶区剂量分布很高，当靶区在分次内或分次间存在误差时，造成的正常组织损伤会较为严重。尤其是肝脏内侧、下侧和上侧的肿瘤，这些肿瘤通常紧邻小肠、胃、十二指肠和心脏。对于附近的关键解剖结构，活动结构的微小变化可能导致患者的正常组织处于高剂量区中。

而如果运用磁共振图像引导放射治疗的方式，可以在凸显软组织的同时监测肝脏运动轨迹，减少 SRT 高剂量带来的毒副作用。文献证实，采用 MRI 引导自适应与非自适应 SRT 相比，使用每日重新优化的在线自适应 MRI 引导的肝癌 SRT 可实现更好的靶区覆盖和 OAR 保护（图 7-4-5）。即使不采用自适应放疗策略，采用 MRI 引导仍然可以明显保护 OAR。与非适应性治疗相比，采用自适应可以在不影响 OAR 保护的情况下进一步提高 PTV 剂量。但是，在 MRI 引导自适应肝脏放疗中，患者的获益存在一定差异，需要进一步的研究来全面评估哪些临床特征表明哪些患者将从该技术中受益最多，以及明确剂量递增策略的限制条件。

（2）胰腺癌：胰腺癌的放射治疗通常只能采用大分割的方式。临床证明，采用大分割放疗联合化疗可以提高患者的五年生存率，但同时对于放射治疗的精准度提出了更高的要求。磁共振图像引导放射治疗最近已被引入胰腺癌治疗的临床实践，磁共振可更精确地识别治疗体积，并缩小 PTV 边界，由于其优越的软组织对比度，在保留正常组织方面取得了显著结果，并且可以不使用植入型的标记物（在 X 线成像中可作为目标体积的替代物）引导放疗，因此患者可以不用接受有并发症风险的侵入性手术。

使用 MRIGRT 引导的高剂量（BED10＞70Gy）适应性放疗治疗无法手术的胰腺癌，提高了患者的 OS。MRIGRT 可以在不增加急性毒性风险的情况下对患者进行更高剂量的放射治疗，如采用 50Gy 共 5 个分次对无法手术的胰腺癌进行放疗。而对于复发的胰腺癌，使用 MRIGRT 的适应性放疗可以提高再放疗的治疗率，特别是对于靠近危及器官的病变（图 7-4-6）。

（3）肾母细胞瘤：目前肾母细胞瘤患者多使用锥形线束 CT 进行图像引导放射治疗。虽然 CBCT

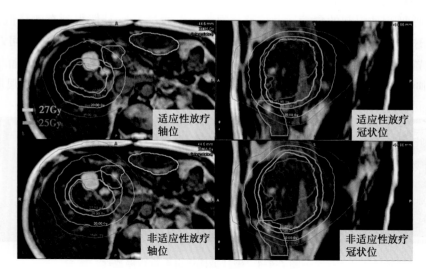

图 7-4-5　磁共振图像引导肝脏肿瘤放疗

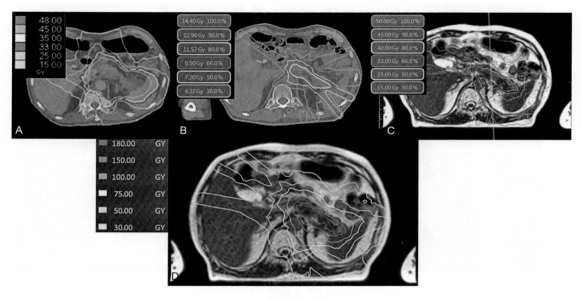

图 7-4-6　磁共振图像引导胰腺癌放疗

的运用可以使医务人员通过骨性配准的方式确定位置,但由于软组织对比度差,可能无法检测到肿瘤和正常组织的准确位置和变形。磁共振成像具有优越的软组织可视化效果,可在不增加辐射剂量的情况下识别器官运动和生理变化。使用磁共振图像引导放射治疗在儿科人群中很有前景,对于儿童患者来说,最需要降低正常组织的受照剂量,以最小化辐射诱发的并发症的风险。

4. 盆部

(1)宫颈癌:宫颈癌放射治疗改进的重点在于减少外扩边界,从而减少小肠急性和晚期毒性。并且在放射治疗过程中,多数宫颈癌患者靶区变化较大,甚至可以达到 50%,如果治疗计划可以通过磁共振辅助放疗和在线重新计划针对肿瘤缩小进行调整,可能会有更多小肠得以保护。

(2)前列腺癌:磁共振的影像证实了前列腺和精囊在放射治疗期间会产生自主运动,并且前列腺与精囊不是同步运动的,这可能会造成靶区的偏差,而在运用磁共振进行实时监控的情况下,软件会自动进行计划调整,这也能避免位置差异带来的治疗偏差。MR-Linac 可以覆盖原发性前列腺癌的所有放射治疗适应证。潜在优势包括基于 MRI 的位置纠正,以及根据盆腔器官的当前解剖结构变化(适应性放射治疗)实时调整放疗计划(图 7-4-7)。此外,在 1.5T MR-Linac 上具有功能性 MRI 序列,可以评估前列腺放疗后的个体反应。

(3)直肠癌:与 CBCT 相比,磁共振成像优越的软组织对比不仅实现了可能进入高剂量区的直

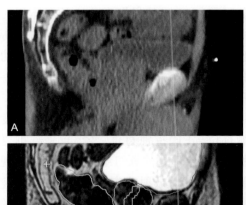

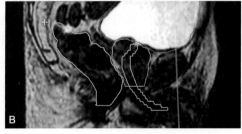

图 7-4-7　磁共振图像引导前列腺癌放射治疗

肠系膜和器官的可视化,还能在每层图像中看到原发性肿瘤和病理性淋巴结。基于这种解剖结构的可视化,可以选择不同的适应性治疗策略。在治疗过程中调整计划可以在制订初步放疗计划时可以将 PTV 仅仅扩大至 CTV 外 4~6mm。治疗范围的缩小和日常适应性放疗可以降低周围正常组织(如周围未受累的直肠壁、小肠、膀胱和肛门括约肌)的剂量,从而潜在地减少放疗相关的短期和长期副作用(图 7-4-8)。这对于放疗后有望继续行手术治疗的患者尤为重要。

除了根据当天由 MRI 获取影像调整治疗计划的直观方法之外,还可以使用功能成像和先进的图像分析进行直肠癌精确放疗。文献数据显示扩散加

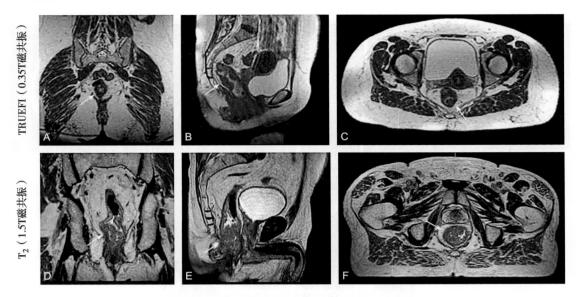

图 7-4-8　MRI 多参数引导直肠放疗

权成像在直肠癌放疗中是一种非常有用的工具。表观弥散系数（ADC）的早期变化比肿瘤体积的早期变化可以更准确地预测直肠癌对放化疗的反应,反映肿瘤的生物学特性。因此,应根据治疗后功能成像数据的变化选择患者进行剂量递增可能是一种更好的方法。

（4）膀胱癌：由于膀胱癌局部复发最常发生在原肿瘤部位,正确辨别 GTV 变得越来越重要。因此,磁共振成像优越的软组织对比度可以实现更可靠的聚焦部分膀胱放射治疗。磁共振直线加速器还可以提供更好的图像来评估肿瘤相对于膀胱的充盈状态如何移动,分析分次间及分次内的误差,以此确定部分膀胱放射治疗的最合适的部分内边界,并根据影像进行自适应放疗（图 7-4-9）。MRIGRT 预示着膀胱癌患者治疗模式的转变,在模拟定位、治

疗实施和反应评估阶段均可有较大改善,进而为患者获得更多的临床获益提供可能。

三、质量控制规范

（一）设备本身质量控制

根据国家相关部门癌症中心发布的质量检测规范制定设备的日检、周检、月检、年检等项目。

（二）临床患者质量控制

1. 患者安全控制

（1）MRI 安全性筛查表：所有患者均需填写 MRI 筛查表,以确定是否存在植入的医疗或异物。初始 MRI 筛查可根据禁忌证（如极度幽闭恐惧症）确定患者是否适合进行 MRI 检查。在进行 MRIGRT 前医务人员应对患者进行初始 MRI 安全筛查,以确保患者进行放射治疗的安全。ACR 建

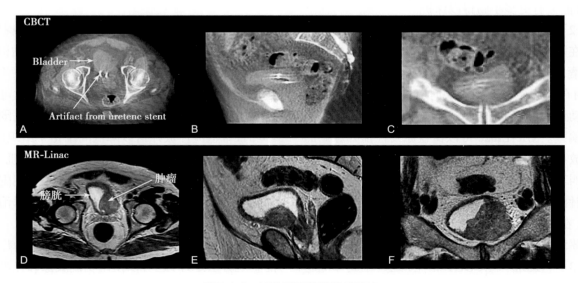

图 7-4-9　MRI 引导膀胱肿瘤放疗

议,在获准进入 MRI 环境之前,对患者进行至少两次 MRI 安全性筛查,其中至少一次筛查由具有资格的医务人员以口头和/或互动方式进行。

(2)金属检测装置:机房外应安装金属检测机。幼儿、镇静或存在认知障碍等的患者可能无法准确填写筛查表。在这些条件下可使用金属检测机辅助进行安全检查,避免患者将硬币、钥匙等物品带入机房。

2. 患者质量控制 患者在整个治疗过程中很可能发生体型的变化或呼吸运动的变化等,虽然磁共振图像引导放射治疗可以减小分次间和分次内的误差,但在治疗总体过程中,能够控制部分差异可以达到更好的治疗效果。

与常规放射治疗相似,MRIGRT 工作流程中引入了患者特异性 QA 方案,由于每天都可能进行治疗调整,因此可能不仅要为每位患者验证一个(基线)治疗计划,还要为每位患者验证几个调整后的计划。

一般而言,MRIGRT 中患者特异性基线计划 QA 可依赖模体剂量递送和常规剂量测量方法(2D 胶片剂量测定、准 3D 二极管阵列等),类似于常规放射治疗。剂量计与用于剂量测量的模型的磁共振兼容性至关重要。

第五节 超声引导放射治疗技术

一、概述

超声是一种操作灵活,成本低廉的影像方式,超声引导放射治疗可以实现实时无辐射的放射治疗引导,监测患者分次内及分次间误差。超声引导放射治疗的主要技术基础是建立超声图像坐标和加速器空间坐标的对应关系上,坐标转换一般采用跟踪立体定位框架的位置或用红外线成像方法探测超声探头的位置。

最早的超声引导放疗于 20 世纪 90 年代后期开始使用,它的定位精度可控制在 3~5mm 之内。该系统使用两个准正交平面超声图像和 CT 重建结构轮廓进行配准。此后不久便出现了三维超声引导系统,该系统在探头上装有反射标记点,利用相机进行图像配准。Clarity 系统通过将超声成像与 CT 模拟过程进行整合,解决了多模态影像配准不一致的问题。而 IBeam 系统使用安装在传感器上的相机和背光校准板进行空间配准。目前使用的超声引导以 Clarity 系统为主。

超声引导放射治疗的缺点包括对操作者依赖性较大,不同操作者之间的误差较大,伪影的角度依赖性大,对骨和空气遮挡的组织很难显影。在超声引导前列腺癌放射治疗中,可以使用直肠气囊。直肠气囊可以提高操作者对前列腺位置的判断,减少直肠位置运动对前列腺的影响,配合膀胱充盈可以进一步提高前列腺癌放疗的精度。通过对操作者的培训,建立相应的操作规范,可以使超声引导在放疗中发挥有效的作用。

(一)系统概述

超声引导放射治疗系统整合了医用超声(US)诊断、光学位置追踪组件和计算机硬件及软件,用来采集并重建 3D US 影像数据,进而定位和验证软组织解剖结构。在放射治疗过程中,超声引导放射治疗系统采用非电离方法对靶区进行日常定位,该系统可为参照计划室坐标系的感兴趣软组织结构生成 3D US 数据。以 Clarity 为例进行介绍(图 7-5-1)。

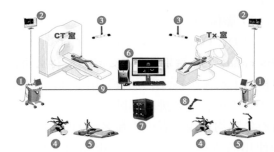

1	移动 U/S 控制台	6	AFC 工作站/服务器
2	远程控制台	7	校准/QC 体模
3	光学追踪系统	8	治疗床位置指示器
4	手持式探头(弧形)	9	医院 LAN
5	自动扫描探头		

图 7-5-1 Clarity 放射治疗系统的构成

超声引导系统 AFC 工作站安装在计划(CT 模拟)室,超声引导系统放射治疗工作站则安装在治疗(LINAC)室。US 工作站包括一台车载安装式 US 控制台和一个固定式光学位置追踪系统,CT 模拟机房和治疗室可共用该台车。

超声引导系统放射治疗工作站配有一个 US 弧形探头和一个电动式自动扫描 US 探头。手持式弧形探头用于前列腺的经腹成像,自动扫描探头配有一个探头架,可用于经会阴前列腺及周围软组织的成像。操作员可以在控制室内通过远程控制台及自动扫描探头来采集并查看影像。首先通过 Clarity

Sim 工作站采集 3D US 数据，再将其与超引导系统 AFC 工作站上的 CT 数据进行联合配准或融合，用于治疗计划。超声引导系统服务器使用 DICOM 与其他已连接的成像和治疗计划系统进行通信和传输。超声引导系统服务器和超声引导系统 AFC 工作站可组合成一个计算机系统。

也可以在 Clarity Guide 工作站利用光学追踪 US 探头来采集 3D US 数据。在治疗过程中，该数据用于查找和比较器官或其他感兴趣的解剖结构相对于计划时的位置偏差。光学追踪治疗床位置指示器（CPI）监测治疗床的位置转换。与治疗计划一样，这样做是为了重新确定患者的位置。用专用模体和相关附件（QA 工具）对光学位置追踪组件和 US 数据相对于每个治疗室的参考坐标系（由 CT 和 LINAC 室激光灯确定）进行校准。超声引导系统软件与来自 CT 和加速器治疗室的校准数据结合生成一个全局参考坐标系。

在具有多个计划或治疗室的临床环境中，多个 Clarity Sim 或 Clarity Guide US 工作站以及 Clarity AFC 工作站可以连接到相同的 Clarity 服务器。

（二）影像坐标系

通过 DICOM 导入影像或使用 Clarity Sim 或 Clarity Guide 工作站采集影像。系统软件可将该坐标转换为下示参照系（图 7-5-2），用于其内部处理。

相对于患者头先进的仰卧位，超声引导系统中的所有位移均遵循患者中心命名法，即超声引导系统中使用的所有直线加速器射束几何参数均遵循 IEC 61217 坐标约定。

二、临床应用

目前超声引导放疗主要用于前列腺癌的放疗，用于乳腺癌放疗的研究也在进行中。以超声引导前列腺放疗为例，其基本临床过程包括以下步骤：选择合适的患者；CT 模拟定位（带或不带 US）；靶区

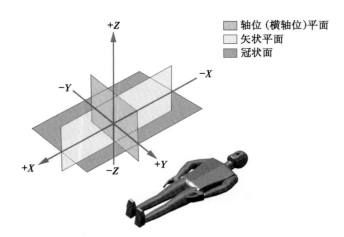

图 7-5-2 超声引导系统坐标系

勾画；治疗计划设计；患者定位及治疗。相比其他影像验证手段，文献报道超声引导前列腺放疗的精度仍然存在较大的差异，操作者的经验、探头的压力与最后的精度有明显影响。

在超声引导前列腺放疗时，探头可以经直肠（transrectal US imaging, TRUS）、经腹（transabdominal US imaging, TAUS）和经会阴（transperineal US imaging, TPUS）三种方式（图 7-5-3）。

经直肠超声（TRUS）成像需要将探针穿过肛门定位在直肠内，是一种低侵入性的成像手段。由于前列腺位于直肠附近，因此 TRUS 用于前列腺成像可以具有良好的图像质量。使用 TRUS 成像时可能遇到直肠充盈（可使用灌肠法清除）以及直肠中可能存在空气导致耦合不良等问题。由于直肠超声成像属于一种侵入性的操作手段，加上直肠超声探头插入直肠后可能影响放射治疗射束的途径，因此采用直肠超声成像的方法进行引导前列腺癌放疗的研究很难实施。目前经直肠超声成像主要用于 CT 模拟定位前指导标记点的植入，如金标或是电磁感应粒子。

经腹超声引导将探头直接放置在患者耻骨联合上方，由于超声无法穿透耻骨联合，并且会在其

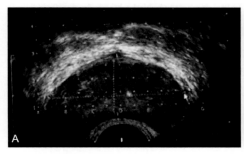
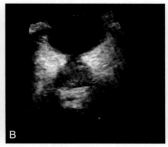
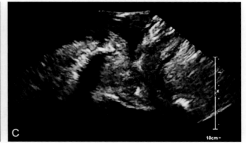

图 7-5-3 超声引导前列腺放疗的三种方式
A. 经直肠；B. 经腹；C. 经会阴。

路径上产生阴影，从而使远端解剖结构无法清晰可见。在这种情况下，通常可以通过将超声探头偏离一定距离来找到可接受的声窗，比如使用膀胱内的液体作为声窗，进而显示膀胱的清晰影像。在体表滑动探头至膀胱顶，随后调整角度向下探查，使探头手柄顶端移向患者头部。这样可获得耻骨正下方解剖结构的清晰视图，并能看到前列腺。如果略向上滑动探头（角状），则会获得更好的前列腺视图。当前列腺可见时，平稳推展探头可扫描整个前列腺。如果您扫描该体积的速度过快，则会引起重建伪影，扫描前列腺体积的时间不得超过7s。

经腹超声引导放疗操作步骤大致如下：①扫描时使用足量的凝胶以获得最佳的成像结果；②为获得良好的成像中线方向，请将探头置于患者腹部，使室内激光灯平分探头；③对尽量用较小的压力施加给探头，并保持与皮肤的良好接触，将探头保持在中线上扫描，同时在膀胱顶水平附近旋转探头；④在膀胱顶处倾斜一定角度，从右至左摇动探头以垂直扫描膀胱、前列腺和直肠等解剖结构；⑤从患者头的方向推展至前列腺末端并准备影像采集；⑥在整个前列腺区域推展探头以捕获US影像；⑦建立RPV的参考影像，如膀胱、直肠壁及精囊等界面作为参考进行超声影像的配准。

经会阴超声引导与经腹超声引导操作存在较大差异，其步骤大致如下：首先，要确保患者的膀胱适度充盈，在患者躺下之前，在治疗床上安装ASPK夹杆。然后将ASPK底座定位在夹杆上的三个可用位置（A、B或C）之一，如图7-5-4所示。

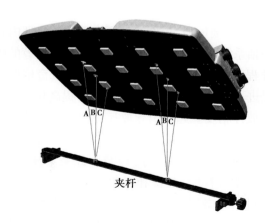

图7-5-4 经会阴超声引导时的ASPK夹杆

以头先进仰卧位将患者置于治疗床上，抬起膝盖15°~30°，两膝分开约30°，以暴露会阴部位（即膀胱截石位，图7-5-5），并使用膝垫支持腿部位置

并使患者感到舒适。分别记录分度标记与控制面板下方ASPK底座上所显示字母（A，B，C）的对准情况。腿短患者更靠近字母C，腿长患者更靠近字母A。下图显示出蚀刻部分与字母B对准。调整患者和/或ASPK位置，使底座边缘位于患者会阴处10cm。拧紧夹杆旋钮，将底座固定至治疗床侧。在完成正常临床程序后对准患者。在自动扫描探头端部涂抹薄薄一层高黏度超声波凝胶，避免将气泡引入所涂抹的凝胶中。将探头插入探头保护罩使探头端部与保护罩紧密贴合，确保保护罩与探头之间没有气泡。使用后，移除并丢弃套管膜，然后将探头擦干净。具体操作如图7-5-5所示。如果探头位置太靠前，前列腺可能位于耻骨的"阴影"中。如果探头位置太靠后，直肠可能会挡住前列腺视图。查看实时扫描中是否出现耻骨、直肠或阴茎球等明显标志。调整探头位置以获得最佳扫描。

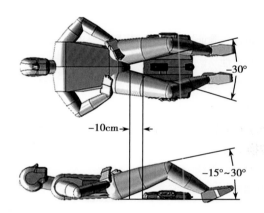
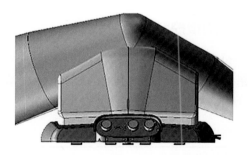

图7-5-5 经会阴超声引导体位示意图

图7-5-6所示为前列腺的示例影像。该影像因患者而异，但前列腺影像的特征清晰。如果影像不清晰，可以调整探头位置并使用ASPK进行倾斜观测，以及更改增益、动态范围或预设值等影像设置，使影像清晰。如果在模拟时无法清楚地识别特定患者的前列腺，则不得使用TPUS成像进行定位或监测。

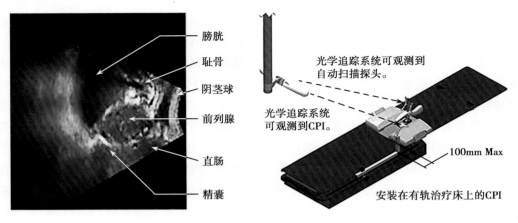

标注：膀胱、耻骨、阴茎球、前列腺、直肠、精囊

光学追踪系统可观测到自动扫描探头。

光学追踪系统可观测到CPI。

100mm Max

安装在有轨治疗床上的CPI

图 7-5-6 前列腺及其周围结构经会阴超声影像

表 7-5-1 超声引导放疗系统质量控制测试项目及频率

测试验证项目	容差	注释	频率	人员
激光	1mm	后续QA的基础	每日	物理师或治疗师
每日位置一致性	2mm	治疗室内及模拟定位机	每日	物理师或治疗师
超声功能（时间增益补偿或亮度/对比度）	功能性	—	每日	物理师或治疗师
红外摄像头验证	依厂家要求	进行正确的预热	每日	物理师或治疗师
模体稳定性	1mm	—	每季度	物理师或治疗师
每月位置一致性	2mm	与每日位置一致性类似，包括红外摄像头验证	每个月	物理师
模体补偿验证	2mm	治疗室内	每个月	物理师
激光偏移测试	2mm	模拟机，CT零位与偏移位置	每个月	物理师
影像质量一致性	—	—	半年	物理师
端对端测试	2mm	—	每年或软件升级	物理师

三、质量控制规范

（一）设备本身的质量控制

超声引导放疗系统质量控制相关内容如表7-5-1所示，影像质量验证的见表7-5-2。

表 7-5-2 超声影像质量验证

测试验证项目	容差
空间分辨率	与基线相当
低对比度分辨率	与基线相当
敏感性	与基线相当
硬件老化	条状伪影

（二）临床患者质量控制

由于超声引导放疗对操作人员的依赖性较大，因此对操作人员的培训显得尤其重要。培训包括厂家的培训以及行业的继续教育培训。厂家培训人员应该协助医院工作人员对第一批临床患者的进行图像扫描、配准和解释。培训对象包括所涉及的医学物理师、医学剂量师、放射治疗师和医生。培训内容必须包括系统硬件和软件操作的基础知识、推荐的质量保证程序和系统校准等。行业的继续教育培训的目的是进一步减少操作者之间的误差，提高超声影像引导的放疗精度。超声引导放疗中影响引导的精度的因素包括医生对器官轮廓的定义，治疗师扫描时的探头角度、方向、压力等，以及图像采集技术参数，如时间增益补偿、焦深和增益设置等。可以将已经治疗过的患者超声图像拿来作为培训教材，主要讨论获取的超声影像质量、配准、移床数据等内容。

在治疗过程中，经常会发现前列腺变形的情况，这可能与患者模拟定位时膀胱和直肠充盈的变化有关。虽然经腹超声直接对膀胱和直肠的前列腺界面进行成像并完成配准，可以减少前列腺位置误差的影响，但是为进一步减少直肠和膀胱的高剂量区域,仍然推荐使用膀胱、直肠管理策略,并在此管理策略的基础上,建立超声引导之外的影像引导替代方案,如 MV、kV 成像等。同时,应该建立最小、最大移床阈值,如忽略小于 2mm 的偏移,对大于 10mm 的偏移进行重新验证等。

总体而言,经会阴超声(TPUS)引导放疗相比经腹超声(TAUS)可减少压力不同带来的不确定性,减少探头对射线的影响,可以实时无辐射地对前列腺癌成像进行引导,提高放疗的精度,这值得在临床中进行尝试。

第六节 光学表面成像引导放射治疗技术

一、概述

光学表面成像系统(optical surface image,OSI)采用不同波长的可见光投射至患者体表进行轮廓扫描,与相应的表面参考影像进行配准,可以实现零辐射情况下摆位引导(包括姿势纠正)、分次内误差监测、患者呼吸信号获取(进行 4D-CT 扫描)、呼吸门控治疗、意外情况监控等功能。其主要特点是非侵入性的,不需要使用身体标记,并且在成像过程中不会产生电离辐射。目前已经证实,OSI 在刚性结构中有着较高的精度,在模体上的精度可达三个方向平移误差均<1mm,三个方向旋转误差均<1°。其参考图像可以在 CT 模拟定位室内的光学表面成像系统获取,也可以在计划系统中根据定位 CT 重建产生,还可以利用治疗室内的光学表面成像系统获取。该系统精度受到扫描物体表面颜色、形状、扫描范围、呼吸运动、放疗靶区与表面距离等原因影响。

当前光学表面成像系统国内外都有产品投入临床使用,主要有以下几个类型:

1. **OSMS 系统** OSMS 系统是基于光学原理的三维表面成像系统,用于获取患者在放疗前及放疗中体表图像(图 7-6-1)。该系统在治疗床周围天花板上安装了 3 台摄像机,共计 6 个摄像头,投影装置向患者投照红光斑,利用投影装置两边的 2 个图像传感器获得患者及其身上的光斑图像。利用光学成像技术和上万个几何节点重建出感兴趣区附近的 3D 体表图像,体表每个点都有相对于治疗等中心点的位置数据,通过实时获取治疗中的体表图像并与 CT 模拟生成的参考体表图像进行比较,从而获得实时位置误差信息。此系统不需要身体表面标记点,并且成像过程不产生辐射。

OSMS 能独立系统运行,不需要与其他设备或系统的直接连接,也能够直接与某些第三方治疗床控制系统、放射治疗系统或 CT 系统连接实现门控治疗。门控治疗包括获取患者的呼吸模式,进行呼吸同步图像采集和门控放射治疗。OSMS 包括普通模块及无框架 SRS 模块。SRS 模块在所有六个自由度中跟踪患者颅骨的位置/计算校正,可以通过机械治疗床自动应用等方式,从而能够快速准确地应用到俯仰、旋转和滚动旋转等临床情况中。使用校准模型和校准软件可以实现对治疗光束等中心点的准确校准。OSMS 可以直接校准到治疗光束的等中心点,进而有助于对 MV、kV 成像仪、室内激光器和治疗床进行质量保证。

(1)准确度

1)3D 表面数据:表面数据的均方根(RMS)误差<1mm。

2)定位精度:均方根目标配准误差(target registration error,TRE)<1mm。

3)FSD 测量:均方根误差<2mm。

4)用于 3D 规划的轮廓提取:皮肤轮廓数据 RMS 误差<1mm。

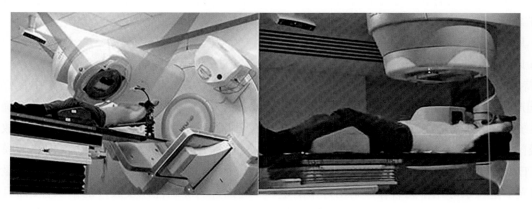

图 7-6-1 OSMS 系统

5）乳房计划的剂量学误差<2%。

6）校准漂移：通常<1mm/个月。

（2）速度

1）3D重建时间：静态捕获（平均处理时间）约3秒。

2）监控模式：通常<1s。

3）自动定位时间：约1s（用于标准校正）。

4）门控重建时间：<0.2s。

5）采集时间（单帧）：2~25ms。

6）从用户开始捕获到获取数据的时间：<2s。

7）肤色：以上引用的所有数字均适用于所有肤色。

8）身体属性：OSMS能够生成所有体型的一致数据，即使存在体毛覆盖。

9）捕获体积（等中心附近）：650mm（宽度）×1 000mm（长度）×350mm（高度）。OSMS每个参考模型的3D点数通常为10 000~20 000点。

10）运行环境：该设备将在模拟器和治疗室使用的标准照明条件下有效运行。当相机位于最佳位置时，它们不会受到治疗机辐射散射的不利影响。

2. Catalyst HD 为立体定向放射治疗（stereotactic radiation therapy，SRT）提供完整的表面图像引导放射治疗（surface image guided radiation therapy，SIGRT）解决方案，可用于在治疗前和治疗期间在线跟踪患者。

Catalyst HD能从摆位和定位、分次内运动监测到非共面治疗的亚毫米精度的误差。该系统包括LED光源和CCD摄像头两部分，光源发射蓝、绿、红三种可见光，波长分别为405nm、528nm、624nm。蓝色光用于物体扫描和探测（探测频率202帧/s），绿色及红色光用来提示位置偏差。表面图像的质量可以通过调节操作软件中的曝光时间和增益比来确定。软件可实现：自动检索患者数据；自动检测患者身上或周围没有标记；通过室内扬声器和视频解决方案进行视听指导；帮助患者遵循最佳呼吸模式。其定位精度为刚体0.5mm以内；稳定性在0.3mm以内；配准方法包括刚性及非刚性配准模型，并支持非共面治疗的模型。

3. 国产光学定位引导系统 目前国产光学定位引导子系统（图7-6-2）集成了光学定位引导、六维床和呼吸门控三个子系统的智能患者摆位追踪系统，适用于放射治疗环境下的患者的定位、修正和监测。而光学定位引导用于患者在放射治疗中的定位、追踪和监测。光学定位引导由光学发生装置、

光学探测装置、摄像设备（红外相机）、红外标记点、工作站和软件等组成，能通过高精度、高实时、远距离、无辐射的结构光立体视觉成像技术，实现患者体表三维表面扫描、平滑去噪、曲面重建等功能，通过与计划CT图像进行配准，实现实时位置追踪与监控、深吸气屏气技术和无创立体定向放疗固定和监控技术。测量精度优于0.2mm，扫描帧率在高速模式高于5帧/s，高精度模式高于1帧/s，呼吸监测模式高于20帧/s。

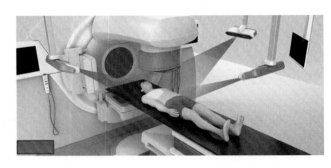

图7-6-2 国产光学定位引导子系统

在光学体表追踪系统基础上，通过监测呼吸运动所引起的三维体表变化，实施与呼吸同步的4D-CT成像和呼吸门控。可通过音频和视频与患者进行交互，对患者进行训练。在CT机扫描时，可进行4D-CT扫描。在加速器治疗过程，可实现上下限幅值门控或深吸气屏气（DIBH）技术。

二、临床应用

（一）应用流程

使用前先导入患者的信息及参考图像，设置图像扫描范围、扫描时间、增益、摆位误差阈值、分次内误差阈值、门控窗等。目前的研究大多采用初次治疗进行CBCT扫描位置纠正摆位误差，纠正摆位误差后利用治疗室内光学表面成像系统获取参考影像。其初次治疗与后续治疗流程大致如图7-6-3、图7-6-4所示。

（二）应用肿瘤类型

1. 头颈部肿瘤放疗

（1）头部肿瘤普通放疗：放疗中良好的体位固定能够提高摆位的重复性以及治疗的准确性。在头颈部肿瘤放疗定位中采用热塑膜固定是放疗中重要的流程之一，然而部分患者在使用热塑膜固定时会出现不同程度的焦虑，这种焦虑状态明显影响患者的位置的准确性以及放疗的依从性，而且热塑膜的使用会使皮肤表面剂量偏高。热塑膜固定使得患者

流程：首次治疗

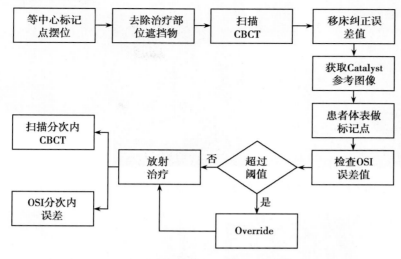

图 7-6-3　OSI 系统引导首次放疗的流程

流程：后续治疗

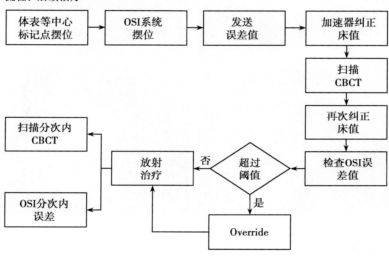

图 7-6-4　OSI 系统引导后续放疗的流程

头部、颈部以及胸上部无法移动，而使用部分开放式面罩能让患者呼吸更通畅、视野更加开阔，可以帮助患者缓解紧张。开放式热塑膜固定结合光学体表监测技术，可在固定前及固定后调整患者体位，纠正平移和旋转误差，并在治疗中动态实时监测位移变化。

在头颈部肿瘤放疗中治疗分次内的呼吸运动、吞咽动作的影响也给治疗带来很多的不确定性。研究发现喉癌放疗中吞咽动作幅度最大，在治疗的初期（前 5 次）发生频率更高。喉癌立体定向放疗中颈部开放 8cm×5cm 的区域使用光学体表监测系统监测分次内运动并实现门控治疗，研究发现吞咽频率（6.5±5.2）次/s；单次吞咽时间 3.9s±2.5s；吞咽振幅高于基线 5.8mm±3.8mm，主要为头脚方向（图 7-6-5）。

（2）颅脑 SRS：传统的 SRS 治疗需要一个立体定向框架，这种有创的框架系统提高了治疗部位准确性的同时，降低了舒适度、增加了操作时间以及感染的风险。基于无框架的开放式热塑膜的光学表面成像已被验证，可在颅内 SRS 治疗期间监测患者（图 7-6-6）。其主要优点是在整个治疗过程中，可以实时监控，并设置阈值终止治疗，并对非共面治疗同样有效。研究表明，使用 OSI 系统进行 SRT 治疗纠正误差后的残余旋转误差仅为 0.6°±0.3°，平移误差可控制在 1.5mm 以内。

2. **乳腺照射**　乳腺放疗部位表浅，是一种非常适合 OSI 系统引导的肿瘤，常见乳腺放疗包括乳腺根治术后、全乳放疗以及部分乳腺放疗。由于乳腺根治术后，放疗范围较广，手臂的牵拉通常会影响胸壁及锁骨上淋巴区，OSI 可以在摆位前对患者的手臂位置进行纠正（图 7-6-7），避免了采用 CBCT 扫描配

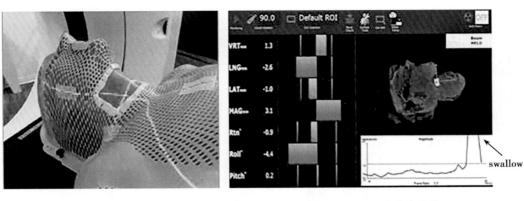

图 7-6-5　光学体表监测系统引导喉部放疗可实时显示分次内变化

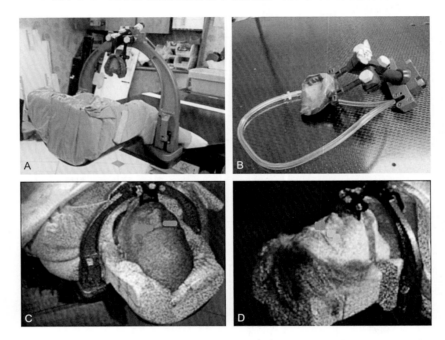

图 7-6-6　光学表面成像引导颅内 SRS 治疗

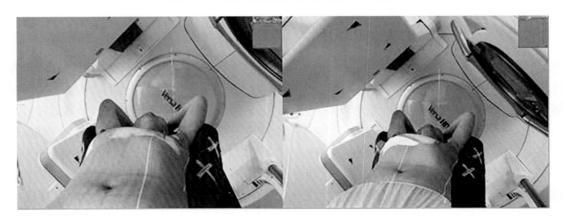

图 7-6-7　OSI 系统引导乳腺摆位

准后才能发现误差。同时该系统在治疗过程中可以监测分次内误差,避免患者移动以及呼吸运动过大带来的不确定性。值得注意的是,部分患者在治疗过程中可能需要使用补偿物以提高皮肤表面剂量。

而补偿物可能会对光学影像产生影响(图 7-6-8)。遇到此类患者时,获取的表面参考影像应该是在未添加补偿物之前进行获取,每次治疗进行影像引导时,也应该在未添加补偿物时获取表面图像进行对比。

由于乳腺位置表浅,采用光学表面引导进行 DIBH 具有许多优点,如引导摆位、手臂姿势的纠正、分次内误差监测、超过阈值停止治疗(DIBH 门控治疗)。

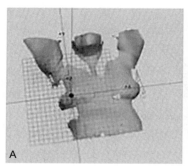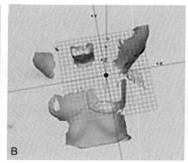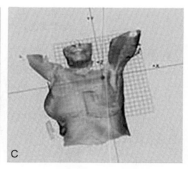

A　　　　　　　　　　B　　　　　　　　　　C

图 7-6-8　光学系统获取的乳腺部位的影像

3. 胸、腹部及盆腔　对于胸、腹部及盆腔等部位放疗，由于体表轮廓与内在肿瘤区有一定距离，且内在靶区可能会受呼吸运动、胃肠蠕动、膀胱、直肠充盈等因素影响，运用 OSI 系统进行引导摆位存在一定误差。但是对于分次内误差监测，OSI 系统仍具有很好的作用。

4. 四肢　四肢软组织肉瘤放疗体位固定效果相比头颈部较差，常用真空袋、热塑膜等固定，因此十分有必要进行实时 SGRT 监测。

5. 儿童肿瘤　儿童肿瘤患者放疗过程中不容易配合，对模具固定有抵触情绪，易哭闹、移动，且有辐射的影像验证也会带来更大的辐射损伤。SGRT 将实时获取的体表影像与 CT 模拟定位参考影像比对，得到六维误差数据，使得在正交千伏级成像或 CBCT 验证前位置得到纠正，减少了摆位时间和有辐射的影像验证次数。使用光学表面成像引导技术，对于多节段脊柱肿瘤及脊柱旁肿瘤，能够减少因患者扭转发生的形变误差。

标记等中心和治疗区域的体表画线对于儿童肿瘤放疗也是很大的挑战。由于儿童自然天性，玩耍、洗澡、出汗都容易使体表标记线模糊或丢失，造成更大的摆位困难。治疗阶段的体表标记线会给儿童肿瘤患者带来巨大的心理压力及创伤，且女童更严重。美国洛杉矶儿童医院放疗中心在 3 年的时间内对 300 例儿童肿瘤患者超过 5 000 个分次的放疗中，使用计划床值预设及光学表面成像引导辅助摆位后行千伏级影像验证，并持续更新床值；结果表明儿童患者放疗体表标记并不是必需的，光学表面辅助结合影像引导使得治疗准确性得到很好的保证。

三、质量控制规范

（一）设备本身的质量控制

AAPM TG-147 对 OSI 设备的验收、调试及 QA 进行了较全面的介绍，用户单位物理师、治疗师均应当参与到验收、调试及 QA 过程，了解其设备本身的性能及稳定性，制订本单位的使用流程，保证设备的使用安全。

（二）临床患者质量控制

在获取参考影像时应充分考虑患者轮廓数据类型、轮廓变化、是否有覆盖物（如面罩、模体等）等。如果选择在首次治疗室内获取参考影像，应考虑其他影像引导措施纠正误差的有效性（如二维 X 线影像、三维 X 线影像或是 MRI 等），并考虑患者的皮肤颜色（选择合适的吸收时间及增益）、轮廓是否被其他设备遮挡、体表轮廓范围大小以及呼吸是否均匀等因素。对于体表的肿瘤，在采用其他影像引导措施验证其精度后（至少 3 次的验证），后续治疗可以采用 OSI 系统进行引导摆位治疗（每周采用其他影像引导措施验证）；对于位于体内较深的肿瘤，应结合其他影像引导措施验证实现对后续治疗的验证。

第七节　磁导航引导放射治疗技术

一、概述

磁导航引导放射治疗技术是一种基于非辐射系统的技术，利用电磁传导定位系统引导放射治疗。电磁传导定位系统能够准确利用植入靶区或周围的定位器（永久植入性 Beacon 应答器）或者体表的定位器（Surface Beacon® 应答器），结合定位系统对患者进行精确摆位，同时在治疗过程中可以实时、无辐射地监测器官分次内的移动（呼吸运动、器官位移等），并可以设定合适的误差阈值对加速器出束进行门控治疗，实现精确放射治疗，达到提高放疗疗效、减少放疗副作用的目的。

目前用于临床的主要为 Calypso 电磁追踪系统（图 7-7-1）。Calypso 系统包含以下五个主要组件：

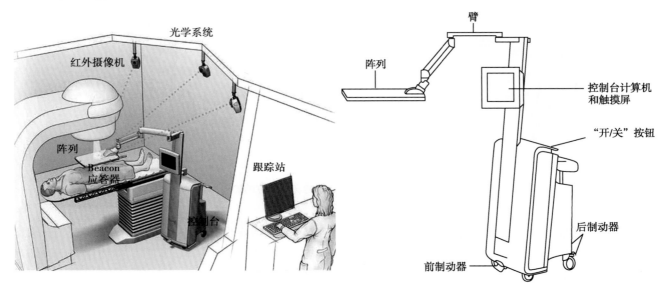

图 7-7-1　磁导航引导放射治疗系统

Beacon 应答器、控制台、电磁阵列（连接到控制台）、光学系统、跟踪站。另外，该系统必须配合非导电治疗床覆层或非导电 kVue Calypso 治疗床面使用。

其工作原理为：在治疗计划前，将三个 Beacon 应答器植入治疗靶区或附近。应答器是一个密封在生物兼容玻璃中的小型被动式电气组件，其电路为无源电路，且不含内部能量源。它们仅可在被系统阵列生成的非电离磁场激发时发射信号。

系统阵列位于患者上方，通过阵列中磁场源线圈产生的非电离磁场，以独特的谐振频率单独激发 Beacon 应答器。每个 Beacon 应答器都会被短暂激发，并以相对于其他植入转发器的独特频率发射磁场信号。阵列中的传感器测量来自每个应答器的磁场强度，Calypso 系统软件通过磁场精确识别每个转发器的位置。阵列上有嵌入式光学靶，可与治疗室内光学定位系统通信，从而连续确定阵列相对于加速器等中心点的位置，并可以将 Beacon 应答器的位置从阵列坐标系转换到加速器坐标系。位置信息在治疗室和控制室的工作站上同时显示和更新，

进而实现对靶区的摆位纠正、误差实时监测等。

阵列中的源线圈产生 300~500kHz 的交流磁场，交流磁场在 14cm×14cm×27cm 的体积内可探测到应答器。由应答器返回的初始交流磁信号将每个单独的应答器的准确谐振频率识别到系统软件（图 7-7-2）。随后，源线圈以重复间隔顺序生成激发每个单独转发器所需的特定频率。阵列中的 32 个传感器线圈经过优化连续监测由激发的应答器产生的返回信号。软件根据每个阵列传感器测量的每个应答器频率磁场形状，以求解阵列坐标参考系中每个 Beacon 应答器的坐标，更新速率为 25Hz。阵列相对于直线加速器等中心的位置和方向由红外光学子系统确定。三个红外摄像头用于检测集成在阵列面板中的九个光学目标的位置。确定阵列相对于加速器等中心点的位置，并最后确定应答器的 3D 空间位置（即靶区的位置），其测量精度为 0.5mm。

永久植入的 Beacon 应答器为三个，以便在某一个应答器发生位移时仍能形成立体的 3D 空间位置信息。而体表的 Beacon 应答器为"L"型，由两个

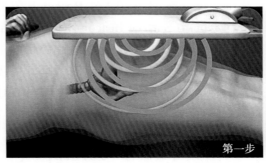

第一步

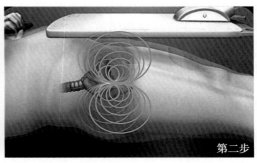

第二步

图 7-7-2　导航引导放射治疗激发应答装置

应答器组成,一个低频,一个中频。Beacon应答器受到整列的信号激发,其谐振频率分别为300kHz、400kHz和500kHz。电磁追踪系统具有非常高的精度,已经在前列腺癌中大量使用,能够在无辐射的情况下对患者进行精确摆位、分次内误差分析及门控治疗。

但该方法是有创的,必须遵循严格的患者纳入标准,例如必须排除在髋关节附近有髋关节假体或大型金属植入物的患者,以及心脏起搏器或其他植入式电磁设备的患者。另外植入对CT、MRI影像也会有影响,影像上在应答器周围可存在伪影,可能会对疗效判断产生影响。

二、临床应用

(一)应用流程

1. 选择合适的患者 目前永久植入性Beacon应答器主要用于前列腺癌患者,也可用于肺部、肝脏及胰腺等部位。前列腺癌患者的禁忌包括在骨盆区域植入包含金属或导电材料的假体(如人工髋关节),使用抗凝血药或抗血小板药治疗(不包括阿司匹林)。肺部患者的禁忌为患者无法耐受纤维支气管镜检查。对于体表的Beacon应答器,可用于乳腺、肺部、肝脏等部位的放疗。

2. 植入Beacon应答器 因植入粒子后,扫描MRI会产生伪影,因此,应在植入粒子前进行常规MRI扫描。扫描前用真空袋进行体位固定。将三个Beacon应答器植入治疗靶区或附近,形成一个三角形。

3. 标识应答器坐标 应答器植入4~7天后,局部水肿消退、应答器位置固定时方可进行CT模拟定位扫描。CT扫描时在应答器所在区域使用1.0~1.5mm层厚,确保能够在CT影像上准确定位应答器的中心。使用治疗计划软件应用程序中的标准兴趣点或感兴趣区工具标识各应答器和等中心点的X、Y和Z坐标。

4. 在Calypso系统中输入定位计划 在Calypso系统跟踪站中输入用于定义定位计划的患者身份、应答器和等中心点坐标,并设置好误差阈值及追踪模式。追踪模式包括等中心追踪与质心追踪。在等中心点跟踪模式中,Calypso系统可测量应答器的位置,计算刚性模体的旋转和平移,然后将测量的等中心点位置对准机器等中心点。在质心跟踪模式中,Calypso系统探测应答器的位置并计算应答器的质心。然后将探测到的应答器的质心相对

于机器等中心点的位置对准计划的应答器的质心相对于机器等中心点的位置,测量的偏移量不包括旋转补偿。以下情况下系统默认采用质心追踪:任意两个应答器的位置相互间隔小于1cm;应答器的位置几乎在一条直线上(高度小于0.86cm的三角形);治疗等中心点的位置过于远离应答器的质心(在等中心点跟踪的旋转补偿区外);只有两个应答器可用于定位(即一个应答器可能失效或被植入靶区外)。

5. Calypso系统准备 在每日患者治疗前,将控制台放在治疗台旁,执行预热与QA相关流程。

6. 患者准备 如果机构使用的是kVue Calypso治疗床面,则应使用兼容Calypso系统的插件。如果机构使用治疗台覆层,则将其放在治疗台上。为了确保系统准度,指示患者在定位前取下治疗区域附近的所有体外金属或导电物品。患者在治疗台上的位置可让治疗等中心点位于等中心点区域内,且使用激光和纹身按标准设置程序对齐患者。

7. 执行定位 使用控制台在Calypso系统中选择和确认患者。旋转机架,使光栏机头的位置低于治疗床。在Calypso系统的引导下,放射治疗师将阵列定位在患者上方。在Calypso系统的引导下,放射治疗师调整治疗床的位置将患者的等中心点对齐机器的等中心点。正确定位患者后,放射治疗师启动跟踪以定位和跟踪患者、设置零点和跟踪患者,或者为仅定位患者结束定位进程。

8. 治疗期间执行跟踪 在放射治疗过程中,放射治疗师在跟踪站监控靶标位置。如果靶标超出了几个预定的运动限制之一,系统会以简单明了的屏幕和音频提示通知治疗师。

9. 生成并查看报告 治疗结束后,治疗师将阵列和控制台从治疗床旁移开。所有单次治疗的数据都储存在跟踪站中。用户可生成报告并发送至一台特定计算机,以便检索、查看、打印和存档。在患者的放射治疗过程中,临床医师查看单次治疗的每日报告以及总结多次治疗的趋势报告,监控治疗靶区的分次间和分次内运动。

(二)运用肿瘤类型

1. 胸部肿瘤运用 磁导航技术在胸部肿瘤中多用在肺部外周型肿瘤放疗中,以实时追踪肺肿瘤运动。Beacon应答器可以永久植入肺部,在放射治疗期间实时监控靶区的运动,并且已经在原有Beacon应答器的基础上通过添加镍钛合金锚定功能对应答器进行修改,这样可以保证其通过支

气管镜植入肺内的小支气管后位置固定。目前已经有不少学者评估了 Calypso 系统追踪肺部肿瘤的安全性及准确性，结果显示植入手术的耐受性良好，成像时由 Calypso 系统生成的报告显示误差在 0.2mm 以内。

推荐患者采用真空垫，以仰卧位进行体位固定。值得注意的是，对于肺的应答器来说，患者在自由呼吸状态下，因存在运动伪影而更难以获得定位参考。因此，不建议使用自由呼吸下扫描，可以考虑使用 4D-CT 或者 DIBH 的方式。虽然 4D-CT 较自由呼吸下的 CT 提高了影像的质量，但是影像采集过程中呼吸模式的变化仍可导致影像伪影。4D-CT 影像中的影像伪影会在识别应答器位置时引入定位错误。如果采用计划自由呼吸治疗方法，建议采集呼气末时相来确定应答器的位置。

如果发现应答器的运动幅度与肿瘤不同，那么计算出的追踪限值范围必须适当缩放比例，以使追踪限值范围与应答器的运动相关。然后，将这些计算出的特定方向的追踪限值范围输入到 Calypso 控制系统，当呼吸运动使其超出所使用的 PTV 边缘范围时发出警报。

治疗时使用 Calypso 系统定位应答器及相对加速器治疗等中心的位置进行引导摆位。文献已经证实 Calypso 阵列的射线衰减可以忽略不计，因此在计划 CT 模拟中可以不进行单独计算。将患者按传统激光标记法进行摆位，将靶区置于加速器等中心处。然后将 Calypso 阵列位于患者的肿瘤区上方，并使阵列中心位置在直线加速器等中心点的特

定距离内。阵列用 13ms 的频率定位单个应答器，三个应答器及其分布的中心位置被 40ms（25Hz）更新一次。根据系统检测到的应答器位置，分析应答器之间相对位置是否固定。厂家提供的所有应答器之间相对位置发生偏移阈值在所有方向误差总和为 0.2cm。当相对位置发生偏移时，应该判断是哪一个应答器的位置发生了改变，可以在定位追踪过程中不使用该应答器。根据 Calypso 系统摆位纠正误差后，应当使用 CBCT 验证其肿瘤位置的准确性，将 CBCT 配准结果与 Calypso 系统结果进行对比。文献报道的 Calypso 在肺部运用时，与获取 CBCT 图像配准的平均误差为 0.2mm，最大差异为 1.5mm。确认误差在可接受范围内进行治疗，治疗全过程采用 Calypso 系统监测分次内误差（图 7-7-3）。

2. 腹部肿瘤运用 对于腹部肿瘤，磁导航技术可以运用在肝脏运动管理放疗中。第 1 例基于 Calypso 系统的肝脏运动管理放疗病例于 2015 年 3 月开展。研究表明在 Calypso 监测的呼吸门控下，任何方向的最大误差平均值与标准差分别为 1.2mm、1.8mm，且患者临床靶体积 $D_{95\%}$ 仅减少 0.5% 和 0.3%，证明了 Calypso 系统对肝脏精确放疗的价值。为进一步确定 Calypso 系统的精度，研究者利用 HexaMotion 运动平台和 Delta4 进行分析。结果发现测量的和预期的运动位置偏移的平均绝对差异为 0.3mm，门控治疗的 2%/2mm 伽马通过率大于 97%，当增加门控范围（超出计划时运动范围），伽马通过率下降。门控范围增加 1mm、2mm

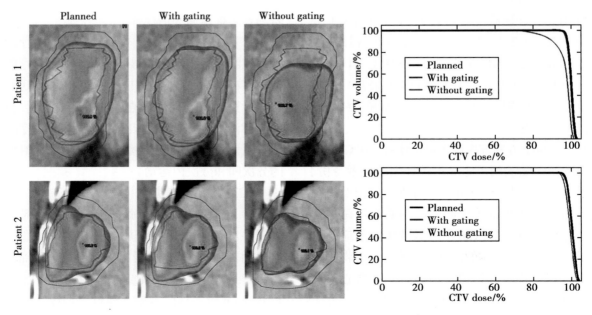

图 7-7-3 calypso 保证呼吸门控的精确性

和 3mm 时，2%/2mm 伽马通过率分别为 97.8%、82.9% 和 61.4%。测量射束停止的平均门控延迟为 63.8ms，对于射束开启为 195.8ms。

肝脏放疗中，使用 Calypso 系统仍然推荐 4D-CT 扫描定位进行门控治疗，使用呼气时相 CT 进行靶区勾画、ITV 确定和治疗计划，以减少治疗过程中存在的肝脏变形和肝脏运动的不确定性。在 4D-CT 扫描定位影像上，使用呼气末时相来确定应答器的位置。如果存在运动伪影，则可通过屏气 CT 扫描来确定应答器的坐标。在使用治疗前其他影像引导验证的情况下，推荐使用 ITV 外扩 5mm 生成 PTV 边界。

肝脏中植入应答器长 8.7mm，直径 1.3mm。文献报道两例肝脏肿瘤患者，各植入 3 个应答器，2 例患者信标植入采用配套的 17G 引导针，手术时间约 30 分钟，术中、术后无出血，术后无感染、疼痛等并发症发生。CT 扫描无明显伪影，但是 MRI 扫描存在较明显的伪影。

3. 盆腔肿瘤运用 对于盆腔肿瘤，运用最多的就是在前列腺癌症的放疗中。并且这也是最早使用磁导航技术引导的肿瘤，因此磁导航引导放射治疗技术在前列腺癌的治疗也较其他部位肿瘤更成熟。将 Beacon 应答器用于植入前列腺和前列腺周围的组织（即前列腺层），用以在放射治疗期间实时对准和监控治疗等中心点。Calypso 系统能够准确定位并实时监测三个植入前列腺周围的定位器，且不会带来额外剂量，同时可明显减少 PTV 外放边界，达到提高放疗疗效，减少放疗副作用的目的。除此之外，这种精确的放疗技术也为开展前列腺癌的大分割治疗提供了质量保证。此项技术最早在美国进行运用。大量研究结果表明用 Calypso 4D 监控系统有利于纠正摆位误差，实时监测治疗靶区，提高治疗精度，且没有严重的毒副作用。

植入 Beacon 应答器要注意植入电磁传导定位器前 7 天应停止使用抗凝血药和抗血小板药。植入前，服用华法林的患者应进行 INR 测量。有心脏支架的患者，电磁传导定位器植入时，应咨询相关专业医师是否使用小剂量阿司匹林。应当告知患者，停止使用抗血小板药；同时应告知患者，当使用阿司匹林进行抗血小板治疗时，经会阴进行前列腺穿刺也会存在相应的风险。植入过程中，每个早上按医嘱服用其他的常规药物。植入前肌肉注射 1g 头孢曲松钠。

开始植入前可以使用经直肠超声成像分别确定 3 个最佳植入点。推荐三个应答器分别置于前列腺的最高点、左侧底部和右侧底部区域。建议每个应答器间距离为 1cm。如果前列腺过小、空间不足，选择前列腺植入点时应确保各个应答器彼此尽量远离。依据惯例，在前列腺植入基准标记过程中使用预防性抗生素并实施局部麻醉。在植入前对前列腺进行经直肠超声检查。通过矢状面和横截面经直肠超声成像检查前列腺，在植入前了解前列腺体积，以确保前列腺有足够的空间进行植入（最小 10cm³）。选择合适的基准点植入后，使用经直肠超声成像检查前列腺，定位应答器。标记植入或前列腺活检后，依照标准惯例对患者进行后续护理。为患者提供术后护理和潜在并发症方面的指导。植入完成后等待 4~14 天，使前列腺体积和应答器充分稳定。采用 1.0mm 或 1.5mm 的层距扫描整个前列腺，采集治疗计划 CT 影像。

在治疗前扫描 CBCT 与计划 CT 进行配准，配准结果 Calypso 系统进行对比，验证位置后在治疗过程中采用 Calypso 系统实时监控。研究结果表明，采用 Calypso 系统可以将前列腺放疗的 PTV 边界减少到 2~3mm，仍可以使 99% 的患者接受 99% 的处方剂量。

4. 表面应答器的使用 表面应答器置于患者体表，可用于监测患者体表变化，引导摆位及监测呼吸运动，实现门控治疗及 DIBH 治疗，但是目前还没有在临床上广泛使用。研究采用运动模体进行表面应答器的精度评估，稳定性测试发现 0 和 50% 相位偏差的 SD 分别为 0.04mm 和 0.08mm。观察到的平均位移在相位 0 处偏离产生的波形为 0.01mm，在相位 50% 处偏离 0.35mm，低于模体的设置精度，估计为 ±0.1mm；重复性测试发现相位 0 和 50% 的重复性的 SD 分别为 0.065mm 和 0.116mm。与 RPM 比较，其呼吸曲线具有很好的一致性。

三、质量控制规范

为了保证磁导航引导放射治疗的质量，各放疗机构应该建立完整的技术规范，包括执行操作的放射治疗人员的资质、质量保证的标准。在开展磁导航技术之前，必须对医生、物理师、剂量师，以及治疗师进行专业的培训并确定各自的职责。使用图像引导技术的目的是提高放射治疗的精度，实施该技术需要注意相应的技术规范。技术规范应当涵盖整个放射治疗的参与者。

1. 患者的安全 由于应答器的植入是有创的，

而且有严格的患者纳入标准,应对每名患者进行评估,以确定其是否适合植入。在植入过程中,患者出现最多的是出血、疼痛,文献报道的肝脏穿刺微量出血的发生率为 0.4%~5.3%。其他可能会出现的罕见意外包括:①麻醉意外,严重者可导致休克;②术中使用药物过敏引起皮疹,喉头水肿、窒息等,严重者可引起过敏性休克危及生命;③手术应激促使发生心脑血管意外,严重者可引起心力衰竭或肢体感觉运动功能障碍,甚至死亡;④手术无法按拟定方案完成需变更处理;术前不可预知事件发生造成身心创伤;⑤穿刺过程中引起大出血、失血性休克,甚至危及生命;⑥术后可出现感染、发烧等症状;⑦植入粒子移位,致异位栓塞等。

2. 应答器植入后迁移 在前列腺癌中植入标记点发生迁移的情况很少见,即使发生,影响也相对较小或可以忽略不计。放疗前或放疗期间的前列腺变形可能由于以下原因:①植入后水肿或出血;②周围 OAR 的变化;③由于去势治疗引起的前列腺缩小。有报道植入标记点相对位置迁移的 SD 为 1.30mm(范围 0.44~3.04mm),也有报道其迁移的 SD 大于 4mm(最大 4.2mm),这时应考虑直肠充盈的变化所引起。文献报道 2 例患者在肝脏植入应答器,术后第 5 天行定位 CT 检查,其中 1 例发生向头侧移位 7mm,其余应答器均未发生位移。因此,在放疗前,应该核实每一个应答器是否发生迁移以及迁移的量和方向,最后确定采用哪些位置固定的应答器作为标记进行位置追踪,以及采用等中心或是质心的方式进行追踪。

(廖 奎 钟仁明)

参考文献

[1] NACHBAR M, MÖNNICH D, BOEKE S, et al. Partial breast irradiation with the 1.5T MR-Linac: First patient treatment and analysis of electron return and stream effects [J]. Radiother Oncol, 2020, 145: 30-35.

[2] MUTIC S, DEMPSEY J F. The ViewRay system: magnetic resonance-guided and controlled radiotherapy [J]. Semin Radiat Oncol, 2014, 24(3): 196-199.

[3] DE MUINCK KEIZER D M, KERKMEIJER L G W, WILLIGENBURG T, et al. Prostate intrafraction motion during the preparation and delivery of MR-guided radiotherapy sessions on a 1.5T MR-Linac [J]. Radiother Oncol, 2020, 151: 88-94.

[4] MAZIERO D, STRAZA M W, FORD JC, et al. MR-Guided Radiotherapy for Brain and Spine Tumors [J]. Front Oncol, 2021, 11: 626100.

[5] MARKWELL T, PERERA L, TRAPP J, et al. Evaluation of MegaVoltage Cone Beam CT image quality with an unmodified Elekta Precise Linac and EPID: a feasibility study [J]. Australas Phys Eng Sci Med, 2014, 37(2): 291-302.

[6] RAMSEY C R, LANGEN K M, KUPELIAN P A, et al. A technique for adaptive image-guided helical tomotherapyfor lung cancer [J]. Int J Radiat Oncol Biol Phys, 2006, 64(4): 1237-1244.

[7] JIANG D, CAO Z, WEI Y, et al. Radiation dosimetry effect evaluation of a carbon fiber couch on novel uRT-linac 506c accelerator [J]. Sci Rep, 2021, 11(1): 13504.

[8] CONTI A, ROMANELLI P, PANTELIS E, et al. CyberKnifeNeuroRadiosurgery [M]. Cham: Springer International Publishing, 2020.

[9] GEYER P, BLANK H, ALHEIT H. Portal verification using the KODAK ACR 2000 RT storage phosphor plate system and EC films. A semiquantitative comparison [J]. StrahlentherOnkol, 2006, 182(3): 172-178.

[10] SARKAR V, SZEGEDI M, PAXTON A, et al. Preliminary clinical experience with Calypso anchored beacons for tumor tracking in lung SBRT [J]. Med Phys, 2020, 47(9): 4407-4415.

[11] PADGETT K R, SIMPSON G, ASHER D, et al. Assessment of online adaptive MR-guided stereotactic body radiotherapy of liver cancers [J]. Phys Med, 2020, 77: 54-63.

[12] KUPELIAN P, SONKE J-J. Magnetic resonance-guided adaptive radiotherapy: a solution to the future [J]. Semin Radiat Oncol, 2014, 24(3): 227-232.

[13] KORREMAN S S. Image-guided radiotherapy and motion management in lung cancer [J]. Br J Radiol, 2015, 88(1051): 20150100.

[14] WEBSTER A, APPELT A L, EMINOWICZ G. Image-Guided Radiotherapy for Pelvic Cancers: A Review of Current Evidence and Clinical Utilisation [J]. Clin Oncol(R Coll Radiol), 2020, 32(12): 805-816.

[15] LEE S L, BASSETTI M, MEIJER G J, et al. Review of MR-Guided Radiotherapy for Esophageal Cancer [J]. Front Oncol, 2021, 11: 628009.

[16] LAGENDIJK J J W, RAAYMAKERS B W, VAN VULPEN M. The magnetic resonance imaging-linac system [J]. Semin Radiat Oncol, 2014, 24(3): 207-209.

［17］EIJKELENKAMP H，BOEKHOFF M R，VERWEIJ M E，et al. Planning target volume margin assessment for online adaptive MR-guided dose-escalation in rectal cancer on a 1.5T MR-Linac［J］. Radiother Oncol，2021，162：150-155.

［18］GRIMWOOD A，RIVAZ H，ZHOU H，et al. Improving 3D ultrasound prostate localisation in radiotherapy through increased automation of interfraction matching［J］. Radiother Oncol，2020，149：134-141.

［19］KEALL P J，BARTON M，CROZIER S. The Australian magnetic resonance imaging-linac program［J］. Semin Radiat Oncol，2014，24（3）：203-206.

［20］HUNT A，HANSEN V N，OELFKE U，et al. Adaptive Radiotherapy Enabled by MRI Guidance［J］. Clin Oncol （R Coll Radiol），2018，30（11）：711-719.

［21］KIRBY M C，GLENDINNING A G. Developments in electronic portal imaging systems［J］. Br J Radiol，2006，79：S50-S65.

第八章 放射治疗计划实施

第一节 头颈部肿瘤放射治疗计划实施

一、鼻咽癌放射治疗计划实施

（一）概述

鼻咽癌（nasopharyngeal carcinoma，NPC）是指原发于鼻咽黏膜上皮组织的恶性肿瘤，其病因目前尚未完全明确，流行病学调查提示主要与 EB 病毒感染、遗传因素和环境因素有关。早期鼻咽癌的治疗首选放射治疗，局部晚期鼻咽癌则常采用以放射治疗为主，辅以化学治疗、分子靶向药物治疗的综合治疗模式。

1. 解剖

（1）鼻咽部位与结构：鼻咽部上起颅底，下至软腭平面，是鼻腔后部的直接延续，向前经鼻后孔通向鼻腔，咽顶呈拱状，称咽穹。鼻咽腔的后顶壁为鼻咽癌的好发部位，鼻咽部解剖见图 8-1-1。

（2）淋巴引流区：鼻咽癌容易早期发生淋巴结转移，常见的转移部位为颈外侧上深淋巴结和颈后淋巴结，转移广泛者可至下颈和锁骨上淋巴结，甚至纵隔和腋下淋巴结，极少数可到颏下和下颌下淋巴结。

2. 临床表现 耳鼻症状、头痛、面部麻木、复视和颈肿块是鼻咽癌患者最常见的主诉。由于癌的原发部位、大小、外侵及转移部位情况的不同，可有不同程度复杂多变的临床表现。

（1）原发癌引发的临床表现：早期鼻咽癌可以无症状，仅在常规体检或普查时检出，或直至颈淋巴结转移才被发现。鼻咽癌常见症状表现如下。

1）血涕：占初发症状的 18%~30%，确诊时超过 70% 的患者有此症状。回吸血涕一般为鼻咽癌外生型病变的较早期表现之一。鼻咽部肿瘤伴有大块坏

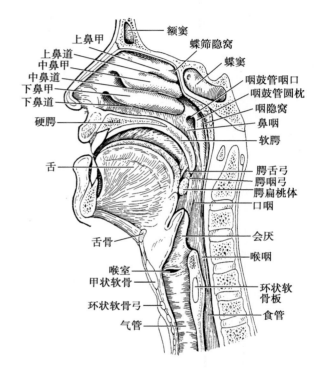

图 8-1-1 鼻咽部解剖图

死、脱落或深大溃疡可出现鼻咽大出血。

2）耳鸣及听力下降：鼻咽癌的好发部位为咽隐窝，因此单纯一侧耳闷、耳鸣也是鼻咽癌的较早期临床表现之一，占初发症状的 17%~30%，确诊时约 80% 的患者有此症状。

3）鼻堵：原发于鼻咽顶壁和侧壁的肿瘤逐渐增大，可堵塞或侵入后鼻孔和鼻腔，引起进行性加重的单侧或双侧鼻堵，严重的可致张口呼吸，占初发症状的 10%~20%，确诊时约 40% 的患者有此症状。

4）头痛：初发症状为头痛的患者约占 20%，确诊时 50%~70% 的患者伴有头痛。多表现为持续性一侧为重的偏头痛，少数为颅顶枕后或颈项部痛。头痛的部位和严重程度常与病变侵犯部位的程度相关。

5）面部麻木：15%~27% 患者有面部麻木症状，这是三叉神经受侵或受压所致的浅感觉异常，包括

三叉神经分布区皮肤蚁爬感、触觉过敏或麻木,是鼻咽癌前组脑神经受损发生率最高的症状。

（2）淋巴结转移引发的临床表现:鼻咽癌淋巴结转移发生率高,初诊时以颈部肿块为主诉的患者达 40%~50%,检查发现颈部淋巴结有转移达 70% 以上,但颏下、颌下淋巴结转移则少于 2%。颈淋巴结转移一般无明显症状,若转移肿块巨大,侵透包膜并与周围软组织粘连固定,则可能引发血管神经受压的表现。

（3）远处转移及临床表现:远处淋巴结转移较为少见。血行转移鼻咽癌发生率较高,占初治患者的 10%~13%,死亡患者中远处转移率高达 45%~60%。远处转移部位以骨转移最多见,肺及肝转移次之,皮肤或皮下转移或骨髓侵犯是在已有多脏器转移的患者中发生,脑实质转移罕见。

3. 治疗原则 鼻咽癌的治疗应以个体化分层治疗为原则。I 期患者以单纯放射治疗为主,II 期患者可采用放射治疗加化学治疗,III、IV 期患者应采用放化疗结合的综合治疗手段。对已有远处转移的患者应采用以化疗为主的姑息性治疗。

放射治疗的照射靶区必须包括鼻咽大体肿瘤区、转移的颈部阳性淋巴结、亚临床病灶和预防区域,尽量避免或减少重要器官的照射。放射治疗应尽量采用适形调强放射治疗技术,计划设计尽量保证肿瘤获得高剂量照射,尽量保护近邻正常组织免受过量照射。对重要器官如大脑颞叶、脑干、脊髓、垂体和视神经应限制在正常耐受剂量范围内。

（二）放疗计划审核

1. 患者信息 认真查看放射治疗计划书,核对患者姓名、编号 ID、照片和诊断分期等信息。

2. 治疗信息 核对患者治疗计划名称和序列,体位固定时照片及参数,模拟定位参数,放疗处方(放射治疗部位、放射治疗总剂量、分次剂量、治疗时间间隔、剂量分布曲线和剂量体积直方图等),治疗射野,校位影像,计划 QA 记录,医生、物理师、剂量师、治疗师签名和复位记录。采用影像引导技术治疗的患者,其影像资料包括所有影像引导方式生成的影像,其中最为重要的是患者首次治疗之前的验证影像及参数。

3. 临床信息 应认真阅读医嘱及注意事项等信息。

（三）患者的准备

1. 心理准备 鼻咽癌的放射治疗分次多,时间跨度长,患者对疾病的性质和治疗过程缺乏全面了解,容易出现焦虑、抑郁等负面情绪。放射治疗师应积极提供适当的心理支持和心理安抚,使患者及家属对鼻咽癌放疗相关知识有更好的了解,缓解紧张的情绪,从而提高患者的依从性。心理干预要点如下。

（1）使用流程示意图和放疗时间表,简单向患者及家属介绍放疗流程。

（2）对患者的体位固定、模拟定位和治疗实施等环节进行视频教育,可印制相关宣传资料或利用微信公众号推送等电子媒体进行宣教,以减少人工重复宣教,同时可确保宣教工作的标准化和规范化。有条件的单位可以通过虚拟现实(VR)技术让患者亲身感受治疗过程的各个环节。讲解时,应采用通俗易懂的语言,让患者更好地接受放射治疗的有关信息并消除恐惧心理。

（3）嘱咐患者在治疗期间应加强营养,强调保持体重稳定的重要性。

（4）机房内应保持整洁明亮,可通过播放轻柔的音乐缓解患者的紧张情绪。

（5）初次治疗前放射治疗师应与患者进行一次详细的谈话,主要包括如下内容。

1）用简单易懂的语言描述加速器的工作原理,消除患者对放疗的恐惧心理。

2）嘱患者治疗过程中保持身体不动,若出现不适时,使用报警铃或举手示意,提高患者安全感。

3）预约患者的治疗时间并说明放疗秩序的重要性。

4）出现放疗并发症(如口腔反应、皮肤反应等)的处理办法。

5）可能出现的意外情况(如机器故障、停电、坠床和呕吐等)及应急处理。

（6）每次治疗前与患者进行交流,了解患者的病情变化。若患者出现负面情绪,应及时给予心理支持。患者不愿意沟通时,应使用肢体语言(如微笑、搀扶和轻拍患者背部)安抚患者。

（7）疗程结束时,应指导患者掌握康复知识,并提醒定期复查。

2. 饮食指导 放射治疗期间,饮食和营养对于改善患者状态、减轻不良反应、保证治疗维持等方面具有重要作用。应鼓励患者在放疗期间加强营养,改善体质,以弥补疗程中各方面因素对身体造成的不利影响。

（1）放疗期间应改变不良饮食习惯,包括:①忌烟、酒;②忌辛辣刺激性食物,如葱、蒜、韭菜、姜、花椒和辣椒等；③忌油煎、烧烤等不健康烹制加工的食物；④忌高脂肪、高盐、黏滞生痰的食物。

（2）患者常见食欲缺乏、厌食、味觉迟钝或改变等反应，这时要耐心地鼓励患者多进食，饮食以营养丰富、清淡易消化的食品为宜。应调动患者的视、嗅觉以增加食欲，调配以患者平时喜爱的食物为主，多样性食物为辅的组合。饮食采用少食多餐的方式。

（3）为预防便秘腹胀，应适当增加活动量，多食新鲜蔬菜、水果及其他富含纤维素的食物，如香蕉、苹果和红薯等。

（4）推荐优质蛋白饮食，适当补充维生素。

3. 衣着 上身穿着单件低领口的棉质薄内衣（男士可裸露上身），避免硬质纽扣或金属饰物。款式应以方便充分暴露颈部及锁骨上下区域的皮肤。女性患者应注意避免暴露胸部等隐私部位而引起情绪紧张。

4. 头发 建议尽量剪短，避免出现长发、发辫等发式，以免影响治疗体位的重复性。

5. 口腔处理 由于放疗后 2 年内进行拔牙等操作可能出现下颌骨坏死等情况，建议在接受放疗前去除金属牙冠，拔出龋齿残根和活动性的智齿等。

6. 装饰附件 需摘掉耳环、项链、发夹和眼镜等。

（四）体位验证及治疗实施

1. 核对治疗信息 患者首次放疗报到时，治疗师须认真核对患者信息及其放射治疗计划，摆位定位时须仔细核对治疗单，确认患者姓名、ID 号、治疗计划、处方要求、体位固定和射野参数等是否正确，严格执行医嘱，发现疑问及时联系主管医师和物理师。

2. 治疗摆位 治疗摆位的流程如下。

（1）患者需要换拖鞋或穿鞋套进入治疗室，要求两位治疗师共同参与摆位，进出机房时应遵循"一人在前、一人在后，患者、家属及进修实习学生在中间"原则，确保患者安全。

（2）患者首次放疗时，要有主管医师、物理师及放射治疗师共同参与，遵照放射治疗单的要求，协助患者按照医嘱要求进行摆位，摆位过程中若遇到病情变化不能达到原设计体位要求，在问题解决前应中断治疗。

（3）将治疗床面降至方便患者上下床的合适位置。

（4）准备患者面罩和头枕，将固定架放置在治疗床适当位置。

（5）先确认患者面罩和头枕标记的信息是否为患者本人，注意患者皮肤上是否有特殊的标记线和有无其他辅助固定装置，避免遗漏。按照医嘱调整好头枕的位置后，嘱患者慢慢仰卧，帮助患者调整体位，使每次摆位与模拟定位时一致。

（6）在患者的配合下正确使用固定装置，在两名治疗师共同确认下移动治疗床使激光灯对准患者标记的十字线后，固定治疗床。

（7）在摆位过程中，应与患者进行简单的交流，使患者身体放松、情绪稳定及积极配合摆位。摆位完成后，嘱咐患者保持身体不动，手握紧急呼叫电铃，碰到紧急情况立即按下电铃以便及时通知治疗师。有条件的单位，对有需要的患者可在机房安装远程心电监护系统，当患者出现心跳、呼吸异常时能及时报警。

（8）两位治疗师再次共同确认固定装置及辅助治疗装置使用是否正确，摆位是否准确。

（9）摆位时，注意观察面罩有无变软、变形，与患者身体间隙是否过松或过紧，如出现上述情况或患者消瘦导致体重变化过大，应停止治疗并及时告知主管医生。

（10）摆位完成后，治疗师应确认机架旋转路径无障碍物，机架旋转不会与患者、治疗床和其他物品发生碰撞。治疗师应请患者家属及其他人员先行离开后，最后退出治疗室，确保治疗室内无其他人员后关闭防护门。

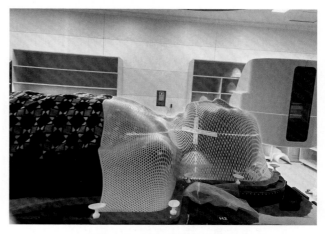

图 8-1-2 鼻咽癌的摆位治疗

3. 图像引导 目前，临床使用的验证方式有慢感光胶片双曝光验证、电子射野影像（EPID）验证和 2D 正交兆伏级（MV）验证，2D 正交千伏级（kV）验证、锥形束 CT（CBCT）和 TOMO 治疗机兆伏级高能 X 射线计算机体层摄影（MVCT）验证等，在此介绍较为常用的 EPID 验证、2D 正兆伏级/千伏级验证、CBCT 验证和 MVCT 验证。

头颈部匹配区域的选择，应包含计划靶区、危及器官以及与靶区位置相对固定的邻近组织结构。其范围上界从眉弓，下界到第四颈椎下缘，左右界到两侧耳内缘，前界到鼻尖，后界到枕骨后缘。在配准方法的选择上，因头颈部肿瘤位置和周围骨性结构的位置相对固定，且整体近似刚性，建议使用骨性配准。由于颈部区域骨性结构较头部区域少，配准过程中所占权重也较小，且颈部易发生扭曲变形，造成头部区域与颈部区域之间存在摆位误差差异，以整个治疗靶区作为图像引导的配准区域行自动骨配准得出的摆位误差值不能完全反映出鼻咽癌治疗靶区内各个特定部位尤其是颈部区域的摆位误差情况，当配准结果与实际结果相差较大，可结合手动配准微调纠正，如不能纠正需重新摆位。

（1）电子射野影像系统（EPID）验证

1）按照 CT 模拟定位的摆位方式及摆位要求进行摆位。

2）EPID 验证是利用加速器产生的 MV 射线来成像，常用的有双曝光法和单曝光法。双曝光法一次照射需采用较大方形照射野获取患者照射部位邻近的解剖结构信息，再次曝光一般采用大小为 10cm×10cm 的射野，获取靶区附近兴趣区域的边界信息，与计划系统的数字化重建正侧位片（DRR 片）图像进行对比验证；单曝光法只进行一次大射野的照射，需要在治疗机头放置一个专用的标尺板，在 EPID 影像上投射出标尺刻度。和双曝光法相比患者受到的照射剂量更少。

（2）2D 正交兆伏级/千伏级验证

1）按照 CT 模拟定位的摆位方式及摆位要求进行摆位。

2）伸出影像探测板。

3）确认安全，离开治疗机房。

4）操作室获取正位和侧位兆伏级/千伏级图像。

5）与 DRR 匹配（执行自动或手动配准，自动配准必须人工确认）。

6）计算摆位误差。

7）分析位置误差并查找原因，确保位置符合临床要求。

8）收回影像探测板。

（3）千伏级锥形束 CT（CBCT）验证

由于 EPID 和 2D 正交兆伏/千伏级验证都使用的是二维图像，存在图像分辨率低、使用的是二维图像的特点，无法满足高精确放疗的要求。同时，随着加速器设备的发展，越来越多的加速器配备了 CBCT 系统，将治疗体位下获取的 CBCT 图像与计划 CT 参考图像进行在线配准，计算位置误差，确认治疗位置精度。具体步骤如下。

1）设置参考影像，在计划系统加入 CBCT 摆位野，由计划系统传输参考 CT 影像，并附带感兴趣结构，用于配准效果评价。感兴趣结构主要有靶区、危及器官和重点关注的剂量线，一般包括靶区处方剂量线、晶状体、脑干与脊髓的等重要器官耐受剂量线。

2）选择头部 CBCT 扫描模式采集图像，使用中分辨率重建 CBCT 图像。

3）配准 CBCT 图像与参考图像：配准框范围包括鼻咽部靶区所在的颅骨部分和颈椎部分。配准方式以骨性配准结合灰度配准。扫描后的 CBCT 图像与模拟定位 CT 图像进行比对，先进行自动比对，然后通过手动微调，主要先对颈椎及鼻尖，然后根据医生勾画的靶区进行比对，要求图像尽量重合。

4）观察配准效果时，不仅要看骨性结构的对准情况，还须看处方剂量线对于 CBCT 验证图像上靶区范围的覆盖情况，也同时关注危及器官耐受剂量线与危及器官的相邻情况。在图像配准的过程中，许多因素都可能对摆位误差造成影响，如配准模式的选择（自动或者手动模式），配准区域的选择（计划靶区、头部或者颈部、危及器官等），自动配准算法（骨性配准或灰度配准），图像采集的层厚，图像配准操作者的个体差异等。CBCT 验证配准见图 8-1-3。

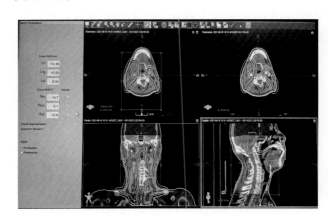

图 8-1-3 鼻咽癌患者 CBCT 验证图像配准

5）按照配准误差参数，通过移动治疗床修正摆位误差，当 X、Y、Z 三个方向任一方向位置平移偏差大于 3mm 或任何一个轴向旋转误差大于 3°时，须重新摆位和重做影像验证。考虑到多数情况下鼻咽癌体位固定可靠、位置重复性较好，若在位置验证中误差较大时，必须仔细查找原因，切忌随意移床修正误差进行治疗。

6）首次治疗行配准验证时，需主管医生和计划设计的物理师在场，与治疗师共同判断配准是否准确。

7）建议前 3~5 次放疗执行 CBCT 扫描，以后每周 1~2 次；如果为大分割放疗、部分患者因个体原因导致的重复性较差等，则建议每次执行 CBCT 扫描。

（4）螺旋断层 MVCT 验证：选择头部进行断层扫描，并与定位 CT 图像进行匹配。配准范围要求包括靶区及周边重要器官，配准误差均需在允许的范围内，旋转误差范围要求小于 3°，然后进行移动治疗床。MVCT 配准方式：常选用骨性配准。一般选择自动配准，配准效果不满意时可以进行手动调整。

4. 治疗实施

（1）至少由两位具有上岗资质的放射治疗师共同完成，全程按"双人操作、双人核对"原则完成。首次治疗时主管医生及计划物理师需要共同参与。

（2）治疗师首次治疗时，应仔细检查放疗计划，查看临床医生是否已经审核并批准放疗计划的实施。

（3）治疗实施前须再次核对患者信息和计划信息等，确认无误后方可开机实施治疗，实施过程中应忠实执行治疗计划，并做好相应记录。治疗过程中需密切观察患者情况，如有异常将患者安全移出治疗室并与主管医生联系，记录有关参数备查。若病情危急，由一位治疗师立即通知医生、护士到现场抢救，另一位治疗师进入机房安抚患者及救护准备。

（4）如遇治疗中机器故障中断治疗，立即启动应急预案，将患者安全带离治疗室，记录数据并上报相关负责人和维修工程师。

（5）治疗结束时，将治疗床降至最低位置，协助患者下床，送出治疗室。特别是老年患者、儿童患者、体弱患者和行动不方便的患者应防止坠床。

（6）按要求认真填写治疗记录。

二、喉癌放射治疗计划实施

（一）概述

喉癌（laryngocarcinoma）是指原发于喉部的恶性肿瘤，大多数为上皮来源，可分为声门型喉癌、声门上喉癌和声门下喉癌。90% 以上为鳞状细胞癌，未分化癌和腺癌少见。喉癌可发生于喉内所有区域，我国以声门型喉癌多见，声门上喉癌次之，声门下喉癌则较少见。

1. 解剖

（1）解剖学结构：喉位于颈前正中 $C_4~C_6$ 之间，上与下咽相续、下与气管相连。在解剖学上，将喉分为声门上区、声门区和声门下区 3 个区域，详见图 8-1-4。

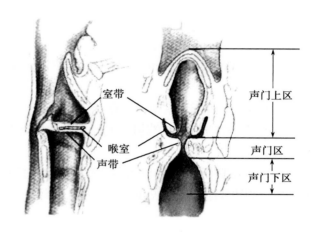

图 8-1-4 喉的解剖分区

1）声门上区：从喉的上界至声带上缘的区域，包括舌骨上会厌（会厌尖、会厌舌面和会厌喉面）、杓会厌皱襞、喉侧缘、杓状软骨部、舌骨下会厌及室带（假声带）。

2）声门区：包括声带、前联合、后联合，以及前联合下 0.5~1.0cm 范围内的区域。

3）声门下区：指声带下缘至环状软骨下缘之间的区域。

（2）淋巴引流区：喉癌多转移至上颈深前组即二腹肌组淋巴结，晚期亦可转至中下颈淋巴结，侵及前联合的肿瘤常可致颈前淋巴结转移。但因声门区淋巴管缺乏，故早期声门癌淋巴结转移罕见，当声门癌侵及前联合、声门上区或声门下区时，颈部淋巴结转移多见。

2. 临床表现

（1）声门上喉癌：发病早期可无症状或仅有咽部不适及喉异物感。当肿瘤侵犯声门区时，则可出现声嘶；肿瘤发生溃疡时，可出现咳嗽伴血丝痰。随着病情发展，肿瘤侵犯舌根、梨状隐窝、环后区或食管入口时，可出现咽喉痛，吞咽时疼痛加剧，严重时妨碍进食。随着肿瘤的增大，局部晚期患者可出现吞咽困难、呼吸困难等症状。

（2）声门型喉癌：由于肿瘤生长在声带上，通常早期出现声嘶，且呈进行性加重。肿瘤位于声带边缘时声嘶明显，位于声带表面尚未影响声带闭合时，则声嘶并不严重。随着肿瘤的增大，临床可出现喉鸣和呼吸困难。喉癌引起的呼吸困难属喉源性呼吸困难，其特点为吸入性呼吸困难。

（3）声门下喉癌：早期症状不明显，肿瘤侵及声带时出现声嘶；肿瘤增大和溃疡时，则有咳嗽、血丝痰；严重者堵塞气道，引起呼吸困难。

3. 治疗原则 Ⅰ、Ⅱ期喉癌患者可首选根治性放射治疗。Ⅲ、Ⅳ期患者可行计划性术前和/或术后放射治疗，必要时加用化学治疗。Ⅳ期患者亦可行姑息性放射治疗。

放射治疗禁忌证：患者因各种原因致头颈部无法做体位固定、肿瘤或肿瘤周围组织明显水肿、肿瘤或肿瘤周围组织有广泛性坏死或严重感染、喉部肿瘤巨大影响呼吸道通畅者以及患者患有可能危及生命的心肺功能障碍。

（二）放疗计划审核

同鼻咽癌部分。

（三）患者的准备

基本同鼻咽癌部分。但与鼻咽癌有所区别的是，由于部分患者是术后治疗，因此在放疗准备时要考虑到患者局部术后改变（包括局部术后愈合情况、是否有喉部水肿以及是否佩戴气管套管等）。尤其是佩戴气管套管的患者，套管材质可能不同，是否方便取下也因人而异。原则上建议定位和治疗实施时应将金属套管取下，因为会造成局部影像伪影，也可能导致计划剂量计算出现偏差。如果是套管不宜取下的患者，建议由外科更换非金属材质的套管。而在模拟定位过程中，为了防止患者发生窒息、憋闷或者压迫，在面罩成型过程中，在不影响固定效果的前提下，要适当对面罩喉部进行相应处理。

（四）体位验证及治疗实施

1. 核对治疗信息 同鼻咽癌部分。

2. 治疗摆位 同鼻咽癌部分。

3. 图像引导 同鼻咽癌部分。

4. 治疗实施 同鼻咽癌部分。

三、脑部肿瘤放射治疗计划实施

（一）概述

脑部肿瘤是指发生在颅内的肿瘤，分为原发和继发两大类。原发性颅内肿瘤指发生于脑组织、脑膜、脑神经（颅内段）、垂体、血管以及胚胎残余组织等的肿瘤。继发性颅内肿瘤则是指身体其他部位的恶性肿瘤（如肺癌、乳腺癌、肝癌、肾癌和鼻咽癌等）转移或侵入形成的肿瘤。据国外统计资料报道，原发性颅内肿瘤的发病率为 7.8/10 万 ~ 12.5/10 万，脑转移瘤的发病率为 2.1/10 万 ~11.1/10 万，国内平均年发病率为 10/10 万。颅内肿瘤可发生于任何年龄，以 20~50 岁最常见，发病率为 3/10 万。儿童 3~9 岁为发病高峰。成人以 40 岁左右为发病高峰。

1. 解剖 临床为了脑定位与功能研究的方便一般将脑自上至下分为大脑皮质、基底节、间脑（丘脑、下丘脑）、脑干（中脑、脑桥和延髓）及小脑诸部。详见图 8-1-5。

大脑半球表面为灰质，内部为白质，半球凸面有中央沟、外侧裂和顶枕裂，将半球划为额叶、顶叶、颞叶和枕叶 4 个脑叶。

额叶在中央沟前方、外侧裂上方，额叶广泛损伤常有精神症状。顶叶在中央沟后方、枕叶前方、外侧裂后上方，顶叶广泛损伤可出现对侧半身深浅感觉障碍。颞叶位于外侧裂下方，颞叶损伤可引起感觉性失语、对侧同向偏盲等。枕叶在半球后端，一侧枕叶损伤会引起对侧同向偏盲症。

小脑位于后窝内小脑幕下方，两侧为小脑半球部，中间为小脑蚓部。小脑损伤则出现躯干平衡失调。小脑半球损害会引起水平性眼震颤，同侧肢体肌张力减低、腱反射减低及共济失调。

间脑位于两大脑半球之间，分为丘脑和下丘脑。

脑干包括中脑、脑桥和延髓，上接间脑，下连脊髓。中脑损害时会出现意识障碍、脑强直和瞳孔变化；一侧脑桥损伤常出现交叉性麻痹，即同侧神经麻痹和对侧偏瘫；延髓损伤表现为延髓麻痹以及呼吸、血液循环方面的障碍。

2. 临床表现 归纳为两大类：颅内压增高症状和体征，神经系统定位症状和体征。

（1）颅内压增高症状和体征

1）颅内压增高"三联征"：即头痛、呕吐和视力障碍，这些症状在 90% 以上患者均可发现，一般呈慢性进行性加重。症状出现的早晚、轻重与肿瘤的

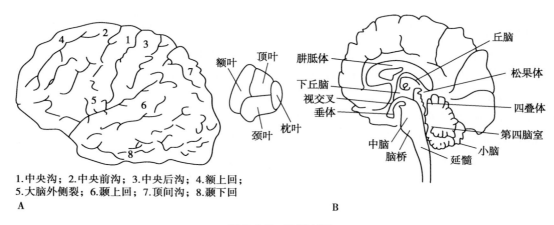

1.中央沟；2.中央前沟；3.中央后沟；4.额上回；
5.大脑外侧裂；6.颞上回；7.顶间沟；8.颞下回
A

B

图 8-1-5　脑解剖图
A.左大脑半球外侧图；B.脑正中矢状切面。

部位、性质以及患者年龄关系十分密切。位于脑室系统中线部位，如室间孔、中脑导水管和第四脑室正中孔等脑脊液循环通道的肿瘤，出现颅内压增高症状较早、急和重。恶性胶质瘤增长快，周围组织水肿明显，故临床较早出现上述症状。颅内压增高症状在老年人中表现不明显。

头痛是由于颅内压增高，使脑膜血管和神经受刺激和牵拉所致。呕吐常伴头痛而发生，多呈喷射状，常见于后颅窝肿瘤和儿童患者。视盘水肿与视力减退是颅内压增高的客观征象，严重时合并眼底出血。若颅内压增高程度严重或持续较久，将引起视神经继发性萎缩，导致失明，而且通常涉及双眼。

早期颅内压增高还可引起非脑肿瘤特有的精神、意识障碍及胃肠道症状。有的出现个性、情绪改变，以及精神反应迟钝和嗜睡等；有的表现食欲下降、胃部不适，伴有恶心等症状。

2）脑疝：脑疝是脑肿瘤或脑损伤引起颅内压增高和不断加剧的结果，可严重危及生命，包括小脑幕裂孔疝、小脑幕切迹上疝、枕骨大孔疝、大脑镰疝、蝶骨嵴疝和脑中心疝。其中前三种常见，临床意义较大。

（2）神经系统定位症状和体征：不同部位的肿瘤对周围脑组织造成压迫或破坏，可导致患者出现相应的神经系统定位症状。以下按脑的幕上、幕下两大区域简略描述。

1）幕上区域：额叶肿瘤最常见的症状是人格改变、反应迟钝、记忆力减退甚至丧失、易激惹。位于大脑皮质层或邻近区域的肿瘤易出现癫痫，有全身大发作和局限性发作两种。幻嗅、眩晕为颞叶肿瘤癫痫发作的先兆，而肢体麻木为顶叶肿瘤癫痫发

作前异常感觉。位于额叶皮质运动区肿瘤可导致对侧肢体或单一肢体不同程度的瘫痪，主要因病变区域大小而异。位于顶叶中内后回肿瘤则引起不同程度的痛觉、温觉和本体感觉障碍。肿瘤侵及优势半球额叶 Broca 区，则表现运动性失语。当肿瘤侵及优势半球颞上回后部时，患者不能表达语言，因而无法与人交流，即发生了感觉性失语。位于叶深部和枕叶肿瘤，可出现不同程度的视野受损。鞍区肿瘤由于压迫视交叉或一侧视神经或视束，表现相应视野受损，引起视力下降症状。眼底检查可见继发性视神经萎缩。此外，还伴有内分泌功能紊乱，表现为女性闭经，男性性功能下降、性欲减退，巨人症，肢端肥大症等。位于中脑导水管开口附近松果体区的肿瘤早期易导致脑脊液循环梗阻，故多数以颅内压增高为主要首发临床症状。

2）幕下区域：位于小脑蚓部肿瘤可导致患者出现蹒跚步态，即行走时两足分离过远，左右摇晃等躯干性和下肢远端的共济失调。小脑半球肿瘤则表现患侧肢体共济失调，不能正确完成指鼻试验、跟膝胫试验，行走时常向患侧倾倒，出现眼球震颤等。交叉性瘫痪是脑干肿瘤的特征，即肿瘤位于节段同侧的核及核下性脑神经受损和节段下对侧的锥体束征。脑干肿瘤所致的脑神经症状因病变水平和范围不同而异。小脑脑桥角肿瘤的临床表现主要为病变同侧第Ⅶ、Ⅷ、Ⅸ、Ⅹ和Ⅺ对脑神经受损表现和病变同侧小脑半球受损症状。

3. **治疗原则**　首选在保护脑功能的前提下尽最大可能彻底切除肿瘤的手术治疗，其目的在于切除肿瘤、明确诊断，为放射化学综合治疗及其他治疗提供依据。绝大多数脑部肿瘤患者术后均应补充放射治疗。

（1）放射治疗适应证：①手术不能彻底切除的脑肿瘤；②肿瘤位置深或肿瘤浸润重要功能区域而不能手术切除者，但需要有病理证实；③不适合手术切除而放射治疗效果较好的脑肿瘤；④恶性脑肿瘤术后复发者；⑤拒绝手术治疗的脑肿瘤患者。

（2）放射治疗禁忌证：①顽固性颅内压增高，没有采取有效的减压措施；②已行大野足量照射后短期内肿瘤复发者；③心、肝、肾等重要器官功能有严重损害者；④肿瘤晚期，处于恶病质状态，预期生存时间小于 3 个月者。

（二）放疗计划审核

同鼻咽癌部分。

（三）患者的准备

1. **心理准备**　同鼻咽癌部分。

2. **饮食指导**　同鼻咽癌部分。

3. **头发**　同鼻咽癌部分。

4. **衣着**　上身可着单件低领口的棉质薄内衣。

5. **装饰附件**　同鼻咽癌部分。

（四）体位验证及治疗实施

1. **核对治疗信息**　同鼻咽癌部分。

2. **治疗摆位**　具体体位及头枕角度的选择，应根据瘤体的位置、大小和需要躲避重要器官，如眼球、脑干等部位，常采用的体位主要是仰卧位。但因个人病情不同也有使用俯卧位或侧卧位者。需要注意的是，由于脑部患者往往存在神经系统症状，表现为意识障碍、不自主或无意识运动。为了保证治疗的重复性和防止坠床等风险，这类患者应当自模拟定位时起就考虑采用保护性约束，一些患者可能需要在药物镇静状态下完成治疗。常见脑部肿瘤放射治疗摆位见图 8-1-6。

3. **图像引导**　目前，常用的脑部肿瘤放疗的图像引导技术包括前文所介绍 EPID 验证、2D 正交兆

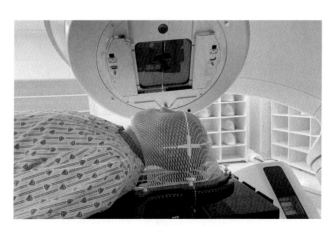

图 8-1-6　脑部肿瘤放射治疗摆位

伏或千伏级验证、CBCT 和 MVCT 验证等，这部分内容同鼻咽癌部分。除此之外，随着技术的不断进步，光学表面成像引导技术也逐渐在脑部肿瘤放射治疗中显示出优势。

光学表面成像引导技术具体操作步骤如下。

1）将患者推至治疗中心附近范围，进行摆位。

2）对患者进行实时光学表面成像监控。

3）打开 CBCT 野行 CBCT 扫描。

4）与定位 CT 进行配准，如果误差不能满足要求，需进入机房内重新摆位，再次进行位置验证，摆位误差满足要求后才能开机治疗。若患者有多个治疗等中心，每个治疗中心均重复上述步骤。

4. **治疗实施**　同鼻咽癌部分。对于存在意识障碍或者不自主、无意识运动的患者应当进行保护性约束，并在治疗实施过程中给予高度关注。

第二节　胸部肿瘤放射治疗计划实施

一、肺癌放射治疗计划实施

（一）概述

肺癌（lung cancer）是指原发于肺、支气管及气管的恶性肿瘤，是最常见的胸部原发恶性肿瘤。

1. **肺和支气管的解剖**　气管从喉水平往下延伸到第 4~5 胸椎水平形成隆突（胸骨角水平），分左右支气管入肺。右主支气管一般为 1.1~2.5cm，左支气管一般为 3.5~5.0cm。左肺分上下两叶，共 8 个段，右肺分上中下三叶，共 10 个肺段。肺门由肺动脉、肺静脉、主支气管、段支气管和淋巴管等组成，是淋巴结转移的第一站和易转移部位。纵隔内有气管、支气管、血管和神经、食管以及脂肪等，上腔静脉位于右侧纵隔气管的右前方，因血流慢、压力低、血管壁薄，当肿瘤受侵和纵隔淋巴结转移时容易受到压迫，导致上腔静脉阻塞综合征。右喉返神经于锁骨处折返，而左侧喉返神经于主动脉窗折返，这都是淋巴结易转移的部位，当此处发生淋巴结转移时，可发生喉返神经压迫导致声音嘶哑。胸内淋巴结分为 12 区，其中最上纵隔（主动脉弓上）为 1、2 区，3 区为大血管前后方，4 区位于腔静脉后气管前方，5 区位于主动脉窗，6 区在主动脉弓外侧，隆突下为 7 区，食管旁为 8 区，而 9 区和 10 区为肺门淋巴结区，11 区和 12 区为肺内淋巴结区。

2. **临床表现**　临床表现可分为原发灶直接产生的肺部症状，原发灶或转移淋巴结外侵、压迫邻

近器官和组织所致症状,以及远处转移和副瘤综合征产生的胸外器官或全身症状。

肺部症状如咳嗽、血痰、胸痛、胸闷、气促、发热等症状。咳嗽是最常见的初发症状,多为干咳,日久加重。咳痰为初发症状者约占15%,之后几乎均有,血痰约占50%。胸痛或不适、胀满、疼痛或压迫感也常见。因支气管痉挛、梗阻,或肺部感染、肺不张,或胸腔积液而出现气短。可有不同程度的炎性发热,对久治不愈的肺炎,应考虑有肺癌的可能性。

(1)邻近组织受侵症状:当累及喉返神经可造成声嘶、声带麻痹;膈神经受累可导致患侧膈肌升高,出现左右两侧膈肌运动不一致的现象;颈交感神经累及将出现 Horner 综合征,表现为患侧眼球内陷、上睑下垂、眼裂狭窄、瞳孔缩小、患侧颜面无汗和发热等。上腔静脉阻塞综合征(SVCS)是上腔静脉或无名静脉阻塞所致。主要症状为气短、咳嗽、面颈部水肿、头痛和颈静脉怒张等,卧位时明显。Pancoast 综合征为发生在肺尖的癌瘤,可出现肩背部和上肢的疼痛,不同程度的手部肌肉萎缩,严重者可出现神经麻痹和 Horner 综合征。

(2)肺外转移症状:如脑转移出现颅内压增高、神经或精神症状,骨转移引起相应部位持续性疼痛,肝转移导致肝肿大,皮肤转移出现皮下结节等。

3. 治疗原则 放射治疗是肺癌治疗的重要组成部分。常规放射治疗的范围应该包括原发病灶、受侵犯的组织和器官、转移淋巴结和可能的亚临床病灶。对于淋巴引流区的照射范围,目前已不行预防照射,仅行受累野照射。要尽可能地保护肺组织,也就是说,要使照射区内的肺组织尽可能地少,因为肺受照射的体积相比照射剂量对肺损伤更重要。脊髓受量一般要控制在 4 500cGy 以内。

(二)放疗计划审核

1. 患者信息的确认 核对患者身份信息(病案号、姓名、年龄、性别、诊断等),可借助文字、条形码、照片等信息,确保患者身份信息正确无误。

2. 治疗设备信息的审核 核对放疗计划中治疗机型号、射线能量、照射条件和剂量等。同时核对调取的治疗计划 ID。将治疗计划加载入加速器控制主机,检查治疗计划是否可以正常执行,是否有特殊提醒或报错信息等。

3. 体位固定参数的审核 核对患者使用的体位固定装置,包括个体化制作的热塑膜、发泡胶、真空袋等。核对体位固定装置的各项参数设置。

4. 临床信息的确认 确认患者有无特殊疾病(如心脑血管疾病)等注意事项。

(三)患者的准备

建议患者穿着易于穿脱的上衣,如开襟衣物等。贴身衣物建议纯棉材质或柔软亲肤的布料,以减轻对皮肤的刺激。

肺癌患者大多年龄偏大,生活自理能力差。与患者沟通时,经常会出现交流不畅、理解偏差等,因此放疗前要耐心讲解,必要时让患者家属配合解释。在放疗前做好充分的宣教工作,缓解患者的紧张和焦虑情绪,同时在首次治疗时要多与患者沟通,让患者了解治疗的大体流程,减少其恐惧感。思想上的准备主要有以下几点:①了解放疗实施的大体过程,如告知患者治疗需要的大致时间,治疗过程中需要保持身体不动等;②减轻患者的紧张情绪,避免由于紧张导致的身体僵硬或不适;③告知患者出现不适或意外情况的处理方式。治疗前嘱咐患者,如感觉身体不适或出现意外情况,可挥手示意。如在机房内安装有手持便携式报警装置,告知患者正确的使用方法。

放疗中需要采用呼吸控制措施的患者,在治疗前要做好充分的培训,让患者熟悉主动或被动呼吸控制装置的使用方法,如果没有特别的呼吸干预措施,嘱患者治疗中自然平静呼吸。

(四)体位验证与治疗实施

1. 核对治疗信息 再次核对患者的身份信息和摆位相关信息。

2. 摆位 放疗摆位遵循"双人摆位"的原则,即至少有两名治疗师进行摆位操作(图 8-2-1),既便于相互配合提高效率,也能够相互检查保证位置的准确。参照模拟定位时的状态让患者除去治疗区域的衣物。治疗师向患者简要讲解摆位与体位固定的过程,告知其如何配合摆位和相关注意事项,让患者保持身体和心态放松。具体操作流程通常按照自下而上的顺序,先设置好患者身体下面的摆位辅助装置,然后让患者进入装置摆好体位,再放置患者上面的体位固定模具,最后根据需要来放置组织补偿物、射线遮挡物(如射线敏感器官的保护罩等)等。摆位的过程中,要让患者以自然、舒适的状态躺在摆位辅助装置上,避免皮肤或肌肉的牵拉、挤压。

3. 呼吸运动管理 如患者治疗中采用呼吸运动干预,需要在治疗前进行充分的训练,在治疗师的指导下熟练掌握呼吸控制装置的使用。呼吸门控

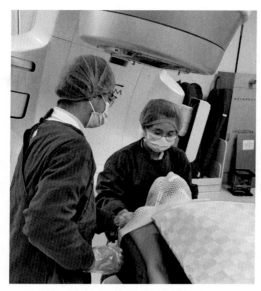

图 8-2-1 两名治疗师进行摆位操作

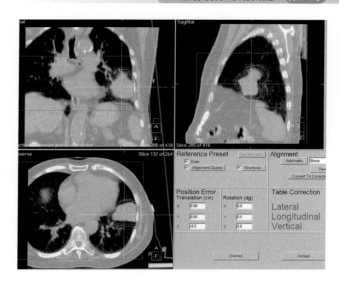

图 8-2-2 肺部肿瘤的验证影像

技术要求患者的呼吸频率和幅度保持一定的节律；腹部加压技术要求每次施压的位置和幅度与 CT 定位时一致；采用屏气技术的患者，要提前训练屏气，治疗过程中能够屏气达到要求的时长。

4. **体位验证** 肺癌放疗中的体位验证非常重要，常用的体位验证方式主要有 EPID 和 CBCT。影像验证又分为治疗前的影像验证、治疗中的实时影像验证和治疗后的影像验证三种。目前临床上应用最多的是治疗前的影像验证。近年来随着技术的发展，光学表面成像、治疗中的实时 X 线成像也越来越多地应用于临床。对于受呼吸运动影响较大的肺部肿瘤来说，实时影像验证能够实现治疗中的肿瘤追踪。

影像验证的实施主要分为图像采集、图像配准和误差修正三个步骤。图像采集的范围要求包含全部的计划靶区和邻近的重要组织器官，如脊髓、肺组织等，在图像配准方面，肺癌的靶区个体差异较大，采用的配准方式也不完全相同。常用的配准方式主要有软组织配准和骨性配准，由于肺癌靶区易受呼吸运动影响，多采用软组织配准。

体位验证过程中，肺部肿瘤的轮廓可以较为清晰地显示在验证影像上（图 8-2-2），因此在图像配准的过程中，应保证验证影像上的肿瘤区域在计划靶区（PTV）之内。此外，肿瘤区域或周围感兴趣区（ROI）的变化也可以反映在验证影像上。因此要求在做体位验证时，不但要修正摆位误差以保证治疗精度，还要关注验证影像上靶区和 ROI 的变化。如果发现靶区或周围正常组织发生了变化，如肿瘤大小、位置发生了变化，出现了肺不张、肺部炎症等情况，应及时告知患者的主管医生。

5. **治疗实施** 体位验证完成后，修正摆位误差。常规分割放疗的误差修正阈值通常为 3mm，如果是大剂量分割放疗或者立体定向放疗，可将修正阈值调整至 1~2mm。

治疗实施过程中，治疗师要关注治疗机显示屏上的治疗参数信息，保证治疗过程中设备的各项指标正常。

肺癌患者由于肺功能较差、肿瘤并发症等诸多原因，治疗过程中可能会出现突发胸闷、气喘、咳嗽等情况，如果发生此类情况，应立即中断治疗，治疗师进入治疗机房内查看患者状况，根据具体情况让患者静坐休息或联系医生进行对症处理。

二、食管癌放射治疗计划实施

（一）概述

食管癌（esophageal carcinoma）是我国常见恶性肿瘤之一，虽然近年来食管癌的发病率有所下降，但其发病率及死亡率仍分别列全部恶性肿瘤的第五位和第四位（资料来自 2014 年中国肿瘤登记年报）。我国食管癌流行病特点是男性多于女性，农村高于城市。病因尚未完全明确，可能是多因素作用的结果。早期食管癌多无明显症状，多数食管癌患者在发现时已属中晚期。我国绝大部分食管癌病理类型为鳞癌，对放疗相对比较敏感，因此放射治疗在食管癌综合治疗中具有重要作用。

1. **解剖** 食管位于下咽和胃之间，上接咽，起于环状软骨，相当于第六颈椎下缘，向下通过横膈的食管裂孔，止于胃的贲门，相当于第十一胸椎水平。成人长度约 25~30cm，但随人体身高和胸部的长度不同有所差别。食管有三个生理性狭窄，第一个位于食管入口处，第二个位于主动脉弓处，第三个位于膈肌入口处。

按 UICC/AJCC 2017 年第八版分期标准，食管分为颈段、胸上段、胸中段、胸下段。颈段（长度约 5cm），在食管入口或环状软骨下缘起至胸骨柄上缘，距门齿 15~20cm。胸上段（长度约 5cm）在胸骨柄上缘至奇静脉水平，距门齿 20~25cm。胸中段为奇静脉水平至下肺静脉水平，距门齿 25~30cm。胸下段为下肺静脉水平至食管贲门入口，距门齿 30~40cm。食管壁由黏膜、黏膜下层、肌层和外膜组成。

2. **临床表现** 早期食管癌多无特异性症状，以吞咽哽咽感多见（51%~63%），其次为胸骨后烧灼感、吞咽疼痛、咽喉部和食管内异物感和食物通过缓慢与滞留感。中晚期食管癌常见为进行性吞咽困难，最后出现进流食困难甚至喝水困难。由于肿瘤侵犯和转移淋巴结压迫周围邻近组织器官，可出现胸骨后疼痛、背痛、呕血、呛咳、声嘶、黑便、消瘦、发热等一些伴随症状。

3. **治疗原则** 目前食管癌治疗比较肯定有效的方法有手术、放射治疗或放疗与化疗同步治疗、综合治疗（术前放疗或化疗＋手术或手术＋术后放疗或手术＋术后放化疗）。外科手术仍然是食管癌的首选治疗手段，放射治疗是食管癌有效的、无创的治疗手段之一。食管癌的手术治疗有明确的适应证，对于不能手术者和局部晚期患者，放射治疗为标准治疗，目前多主张放化同步治疗。食管癌的放射治疗又分为根治性放射治疗和姑息性放射治疗。

1. **根治性放射治疗** 目的是希望局部肿瘤得到控制，获得较好的效果。放射治疗后不能因放射所致的并发症而影响生存质量。

（1）适应证：一般情况好，病程比较短，食管病变处狭窄不明显（能进半流质饮食），无明显的外侵症状（无明显的胸背部疼痛，CT 示未侵及主动脉或气管支气管树等邻近的组织和器官），无锁骨上和腹腔淋巴结转移（包括 CT 无明显肿大的淋巴结），无严重的并发症。

（2）禁忌证：食管穿孔（食管气管瘘或可能发生食管主动脉瘘），恶病质，已有明显症状且多处远处转移者。

2. **姑息性放射治疗** 目的是减轻痛苦（如骨转移的止痛放疗，缓解转移淋巴结压迫症状等）、缓解进食困难、延长寿命。禁忌证：已有食管穿孔、恶病质。

（二）放疗计划审核

1. **流程检查** 完整的放疗流程需要在首次治疗前经过医生、物理师和治疗师三方确认，首先检查所执行的放疗计划是否经过三方确认，即程序是否合规，否则无法进入下一阶段流程。

2. **患者身份信息的确认** 核对患者的身份信息（姓名、病历号、性别、年龄等），同时确认患者的治疗部位和治疗技术。

3. **放疗计划信息的检查** 首先核对治疗机型号或者编号、患者放疗计划的名称、疗程编号和计划 ID 号。当患者名下有不止一个放疗计划时，需要明确当次治疗所对应的放疗计划。然后核对计划的处方剂量、放射野名称和射野数。再详细检查每个放射野的核心参数，如射线种类、能量、机器跳数、机架角度、准直器角度、射野面积、转床角度等。

4. **体位固定装置的检查** 核对患者使用何种体位固定方式、体位固定装置及对应的装置参数。检查体位装置上的患者信息是否与放疗计划一致，包括个体化制作的热塑膜、发泡胶或塑形垫、真空袋等。

5. **摆位信息的检查** 检查放疗计划中对患者体位固定的要求，有无组织补偿物等。要特别注意是否需要移动等中心进行校位（复位）。为了保证治疗时患者的体位与 CT 定位时一致，可在 CT 定位时拍摄患者多个角度的照片，以便于摆位时对照。

6. **影像验证信息的检查** 检查 CBCT/EPID 是否有参考图像，对影像采集条件是否有要求，如 EPID 的拍摄角度、CBCT 的扫描范围等。

7. **其他特殊要求的审核** 是否有其他医嘱信息，如患者是否有特殊疾病史、有无人工植入起搏器等。

（三）患者的准备

食管癌放疗前的准备与肺癌相似，一般没有特殊要求。患者通常需要上半身裸露，建议治疗前穿着宽松、柔软的衣物，摘下颈部项链、挂坠等首饰。部分患者在定位时有胃肠道的特殊要求，如空腹或空腹后适量饮水等，因此需要治疗前做好相应的胃肠道准备。

嘱患者保持心态放松，平静呼吸，告知治疗过程中的基本流程和注意事项。

（四）体位验证与治疗实施

1. **体位验证** 食管的解剖位置靠近胸椎，因此在做体位验证时,常将胸椎作为参考标记。EPID影像验证由于软组织分辨力较差,主要通过验证胸椎的位置来反映靶区。CBCT图像上能较清晰反映食管癌的位置。

食管癌做CBCT验证时,扫描范围应尽可能包含全部靶区(图8-2-3),但某些情况如全段食管放疗,靶区的长度已超过CBCT的轴向扫描范围,如果技术条件允许,可考虑分段式扫描。在图像配准过程中,由于食管与胸椎相对位置比较固定,因此配准方式多采用骨性配准,将胸椎作为参照物。考虑到食管癌靶区距离脊髓较近,在进行配准评估时,需重点关注脊椎的位置重合情况,避免脊髓受量超量。食管癌放疗在进行影像验证时,食管中植入支架或插胃部营养管的患者会产生高密度伪影,进行图像配准时需注意由此带来的干扰。

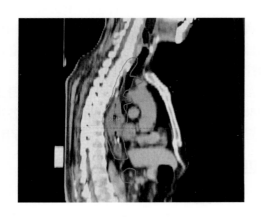

图8-2-3 食管癌靶区的CBCT扫描范围

随着疗程中治疗次数的增加,食管癌靶区可能发生位移或变形,如发现明显的靶区变化需及时通知医生。例如有些放置鼻饲管的食管癌患者,在治疗过程食管位置可能会发生明显的移位,治疗师在进行图像配准时要特别留意此状况。

配准完成后在线修正摆位误差,当摆位误差过大或身体出现较大旋转(如超过3°)时,应考虑重新摆位。

2. 放疗计划的实施 影像验证完成后,载入放疗计划,开始实施治疗。治疗过程中治疗师要时刻关注患者的身体状态(图8-2-4),遇到异常状况应立即中断治疗并进入机房内查看。

食管癌放疗患者随着治疗次数增加,放疗副作用也会逐渐显现,患者在放疗的中后期有时会出现显著的消瘦,此时放射治疗师需关注患者的体位固定情况和影像验证反馈的信息。如发现体位固定装置明显变松,需及时进行影像验证,看是否有摆位

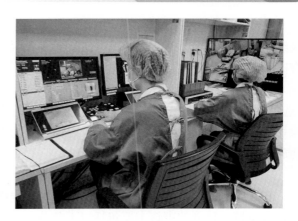

图8-2-4 治疗过程中对设备状态和患者状态的监控

误差增大的情况,同时在CBCT影像上观察靶区和靶区周围组织是否有显著变化,如发现异常应立即通知主管医生采取应对措施。

三、胸腺肿瘤放射治疗计划实施

(一)概述

胸腺肿瘤的发病率较低,年发病率为1.5/百万,约占纵隔肿瘤的20%,男女发病率基本相同。

1. 解剖 胸腺位于前上纵隔,前方紧贴胸骨,后方从上至下贴附于气管、无名静脉、主动脉弓和心包,由不对称的左、右两叶而成,其形状不一,有时呈短粗肥厚或长扁条状,在新生儿及幼儿时期较大为10~15g,青春期至性成熟期最大为25~40g,以后则开始萎缩,逐渐变小,其实质多被脂肪组织所代替,变为浅黄色。

2. 临床表现 胸腺瘤一般生长相对缓慢,40%左右无症状,最常见的症状为疼痛、咳嗽、声嘶、上腔静脉阻塞综合征等。胸腺瘤常伴有副癌综合征,最常见的为重症肌无力,它是一种神经肌肉传递障碍性疾病,主要表现为受累肌群无力和疲劳,常见的部位是发生在眼外周肌肉,也可发生在其他受累肌肉,晨轻暮重,活动后加重,休息或用药后减轻;还有单纯红细胞再生障碍性贫血(5%)以及获得性丙种球蛋白缺乏症(5%~10%)等。

胸腺瘤以胸内进展为主,侵及胸膜及心包时,出现胸腔积液、心包积液,并可直接侵犯周围组织及器官。淋巴结转移少见,血行转移更少见。胸腺瘤除了胸内进展外,锁骨上淋巴结转移率为20%以上,远处转移较多见。

3. 治疗原则 外科手术是胸腺瘤治疗的首选方法,要尽可能地完整切除或尽可能多地切除肿瘤。浸润型胸腺瘤目前建议给予术后放疗。I期胸腺瘤常规不需术后放疗;II、III期胸腺瘤根治术后放

疗与否仍有争议；Ⅲ、Ⅳ期不可切除的胸腺瘤应积极给予放疗和／或化疗。对于不可切除的或者术后有肉眼残存的胸腺瘤，推荐使用同步放化疗。

放射治疗适应证：①Ⅱ、Ⅲ期胸腺瘤外科术后（选择性）；②胸腺瘤未能完全切除的患者、仅行活检切除的患者及晚期患者；③部分Ⅲ期胸腺瘤的术前放疗；④复发性胸腺瘤的治疗。

（二）放疗计划审核

在接收到一位新患者时，要对放疗计划做全面的检查审核。计划的审核主要包括以下部分。

1. **患者身份的确认** 核对放疗记录单（病案号姓名、年龄、性别、诊断、治疗机型号、射线能量、照射条件和方式、体位、照射附件、当日医嘱及注意事项等）。

2. **放疗计划信息的检查治疗计划 ID 的确认** 包括疗程、分次、计划名称、射野名称等包括计划处方信息和设备参数信息。

3. **临床信息的检查** 确认放疗摆位所用的体位固定装置及其参数设置；验证影像信息的检查，如 CBCT、EPID、OSMS 等参考图像是否已设置正确；特殊注意事项的检查，如患者是否有心脏病，是否有心脏起搏器等情况。

（三）患者的准备

放疗前的准备与肺癌、食管癌相似，建议患者穿着一些便于穿脱的上衣，如开襟衣物。贴身衣物建议纯棉材质或柔软亲肤的布料，以减少对皮肤的刺激。告知患者治疗中如有不适立即举手示意或按报警铃。

（四）体位验证与治疗实施

1. **摆位** 摆位方法与其他胸部肿瘤（如肺癌和食管癌）相似。

2. **呼吸控制** 胸腺瘤的靶区靠近胸骨，部分偏于胸式呼吸或幅度较大的患者，可考虑采用呼吸干预措施，可以有效降低呼吸运动对靶区的影响。

3. **体位验证** 常用的影像验证方式有 EPID 和 CBCT。胸腺瘤的靶区多位于胸骨附近，距离胸椎相对较远（图 8-2-5）。在进行图像配准时，需更多考虑胸骨位置的重复性。部分呼吸幅度较大的患者，在进行 CBCT 图像配准时，需优先保证胸骨位置的一致性。

图像采集范围和配置范围应包括计划靶区（PTV），同时包含临近的胸骨、胸椎。配准方式可采用骨性配准，将胸骨作为主要参考标记，如果验证影像上分辨不清肿瘤轮廓，可将胸骨的位置作为参照。

胸腺瘤多位于胸骨后方，距离体表较近，可采

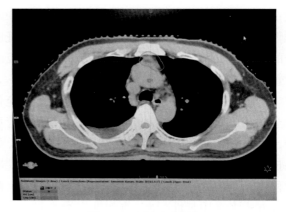

图 8-2-5 胸腺瘤靶区

用光学表面成像作为 CBCT/EPID 的补充。采用光学表面成像引导下的深吸气屏气，可以有效降低胸骨随呼吸运动起伏带来的靶区运动。

4. **治疗实施** 胸腺瘤治疗过程中易受到呼吸运动的影响，可采用光学表面成像系统对放疗过程中患者的胸部体表进行实时监测。治疗过程中，需密切监控患者的身体状态，如发现异常，应立即中断治疗。

治疗完成后，治疗师进入机房解除患者身上的固定装置，同时将治疗床降至最低，在确保各项运动装置停止并锁定后，协助患者起身离开治疗床。

四、乳腺癌放射治疗计划实施

（一）概述

乳腺癌是最常见的女性恶性肿瘤，我国乳腺癌发病率仍在缓慢上升，根据国家癌症中心统计，2014 年我国乳腺癌发病率为 41.82/10 万。乳腺癌的病因与基因、环境和社会经济等多种因素相关。明确的高危因素有高龄、家族史、*BRCA1* 或 *BRCA2* 基因突变、青春发育时乳腺辐射、高脂肪饮食等。

1. **解剖** 成年妇女乳腺呈圆锥形，乳腺附着于两侧胸大肌筋膜之上，多位于第 2~6 前肋之间，内界为胸骨缘，外界达腋前线或腋中线。乳腺由腺泡及乳管、乳腺小叶所组成，成人乳腺有 15~20 个乳腺小叶，其乳管系统开口于乳头。乳腺淋巴引流主要有以下路线。

（1）腋窝路线：乳腺外半的淋巴管集合成外侧干，向外直行达腋窝；乳腺内半的淋巴管集合成内侧干，由乳腺内侧向下绕行，亦终于腋窝。通常，以胸小肌作为区分的标记，把腋窝淋巴结分成三组：位于胸小肌下缘以下的淋巴结为第一组；在胸小肌上、下缘之间的为第二组；胸小肌上缘上方的淋巴结为第三组，即通常所指的腋顶或锁骨下淋巴结。

（2）胸肌间路线：在胸大肌胸小肌间有胸肌间淋巴结（Rotter 淋巴结），其淋巴引流到锁骨下静脉组。胸肌间淋巴结亦属腋窝第二组。

（3）内乳路线：主要接受乳腺内半及中央区的淋巴引流，亦为乳腺淋巴引流的第一站。内乳淋巴结位于内乳动、静脉周围在胸骨缘外侧 1~2cm 处，以第 1~3 肋间最多见。

（4）锁骨上淋巴结：位于锁骨上方，颈阔肌深面的疏松蜂窝组织中；内界为颈内静脉，外界为斜方肌，下界为锁骨下静脉，深面为前斜角肌。颈内静脉与锁骨下静脉汇合处附近的淋巴结好发生转移。

2. **治疗原则**　乳腺癌的主要治疗手段有手术、放疗、化疗、内分泌治疗和靶向治疗等。其中手术是主要的治疗方式，根据患者的一般情况、肿瘤分期和生物学特征，再合理配合其他治疗方式。如早期乳腺癌，保留乳房的保乳手术联合术后放疗的综合疗法已成为治疗早期乳腺癌的主要方法之一。大量文献资料证明这种综合疗法，无论在长期生存率方面，还是在局部控制率方面，其疗效均和根治术或改良根治术相同。大量临床资料证实，乳腺癌根治术或改良根治术后进行辅助性放疗，使局部和区域淋巴结复发率降低 2/3，并部分转化为总生存率的提高。

（二）放疗计划审核

1. **患者信息审核**　检查确认患者的身份信息。

2. **治疗计划审核**　核对计划参数信息、放疗设备信息和体位固定方式的具体要求。

3. **临床信息审核**　检查患者有无治疗中各种注意事项，如基础疾病等。

（三）患者的准备

乳腺癌放疗的部位位于皮肤体表，建议患者放疗前穿着柔软、易于穿脱的衣物。放疗中通常会采用患侧手臂上举的姿势，但很多患者手术后存在手臂上举困难的情况，因此需要患者在治疗前进行患侧手臂上举锻炼，以能够配合完成放疗。放疗前还需要除去佩戴的各种首饰，检查体表标记线是否清晰。

采用呼吸控制技术的患者，需要提前进行系统的呼吸训练。如配合深吸气屏气技术，建议在治疗师的指导下，每次屏气 30 秒以上，并保持胸部体表轮廓的稳定。

（四）体位验证与治疗实施

1. **摆位**　乳腺癌放疗的摆位标记线通常画在患者皮肤上，但摆位容易受到皮肤牵拉、脂肪厚度等影响，因此摆位时要保持患者身体放松，同时要

求患者疗程中加强营养，保持体重稳定。常见的乳腺术后放疗主要分为乳腺保乳术后放疗和改良根治术后放疗两种。

乳腺托架结构较复杂，涉及较多固定参数，在摆位时要仔细核对各项参数。摆位时患者仰卧在乳腺托架或量身定制的塑形装置（如发泡胶、真空袋）上，双手上举到指定位置，适当调整患者身体，将激光灯对齐患者体表的标记线，以重复模拟定位时的体位。

乳腺放疗中常用到组织补偿物，摆位完成后，再次检查治疗参数，如果需要使用组织补偿物，需要轻轻将补偿物放置在照射范围的皮肤上，并保证补偿物和皮肤的密切贴合。

2. **呼吸控制**　乳腺部位受呼吸运动的影响。放疗时可以考虑采取呼吸干预措施，以尽可能减少靶区的不确定性。常用的呼吸干预措施有深吸气屏气（DIBH）技术和主动呼吸控制（ABC）技术。要求患者在放疗实施过程中，配合治疗师的指令，进行主动屏气并保持胸廓稳定。

光学表面成像引导下的深吸气屏气技术在乳腺癌放疗中的应用。具体做法是在射线出束时，患者深吸一口气屏住，此时患者的胸廓前后径增大，肺容量增加，心脏与胸壁之间的距离增加，从而在乳腺放疗时有利于保护肺组织和心脏。通常需要患者保持屏气状态 30 秒以上，借助光学表面成像系统监测患者胸廓体表是否保持稳定，并验证吸气的幅度，保证治疗时的吸气幅度与计划设计的一致。

3. **体位验证**　采用 EPID 或 CBCT 影像验证时，验证影像采集的范围应包含患侧整个乳腺和受照射的周围淋巴结区域，配准方式多采用软组织配准。图像配准应重点关注乳腺和肺交界的区域，以保护肺组织，同时查看乳腺的外轮廓重合情况。如果是改良根治术后放疗，还应关注锁骨上淋巴结区域的配准情况。乳腺癌放疗容易出现较大的摆位误差，图像配准过程中，如果发现误差偏大或存在明显的位置不能重合，应再次核对摆位参数和患者的体位状态，必要时重新摆位，再次进行体位验证。

乳腺癌放疗中除了常用的 EPID、CBCT 等影像验证方式，还可使用光学表面成像技术。因乳腺癌放疗的靶区主要位于胸部浅表区域，光学表面成像可以对照射区域的体表进行治疗过程中的实时成像，以监测治疗过程中患者胸部体表的运动。

4. **治疗实施**　乳腺癌放疗计划有二维切线照射技术、电子线照射、三维适形调强放疗、容积旋转

调强放疗等。在治疗实施的过程中，需要患者积极配合，保持身体自然放松，并保持不动。没有呼吸控制措施的情况下，嘱患者平静呼吸，避免大幅度吸气或呼气。采用 DIBH 或 ABC 等呼吸控制措施的情况下，需要患者配合屏气，并保持胸壁稳定。

治疗完成后，注意将患者上举的手臂轻轻放下，避免大幅牵拉。如果治疗中使用了组织补偿物，需要在患者起身前轻轻取下，避免拉扯损伤皮肤。疗程中，如果发现患者皮肤有明显的发红、皮疹、脱皮溃破等反应，应及时告知患者的主管医生。

第三节　腹部肿瘤放射治疗计划实施

一、肝癌放射治疗计划实施

（一）概述

肝癌即肝脏恶性肿瘤，可分为原发性和继发性两大类。原发性肝癌起源于肝脏的上皮或间叶组织，是我国高发的、危害极大的恶性肿瘤。原发性肝癌包括肝细胞癌、胆管细胞癌、混合性肝癌及一些少见类型。继发性肝癌是人体全身各部位发生的恶性肿瘤，通过血液、淋巴系统转移或邻近器官的肿瘤直接浸润转移至肝脏，临床上又称转移性肝癌。一般多见于胃、胆道、胰腺、结直肠、卵巢、子宫、肺、乳腺等器官恶性肿瘤的肝转移。继发性肝癌与原发性肝癌相比较为少见。原发性肝癌高发于非洲东南部和东南亚地区，其发病率在全球男性中位居第 7 位，女性中位居第 9 位。其中肝细胞癌常见于男性，男女发病之比约为 9∶1，胆管细胞癌男女发病率比约为 2∶1。原发性肝癌在我国尤其高发，在常见恶性肿瘤中居第 3 位，我国每年死于原发性肝癌的患者达 30 多万人，约占全世界原发性肝癌死亡人数的半数以上。

1. 解剖

（1）部位与结构：肝脏呈楔形，大部分位于右季肋区和腹上区，小部分位于左季肋区。上界紧贴膈肌，相当于第十胸椎上缘水平，受呼吸运动的影响有时可以相差一个椎体。肝脏下界与右侧肋弓一致，中部超出剑突下约 3cm，左侧被肋弓掩盖，最下极相当于第二腰椎水平。

肝上方为横膈，其上有右侧胸膜腔、右肺及心脏。肝左叶下方与胃前壁相邻，其后上方为食管腹部。肝右叶下方的前部与结肠右曲相邻，中部近肝门处邻十二指肠上曲，后部邻右肾上腺及右肾。

肝按外形可分为左叶、右叶、方叶和尾状叶，这种分叶法，基本可满足肝脏放疗对肿瘤位置的描述，但不能满足外科手术的要求。目前外科采用 Couinaud 肝段分法，将肝脏分为八段。肝外科依据这种分叶与分段的方式，施行半肝、肝叶或肝段切除术，如图 8-3-1 为肝脏的分叶与分段示意图。

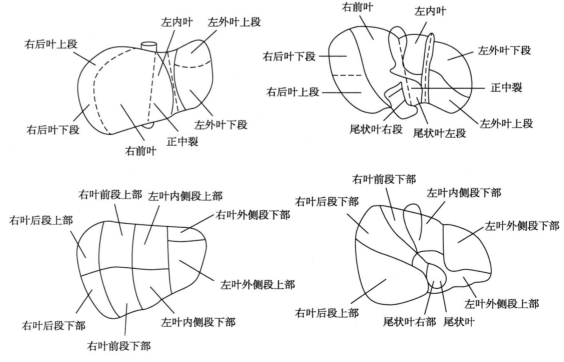

图 8-3-1　肝脏的分叶与分段

（2）淋巴引流区：肝癌腹腔淋巴结转移可分为三区，即肝门、胰周和腹主动脉旁淋巴结。病变会侵犯压迫周围组织和器官，如胆管、幽门、下腔静脉等造成机械性梗阻，严重时可危及生命。肝癌患者一旦出现淋巴结转移，大部分无法再行手术切除，同时也不适合介入、射频等治疗手段，所以预后较差。

其中肝脏淋巴管分为浅组和深组。浅组位于肝实质表面的浆膜下，组成的淋巴管网又分为膈面与脏面。膈面的淋巴管分为左、右、后3组，其中左组淋巴管汇入胃右淋巴结，右组淋巴管汇入主动脉前淋巴结，后组的淋巴管经膈上的静脉孔进入胸腔，汇入膈上淋巴结及纵隔后淋巴结。脏面的淋巴管多从肝门汇入肝淋巴结，右半肝的后部及尾状叶的淋巴管与下腔静脉并行，经膈汇入纵隔后淋巴结。深组在肝内形成升、降两干，升干随肝静脉出第二肝门，沿下腔静脉经膈汇入纵隔后淋巴结，降干随肝门静脉分支出肝门汇入肝淋巴结。

临床上常见的肝癌淋巴结转移发生在肝门区，通过该区淋巴结可向下转移到胰头、十二指肠周围淋巴结，再到腹主动脉旁淋巴结。部分经肝门淋巴结沿肝动脉转移到腹主动脉旁淋巴结。更有不经肝门淋巴结，直接转移到纵隔淋巴结或心包旁，再到锁骨上淋巴结。

2. 临床表现

（1）原发性肝癌的临床表现：多见肝区持续性疼痛，其原因是肿瘤快速增长，使肝包膜张力增加所致。若病变位于肝右叶顶部，会累及横膈，出现右肩背部的牵涉痛。若肝癌结节发生坏死、破裂，可引起腹腔内出血，出现腹膜刺激征等急腹症表现。其患者主要表现为乏力、消瘦、食欲减退、腹胀等，部分伴有恶心、呕吐、发热、腹泻等症状，晚期多出现贫血、黄疸、腹水、下肢水肿、皮下出血等恶病质。

（2）继发性肝癌的临床表现：多见上腹部或肝区闷胀感或隐痛，随病情发展出现乏力、纳差、消瘦或发热等。触诊时在中上腹部可扪及肿大的肝脏，或有质地坚硬有痛感的结节，临床表现类似于原发性肝癌，但病情进展相对较轻、较缓慢。

3. 治疗原则 肝癌治疗分为局部治疗和全身治疗，局部治疗有手术切除、肿瘤内酒精注射、射频治疗、放射治疗；全身治疗有化疗、分子靶向治疗、免疫治疗。外科手术治疗是治疗肝癌的重要手段，而经肝动脉栓塞化疗是最常见的非手术治疗手段。

对于多种病期的肝癌，可以使用体外放射治疗结合其他治疗的方法。随着放射治疗设备的发展和影像学的进步，肝癌患者也从中受益。多种治疗手段相结合的综合治疗提高了肝癌的治疗效果，如放射治疗辅以肝动脉栓塞化疗，可阻断肿瘤动脉血供使其缺血坏死，减小肿瘤负荷，从而降低照射剂量，提高肿瘤局部控制率。

肝癌的放射治疗剂量受到较多因素影响，包括肝脏体积、放射治疗中的不良反应、肝功能情况及有无远处转移等。肝功能A级者，常规分割全肝耐受量28~30Gy，非常规分割下为23Gy。肝功能B级者，耐受剂量受影响明显下降。对于大部分肝癌患者采用局部放射治疗，因地制宜地控制放射野，为了更好提高靶区剂量，降低呼吸运动带来的影响，常会通过腹部适当加压和呼吸门控等手段来进行控制，尽可能保留一部分正常肝免受放射影响，减少放射性肝炎发生。

（二）放射治疗计划审核

1. 核对治疗单的患者信息与实际准备接受治疗的患者信息是否一致，包括姓名、性别、年龄、住院号或门诊号、照片等。

2. 核对治疗单上与治疗相关信息，包括：①检查治疗部位、机器型号、能量、MU等；②核对患者体位、体位辅助固定方式、体位验证的方式、频次及可执行治疗的允许误差值等信息描述的完整性、合理性；③核对与呼吸门控技术的摆位及治疗实施相关的设备、控制方式及呼吸时相或呼吸阈值等方面的医嘱描述是否完整与准确；④检查治疗计划中机架旋转是否合理，尤其是非共面射野能否顺利实行。

3. 核对治疗单的临床相关信息内容是否书写完整，包括治疗技术、射野号、单次分割剂量、总剂量、照射次数、源-皮距或床高、放射野示意图等，以及有相关资质的医生、物理师的签名。

（三）患者及设备的准备

1. 按操作流程做好治疗机的开机、预热、晨检及各项设备相关的QA工作。

2. 做好患者进入机房前的宣教工作，特别是首次接受治疗的患者，由于对放射治疗了解的局限性，放射治疗师的宣教安抚工作可以大大舒缓患者及家属的焦虑、抑郁等负面情绪，从而提高患者的就医依从性。

（1）嘱其治疗过程中放松心情，配合好治疗师的摆位，自己不能随意移动身体，保持呼吸平稳或按模拟定位时的要求做好呼吸配合,如感觉身体位置与定位时异样应立刻提出。

（2）告知患者治疗师可以通过监视器全程观察患者的治疗过程,如在治疗中有不适可举手示意或按响报警铃（如有）。

（3）告知患者治疗结束后必须等治疗师进入机房协助其起身下床,切忌自行移动身体或自行下床。

（4）有呼吸门控辅助支持的患者,则应再次告知其呼吸控制的重要性,从而得到其更好的配合;有个体化呼吸门控附件者,嘱其准备好并查看是否完好。

（5）告知患者在放射治疗各流程中用于身份识别、核对、时间预约的相关凭证的使用方法及后续治疗的预约时间。

（6）告知患者体表标记线的重要性,必须保持清晰。如有贴膜者应嘱其保持贴膜完整,如有贴膜卷边脱落或标记线变淡、脱落现象,务必及时找主管医生处理,切勿自行画线或贴膜。

（7）放射治疗期间的着装应注意保暖、宽松易于脱穿,贴身上衣建议选择薄型宽松款,以吸湿性较强的薄棉织品为宜,且不得有金属等异物。

（8）在放射治疗期间应按时前往主管医生处随访,如有任何不适症状,应及时与主管医生沟通。

3. 嘱患者脱去厚重的外套,去除假发、皮带、钥匙扣等。如体位辅助固定模具存放于机房外的,则嘱其提前取好固定模具备用。

（四）体位验证及治疗实施

1. **核对治疗信息**　对于首次接受治疗的患者,尤其需要认真核对治疗单和治疗计划的准确性,包括机器型号、MU、射线类型、治疗技术等,为后续的治疗开好头。每次治疗实施前治疗信息的核对包括:①调取患者的治疗计划,审读治疗单,核对患者信息,确保与调取的治疗计划信息完全符合,如姓名、年龄、性别、门诊号或住院号、照片等基本信息;②核对 MU、照射次数以及累积剂量、治疗技术等治疗信息;③审读医嘱,包括患者的治疗体位、固定方式、呼吸门控方式、体位验证等相关信息。

2. **肝癌的治疗摆位**　必须由两名放射治疗师共同配合完成等中心摆位。

（1）让患者复述自己姓名后,由其中一名放射治疗师协助患者拿好体位固定模具（如模具寄存于机房外）并引领其进入机房。

（2）让患者按医嘱或模拟定位时的要求,脱去衣服、帽子、假发及其他饰品等,充分暴露需照射部位,同时检查患者体表标记线是否清晰。

（3）将治疗机的机架、光栏、床体的角度归零,按医嘱要求将体位辅助固定装置及个体化固定模具置于治疗床上,同时核对并检查个体化固定模具的准确性及完好性。如需呼吸门控、光学体表追踪系统下进行治疗,则应将呼吸门控及光学体表追踪系统的相关设备及装置安装并打开备用。

（4）协助患者在治疗床上坐正后缓缓躺于个体化模具上,由两名放射治疗师严格按照操作常规,互相协作共同完成患者的体位固定和摆位。如需在呼吸门控辅助下进行治疗,则应严格按照模拟定位时呼吸门控的呼吸相进行摆位。

（5）摆位操作时通常由一名治疗师负责矫正患者的身体,而另一名治疗师则负责治疗床的 X 轴、Y 轴、Z 轴三个方向的微调,两人互相配合分别使患者体表的三个方向的标记线与激光线完全重合。

（6）核对源-皮距或床高,若非呼吸门控技术下治疗者,应以床高为准,因呼吸运动导致腹部上下起伏影响源-皮距的准确性。

（7）在机房内预转治疗机机架一圈,确保机架旋转过程中不会碰撞患者身体及相关装置设备。

（8）出机房时,放射治疗师应走在最后,确保除患者外无其他人员滞留于机房内。

3. **肝癌治疗摆位的注意事项**

（1）每一次的治疗都应准确清楚地做好治疗记录,两名治疗师分别签名。

（2）如治疗床面为非全碳纤维材质制成,则应提前做好预案,以免部分床面的刚性支撑架对一些大于90°的射野造成遮挡。

（3）非共面射野照射时,治疗师应进入机房内操作机架和床体,为避免因误操作而导致危险的发生,操作时应先转机架至设定角度后,再将治疗床转至设定的角度;完成机架和治疗床的旋转后应再次打开激光灯和射野灯,查看等中心是否准确。

（4）如放疗设备比较陈旧,不能开展较先进的治疗技术时,进行成角治疗旋转机架前应检查机头托盘上是否有铅块或其他附件,防止掉下砸伤患者或砸坏设备。旋转机架时治疗师应站在机头正方向看视机架刻度盘,防止因斜视而发生角度误差。

4. **呼吸运动管理**　在肝癌的放射治疗实施中对患者进行合理的呼吸运动管理,能够最大化地减少正常肝脏受到放射线的照射体积,从而减少放射性肝炎的发生。有关呼吸门控技术在治疗实施中的注意事项如下。

（1）给患者体位固定及摆位前，应提前做好呼吸门控相关设备的开启、检查及 QA，以确保所有参数与模拟 CT 扫描时一致，并保证治疗实施过程中设备正常运行。

（2）摆位前仔细核对调取的患者呼吸门控信息，以确保实施的呼吸门控技术参数与计划一致。

（3）应用呼吸门控技术治疗时，患者的呼吸控制状态在分次内及整个疗程中的摆位、体位验证、治疗实施的每个步骤，都应与模拟定位时及治疗计划规划的要求一致，不能因患者的主诉而随意改变设定好的呼吸时相及呼吸阈值（图 8-3-2）。

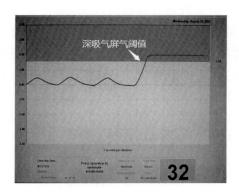

图 8-3-2　呼吸阈值

（4）仔细阅读并严格执行呼吸门控相关的医嘱，确保呼吸门控的准确实施。如果是腹部施压式或腹部压力感受器式的呼吸控制技术，则每次按压腹部的位置及按压幅度均应严格与模拟定位时一致（图 8-3-3）。

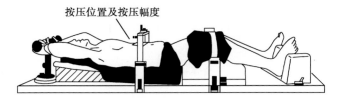

图 8-3-3　腹部施压限制呼吸技术

（5）在体位验证及分次内治疗实施过程中，应时刻观察患者的呼吸控制情况，如未达到设定要求，则必须立刻中断治疗，待患者适当休息调整好呼吸后，再继续在呼吸门控下完成剩余部分的治疗。

5. **体位验证**　在患者接受放射治疗实施前，利用放射治疗机上自带的影像系统或外置辅助系统来获取治疗部位的即时影像，通过与计划内的参考图像的匹配达到最佳的靶区吻合度，以确保实际治疗实施过程中患者的体位几何参数与治疗计划一致，或治疗靶区与计划靶区的一致。

（1）肝癌放射治疗体位验证的频率：SRT 技术或大剂量分割照射要求每次治疗前必须进行体位验证。常规调强放射治疗的第一次治疗前必须进行体位验证，或者开始治疗的前三次进行体位验证，后续每周一次。实际频次可根据治疗实施过程中体位验证的评价结果，患者体位的重复性、稳定性，患者的体重变化等情况适当增加。

（2）肝癌放射治疗体位验证的方式：通常有 EPID、kV CBCT、MVCBCT、机载 CT、超声等，条件较好的大型放射治疗中心还可配有 MRI 加速器、TOMO 等设备及光学表面成像技术等。也可在外科或介入科医生的帮助下，提前植入金属标记点使得 IGRT 更为精准。当然，在一些放射治疗设备相对不是十分先进的单位，也可以通过拍摄胶片的方式进行体位验证。

（3）肝癌放射治疗体位验证的步骤

1）患者进入机房前，应提前做好影像设备的预热。

2）做好各项信息核对工作后带患者进入机房，嘱患者按照定位时的要求脱衣及摘除其他饰品，同时做好辅助体位固定及呼吸门控等设备的准备工作。

3）遵循医嘱要求协助患者摆好治疗体位后，治疗师应再次确认相应影像设备已在可工作状态，并确保旋转过程中不会发生意外后出机房。

4）根据不同影像设备的操作常规完成图像采集及后续的图像配准。配准时通常需要：①调节窗宽窗位、图像显示尺寸、选择靶区和组织轮廓线；②调整匹配窗范围，需包括肝脏层面范围内的脊柱；③通常先自动配准后再手动调整。靶区配准时在靶区层面查看肝轮廓是否有误差，如有误差则手动调整。如靶区有碘油，亦可作为配准的参照物。

5）完成影像设备的复位后，进入治疗实施模块。

（4）肝癌放射治疗体位验证的注意事项

1）放射治疗中应用呼吸门控技术者，体位验证采集图像时应确保患者的呼吸时相及设定的呼吸阈值与治疗时一致。

2）由于肝受呼吸运动的影响移动度较大，因此在体位验证校正时，除关注体位几何参数的准确性外，还应兼顾治疗靶区的配准评估。必要时在主管医生的参与下,可更多地倾向于靶区配准,特别是一些有金属标记点、注入碘油等肿瘤处于可显影状态时。

3)拍摄 EPID 或放置胶片的双曝光,一次曝光需采用较大方形放射野获取照射部位邻近的解剖结构信息,再次曝光通常采用面积为 10cm×10cm 的射野或带有 MLC 形状的射野,以此来获取靶区与附近感兴趣区的边界参考信息,与放疗计划的 DRR 图像进行配准验证。

4)每次执行体位验证的结果应及时准确地记录以备后续评估时使用。

6. 肝癌的放射治疗实施

(1)完成机房内的摆位后回到控制室,由两名放射治疗师共同核对调取的治疗计划,以确保准备实施的治疗计划与机房内患者的信息无误。

(2)按医嘱给患者做体位验证,配准合格后实施治疗计划。疗程中无需体位验证的患者则可直接按下出束按钮实施治疗计划。肝癌患者通常配以呼吸门控进行治疗,因此体位验证与治疗实施应在同一个呼吸时相或呼吸阈值内进行图像采集。

(3)接受呼吸门控辅助治疗的肝癌患者,应严格按医嘱所述的呼吸时相或设定的屏气阈值按序执行每个射野的照射。

(4)完成所有射野的治疗实施后,治疗师再次进入机房,将机架、光栏、床体转回 0°,降床至合适高度,解除呼吸门控相关设备,打开体位固定装置后协助患者下床并离开机房。

7. 肝癌放射治疗实施中的注意事项

(1)患者的第一次放射治疗实施,原则上主管医生、物理师以及两位放射治疗师应该全部在场,并共同完成第一次在线配准后实施治疗。

(2)疗程中若体位验证配准后,任一平移方向位移≥7mm 时,治疗师应对患者重新摆位后再次采集图像进行配准,确保三维误差在 5mm 以内,旋转角度误差在 2°以内方可实施治疗。

(3)治疗实施全过程中,放射治疗师应通过监视器密切观察患者的情况,如有异常应立刻中断治疗,并进入机房给予及时处理和帮助。呼吸门控患者则可通过门控配套的呼吸监测仪加以观察,如患者的呼吸时相未能达到或保持在计划规定的阈值内,也应立刻中断治疗,待患者稍作休息,调整好呼吸状态后再继续实施未完的治疗。最好能配上报警铃,患者出现状况时能主动按铃通知治疗师及时处理。

(4)治疗实施完成后,及时查看执行完成的治疗计划是否完整回传保存,必要时告知软件工程师进行人工处理,以免影响后续的治疗。

(5)在患者的整个疗程中,治疗师若发现患者的体重有明显变化或体表外轮廓变化较大等情况,需及时联系主管医生,以便及时妥善处置。

二、胃癌放射治疗计划实施

(一)概述

胃癌是起源于胃壁表层的黏膜上皮性肿瘤,是最常见的恶性肿瘤之一。致病因素有多种,最常见的是长期萎缩性胃炎引发的癌变,其中幽门螺杆菌也是重要诱因之一。目前手术依旧是胃癌治疗的首选手段,但多数患者确诊时已为晚期,手术难以根治,而采用手术、化疗、放射治疗的综合治疗方式能有效改善局部控制率。放射治疗主要用于胃癌术后的辅助治疗、局部晚期胃癌的综合治疗及晚期胃癌的姑息性治疗。随着胃癌检测方法的进步及胃癌筛查的开展,"早发现、早治疗"所涵盖的患者量增加,使得胃癌死亡率进一步降低。

1. 解剖

(1)部位与结构:胃大部分位于左季肋区,小部分位于腹上区,其上接食管下端,构成胃的入口,称为贲门;下连十二指肠,构成胃的出口,称为幽门。胃自上而下分为 3 部分,将胃大弯和胃小弯各分三等份,构成胃底贲门部、胃体部和胃窦部(图 8-3-4)。胃前方覆有胃网膜,左侧同胃底毗邻膈肌,右前方紧邻肝左叶和前腹壁,后方是小网膜。胃与食管连接处缺少脏腹膜或腹膜覆盖程度不等,故此部位好发肿瘤。胃与多个器官相邻,自上而下依次为脾脏、左肾上腺、左肾和横结肠。

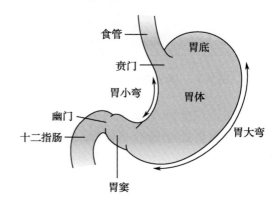

图 8-3-4 胃的生理结构示意图

胃的血管丰富,动脉血供来自腹腔干,其在第十二胸椎下缘或第一腰椎上缘水平自腹主动脉发出,胃动脉包括胃左动脉、胃右动脉、胃网膜左动脉、胃网膜右动脉、胃短动脉、胃后动脉、左膈下动脉,与动脉伴行的是各同名静脉。

（2）淋巴引流区:胃壁有丰富的毛细淋巴管网,起始于胃黏膜固有层,其淋巴管与血管伴行,经黏膜下层、肌层和浆膜下层,汇入胃周四个淋巴结区,分别为胃左淋巴结区、胃右淋巴结区、胃网膜左淋巴结区、胃网膜右淋巴结区。

2. 临床表现 早期胃癌多无明显症状,常见上腹部不适和疼痛,出现的轻度非特异性消化系统症状也容易被忽视。随着病情的进展,早期症状逐渐加重,并出现恶心、呕吐、厌食、黑便、贫血、呕血、腹胀、腹痛等,晚期肿瘤外侵影响周围组织器官并出现对应症状。

胃癌患者的体征多为上腹部包块,伴有深压痛,同时可能并发消化道出血、贫血、肠穿孔及肠梗阻。发生肝转移时会出现对应的肝肿大或黄疸,后期出现左锁骨上淋巴结或盆腔、肛门、骨等远处转移引起的症状。

3. 治疗原则 胃癌治疗采用多学科综合治疗的原则,即根据患者机体情况、临床分期、病理分类综合应用手术、化疗、放射治疗和靶向治疗等手段,以求提高肿瘤治愈率,延长患者生存期。如早期无淋巴结转移的胃癌考虑手术治疗。对于局部进展期胃癌或伴有淋巴结转移的早期胃癌,可行手术为主的综合治疗,其中术前、术中的放射治疗都能减少局部淋巴结转移和复发。对于复发或转移性胃癌应围绕化疗开展综合姑息性治疗。出现转移引起的黄疸时,优先行介入引流,再给予放射治疗。

（1）术前放疗:靶区主要包括原发灶,并尽可能包括其淋巴引流区,嘱患者放疗前饮水 200ml 使胃部保持相同的扩张程度。如贲门癌术前放疗,靶区应包括贲门部肿瘤区、食管下段、胃底、胃小弯和肝胃韧带及相应的淋巴引流区。采用常规分割放疗,总剂量 45.0~50.4Gy,与手术间隔 8 周左右为宜。

（2）术中放疗:主要针对手术不能完全切除的,或是有残留,或淋巴结转移和周围浸润的胃癌患者,该技术能在直观的状态下照射病灶区域,提高靶区照射剂量,减少正常组织的照射,改善生存质量。

（3）术后放疗:参照术前 CT、上消化道检查情况,利用手术吻合口的金属标记或者吞钡剂来确定照射范围,应包括术前原发灶、吻合口位置

和区域淋巴结。采用常规分割放疗,切缘阴性者 45.0~50.4Gy,有残留的阳性者加至 54.0Gy。

（4）术后局部淋巴结复发的放疗:根据 CT 上转移淋巴结的部位,同时考虑淋巴结引流路径,进行姑息性治疗。

（二）放射治疗计划审核

首次接到患者的放射治疗计划,认真审核治疗计划单是整个放射治疗实施的第一步,确保治疗计划内容无误是治疗实施准确、安全、可靠的保障。

具体细节与肝癌的放射治疗计划审核相类似,请参考肝癌部分。

（三）患者及设备的准备

1. 每天治疗患者前,必须做好治疗机的开机、预热、晨检及各项设备相关的 QA 工作。

（1）由工程师或治疗师按操作流程的步骤开机,治疗机预热通常需要 10 分钟,同时检查机房的温度、湿度,通常温度保持在 22~25℃,相对湿度为 40%~50%。

（2）治疗师用个人账号及密码登录至控制界面,进入治疗模式后对机器进行预热处理,光子线和电子线预热时通常按照能量从低到高、剂量率从小到大的顺序分别进行。

（3）晨检是一项监测治疗机稳定性的重要工作,待开机完成后,由物理师或治疗师做好治疗机的每日晨检工作,确保治疗机的各机械和物理几何参数均准确后才能开始对患者进行治疗实施。如有检测结果超出设定范围,应立即上报查找原因。

（4）检查激光灯的等中心以及出束时连锁灯是否能正常工作,还有做好 CBCT 球管的预热及 EPID、光学表面成像系统等工作站的开启。

2. 做好患者进入机房前的宣教工作 具体内容参照本节肝癌放射治疗计划实施相应章节。

（四）体位验证及治疗实施

1. **核对治疗信息** 具体内容参照本章肝癌放射治疗计划实施相应章节。

2. **胃癌的治疗摆位** 具体内容参照本章肝癌放射治疗计划实施相应章节。

3. **胃癌治疗摆位的注意事项** 具体内容参照本章肝癌放射治疗计划实施相应章节。

4. **呼吸运动管理** 在胃癌的放射治疗实施呼吸管理中应注意以下事项。

（1）给患者体位固定及摆位前,应提前做好呼吸门控相关设备的开启、检查及 QA,以确保所有参数与模拟 CT 扫描时一致,并保证治疗实施过程中

设备正常运行。特别是一些要预充电的设备,应保证有足够电量支持。

(2)摆位前仔细核对调取的患者呼吸门控相关信息,确保患者在准确的呼吸门控技术支持下完成治疗实施。

(3)应用呼吸门控技术治疗时,患者的呼吸控制状态在分次内及整个疗程中的摆位、体位验证、治疗实施的每个步骤,都应与 4D-CT 扫描时及 TPS 计划的要求一致,不能因患者的主诉而随意改变设定好的呼吸时相及呼吸阈值。

(4)仔细阅读并严格执行呼吸门控相关的医嘱,确保呼吸运动控制的准确实施。如果是腹部压力感受器式的呼吸控制技术,则压力感受器绑于腹部的位置应与模拟定位时一致。若应用 RPM 技术,则反射感应模块每次放于腹部的位置也应与模拟 CT 扫描时一致,通常为腹部随呼吸运动起伏最大的位置。

(5)在体位验证及分次内治疗实施过程中,应时刻观察患者的呼吸控制情况,如未达到设定要求,则必须立刻中断治疗,让患者适当休息调整呼吸,待呼吸控制达到计划设定要求后,再继续未完成的治疗实施。

5. 体位验证　具体内容参照本章肝癌放射治疗计划实施相应章节。

6. 胃癌的放射治疗实施　具体内容参照本章肝癌放射治疗计划实施相应章节。

7. 胃癌放射治疗实施中的注意事项　具体内容参照本章肝癌放射治疗计划实施相应章节。

第四节　盆腔肿瘤放射治疗计划实施

一、宫颈癌放射治疗计划实施

(一)概述

宫颈癌是女性常见的恶性肿瘤,起源于子宫颈部位,发病率位于女性生殖道肿瘤的首位。宫颈癌以局部侵袭蔓延和淋巴结转移的方式压迫和侵犯周围组织器官,晚期会通过血行转移至肺、肝、骨和脑部。现阶段认为人乳头状瘤病毒(human papilloma virus,HPV)是宫颈癌最重要的致病因素。性生活年龄早、多次妊娠、多个性伴侣、长期口服避孕药、免疫抑制状态等因素会增加宫颈癌的发病风险。随着 HPV 疫苗的推广应用和早期筛查的普及,宫颈癌的发病率与死亡率也逐渐下降。早期宫颈癌的治

疗以手术为主,中晚期宫颈癌以放疗为主,化疗有辅助作用。宫颈癌综合治疗的疗效显著,多项研究表明ⅡA 期以下宫颈癌 5 年生存率达 80%~90%、ⅡB 期达 60%~80%、Ⅲ期达 40%~60%,ⅣA 期局部控制率可达 30%。

1. 解剖

(1)部位与结构:子宫颈位于子宫的下 1/3,成年女性宫颈长度约为 2.5cm,呈圆柱状,中间为宫颈管,宫颈管上端为子宫内口与子宫腔相通,下端为子宫外口与阴道相通。宫颈管内有细小褶皱相互扣合来保持宫颈管的相对闭合。宫颈上 1/3 较窄称为子宫峡部,妊娠后融入子宫体部分。子宫颈部分突入阴道内,因此分为阴道部和阴道上部。阴道上部周边为宫旁组织,子宫动脉与输尿管穿行其中。腹膜覆盖宫颈阴道上部的后侧,向下延伸覆盖阴道后壁,形成直肠子宫陷凹。宫颈阴道部与包裹的阴道之间的环形沟被称为阴道穹窿。

(2)血流供应及淋巴引流区:宫颈的动脉血供主要来自于髂内动脉的子宫动脉分支。静脉血由子宫静脉引流注入髂内静脉。子宫颈的淋巴可通过宫旁组织注入髂外淋巴结,向后外侧注入髂内淋巴结,髂内外淋巴可继续向上引流至髂总淋巴结和腹主动脉旁淋巴结,向后注入直肠和骶前淋巴结。骶前淋巴结也可以直接与腹主动脉旁淋巴结交通。另外还可以注入闭孔和臀肌淋巴结。阴道上段淋巴结与宫颈淋巴引流基本一致,阴道下段淋巴结则主要引流至腹股沟浅淋巴结。

宫颈癌的侵犯转移途径主要有直接蔓延、淋巴转移和血行转移三种。宫颈癌可通过直接蔓延的方式向上蔓延至整个宫体,向下侵犯阴道,前后蔓延至膀胱和直肠可形成膀胱阴道瘘和直肠阴道瘘,可侵犯宫旁组织、骶韧带和盆壁组织造成盆腔组织固定,称为"冰冻骨盆"。通过淋巴通道宫颈癌可转移至宫旁、闭孔、髂内、髂外、髂总、骶前和腹主动脉旁淋巴结。侵犯阴道下段时可转移至腹股沟淋巴结。晚期患者还会转移至锁骨上淋巴结及全身其他淋巴结。血行转移的主要靶器官是肺、肝、骨和脑等。

2. 临床表现　早期宫颈癌多无明显症状,40% 有明显症状者已达局部进展期。

(1)阴道出血:阴道出血为宫颈癌患者最常见的症状,大约有 80% 的宫颈癌患者会有阴道出血的症状。早期患者多表现为接触后出血,或不规则出血,出血量通常不多,并且多数会自行停止。老年

患者会出现绝经后出血。外生型菜花样宫颈癌血管丰富或晚期宫颈癌侵犯大血管会出现大出血症状。

（2）白带增多：白带增多也是宫颈癌患者常见的临床症状，早期患者多表现为浆液性或黏液性白带增多，随着病情进展会表现为米汤样或血性白带，当肿瘤出现坏死，继而细菌感染时会伴有一定程度的臭味。

（3）压迫症状：肿瘤的浸润生长会表现出特定的压迫症状。

1）侵犯或压迫宫旁组织会出现不同程度的胀痛或钝痛，侵犯腹膜会诱发剧烈疼痛，侵犯盆壁压迫神经干会出现腰骶疼痛或下肢放射性疼痛，侵犯或压迫输尿管引起肾盂积水则会诱发腰部钝痛。

2）压迫盆壁血管和淋巴管会引起患侧下肢和外阴水肿。

3）压迫和侵犯膀胱会引起尿频、血尿和排尿困难。

4）压迫和侵犯直肠会引起里急后重、黏液便或直肠阴道瘘。

（4）全身症状：一般无明显全身症状。

（5）转移症状：根据转移的不同部位表现为特定症状，远处淋巴结转移表现为淋巴结肿大；肺转移表现为胸痛、咳嗽、咳血等；骨转移表现为局部疼痛。

3. 治疗原则 宫颈癌的治疗需要依靠手术、放疗和化疗相结合的综合治疗。治疗策略需要根据 FIGO 分期、患者的一般情况以及是否存在中高危病理因素来决定。宫颈癌高危病理因素主要包括盆腔淋巴结阳性、手术切缘阳性和宫旁阳性。中危病理因素主要包括间质浸润深度、淋巴脉管情况和肿瘤直径等。

（1）手术：主要适用于Ⅰ期和ⅡA1 期宫颈癌，ⅠA1 期可根据患者的具体情况采用筋膜外子宫切除术或改良根治性子宫切除术或根治性宫颈切除术 + 盆腔淋巴结切除术，若有生育要求的可考虑进行切缘阴性的锥切术。ⅠA2 期可进行根治性全子宫切除（有生育要求的可进行根治性宫颈切除术）加盆腔淋巴结切除术加腹主动脉旁淋巴结取样。ⅠB1、ⅠB2、ⅠB3 及ⅡA1、ⅡA2 期可进行根治性子宫切除术加盆腔淋巴结清扫术加腹主动脉旁淋巴结取样；ⅠB1 期有生育要求的可以进行根治性宫颈切除术加盆腔淋巴结切除术加腹主动脉旁淋巴结取样，根据术后病理检查是否发现中高危因素考虑是否增加放疗和同步化疗。

（2）放疗：放疗适用于任何分期的宫颈癌，ⅡA 期以前宫颈癌术后存在中高危因素的患者需要增加放疗和 / 或同步化疗。ⅡB 及以上分期的宫颈癌的治疗以放疗为主，采用盆腔放疗加近距离治疗加同步化疗方案。如腹主动脉旁淋巴结阳性需要进行包含腹主动脉旁淋巴结引流区的延伸野照射。后装治疗是宫颈癌根治性放疗不可缺少的治疗技术，与外照射结合使 A 点剂量至少达到 85Gy。ⅢA 期宫颈癌患者的照射原则与ⅡB 期相同，但需要增加照射腹股沟淋巴结引流区。ⅣB 期宫颈癌除全身治疗外可根据实际需要进行个体化放疗。

（3）化疗：研究表明以顺铂为基础的同步放化疗疗效优于单纯放疗，是中晚期宫颈癌的标准治疗模式。同步化疗的优势包括：①可以加强放疗杀灭原发肿瘤和消灭微小转移灶的能力；②诱导肿瘤细胞周期的同步化，提高对放射线的敏感性；③可以抑制肿瘤细胞亚致死再修复能力，加强放疗的作用。

（二）放疗计划审核

宫颈癌常规放疗疗程较长，一般需要持续 6 周左右的时间，常需要外照射和后装治疗相结合。随着放疗设备与技术的进步，四野箱式照射的常规照射技术逐渐被更为复杂的调强放疗技术所取代。调强放疗技术可明显降低危及器官的照射剂量，也为进一步提高靶区的照射剂量提供了条件。同时作为一名治疗师必须清楚地认识到，在此背景下治疗环节的失误会导致正常组织接受比以往更高的照射剂量，导致的并发症也会更严重。因此，首次治疗前有必要设置专门的环节对放疗计划进行审核，对治疗单、治疗计划和体位固定记录单进行统一核对，以保证正确的患者、正确的部位得到正确的治疗。

1. 患者信息的审核 患者信息一般包括患者身份识别信息、随访信息和部门归属信息。

（1）身份信息：包括姓名、病案号、信息系统 ID 号、身份证号、性别和年龄等。首次治疗前需要对所有信息进行核对，治疗期间每次至少采用三项信息对患者进行身份识别，禁止采用床位号等治疗期间可能会发生变动的编号作为患者的身份识别信息。

（2）随访信息：包括患者的住址、邮政编码和电话号码等。为方便治疗期间的应急沟通和长期随访，应至少登记两个联系人及其电话号码，外地患者应登记现居住地与来源地两套随访信息。

（3）部门归属信息：对于拥有多个院区或多个

治疗室,规模较大的医院十分重要,应包括患者治疗所在的院区名称、治疗室编号、设备型号、二级或三级主管医生姓名等,归属信息需要满足本次治疗和再次治疗的信息识别。

2. **临床信息的审核**　临床信息包括病种、诊断、治疗方案、病理分型、临床分期、卡氏评分及患者的一般情况。首次治疗前通过对宫颈癌患者临床信息的阅读可以了解患者一般情况与整体治疗方案,对照治疗信息,对出现的非常规参数进行确认核实,可以有效地避免人为失误对患者造成的意外伤害。对于一般情况较差的患者,带有心脏起搏器、各种引流管、导尿管的患者,患有幽闭恐惧症、精神分裂症、躁狂等精神疾病的患者,应进行识别并给予特殊的关注。

3. **治疗信息的审核**　治疗信息是治疗师核对的主要内容,不仅要保证治疗单填写的信息的准确性,而且要保证治疗记录单、治疗计划单和加速器控制台治疗数据一致。治疗计划单应有物理师的确认签字、上级物理师的审核签字和主管医生的批准签字。治疗记录单填写完成后应有主管医生签字和上级医师的审核签字。审核加速器控制台信息准确完整并经过授权人审核批准。治疗信息一般包括放疗方案、放射野信息、摆位要求、图像引导信息、附加要求等,治疗前应认真审核。

发现异常情况应及时提请物理师和医师确认。

(三)患者的准备

1. **心理准备**　近年来随着科普工作的进步,宫颈癌患者对放疗的认可程度有所提高,但是依然会面临来自家庭、工作、社会、生育等各方面的压力,对放化疗毒副作用的担心依然存在,治疗期间会出现紧张焦虑情绪,影响到治疗和生活。在放疗开始前对患者进行放疗知识的宣讲是十分有必要的,宣讲的内容包括放疗的基本流程、疗效及毒副作用的预防,配合医生治疗的基本方法,心理舒缓的常用方法等。通过及时了解患者的需求与疑惑,给出针对性的解答,消除患者的担心可以很好地舒缓患者的焦虑情绪,另外需注重科室环境的布局,保护患者的隐私,保持室内温湿度,降低候诊环境的噪声均可减轻患者的精神压力,从而提高患者的依从性,让患者更好地配合治疗。

2. **膀胱直肠准备**　子宫位于膀胱与直肠之间,膀胱与直肠的充盈程度会对阴道、宫颈和子宫的位置产生影响,同时也会影响自身的受照体积。膀胱的充盈会将更多的膀胱壁推离高剂量照射区,直肠

的充盈反而会导致更多的直肠组织进入高剂量照射区。研究表明膀胱的充盈程度对宫体的位置影响较大,直肠的充盈程度对宫颈和阴道的位置影响较大。因此,放疗前要求患者排空直肠后,憋尿至少300ml开始治疗,并且要尽量重复CT模拟定位时的状态。

3. **衣着的准备**　宫颈癌患者放疗过程中尽量穿着贴身内衣裤,定位扫描和治疗时充分暴露腹部和盆腔,并且在整个疗程中衣着尽量保持一致。春秋季节换季时做好患者宣教,提高依从性。保持室内温度在25℃左右,防止患者着凉引起感冒或应激性腹泻。

4. **营养准备**　粒细胞减少和放射性肠炎是盆腔肿瘤患者放疗的常见毒副作用。在放疗开始前和开始两周内对患者进行营养评估和支持,可以有效地减轻放疗急性反应的症状和降低慢性毒副作用的发生率,并且可以避免患者因为严重营养不良和治疗期间的严重感染而导致放疗中断。葡萄糖是肿瘤细胞的主要代谢底物,肿瘤对脂肪的利用能力比较差,因此肿瘤患者50%的能量应由脂质供给。

(1)细胞减少:可采用高蛋白质、高维生素的饮食结构,必须有一定的糖类和盐类,饮水每日需达3 000~3 500ml。

(2)急性放射性肠炎:放射性肠炎的发生不但与电离辐射有关,益生菌的减少也是发生放射性肠炎的主要原因。益生菌可以作为一种新型的肠道保护剂。谷氨酰胺饮食具有很强的抗辐射损伤作用,可加强小肠黏膜的修复。放疗前后30分钟避免进食可以有效减轻胃肠道反应,并预防习惯性呕吐。便秘和腹泻均会对肠道黏膜造成损伤,提倡通过调节膳食纤维的摄入量来改善便秘和腹泻,减轻药物的副作用。营养支持的方式首选经口摄入,次选肠内营养支持,最后选择肠外营养支持。

(四)体位验证及治疗实施

1. **核对治疗信息**　首次治疗要求医生、物理师和治疗师同时到场确认。每次治疗前均需要采取措施对患者的身份进行识别,例如口头点名应答、扫码、刷卡或人脸识别等方式。治疗师应认真阅读治疗单了解患者的一般情况,正确理解医嘱与各种注意事项,然后调取控制台信息,参照治疗计划单和治疗记录单认真核对。核对内容包括:①患者的身份信息,包括姓名、病历号、性别和年龄等,至少包含其中三项;②疗程信息,包括当前设备名称、当前疗程数、治疗次数、治疗技术、分割方式和累积剂量

等关键治疗信息；③体位固定及辅助信息，包括体位固定方法及相关参数，是否有阴道标记或填塞物及其规格型号，是否有蜡膜及规格型号。

2. **治疗摆位** 宫颈癌患者的摆位，要求由两名治疗师配合完成，按照体位固定要求，参照激光灯进行摆位，必要时按照要求在患者阴道内插入阴道填塞物或使用蜡膜，并进行体位固定。摆位过程中注意室内温度不可过低，以免造成患者肌肉紧张无法重复定位时的身体形态，也可避免低温导致患者应激性腹泻，加重肠道反应。注意保护患者隐私，为敏感部位进行必要的遮挡，减轻紧张焦虑情绪。摆位过程中应态度温和、手法轻柔，为患者提供相对舒适的治疗体验。摆位结束后，认真核对显示器显示的各项参数，对于超出允许范围的参数进行核实与调整，必要时需重新摆位。确认加速器机架的旋转不会与患者肢体、治疗床及室内物品发生碰撞。向患者交代应急求助方法，并确认患者已掌握。确保无误后离开机房，关闭防护门。

3. **位置验证** 位置准确是放疗实施的最基本要求，摆位完成后进行位置验证是十分有必要的，尤其是调强放疗技术的应用必须有图像引导作为保障。首次图像配准结果需医生、物理师和治疗师三方同时在场确认，出现较大误差时需要在明确原因后作出调整决策，后续治疗的图像配准与决策可以由治疗师独立完成。关于位置验证的频率取决于设备条件、治疗方案、体位固定方案、系统性误差等因素，推荐治疗的前 3 次进行位置验证并且之后每周进行 1 次位置验证，有条件的医院每次治疗均可以进行位置验证。配准方式首选骨性配准，逐层查看靶区和危及器官，靶区位置变化较大时，不主张进行移床调整，应重新进行直肠和膀胱准备，必要时通知主管医生重新定位。宫颈癌靶区较长，脊柱的曲度变化较大，如扫描范围不能完全包含靶区，使用六维床时需慎重考虑，靶区头脚两端有可能存在过度调整的情况。

宫颈癌放疗的靶区范围主要位于盆腔，包括或无腹主动脉旁淋巴引流区。放疗实施前的图像引导推荐应用骨性配准，自动配准的感兴趣区应包括靶区范围内的大部分骨骼和软组织，排除体位固定装置，自动配准后需进行人工复核，必要时进行手动调整，确保符合临床要求后进行误差纠正，人工复核的要点包括以下内容。

（1）患者的整体情况：如果有明显的体重增加或降低，需请物理师评估人体组织厚度的变化对剂量分布的影响，必要时重新定位和计划设计。

（2）骨性结构的配准：根据加速器误差调整的维度，选择图像配准的维度，六维配准的数据不能应用于三维治疗床。治疗师应通过横断位、矢状位和冠状位的图像判断是否正确纠正了平移和旋转误差。对于六维治疗床，治疗师应保证配准的旋转误差不能超过加速器和治疗床的纠正能力。对于三维治疗床各个旋转方向的误差尽量不要超过 1.5°。骨性配准是宫颈癌图像引导的基本配准方式，首次治疗如果任一方向平移误差超过 5mm，建议重新摆位后再次进行图像引导，确认误差来源。根据图像引导方案不同采取不同的处置方式，如果不是每次治疗前均进行图像引导的治疗方案，则需纠正摆位标记线。

（3）软组织结构的配准：在骨性配准的基础上，逐层查看软组织的配准情况。首先，需要观察膀胱的充盈程度与计划时是否一致，膀胱体积过小既导致膀胱受照剂量增大，也会造成更多体积的小肠进入高剂量区，膀胱充盈过度会增加靶区前部组织的厚度，影响剂量分布。其次，需要观察直肠的状态是否存在过度充盈。最后，观察阴道、子宫颈和子宫等核心靶区是否有超出 PTV 的情况，如有脱靶需确认诱发原因，重新进行膀胱直肠的准备后再行 CBCT，必要时可重新定位。应观察带瘤患者肿瘤的退缩情况，变化较大时提请主管医生重新定位。另外还需要关注小肠的位置，若有部分肠段异常地进入了高剂量区，可以让患者进行尿量的调整或采取头低臀高的特定体位来改变肠段的位置，再次进行图像引导。如果依然不能满足临床要求，需重新定位，或尝试采用俯卧位。

4. **治疗实施** 位置验证后，操作治疗师应确认位置误差已正确纠正，确认图像引导设备已收回设定位置，确认患者没有异常，然后开始出束治疗。出束期间治疗师应认真观察设备的运转情况和患者的状态，如有异常立即停止出束，进行相应的处理。治疗结束后进行总结性记录，包括日期、单次剂量、累积剂量、特殊附件、摆位人、操作人等。

二、前列腺癌放射治疗计划实施

（一）概述

前列腺癌是男性泌尿生殖系统最常见的恶性肿瘤，多发生在前列腺的外周带。根治性手术、放疗和内分泌治疗是前列腺癌根治性治疗的主要手段。近年随着图像引导调强放疗的广泛应用，结合新型内分泌药物、靶向治疗和免疫治疗的临床推广，逐渐形成了以图像引导调强放疗为主的综合治疗手段。研究表明前列腺癌进展缓慢，局限期和区域淋巴结转移的前列腺癌患者 5 年总生存率可达 99% 以上，但远处转移的患者 5 年生存率仅为 31%。

1. 解剖

（1）部位与结构：前列腺形似一枚倒置的栗子，上方为前列腺的底部，下方为前列腺的尖部，前后径约为 2cm，横径约为 4cm，垂直直径约为 3cm，年轻男性重约 8g，主要由腺体组织和纤维肌肉组织组成。前列腺位于耻骨联合的下缘和耻骨弓的后方，后侧紧邻直肠壶腹部，侧壁、下壁与肛提肌相邻，上缘为底部与膀胱颈接触，下方的尖部包绕在前列腺和后尿道膜部的交界处，中间为前列腺的体部，体部的后侧有一纵行浅沟，称为前列腺中央沟。尿道从前列腺底部的前缘进入前列腺，穿行通过前列腺的前 1/3 和中 1/3 之间，精囊位于前列腺的后上方，射精管从前列腺后部进入前列腺，斜行汇入尿道的前列腺部。前列腺可分为五个叶，分别为前叶、后叶、中叶和两个侧叶，也可以分为四个区，分别为周围区、中央区、交界区和纤维肌肉基质区，肿瘤多数发生在前列腺的周围区。

（2）血液供应与淋巴引流区：前列腺的血液供应主要来自于膀胱下动脉、阴部内动脉和直肠中动脉的分支。静脉血通过前列腺静脉丛注入髂内静脉。前列腺的淋巴引流主要包括 3 条途径：第一条沿髂内动脉至髂外淋巴结；第二条从前列腺背侧经骶侧淋巴结引流至髂总淋巴结；第三条膀胱旁淋巴结引流至髂内周围淋巴结。前列腺癌主要通过直接浸润、淋巴转移和血行转移三种途径对外侵犯。前列腺癌浸润较为缓慢，多数局限于腺体内部，晚期侵犯膀胱，可导致输尿管梗阻。淋巴转移通道首先到达盆腔淋巴结，继而可以到达髂内、闭孔、骶前、髂外、髂总、腹主动脉旁淋巴结。血行转移包括骨、肺、肝、肾、肾上腺和脑等。

2. 临床表现 前列腺癌发展较为隐匿，一般早期没有明显的临床表现。随着肿瘤的增大，侵犯或压迫周边器官和组织可以表现出相应的症状。最常见的尿路症状与前列腺增生症状类似，包括尿频、尿急、尿不尽、尿流缓慢、排尿困难等，血尿则较为少见。肿瘤压迫直肠会出现排便困难，压迫输精管会引起射精功能障碍，压迫神经会引起会阴部疼痛。晚期前列腺癌发生骨转移会出现疼痛、病理性骨折等。

3. 治疗原则 前列腺癌的治疗应根据危险度分级、预后、预期寿命、毒副作用和患者本人意愿等因素选择不同的治疗策略。主要包括根治性前列腺切除术、放射治疗、内分泌治疗，部分患者会采取主动监测的方式。根治性放疗与根治性手术是前列腺癌根治性治疗的主要手段。放疗适用于前列腺癌各个分期的治疗，对于肿瘤局限于盆腔、年老、一般情况差、危险分级相对较高的患者一般首选放疗；T4 期，手术切缘阳性的患者应给予术后辅助放疗；术后开始可以测得 PSA，并且连续 2 次升高的患者可以开展挽救性放疗；内照射通常选择放射性粒子植入术，主要应用于低危患者，前列腺体积适中，中高危患者则需要配合外照射和内分泌治疗。

（二）放疗计划审核

放疗是前列腺癌的主要治疗手段之一，由于靶区复杂、处方剂量高、疗程长，分割方式多样的特点，提倡应用图像引导下的调强放疗技术，尤其是单次大剂量的分割方式，要求精准放疗，减轻毒副作用，保证患者长期生存的生活质量。因此首次治疗前需对放疗计划进行严格的审核，对治疗单、治疗计划和体位固定记录单进行统一核对，以保证正确的患者、正确的部位得到正确的治疗。

1. 患者信息的审核 患者信息的审核参照宫颈癌相应章节。

2. 临床信息的审核 临床信息的审核参照宫颈癌相应章节，另外需要注意前列腺癌患者多为老年人，应全面了解患者的一般情况，针对特殊情况提前做好相应的准备。了解患者是否带有心脏起搏器、各种引流管、导尿管等，是否有严重的骨转移，是否有老年痴呆等认知功能障碍。

3. 治疗信息的审核 治疗信息的审核参照宫颈癌相应章节。

（三）患者的准备

参照宫颈癌相应章节。

（四）体位验证及治疗实施

1. 核对治疗信息 首次治疗要求医生、物理师和治疗师同时到场确认。核对治疗信息的方法和内容可参照宫颈癌相关章节。

2. 治疗摆位 前列腺癌患者的摆位，要求两名治疗师配合完成，按照体位固定要求，参照激光灯进行摆位，并进行体位固定。摆位过程中应注意关照老年患者，避免发生摔倒和坠床等意外事故；注意室内温度不可过低，以免造成患者肌肉紧张无法重复定位时的身体状态，也可避免低温引起患者应激性腹泻,加重肠道反应;注意保护患者隐私,为敏感部位进行必要的遮挡,减轻紧张焦虑情绪;摆位过程中态度温和、手法轻柔,为患者提供相对舒适的治疗体验。摆位结束后,认真核对设备的各项参数,对于超出参考值允许误差的参数进行确认,调整,必要时需重新摆位。确认加速器机架的旋转不会与患者肢体、治疗床及室内物品发生碰撞。向患者交代应急求助方法,并确认患者已掌握。确保无误后离开机房,关闭防护门。

3. **位置验证** 前列腺癌核心靶区较小而精细,照射剂量高,与直肠、膀胱位置紧密。提倡采用图像引导下的调强放疗技术,以保证疗效,降低毒副作用。首次治疗的位置验证需要医师、物理师和治疗师三方同时到场确认,后续治疗可由治疗师独立完成,关于位置验证的频率取决于设备条件、治疗方案、体位固定方案、系统性误差等因素,推荐治疗的前3次进行位置验证并且之后每周进行1次位置验证,有条件的医院每次治疗均可以进行位置验证,对于单次大剂量分割方案的治疗模式每次必须进行位置验证。

放疗实施前的图像引导推荐应用骨性配准,自动配准的感兴趣区应包括大部分盆腔骨骼及软组织,排除体位固定装置,自动配准后需进行人工复核,必要时进行手动调整,确保符合临床要求后进行误差纠正,人工复核的要点包括以下内容。

(1)患者的整体情况:如果有明显的体重增加或降低,需请物理师评估人体组织厚度的变化对剂量分布的影响,必要时重新进行模拟定位和计划设计。

(2)骨性结构的配准的要求可参照宫颈癌相关章节。但需特别关注骨盆前后方向上的倾角,如发现明显倾角,需着重观察精囊的配准情况,必要时重新摆位。

(3)软组织配准:在骨性配准的基础上,逐层查看软组织的配准情况。首先,需要观察膀胱的充盈程度与计划时是否一致,膀胱体积过小会增加膀胱的受照剂量;其次,需要观察直肠的状态,避免直肠过度充盈,挤压前列腺;最后,逐层观察前列腺和精囊是否超出PTV。另外盆腔淋巴引流区的照射还需要关注小肠照射的体积。

(4)治疗师可以根据科室具备的条件和实际需求选择合适的技术手段进行前列腺癌放疗患者的位置验证。

4. **治疗实施** 内容参照宫颈癌相应章节。

5. **特殊情况处理** 前列腺癌患者在放疗过程虽然采用 CBCT 验证,校正了体位误差,但在临床治疗过程中经常出现直肠排空状态与 CT 定位时的排空状态不一致。比如定位时直肠是排空的,但治疗时直肠有胀气或者有粪便,直肠直径变大,导致直肠前壁向前移位进入高剂量区,造成危及器官超剂量照射;或者相反情况,CT 定位时的排空不理想,但在治疗时直肠是排空的,直肠直径变小,导致靶区向后移位,部分进入低剂量区,造成剂量不足。虽然有 CBCT 验证,但由于器官变形,不管如何校正都没有办法达到要求,所以对于前列腺癌放疗,模拟定位及治疗实施时保持直肠在排空状态非常重要,在治疗实施时行 CBCT 验证,如果发现直肠直径与定位时不一致,应该要求患者先排空直肠,然后再进行 CBCT 验证,合格者才给予治疗。

三、直肠癌放射治疗计划实施

(一)概述

直肠癌是指起源于从齿状线至直肠乙状结肠交界处之间的恶性肿瘤,一般距离肛缘 15cm 以内,是消化道最常见的恶性肿瘤之一。根据年龄、家族史,以及粪便潜血实验、肛门指检等筛查手段进行筛查,进一步通过内镜检查,可以提高早期诊断率,降低死亡率。直肠癌的诊疗推荐采用多学科综合治疗协作组(MDT)模式开展,采用手术、放疗和化疗相结合的综合治疗手段。放射治疗在直肠癌的应用模式主要有新辅助或辅助治疗、根治性治疗、转化性治疗和姑息性治疗等。

1. **解剖**

(1)部位与结构:直肠为大肠的终末端,位于人体盆腔,上界位于第 3 骶椎水平与乙状结肠相连接,下界由齿状线与肛管相连接,大约位于尾骨尖前方稍下 2~3cm,后邻骶尾骨,男性直肠前面邻近膀胱和前列腺,女性为阴道与子宫。直肠总长为 12~15cm,通常将直肠参照齿状线分为三段,距齿状线 5cm 为下段,5~10cm 为中段,10~15cm 为上段。直肠壁可分为黏膜层、黏膜肌层、黏膜下层、肠壁肌层及浆膜肌层。直肠上 1/3 的前面和两侧均有腹膜覆盖,中 1/3 前面的腹膜覆盖并向前反折,男性形成直肠膀胱陷凹(距肛门 7.5cm),女性则形成直肠子宫陷凹(距肛门 5.5cm)。直肠下 1/3 没有腹膜覆盖。

(2)血液供应及淋巴引流区:直肠上动脉、直肠中动脉、直肠下动脉分别供应直肠上中下各 1/3 区域的大部分血供。静脉引流主要依靠直肠静脉丛、直肠上静脉和直肠中静脉。直肠淋巴引流多沿血管行走，以齿状线为界分为上下两组，上下两组淋巴结引流网络存在广泛的交通。上组淋巴结引流分为3个方向：第一个方向是自下而上沿直肠上动脉区经肠系膜下动脉区到达腹主动脉旁淋巴结；第二个方向为沿着两侧经直肠下动脉区到达骶前淋巴结；第三个方向为向下至肛提肌上淋巴结或至坐骨直肠窝淋巴结，沿肛内血管至髂内淋巴结。下组淋巴结经会阴引流至双侧腹股沟淋巴结。直肠癌的播散途径主要包括直接浸润、淋巴结转移和血行转移。直接浸润突破肠壁后可侵犯邻近的膀胱、子宫、阴道、前列腺、精囊、输尿管和骶骨等器官。淋巴转移途径主要沿上组淋巴结通道转移，少部分通过下组淋巴结转移至腹股沟淋巴结。血行转移的常见部位为肝脏、肺脏、骨骼及脑。

2. 临床表现 直肠癌的发展较为隐匿，早期常无明显症状，也可以表现为便血。当肿瘤发展到一定的程度，会表现出明显的局部症状，全身症状常不明显。例如：大便习惯的改变，如排便次数增多、便秘等；大便性状的改变，如大便不成形、稀便等；另外，还会出现大便困难、肛周疼痛、肛门下坠感等。肿瘤发展到局部晚期时会出现排便困难、排便不尽感或里急后重感。肿瘤外侵邻近器官时会引起排尿困难、会阴区疼痛等症状。淋巴结转移、血行转移会引起相应的症状。

3. 治疗原则 直肠癌的诊疗主要依据患者的一般情况、临床分期、病理类型和生物学特性采用综合治疗手段，最大限度地治愈肿瘤，保护正常组织，提高治愈率，保证患者的生存质量。直肠癌的治疗以手术为主，综合采用放射治疗、化疗以及分子靶向治疗等。

（1）手术治疗：手术是直肠癌根治性治疗的主要手段，手术的主要目的是切除原发肿瘤、浸润组织和局部淋巴结。

1）早期直肠癌（$cT_1N_0M_0$）：内镜下切除的适应证仅限于临床分期为T_1期；肿瘤直径<3cm；肿瘤侵犯肠周组织<30%；切缘距离肿瘤>3cm；肿瘤组织有一定的活动度，不固定；高-中分化；影像学检查未发现淋巴结转移。采用经肛门切除而非经腔镜或内镜下的适应证除了满足上述适应证外，还需满足无淋巴管浸润（LVI）或神经浸润（PNI）；肿瘤距离肛缘在8cm以内。

2）直肠癌（cT_2~T_4，N_0~N_2，M_0）：推荐采用根治性手术治疗。低位直肠癌推荐使用腹会阴联合切除

术或慎重选择保肛手术；中下段直肠癌手术需遵循直肠癌全系膜切除原则；中上段直肠癌推荐行低位前切除术。手术在根治肿瘤的前提下，尽量保留肛门括约肌、排尿功能和性功能，以提高术后患者的生活质量。术前评估cT_3~T_4伴有局部淋巴结阳性的局部进展期中下段直肠癌患者，可以进行术前放化疗；局部晚期不能切除的直肠癌患者可给予姑息性治疗，例如放疗、手术造口、支架植入和营养支持等；肿瘤无法切除干净的可以在术中放置金属标记物指导术后放疗。

（2）放射治疗：放疗通常单独或与手术、化疗结合应用于直肠治疗。主要的治疗模式有新辅助治疗、辅助治疗、根治性治疗、转化治疗和姑息性治疗。对于Ⅰ期直肠癌局部切除术后有高危因素且无法行根治性手术的患者可行根治性术后放疗，Ⅰ期直肠癌距离肛门较近，可对肿瘤进行局部切除，术后进行放疗既可以保留肛门，疗效与根治性手术相当；Ⅱ~Ⅲ期（T_3~T_4、N＋）可手术切除的直肠癌可进行术前放疗、术前同步放化疗、术后同步放化疗，与单纯手术相比可以明显降低局部复发率和提高长期生存率。术前开展的新辅助治疗已成为Ⅱ~Ⅲ期可手术切除直肠癌的标准治疗方案，相比术后开展的辅助治疗，长期生存率基本相当，但是可以明显提高保肛率、降低局部复发率和减轻不良反应。如果Ⅱ~Ⅲ期直肠癌未进行新辅助放疗，术后病理显示具有高危复发因素的需进行辅助放疗；部分低位直肠癌且有强烈保肛意愿的患者可以在术前进行放化疗，部分患者可以达到临床完全缓解，可暂时不进行手术，定期随访，如果没有达到临床完全缓解，需要进行根治性手术治疗；部分局部晚期手术切除困难的直肠癌，可以术前开展同步放化疗使之转化为可切除的肿瘤；肿瘤局部复发或发生远处转移，不能耐受手术，也无法通过放疗和综合治疗达到治愈的患者，可以通过姑息性放疗来缓解症状，提高生存质量。

（3）化疗

1）术前化疗：新辅助治疗可以提高直肠癌的手术切除率，提高保肛率和延长患者的无病生存率。术前化疗多与放疗联合使用，主要针对距离肛门<12cm，T_3和/或N＋的局部晚期可切除的直肠癌。对于T_4期或局部晚期不可切除的直肠癌患者可进行术前放化疗，部分可转化为可切除病例。术前化疗药物主要以氟尿嘧啶类药物为基础。

2）术后化疗：辅助治疗应根据直肠癌的原发

部位、病理分期、分子指标及术后恢复状态来决定。一般在术后 4 周左右开始，时限为 3~6 个月。Ⅱ期存在高危因素和Ⅲ期直肠癌可采用奥沙利铂为基础的 CapeOx 或 FOLFOX 方案或者单药 5-FU/LV、卡培他滨。术前未进行新辅助放化疗的局部晚期直肠癌患者，术后存在高危因素需进行术后辅助放化疗，化疗方案以氟尿嘧啶类药物为基础。

（4）分子靶向治疗：对于临床确诊复发或转移的直肠癌可进行 KRAS、NRAS 基因突变检测可以指导靶向治疗。对所有患者进行错配修复（mismatch repair，MMR）蛋白表达或微卫星不稳定性（microsatellite instability，MSI）检测，可用于林奇综合征筛查、预后分层及指导免疫治疗。目前研究较多的靶向药物包括针对血管内皮生长因子（vascular endothelial growth factor，VEGF）的贝伐单抗，针对表皮生长因子（epidermal growth factor，EGFR）的西妥昔单抗，另外还有瑞戈非尼和呋喹替尼。国际上，靶向药物联合化疗已经有了一些推荐方案，但疗效与毒副作用上还需进一步研究。

（5）转移性直肠癌的治疗：对于转移性的直肠癌全身系统化疗推荐使用 5-FU/LV、伊立替康、奥沙利铂、卡培他滨、曲氟尿苷替匹嘧啶和雷替曲塞。存在基因靶点突变的患者也可以使用分子靶向药物。对于直肠癌肝转移、肺转移和腹膜后转移经过 MDT 讨论可以采取相应的局部治疗进行控制，例如手术、立体定向放疗、射频消融等。

（6）其他治疗：主要针对晚期患者，常规治疗方案不适用时可以采用介入治疗、物理治疗和中医中药治疗来缓解症状和延长生存时间。另外，在整个肿瘤治疗期间应重视患者的支持治疗，进行疼痛管理、给予营养支持和精神心理干预可以辅助提高生存质量与疗效。

（二）放疗计划审核

直肠癌的治疗是以手术为主的综合治疗模式，放疗与手术和化疗配合，包括单纯放疗、新辅助放疗和辅助放疗等，各种治疗模式的照射范围、处方剂量、剂量分割模式各有不同。因此，首次治疗前应设置专门的环节对放疗计划进行审核，对治疗单、治疗计划和体位固定记录单进行统一核对，以保证正确的患者、正确的部位得到正确的治疗。除了保证放疗技术应用的准确性，还要保证放疗与手术和化疗配合的适宜性。

1. 患者信息的审核　患者信息的审核请参照宫颈癌相应章节。

2. 临床信息的审核　临床信息的审核请参照宫颈癌相应章节。

3. 治疗信息的审核　治疗信息的审核请参照宫颈癌相应章节。

（三）患者的准备　参照宫颈癌相应章节

（四）体位验证及治疗实施

1. 核对治疗信息　首次治疗要求医生、物理师和治疗师同时到场确认。核对治疗信息的方法和内容可参照宫颈癌相关章节。

2. 治疗摆位　直肠癌患者的摆位由两名治疗师同时参与完成，按照体位固定要求，参照激光灯进行摆位和体位固定。注意室内温度不可过低，以免造成患者肌肉紧张，无法重复定位时的身体形态，也可避免低温引起患者应激性腹泻，加重肠道反应。注意保护患者隐私，为敏感部位进行必要的遮挡，减轻紧张焦虑情绪。摆位过程中态度温和、手法轻柔，为患者提供相对舒适的治疗体验。摆位结束后，认真核对设备的各项参数，对于超出允许误差的参数进行确认和调整，必要时需重新摆位。确认加速器机架的旋转不会与患者肢体、治疗床及室内物品发生碰撞。向患者交代应急求助方法，并确认患者已掌握。确保无误后治疗师离开机房，关闭防护门。

3. 位置验证　治疗前的位置验证可以有效地纠正平移与旋转误差，保证治疗的准确性。首次图像引导需要医生、物理师和治疗师三方同时在场确认，后续治疗的图像配准与决策可以由治疗师独立完成。关于位置验证的频率取决于设备条件、治疗方案、体位固定方案、系统性误差等因素，可采用治疗的前 3 次进行位置验证和之后每周进行 1 次位置验证的方案，有条件的医院每次治疗均可以进行位置验证。配准方式首选骨性配准，逐层查看靶区和危及器官，靶区位置变化较大时，应重新进行直肠和膀胱准备，必要时通知主管医生重新定位。

直肠癌放疗实施前的图像引导推荐应用骨性配准，自动配准的感兴趣区应包括大部分盆腔骨骼及软组织，排除体位固定装置，自动配准后需进行人工复核，必要时进行手动调整，确保符合临床要求后进行误差纠正，人工复核的要点包括以下内容。

（1）患者的整体情况：如果有明显的体重增加或降低，需请物理师评估人体组织厚度的变化对剂量分布的影响，必要时重新进行模拟定位和计划设计。

（2）骨性结构的配准：可参照宫颈癌相应章节。

（3）软组织配准：在骨性配准的基础上，逐层查看软组织的配准情况。首先，需要观察膀胱的充盈程度与计划时是否一致，膀胱体积过小既导致膀胱受照剂量增大，也会造成更多体积的小肠进入高剂量区。膀胱充盈过度，增加靶区前部组织的厚度，影响剂量分布。其次，需要观察直肠的状态，是否有肿瘤导致的梗阻或其他原因导致的粪便和气体储留。一般情况下 CTV 很少有脱离 PTV 的情况，但部分同步加量的 GTV 会随着直肠的充盈发生较大的位移，从而脱离 PTV，需引起治疗师的注意，必要时重新定位。另外，还需要关注小肠的位置，如有部分肠段异常地进入了高剂量区，可以让患者进行尿量的调整或采取头低臀高的特定体位来调整肠断的位置，再次进行图像引导。如果依然不能满足临床要求，需重新定位，可尝试采用俯卧位。

（4）随着影像设备与加速器的结合，可用于图像引导的技术很多，治疗师可以根据科室具备的条件和实际需求选择合适的技术手段进行直肠癌放疗患者的位置验证。

4. **治疗实施** 内容参照宫颈癌相应章节。

第五节 特殊治疗计划实施

一、全中枢肿瘤放射治疗计划实施

（一）概述

中枢神经系统肿瘤是源于由脑和脊髓构成的中枢神经系统的肿瘤，有良性和恶性之分。其中良性肿瘤有脑膜瘤、垂体瘤、颅咽管瘤等，恶性肿瘤有室管膜瘤、中枢神经系统淋巴瘤、生殖细胞肿瘤等。颅内肿瘤有发生占位和压迫脑组织的特点，很少向颅外转移，常使脑功能受损，甚至威胁到生命。

1. **解剖部位与结构** 中枢神经系统是神经系统的主要部分，由明显的脑神经节、神经索或脑和脊髓及之间的连接组成。大量的神经细胞聚集在一起构成神经网络，负责传递、储存和处理信息，支配和控制生物体的身心活动。脑由大脑、小脑、间脑和脑干组成。大脑左右半球通过胼胝体连接，分为额叶、顶叶、枕叶和颞叶。脑干分为中脑、脑桥和延髓。

2. **临床表现**

（1）高颅压症状：主要表现为头痛、呕吐、视力障碍，根据病程缓慢进行性加重。高颅压使脑膜血管和神经牵拉引起头痛，迷走神经和脑干呕吐中枢受激产生的喷射状呕吐，眼底检查可见眼底静脉回流受阻产生的视乳头水肿，严重时合并眼底出血，并导致失明。当高颅压不断加剧时，会引起脑疝，常见有小脑幕裂孔疝、小脑幕切迹上疝和枕骨大孔疝三种脑疝，另还有大脑镰疝、蝶骨嵴疝和脑中心疝。

（2）神经系统定位症状：由肿瘤对周围脑组织产生的压迫和损伤而产生，主要表现为运动障碍、感知障碍、癫痫等，还可伴有情绪或人格的改变。

3. **治疗原则**

（1）使用脱水药物、激素治疗和引流等方法给予降颅内压治疗。

（2）手术是脑肿瘤的主要治疗方法，尽可能全切除肿瘤，缓解高颅压，创造化疗条件。

（3）放射治疗是术后常规的辅助治疗，可延缓肿瘤的复发，既高效又安全，同时也使用在脑转移的姑息性治疗上。放射治疗常规使用高能 X 线，采用个体化固定装置，行三维适形放射治疗或调强放射治疗技术，随着技术的进步和发展，高精度的立体定向放射治疗得到了广泛地使用，其集束、单次或分次大剂量的照射方式，能达到类似外科手术的效果，明显提高脑肿瘤治疗的疗效。

（4）化疗药物的使用要考虑到给药途径、耐药性和血脑屏障的存在，避免影响抗癫痫药物的使用。

（二）放射治疗计划审核

首次接到患者的放射治疗计划单，认真审核是整个放射治疗实施开始的首要任务，能有效确保后续治疗的准确、安全、可靠。

1. **患者基本信息的核对** 确保治疗单患者基本信息与实际准备接受治疗实施的患者信息无误，包括患者姓名、性别、年龄、住院号或门诊号、照片等。

2. **患者治疗信息的核对** 确保治疗单与计划的信息一致，包括：①治疗部位、机器型号、射线能量、跳数（MU）等。②核对患者体位、体位固定方式，体位验证的方式、验证频次以及可接受实施治疗的误差值等信息描述的完整性、合理性。首次治疗如遇特殊体位或固定辅助装置，可让主管医生现场讲解及示范。③检查治疗计划中机架旋转是否合理，尤其是非共面射野能否顺利实行。

3. **治疗单的相关临床信息内容核对**

（1）治疗技术：源-皮距还是等中心照射，三维适形还是调强照射。

（2）射野相关信息：单中心还是多中心照射，各中心的射野号、源-皮距或床高、放射野示意图等信息是否书写规范。

（3）剂量相关信息：首次核查单次分割剂量、总剂量、总照射次数；分次内核查累积剂量、累积次数，要求记录准确、清晰。

（4）首次拿到的治疗单应由有资质的医生、物理师签名；后续治疗中则由每天执行治疗实施的两位治疗师签名。

（三）患者及设备的准备

1. 每天治疗患者前，必须做好治疗机的开机、预热、晨检及各项设备相关的QA工作。

2. 做好患者进入机房前的宣教工作，特别是首次接受治疗的患者，由于对放射治疗的了解有限，放射治疗师的宣教解释工作可以大大舒缓患者及家属的焦虑、抑郁等负面情绪。特别是体位舒适性较差的俯卧位患者，更多的鼓励和沟通能取得患者更好的配合。

3. 嘱患者脱去厚重的外套，去除假发、饰品、皮带、钥匙扣等。如体位辅助固定模具存放于机房外的，则嘱其取好固定模具备用。

（四）体位验证及治疗实施

1. **核对治疗信息**　首次执行治疗计划实施前，应认真核对治疗单和治疗计划的准确性，包括机器型号、MU、射线类型、治疗技术等。分次内治疗实施前治疗信息的核对包括：①调取患者的治疗计划，读治疗单核对患者信息，确保治疗单与调取的治疗计划信息完全符合，如姓名、年龄、性别、门诊号或住院号、照片等基本信息；②核对MU、照射次数以及累积剂量、治疗技术等治疗信息；③读医嘱，核查患者的治疗体位、固定方式、体位验证等相关信息的准确性和可实施性。

2. **全中枢肿瘤的治疗摆位**

（1）让患者复述自己姓名后，由其中一名治疗师协助患者拿好个体化体位固定模具（如模具寄存于机房外）进入机房。

（2）让患者按医嘱或模拟定位时的要求，脱去衣服、帽子、假发及其他饰品等，充分暴露需照射部位，同时检查患者体表标记线是否清晰。

（3）确认治疗机的机架、光栏、床体的角度为0°，按医嘱要求将体位辅助固定装置及个体化固定模具置于治疗床上，同时核对个体化固定模具的信息以及贴于模具上的标记线是否完好。如治疗实施

需在光学表面成像下进行，则应将相关设备及操作系统打开备用。

（4）协助患者仰卧或俯卧于个体化体位固定模具上，由两名放射治疗师严格按照操作常规，互相协作完成患者的体位固定和摆位。

（5）全脑全脊髓三维适形照射时，通常先对患者头部照射中心进行摆位，同时利用激光延长线或向机架方向移动床面，通过微调患者躯干使其头、胸及腰骶髓三个射野中心在同一直线上。

（6）等中心摆位后源-皮距治疗

1）头部放射野摆位：由两名治疗师共同完成等中心摆位，旋转机架至一侧水平位，打开射野灯和源-皮距灯，左右平移床面至源-皮距100cm，治疗结束后旋转机架至对侧，同样平移床至相应源-皮距位置。

2）胸、腰、骶放射野摆位：两名治疗师利用患者体侧的摆位线先进行等中心摆位，然后降床至源-皮距100cm给予治疗。

（7）如是调强治疗技术，摆位后应检查确保机架旋转范围内无其他障碍物，以免机架旋转过程中发生碰撞。如需体位验证，则应做好相关影像设备的准备工作。通常三维适形照射的体位验证选用EPID或胶片。

（8）出机房时，放射治疗师应走在最后，确保除患者外无其他人员滞留于机房内。

（9）全中枢肿瘤放射治疗摆位的注意事项

1）每一次的治疗都应准确清楚地做好治疗记录，由两名治疗师分别签名。

2）调强技术摆位时，如治疗床面为非全碳纤维材质制成，则应提前做好预案，以免部分床面的刚性支撑架对一些大于90°的射野造成遮挡。

3）体位固定装置应尽可能往床面的顶端放置，可保证全脑全脊髓的腰骶射野顺利摆位。同时，也可避免其他脑部非共面射野治疗时机架碰撞床面的安全隐患。

4）非共面治疗摆位时，治疗师应进入机房内操作机架和床体，避免因操作失误而导致危险的发生，操作时应先旋转机架至设定角度后，再将治疗床旋转至设定的角度；完成机架和治疗床的旋转后应再次打开激光灯和射野灯，查看等中心是否准确。

5）如放疗设备相对比较陈旧，进行成角摆位时，旋转机架前应检查机头托盘上是否有铅块或其他附件，防止掉下砸伤患者或砸坏设备；旋转机架

时治疗师应站在机头正方向看视机架刻度盘,防止因斜视而发生的角度误差。

3. 全中枢肿瘤放射治疗的体位验证　在全中枢肿瘤放射治疗中,可根据照射范围、照射方式的不同,选择不同的影像设备进行体位验证。

(1)体位验证的频率

1)全中枢肿瘤仅限于脑部照射:第一次治疗实施前必须行体位验证或开始治疗的前3次行体位验证,后续每周1次。实际频次可根据治疗实施过程中体位验证的评估结果,患者体位的重复性、稳定性及患者的体重变化等情况适当增加。

2)全脑全脊髓照射:第一次治疗前及疗程中定期移动各射野衔接处的上下界后都必须行体位验证;分次内可根据患者的验证评估结果及实际情况予以增加。

(2)体位验证的方式:通常有 EPID、kV CBCT、MVCBCT、机载 CT 等,条件较好的大型放射治疗中心还可配有 MRI 加速器、TOMO 等设备,以及光学表面成像技术等。在全脑全脊髓三维适形放射治疗实施中,倾向于用 EPID 或拍摄胶片的方式进行体位验证。

(3)体位验证的步骤

1)患者进入机房前,应提前做好影像设备的启动和预热。

2)核对各项信息后带患者进入机房,嘱患者按照定位时的要求脱衣并摘除其他饰品,同时做好体位固定装置的准备工作。

3)按医嘱要求协助患者摆好治疗体位后,治疗师应再次确认相应影像设备已在可工作状态,并确保旋转过程中不会发生意外后出机房。

4)根据不同影像设备的操作常规完成图像采集及后续的图像配准。全脑全脊髓体位验证的图像配准倾向于骨性配准。

5)图像匹配完成合格后,将影像设备归位后进入治疗实施模块。

(4)体位验证的注意事项

1)首次体位验证应在主管医生的参与下进行,以确保靶区得到足够的剂量照射,特别是全脑全脊髓各射野接野处的剂量评估。

2)拍摄 EPID 或放置胶片的双曝光,一次曝光采用大矩形放射野获取照射部位邻近的解剖结构信息,再次曝光为放射野,以此来获取靶区与附近感兴趣区的边界参考信息,与放疗计划的 DRR 图像进行配准验证。

3)配准时全脑通常以颅骨外沿为基准调整;椎体则以脊柱为基准进行配准。

4)每次执行体位验证的结果应及时准确地记录以备后续评估时使用。

4. 全中枢肿瘤放射治疗的实施

(1)完成机房内的摆位后回到控制室,由两名放射治疗师共同核对调取治疗计划,以确保准备实施的治疗计划与机房内患者的信息无误。

(2)按医嘱对患者进行体位验证,配准合格后实施治疗计划。分次间无需体位验证的患者则可直接按下出束按钮实施治疗计划。

(3)完成所有射野的治疗实施后,治疗师再次进入机房,将机架、光栏、床体转回0°,降床至合适高度,打开体位固定装置后协助患者下床并离开机房。

5. 全中枢肿瘤放射治疗实施中的注意事项

(1)患者的第一次放射治疗实施,原则上主管医生、物理师以及两位放射治疗师全部在场,并共同完成第一次在线配准后实施治疗。

(2)分次间体位验证配准三维方向的误差值均应满足各自医疗机构的质量保证要求若超出限制范围,治疗师应对患者重新摆位后再次采集图像行配准。螺旋断层 MVCT 验证时,由于 TOMO 不能分段扫描获得配准结果,所以在较长射野的配准中,更多的是考虑长轴旋转(Pitch 和 Yaw),如不能满足配置容差时则再找原因和调整体位。

(3)治疗实施全过程中,放射治疗师应通过监视器密切观察患者的情况,如有异常应立刻中断治疗,并进入机房给予及时处理和帮助。建议配上报警铃,患者有状况时能主动按铃通知治疗师及时处理。

(4)治疗实施完成后,及时查看执行完成的治疗计划是否完整回传保存,必要时告知软件工程师给予人工处理,以免影响治疗记录的完整性及后续治疗的正常进行。

(5)全中枢肿瘤患者在整个治疗中身体轮廓发生明显变化或体表标记线偏移时,应当及时与主管医师联系,以便及时妥善处置。

(6)如遇治疗中机器故障中断治疗,立即启动应急预案,将患者安全带离治疗室,记录数据并上报相关负责人和维修工程师。

二、全骨髓放射治疗计划实施

(一)概述

骨髓移植(Bbone marrow transplantation,BMT)即造血干细胞移植,是治愈恶性血液病的有效方式,其先通过大剂量放化疗预处理,清除患者体内的肿瘤等异常细胞,再将自体或配对的异体造血干细胞移植给患者,来帮助重建正常的造血系统和免疫系统。造血干细胞移植主要包括骨髓移植、外周血干细胞移植、脐血干细胞移植。由于骨髓为造血器官,早期均行以骨髓移植为主,其过程较为复杂,包括5个方面:①移植前准备:包括常规检查和处理等;②移植前预处理;③骨髓移植(包括造血干细胞的动员、采集和输注);④移植后处理;⑤移植后并发症的处理等。预处理步骤最为重要,对移植结果和预后起决定性作用,其中全身照射是预处理的重要组成部分,联合化疗能提高移植成功率。所以在骨髓移植前,患者须接受一个疗程的大剂量化疗或联合大剂量的放射治疗。预处理的主要目的是:①为造血干细胞的移植腾出必要的空间;②抑制或摧毁体内免疫系统,避免系统排斥;③尽可能清除肿瘤细胞,减少复发。

螺旋断层放射治疗调强放疗系统(TomoTherapy,TOMO)融合了CT影像引导技术和IMRT放射治疗技术,即将直线加速器的加速管安装在CT机架的滑环上,通过治疗床的步进来实施旋转治疗,TOMO技术治疗的适形度高,剂量均匀,为全骨髓照射治疗(total marrow irradiation,TMI)的最佳治疗方式。国外学者进行的探索试验证实,TOMO引导的全骨髓照射在清髓方面具有显著的剂量学优势,能提高预处理效果,预示其有减轻相关并发症的潜在能力。Wong等在2006年报道的研究结果证明应用螺旋断层调强放疗放射治疗技术实施全骨髓照射相较于传统全身照射技术,正常组织的剂量比靶区剂量低1.7~7.5倍,其预处理相关毒副作用毒副反应发生率明显低于国际发表的传统全身照射技术。Hui等在2007年的临床实验报告,也证实了应用螺旋断层调强放疗放射治疗技术实施全骨髓照射,能够使正常组织的剂量减少到只有常规靶向全身照射放射治疗(total body irradiation,TBI)剂量的30%~80%。有研究表明基于TOMO、旋转容积旋转调强放射治疗技术支持下的全骨髓照射,能在保证靶区总剂量的同时,明显减少正常组织的照射剂量,降低各种毒副作用毒副反应的发生率和严重程度,有效提高患者的生活质量。

(二)放射治疗计划审核

1. 患者基本信息的核对 确保治疗单患者信息与实际准备接受治疗实施的患者信息无误,包括患者姓名、性别、年龄、住院号或门诊号、照片等。

2. 患者治疗信息的核对 确保治疗单与计划的信息一致,包括:①治疗部位、机器型号、射线、能量、MU 等;②核对患者体位及体位固定方式,首次治疗如遇特殊体位或固定辅助装置,可让主管医生现场讲解及示范。

3. 治疗单的相关临床信息内容核对 内容请参照全中枢肿瘤放射治疗计划实施相应章节。

(三)患者及设备的准备

1. 每天治疗患者前,必须做好治疗机的开机、预热、晨检及各项设备相关的QA工作。

2. 做好进入机房前的宣教及注意事项告知,取得患者的理解和配合。

(1)嘱患者在治疗过程中放松心情,配合好治疗师的摆位,治疗过程中不能随意移动身体。

(2)告知患者治疗过程中治疗师能通过监视器看到机房内,如有不适可举手示意,也可通过对讲机发出求助语音。

(3)告知患者注意营养补充,饮食宜新鲜、清淡、高蛋白、易消化,忌辛辣、油炸、腌制等食品。

(4)放射治疗期间的着装应注意保暖、宽松易于脱穿。

(四)治疗实施

1. 核对治疗信息 内容请参照全中枢肿瘤放射治疗计划实施相应章节。

2. 全骨髓二维照射法的摆位及治疗实施 全骨髓照射即利用高能 X(γ)射线对患者全身进行照射,临床上也称全身照射,是骨髓移植预处理的重要组成部分,与化疗联合应用能提高移植成功率。由于常规放射治疗机的最大面积无法覆盖患者的全身,临床上通常采用旋转机架90°、准直器旋转45°(利用光野的对角线)、增加源-皮距至3~4m(取决于机房主射线方向的宽度)的方法使照射面积最大化。标准源-皮距为100cm,最大照射面积为40cm×40cm,通过转机架至90°,延长源-皮距至330cm时,放射野面积为132cm×132cm,对角线为185cm(图8-5-1)。

(1)确认患者各项信息无误后,协助医生、护士推患者进入机房。

(2)嘱患者脱去衣裤(只保留内裤)、鞋袜等,充分暴露全身皮肤,协助做好正常组织的保护。

(3)旋转机架至水平位使射线方向对准有机玻璃箱,同时旋转准直器至45°使放射野的对角线平行于患者身体的长轴方向,有机玻璃箱放于装有转轮的特制治疗床上(图8-5-2)。

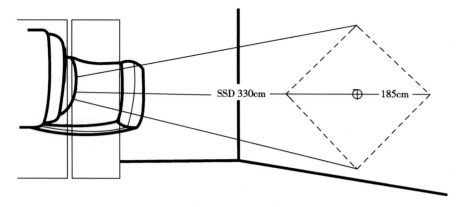

图 8-5-1 全身 X 线增加照射距离与放射野面积示意图

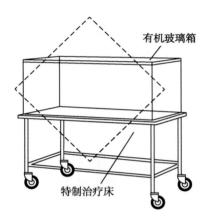

图 8-5-2 有机玻璃箱和特制治疗床

（4）根据实际射野面积，协助患者屈膝仰卧或屈膝侧卧于特制的有机玻璃箱内，屈膝幅度根据射野面积适当调整。如果射野面积够大，也可直接选择仰卧位或侧卧位（图 8-5-3）。一般用四野照射，仰卧位时射线从患者身体的左右入射，侧卧位时射线从患者身体的前后入射。各射野治疗实施步骤：①先使患者的一侧身体完全暴露于放射野内，出机房再次核对相关信息后开机执行治疗实施；②进机房转动有机玻璃箱 180°，使患者的另一侧身体暴露于放射野后完成治疗实施；③进机房协助患者调整体位至侧卧位，双臂抱胸或抱头，按同样的方法分

别完成前、后野的治疗实施。

（5）完成所有射野的照射后，治疗师及医生、护士进机房协助患者离开有机玻璃箱，躺回专用推车并做好无菌防护后推离机房。

3. 全骨髓放射治疗的摆位及治疗实施　TOMO 最大可治疗的靶区范围大约是 60cm×160cm，大量子野可以 360° 实施照射，适形性、剂量均匀性均高，可明显减少正常组织的照射剂量。

（1）确认患者信息及患者准备工作步骤同前。

（2）治疗师按 CT 定位时的体位及固定方式对患者进行全身固定，并完成摆位。

（3）治疗实施时通常头先进，治疗躯干部分的射野。由于 TMI 治疗总出束时间约 1h，为了防止机器运行时间过长、热量过载而导致机器故障以及患者体位发生移位，可采取在治疗过程中的适当节点中断后，重新图像引导后再生成后续计划，由中断处继续治疗的方法。

（4）躯干部治疗结束后，反转固定体板，脚先进，选择腿部治疗计划行图像引导后实施治疗，治疗时可取下头颈肩面罩。

（5）完成治疗实施后，进机房降低治疗床高度并解除所有固定装置，协助患者离开治疗床，躺回

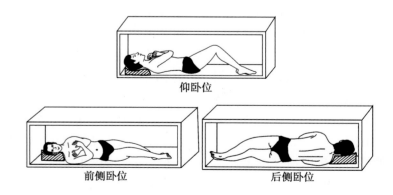

仰卧位

前侧卧位　　后侧卧位

图 8-5-3 X 线全骨髓照射体位示意图

专用推车并做好无菌防护工作后推离机房。

4. 全骨髓放射治疗摆位及实施的注意事项

（1）患者需在无菌条件下接受治疗实施。因此治疗前应提前做好控制室、机房、治疗机、辅助设备器、办公用品、体位固定装置等所有相关环境与物体表面的清洁消毒工作。进入机房的人员需穿无菌隔离衣、戴一次性手术帽、口罩、手套。二维全身照射时用于剂量监测的电离室、热释光剂量仪等应用无菌套包好后再接触患者。

（2）在条件允许的情况下，尽可能给予患者较舒适体位，以免在长时间照射中移动体位。

（3）摆位时人体与散射屏之间的距离，以及毛毯或代替组织等效物的厚度均应按医嘱要求执行，以免影响剂量的准确性。

（4）协助患者摆好位后，应打开射野灯检查射线覆盖患者体表情况。

（5）每天治疗计划实施的记录应保持准确、清晰。

（6）治疗实施全过程中，放射治疗师应通过监视器密切观察患者的情况，如有异常应立刻中断治疗进入机房给予及时处理和帮助。

三、全皮肤放射治疗计划实施

（一）概述

全皮肤放射治疗用于治疗蕈样肉芽肿病及皮肤 T 细胞淋巴瘤等全身浅表病变。皮肤 T 细胞淋巴瘤由 T 淋巴细胞克隆性增生造成的皮肤原发疾病，占所有原发性皮肤淋巴瘤的 75%~80%。由于皮肤疾病易直观发现，有利于尽早发现、诊断和治疗。

1. 临床表现

（1）红斑期：呈斑片状皮疹，通常扁平面不萎缩，有些会出现扁平非萎缩性斑片，附着有鳞屑，类似于湿疹或银屑病。萎缩型的斑片表面沟嵴消失，显示光亮，易皱缩，有色素增减的变化。扁平非萎缩性斑片通过数月或数年的继发浸润，则会出现内脏损害，而扁平萎缩性斑片多数保持现状，仅有 12% 演变为侵袭性 MF。

（2）斑块期：在正常皮肤上发生或由红斑期进展而来，呈不规则性，有略微高起的斑块，边界清楚，呈黄红色、暗红色至紫红色不等。可自行消退，或融合为大的斑块，边缘呈环状弓形或匍行性，颜面累及时褶皱加深形成"狮面"。随着病程发展可出现疼痛性的表浅溃疡，常有质硬肿大的淋巴结，表现为无触痛、可推动。

（3）肿瘤期：可发生于正常皮肤或原有斑块之上。出现大小不等、形状不一的褐红色隆起的结节，早期有破溃倾向，形成深在性卵圆形溃疡，基底覆有坏死性的淡灰白色物质，溃疡边缘卷曲。见 MF 红皮病型亚类时，表现为皮肤潮红，毛发稀少，呈全身性剥脱。一旦进入该期，患者将在数年内死亡。

2. 治疗原则
对于鼻和眼睑周围等头面部病变，如无淋巴结、骨转移，首选放射治疗。对于基底部病变，可行术前放射治疗，增加切除概率。对于术后及复发情况，可采用放射治疗或综合治疗来提高生存率。

（二）放射治疗计划审核

1. 患者基本信息的核对
可确保治疗单患者信息与实际准备接受治疗实施的患者信息无误，包括患者姓名、性别、年龄、住院号或门诊号、照片等。

2. 患者治疗信息的核对
确保治疗单与计划的信息一致，包括：①治疗部位、机器型号、射线、能量、MU 等；②核对患者体位及体位固定方式。首次治疗如遇特殊体位或固定辅助装置，可让主管医生现场讲解及示范。

3. 治疗单的相关临床信息内容核对

（1）治疗技术：利用电子线对患者全身皮肤进行照射。

（2）射野相关信息：射野号、机架角度、照射距离、放射野示意图等信息是否书写完整、规范。

（3）剂量相关信息：首次核查单次分割剂量、总剂量、总照射次数；分次内核查累积剂量、累积次数，要求记录准确、清晰。

（4）首次拿到的治疗单应由有资质的医生、物理师签名；后续治疗中则由每天执行治疗实施的两位治疗师签名。

（三）患者及设备的准备

1. 每天治疗患者前，必须做好治疗机的开机、预热、晨检及各项设备相关的质量保证工作。

2. 做好进入机房前的宣教工作在全皮肤照射患者中显得尤为重要，因为治疗实施中患者取站立位，单次治疗时间长，对患者体力有一定要求。另外，射野之间转换时需要患者配合改变站立姿势和方向。因此，只有得到患者的理解和配合才能使治疗实施顺利完成。

（1）告知患者在放射治疗各流程中用于身份识别、核对、时间预约的相关凭证的使用方法及后续治疗的预约时间。

（2）告知患者治疗中保持站立姿势稳定的重要性，嘱其治疗过程中放松心情，配合好治疗师的摆位，不能随意移动身体，保持呼吸平稳。

（3）告知患者治疗过程中治疗师能通过监视器看到机房内，如在治疗中有不适可举手示意，也可通过对讲机发出求助语音。

（4）告知患者饮食宜新鲜、清淡、易消化，忌辛辣、油炸、腌制等食品。放射治疗期间的着装应注意保暖、宽松易于脱穿。

（5）嘱患者按约定时间前来接受治疗，整个放射治疗实施期间如有任何不适，应及时联系主管医生或告知治疗师，按约定时间前往主管医生处随访。

3. 嘱患者脱去厚重的外套，穿轻薄宽松睡衣或病号服，换好拖鞋，去除所有饰品、皮带、钥匙扣等。用胶布将定制的铅片按序贴于需要保护的指甲、趾甲上。

（四）治疗实施

1. **核对治疗信息** 内容请参照全中枢肿瘤放射治疗计划实施相应章节。

2. **全皮肤放射治疗摆位及治疗实施** 在蕈样肉芽肿病以及皮肤 T 细胞淋巴瘤的放射治疗中，利用电子线对患者全身皮肤进行照射时，由于限光筒的最大面积无法满足人体体表面积，因此通过增加照射距离、分野来加以弥补。源-皮距为 3~4m，以患者脐部或特定位置为界分上、下两个区域（图 8-5-4），再通过患者身体站位方向的改变，分正前位、右前位、左前位、正后位、右后位、左后位（图 8-5-5），以此方法使全身皮肤均能受到照射。

（1）让患者复述自己姓名后，在治疗师的带领

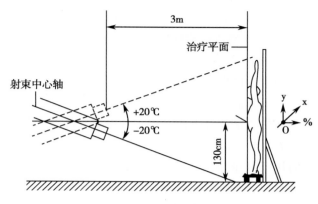

图 8-5-4 全皮肤多野照射示意图

下进入机房。

（2）装好限光筒后旋转机架至 90°，将有机玻璃屏风及定制的转台或踏脚凳分别放于物理剂量实测时的位置。

（3）让患者按医嘱脱去所有衣裤、鞋袜，充分暴露全身皮肤，协助其对阴囊、指甲、趾甲加以铅箔保护，用铅眼罩保护晶状体和未受侵的眼睑。

（4）协助患者站在有机玻璃屏风后的转台或踏脚凳上，调整转台的高度，使患者的脐部与射野水平束持平，双手高举并握住屏风顶部的悬棒，充分暴露腋下皮肤，正视前方，双腿分开。

（5）按计划要求分别转动机架以及患者身体的角度（方向）后，对各放射野实施治疗。每完成一个放射野的照射后都应进机房查看患者情况，并协助患者完成下一个放射野的摆位。

（6）完成所有放射野的治疗实施后，治疗师进机房协助患者摘掉铅眼罩并离开转台，摘掉所有防护铅箔后穿衣，同时将机架转回 0° 后带患者离开机房。

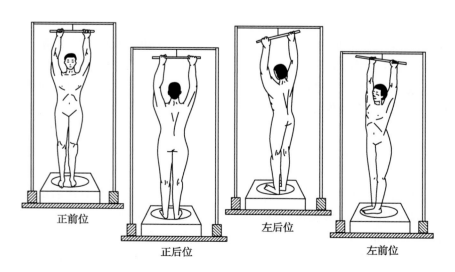

图 8-5-5 全皮肤照射体位图

3. 全皮肤放射治疗摆位及实施的注意事项

（1）患者第一次的放射治疗实施，原则上主管医生、物理师以及治疗师全部在场时共同完成。

（2）协助患者摆好位后，应打开射野灯检查射线覆盖患者体表情况。对于下肢除正、前、后野外，双腿应轮流前后分开站立，可更多地暴露腿部内侧皮肤。

（3）全皮肤照射通常采用多野隔天轮照的方式，因此每天一定要仔细核对机架角度及患者的站立位方向。

（4）每天治疗计划实施的记录应保持准确、清晰。

（5）治疗实施全过程中，放射治疗师应通过监视器密切观察患者的情况，如有异常应立刻中断治疗，并进入机房给予及时处理和帮助。

四、立体定向放射治疗计划实施

（一）概述

立体定向放射外科（stereotactic radiosurgery，SRS）是指利用立体定向空间聚焦的原理和方法将高能放射线汇聚在一个中心靶点，在靶区产生极高的累积剂量，出现特定生物学效应，使靶区受照组织坏死，而靶区外剂量迅速跌落，避免累及周围正常组织，由于照射区域和周围组织界限分明，有着陡峭的剂量跌落界面，达到类似外科手术切除的效果。而立体定向放射治疗（stereotactic radiotherapy，SRT）是将立体定向放射外科的体位固定方法和影像技术与标准放射治疗分次方案相结合的一种治疗技术。SRT 根据单次剂量和射野集束的程度分为两类：第一类 SRT 是使用小野三维集束分次大剂量照射，通常称为 X（γ）刀技术；第二类 SRT 是利用立体定向技术进行常规分割的放射治疗，可以归入三维立体定向适形放射治疗技术。

肿瘤放射生物学理论认为，正常细胞和肿瘤细胞接受相对均匀的常规照射剂量时，染色体的损伤效应会有差异。SRT 控制肿瘤的主要机制就是破坏肿瘤细胞的 DNA，而正常组织细胞 DNA 的损伤会导致毒性反应，所以 SRT 治疗时应严格控制剂量在肿瘤区和正常组织内的几何分布。

SRT 分割方式的有效性得到越来越多的临床试验证实，包括早期乳腺癌的短程放疗等，一些超高剂量分割等研究也正在拓宽 SRT 的治疗范畴和概念，不只限于根治性的放射治疗。

（二）治疗实施前的准备工作

1. 放射治疗计划单审核前首先必须要确认治疗计划已通过物理验证，并有相关物理师和医生的签名。审核内容及步骤同前面章节。

2. 患者及设备的准备工作在前面章节已有详述，内容基本一致。如对患者实施有创体位固定，应提前做好患者及家属的解释工作。

总之，立体定向放射治疗的单次剂量大大高于常规放射治疗分次治疗剂量，会对暴露于处方剂量下的任何组织（无论是肿瘤组织还是正常组织）的细胞 DNA 造成严重损伤，因此治疗实施前的各项准备工作应格外细致，以免对患者造成不可挽回的损伤。

（三）体位验证及治疗实施

1. **核对治疗信息**　对首次接受治疗实施的患者，核对机器型号、MU、射线类型、治疗技术等。分次内治疗实施前核对调取的治疗计划患者信息，包括姓名、年龄、性别、门诊号或住院号、照片等基本信息。核对 MU、照射次数、累积剂量及治疗技术等治疗信息。读医嘱，包括患者的治疗体位、固定方式、呼吸门控方式及体位验证等相关信息。

2. **立体定向放射治疗的摆位**

（1）让患者复述自己姓名后，在治疗师的带领下进入机房，如体位固定模具寄存于机房外者，应嘱其家属提前取好带入机房，必要时给予一定帮助。

（2）让患者按医嘱或模拟定位时的要求，脱去衣服、帽子、假发及其他饰品等，充分暴露需照射部位，同时检查患者体表标记线是否清晰。

（3）将体位辅助固定装置及个体化固定模具置于治疗床上，同时核对并确保个体化固定模具的信息准确及状况完好。如需呼吸门控支持、光学体表追踪系统下进行的治疗，则应将呼吸门控及光学体表追踪系统的相关设备及装置安装、打开后备用。

（4）根据不同设备及技术进行摆位

1）基于直线加速器的非共面 SRT 技术摆位：协助患者在治疗床上坐正后缓缓躺于个体化模具上，由两名放射治疗师严格按照操作常规，互相协作共同完成患者的体位固定和摆位。

2）基于直线加速器的 X 刀治疗：首先，在原有线束准直系统的基础上，按计划要求安装合适的准直器；其次，根据 X 刀计划系统提供的靶中心坐标摆位；最后，按照 X 刀计划系统提供的参数实施等中心旋转治疗。

3）γ刀：直接将摆位框架安装于治疗床上，治疗时患者所带的框架和头盔（图 8-5-7）安装到治疗床的连接适配器上，防护门打开后，将治疗床移到治疗位，头盔和射束通道对接后出束照射。

（5）核对源-皮距或床高，若非呼吸门控技术下治疗者，应以床高为准，以免呼吸运动影响源-皮距的准确性。

（6）在机房内预转治疗机机架一圈，确保机架旋转过程中不会碰撞患者的身体及设备。

（7）出机房时，放射治疗师应走在最后，确保除患者外无其他人员滞留于机房内。

3. SRT 治疗摆位的注意事项

（1）原则上 SRT 治疗过程中，必须由医生、物理师、治疗师共同完成。

（2）每一次的治疗都应准确清楚地做好治疗记录，由两名治疗师分别签名。

（3）非共面射野照射时，治疗师必须进入机房内操作机架和床体，为避免因误操作而导致危险发生，操作时应先旋转机架至设定角度后，再将治疗床旋转至设定的角度。

（4）如需在呼吸门控下接受治疗者，则应严格按照 CT 定位时呼吸门控的呼吸相进行摆位。

4. 呼吸运动管理

（1）给患者体位固定及摆位前，应提前做好呼吸门控相关设备的开启、检查及质量保证，以确保所有参数与 CT 定位扫描时一致，并保证治疗实施过程中设备能正常运行。

（2）摆位前仔细核对调取的患者呼吸门控信息，以确保实施的呼吸门控技术参数与计划一致。

（3）应用呼吸门控技术治疗时，患者的呼吸控制状态在分次内及整个疗程中的摆位、体位验证、治疗实施的每个步骤，都应与模拟定位及治疗计划规划的要求一致，不能因患者的主诉而随意改变设定好的呼吸时相及呼吸阈值。

（4）仔细阅读并严格执行呼吸门控相关的医嘱，确保呼吸门控的准确实施。如果是应用腹部加压式或腹部压力感受器式的呼吸控制技术，则每次按压腹部的位置及按压幅度均应严格与 CT 定位时一致。施压部位通常在患者腹上区的剑突与肋弓构成的三角区域内。如果是应用实时位置管理系统（real-time position management，RPM），则反射感应模块每次放于腹部的位置应与 4D-CT 扫描时一致，通常选择腹部呼吸运动起伏最大的位置，以使红外线照相机顺利接收到模块的反射信息。

（5）在体位验证及分次治疗实施过程中，应时刻观察患者的呼吸控制情况，如未达到设定要求，则必须立刻中断治疗，待患者适当休息调整好呼吸后，再继续在呼吸门控下完成剩余部分的治疗。

5. 体位验证 SRT 每次治疗前必须行 CBCT 验证，以确保实际治疗实施过程中患者的体位几何参数与治疗计划一致，或确保治疗靶区与计划靶区一致。

（1）SRT 体位验证的步骤见前面相关章节，匹配符合计划要求后进机房将影像设备归位，进入治疗实施模块。

（2）体位验证的注意事项

1）放射治疗中应用呼吸门控技术者，体位验证采集图像时应确保患者的呼吸时相及设定的呼吸阈值与定位和治疗时一致。

2）首次的图像配准评估必须由主管医生完成；体位验证的结果应及时准确地记录以备后续评估时使用。

（3）体位验证配准方法：因设备不同略有区别，以肝癌在 varian 加速器配准为例：①调节窗宽窗位，选择靶区和组织轮廓线。②调整匹配窗范围，需包括肝脏层面范围的椎体，选择骨窗条件自动配准。切换扫描图像与参考图像，查看骨性配准精确度后再手动调整。③靶区配准：在靶区层面，查看肝轮廓是否有误差，如有误差则手动调整（如靶区有碘油，可用于配准参照）。

6. SRT 的治疗实施

（1）完成机房内的摆位后回到控制室，由两名放射治疗师共同核对调取的治疗计划，以确保准备实施的治疗计划与机房内患者的信息无误。

（2）给患者行体位验证，配准合格后实施治疗计划。在呼吸门控下接受治疗者，体位验证与治疗实施应在同一个呼吸时相或呼吸阈值内进行图像采集。

（3）完成所有射野的治疗实施后，治疗师进入机房，将机架、光栏、床体转回 0°，降床至合适高度，解除呼吸门控相关设备，打开体位固定装置后协助患者下床并离开机房。

7. 治疗实施中的注意事项

（1）治疗实施全过程中，放射治疗师应通过监视器密切观察患者的情况，如有异常应立刻中断治疗，并进入机房给予及时处理和帮助。最好能配上报警铃，患者有状况时能主动按铃通知治疗师及时处理。

（2）呼吸门控患者可通过门控配套的呼吸监测仪加以观察，如患者的呼吸时相未能达到或保持在计划规定的阈值内，也应立刻中断治疗，待患者稍作休息，调整好呼吸状态后再继续实施未完的治疗。

（3）治疗实施完成后，及时查看执行完成的治疗计划是否完整回传保存，必要时告知软件工程师给予人工处理，以免影响后续的治疗。

（高 岩 张 寅 孙显松 许 青）

参考文献

［1］ RIM C H, YANG D S, PARK Y J, et al. Effectiveness of High-dose Three-dimensional Conformal Radiotherapy in Hepatocellular Carcinoma with Portal Vein Thrombosis［J］. Japanese Journal of Clinical Oncology, 2012, 42（8）: 721-729.

［2］ EDGE S B, COMPTON C C. The American Joint Committee on Cancer: the 7th Edition of the AJCC Cancer Staging Manual and the Future of TNM［J］. Annals of Surgical Oncology, 2010, 17（6）: 1471-1474.

［3］ GIEBEL S, MISZCZYK L, SLOSAREK K, et al. Extreme heterogeneity of myeloablative total body irradiation techniques in clinical practice: a survey of the acute leukemia working party of the European Group for Blood and Marrow Transplantation［J］. Cancer, 2014, 20（17）: 2760-2765.

［4］ GUAN Y, LIU S, WANG H Y, et al. Long-term outcomes of a phase II randomized controlled trial comparing intensity-modulated radiotherapy with or without weekly cisplatin for the treatment of locally recurrent nasopharyngeal carcinoma ［J］. Chinese Journal of Cancer, 2016, 35: 20.

［5］ HUI S K, VERNERIS M R, HIGGINS P, et al. Helical tomotherapy targeting total bone marrow-first clinical experience at the university of minnesota［J］. Acta oncol, 2007, 46（2）: 250-255.

［6］ SUNG H, FERLAY J, SIEGEL R L, et al. Global cancer statistics 2020: Globocan Estimates of Incidence and Mortality Worldwide for 36 Cancers in 185 Countries［J］. CA Cancer J Clin, 2021, 71（3）: 209-249.

［7］ NCCN. The NCCN Prostate cancer clinical practice guidelines in oncology（version 2. 2023）［EB/OL］. （2023-07-17）［2024-05-01］. https://www.nccn.org/professionals/physician_gls/pdf/prostate.pdf.

［8］ OHIRA M, TOYOKAWA T, SAKURAI K, et al. Current status in remnant gastric cancer after distal gastrectomy［J］. World Journal of Gastroenterology, 2016, 22（8）: 2424-2433.

［9］ ROSENTHAL J, WONG J, STEIN A, et al. Phase 1/2 trial of total marrow and lymphnode irradiation to augment reduced-intensity transplantation for advanced hematologic malignancies［J］. Blood, 2011, 117（1）: 309-315.

［10］ SAMANT R, TAY J, NYIRI B, et al. Dose-escalated total marrow irradiation for relapsed multiple myeloma［J］. Int J Radiat Oncol Biol Phys, 2015, 93（3）: S65-S66.

［11］ SANDROUSSI C, DAWSON L A, LEE M, et al. Radiotherapy as a bridge to liver transplantation for hepatocellular carcinoma［J］. Transplant International, 2010, 23（3）: 299-306.

［12］ SAN-MIGUEL J F, HUNGRIA V T M, YOON S S, et al. Panobinostat plus bortezomib and dexamethasone versus placebo plus bortezomib and dexamethasone in patients with relapsed or relapsed and refractory multiple myeloma: a multicentre, randomised, double-blind phase 3 trial［J］. The lancet oncology, 2014, 15（11）: 1195-1206.

［13］ SCHULTHEISS T E, WONG J, LIU A, et al. Image-guided total marrow and total lymphatic irradiation using helical tomotherapy［J］. Int J Radiat Oncol Biol Phys, 2007, 67（4）: 1259-1267.

［14］ SHIM H J, KIM K R, HWANG J E, et al. A phase II study of adjuvant S-1/cisplatin chemotherapy followed by S-1-based chemoradiotherapy for D2-resected gastric cancer［J］. Cancer Chemotherapy & Pharmacology, 2016, 77（3）: 605-612.

［15］ SOMLO G, SPIELBERGER R, FRANKEL P, et al. Total Marrow Irradiation: A New Ablative Regimen as Part of Tandem Autologous Stem Cell Transplantation for Patients with Multiple Myeloma［J］. Clin Cancer Res, 2010, 17（1）: 174-182.

［16］ WONG J, LIU A, SCHULTHEISS T, et al. Targeted total marrow irradiation using three-dimensional image-guided tomographic intensity-modulated radiation therapy: an alternative to standard total body irradiation［J］. Biol Blood Marrow Transplant, 2006, 12（3）: 306-315.

［17］ WONG J Y, ROSENTHAL J, LIU A, et al. Image-guided total-marrow irradiation using helical tomotherapy in patients with multiple myeloma and acute leukemia undergoing hematopoietic cell transplantation［J］. Int J Radiat Oncol Biol Phys, 2009, 73（1）: 273-279.

［18］ YCHOU M, BOIGE V, PIGNON J P, et al. Perioperative chemotherapy compared with surgery alone for reselectable gastroesophageal adenocarcinoma: an FNCLCC and FFCD multicenter phase III trial［J］. Journal of Clinical

Oncology Official, 2011, 29（13）: 1715-1721.

［19］ ZAUCHA R E, BUCKNER D C, BARNETT T, et al. Modified total body irradiation as a planned second high-dose therapy with stem cell infusion for patients with bone-based malignancies［J］. Int J Radiat Oncol Biol Phys, 2006, 64（1）: 227-234.

［20］ ZEVERINO M, AGOSTINELLI S, TACCINI G, et al. Advances in the implementation of helical tomotherapy-based total marrow irradiation with a novel field junction technique［J］. Med Dosim, 2012, 37（3）: 314-320.

［21］ ZHANG T, LIANG Z W, HAN J, et al. Double-arc volumetric modulated therapy improves dose distribution compared to static gantry IMRT and 3D conformal radiotherapy for adjuvant therapy of gastric cancer［J］. Radiation Oncology, 2015, 10: 114.

［22］ 曾昭冲. 腹盆部肿瘤放射治疗学［M］. 上海: 复旦大学出版社, 2007.

［23］ 曾昭冲. 原发性肝癌放射治疗临床实践［M］. 北京: 人民卫生出版社, 2013.

［24］ 蒋国梁. 现代肿瘤放射治疗学［M］. 上海: 上海科学技术出版社, 2003.

［25］ 李高峰, 王维虎. 放射治疗常规［M］. 北京: 中国医药科技出版社, 2020.

［26］ 李晔雄. 肿瘤放射治疗学［M］. 5版. 北京: 中国协和医科大学出版社, 2018.

［27］ 梁军, 张涛, 张寅, 等. 肺癌锥形束CT图像不同配准方式的误差分析［J］. 中华放射肿瘤学杂志, 2011, 20（2）: 106-108.

［28］ 林承光, 翟福山. 放射治疗技术学［M］. 北京: 人民卫生出版社, 2016.

［29］ 林承光. 肿瘤放射治疗技术操作规范［M］. 北京: 人民卫生出版社, 2019.

［30］ 全国卫生专业技术资格考试用书编写专家委员会. 肿瘤放射治疗技术［M］. 北京: 人民卫生出版社, 2018.

［31］ 孙新臣, 孙向东, 马建新. 肿瘤放射治疗技术学［M］. 南京: 东南大学出版社, 2015.

［32］ 王绿化. 肿瘤放射治疗学［M］. 北京: 人民卫生出版社, 2018.

［33］（加）詹姆斯·D. 布瑞雷,（加）玛丽·K. 高斯伯德罗维兹,（德）克里斯坦·维特金德. 恶性肿瘤TNM分期［M］. 8版. 王平, 梁寒, 译. 天津: 天津科技翻译出版有限公司, 2019.

［34］ 王瑞芝. 放射治疗技术［M］. 北京: 人民卫生出版社, 2002.

［35］ 吴先想, 牛振洋, 费振乐, 等. 呼吸运动状态对动态调强放疗剂量分布影响的研究［J］. 中华放射医学与防护杂志, 2019, 39（3）: 197-201.

［36］ 中华人民共和国国家卫生健康委员会医政医管局中华医学会肿瘤学分会. 中国结直肠癌诊疗规范（2020年版）［J］. 中国实用外科杂志, 2020, 40（6）: 601-625.

第九章 放射治疗技术质量管理与医疗安全

扫描二维码
浏览本章插图

第一节 放射治疗技术质量管理

一、概述

放射治疗是由疾病的诊断评估、数据信息采集、治疗计划的设计及验证、治疗计划的实施和治疗结果的评价等环节组成的一个非常复杂的过程。放射治疗技术的质量管理（quality management，QM）是以准确、安全地对患者实施正当、可靠、有效的放射治疗为目的，覆盖放疗准备、实施全环节、全单元的一系列管理和执行行为。质量管理是质量保证（quality assurance，QA）中最为有效的一种模式。

（一）放射治疗技术质量管理的方针

放射治疗技术的质量管理方针，与放射治疗的质量管理目标是一致的，即准确、安全地对患者实施正当、可靠的放射治疗，保证疗效的同时尽可能保护正常组织器官，强调正当性、准确性、安全性、可靠性。正当性是放射治疗实施的前提；准确性是现代放射治疗的精髓；安全性是放射治疗的底线；可靠性是放射治疗的价值体现。

（二）放射治疗技术质量管理的对象

放射治疗技术质量管理的对象包括：①人员，如患者及其家属、医务工作人员和社会公众；②设备，如治疗设备、质控设备、固定器材和其他附属设备；③耗材，如高压注射器针筒、定位标记点、固定材料等；④流程，如定位过程、治疗计划、质控过程、治疗实施流程和应急预案等；⑤环境，如组织形式、政策法规及工作环境等。

（三）放射治疗技术质量管理的特征

质量控制（quality control，QC），即为了最终达到质量要求，通过监视和管控质量形成的过程，确保质量保证顺利实现。同时，在这一过程中通过修正其服务过程的某些环节，实现新的质量保证水平。质量控制是质量管理或质量保证的重要内容之一。

由于放射治疗技术工作的专业性和复杂性，其质量管理具有下列特征：①细化医疗管理职责；②保证治疗环节全面衔接；③对放射治疗的质量评价和响应，即按照一定的标准对治疗中的某个环节或者某个时段进行分别和整体的评价，并根据评价结果采取措施的体系；④以医疗质量控制为中心。

（四）放射治疗技术的质量评价

放射治疗技术的质量评价是放射治疗技术质量管理的重要保证，及时客观的评价及有效的反馈调整是保证质量管理流程运转和有效的重点。放射治疗技术质量评价按照时序可以是针对放射治疗各个环节的环节评价和从治疗整体角度出发的分期评价。从发起人的角度也可以是执行人自评、互评及监督人（或管理者）评价。

（五）放射治疗技术质量管理的实施者

放射治疗的每个环节有各自的质量管理实施者，主要是各环节的主持者，例如放射治疗靶区勾画环节的医生、计划设计过程的剂量物理师、参与医用直线加速器（LA）治疗过程的治疗师等，基本涵盖全体医务工作人员，包括医师、剂量物理师、验证物理师、工程师、治疗师及科室管理人员。我们这里主要讨论的是参与各治疗环节的治疗师。

在放射治疗实施的过程中，放疗技术的质量管理需要全流程覆盖和参与。在充分评估的前提下确定质量管理的方针，细化每个环节每个岗位在管理行为中的职责，保证各环节有效衔接，通过多元质量评价来保证质量行为的实施和高质量的结果。合理有效的质量管理将推动放射治疗的进程，保证放射治疗的高质量实施。

二、放疗设备质量管理

随着计算机技术、影像学技术和信息化技术的进步，放射治疗设备不断推陈出新，从而推动了放射治疗技术的发展。放射治疗设备的质量管理是放射治疗技术质量管理中重要的组成部分。

放射治疗过程中，我们主要使用的治疗设备包括外照射的医用电子直线加速器、立体定向外照射设备、近距离治疗设备等。除了治疗设备，我们还使用模拟定位设备（CT、MRI）和计算机计划系统等放疗辅助设备，这在前文均有介绍。近年来，我国放射治疗领域的专家先后制订并发表了一系列有关放射治疗质量保证和质量控制的标准或指南，对于上述设备给出了详尽的指标要求。因此，放射治疗设备的质量管理的实质就是各个单位在严格遵循国家标准进行质量控制的同时，结合自身实际和特点建立并执行的放射治疗质量保障措施和有效机制。

各个放疗单位的具体情况不同，因此在实际操作中采用质量管理措施也不尽相同。但放射治疗设备的质量管理共同要求的内容中必须包括：①严格落实质量控制流程及标准，定期检测；②制订并执行日常的操作流程；③建立并运行包含记录、报告和审查制度在内的评价体系。

下面将列举放疗设备质量管理的具体内容。

（一）医用直线加速器的质量管理

目前，国内放射治疗设备应用最广泛的医用电子直线加速器，其相关的标准主要有 GBZ 121—2020《放射治疗放射防护要求》、WS 674—2020《医用电子直线加速器质量控制检测规范》等。具体参数、检测频次和方法在这里不做赘述。根据这些标准，为了实现加速器的质量保证，我们推荐放射治疗师每日检查。

1. **工作环境** 开始工作前，对工作环境进行巡查，确定工作环境安全，具体包括检查水、电、消防，确认通风、温度、湿度、通信及通道畅通等。这些是设备正常运行的前提。

2. **安全联锁** 检查门联锁及防碰撞功能、辐射监测系统、视频监控和对讲装置等能否正常工作。

3. **光学距离指示器** 治疗床面上贴一坐标纸，机架置于 0°，将治疗床面置于等中心位置，打开光野灯和标尺灯，令标尺灯 100cm 刻度线与十字线重合，误差应小于 ±2mm。（应在源-皮距 90cm 和 120cm 处分别进行测试）。

4. **激光定位灯** 在放射治疗中，等中心照射的摆位大多依赖激光定位灯，分别安装在机房的屋顶、侧墙和床的纵轴方向的墙上或机身上。激光束在等中心的交点应在半径为 1mm 的球面内。

5. **放射野大小数字指示** 治疗床面上贴一坐标纸，源-皮距（source-skin distance，SSD）取 100cm，机架置于 0°，打开光野灯，令十字线与坐标纸上的一个网格重合，将放射野开至不同大小，数字指示应与坐标纸上显示的光野大小一致，误差应小于等于 1mm。

6. **临床使用** 在治疗工作中，应严格按照操作规范使用设备，并关注设备的实际工作情况，对治疗时间、剂量、设备运转精度进行实时的观察和记录，如果发现异常，应当及时记录、上报并查找原因。

7. **关机事项** 应按操作规范执行关机程序，并对当日进行的治疗记录进行复核和存档，必要的情形应启动上报机制；并再一次对工作环境进行巡查，确定工作环境安全。

此外，我们推荐放射治疗师认真配合物理师完成每周、月度、季度、年度所需进行的设备检测，并认真阅读检测结果。

（二）CT 模拟定位机的质量管理

随着以 CT 模拟定位技术为基础的精确放疗已经成为现代放疗的主流，CT 模拟定位机的设备精度（包括机械精度和几何精度）成为了影响放疗质量的重要因素。因此，CT 模拟定位机质量管理的主要内容就是其机械精度、空间精度和成像质量的管理。我们推荐 CT 定位室治疗师每日检查。

1. 开始工作前，对工作环境进行巡查，确定工作环境安全，具体包括检查水、电、消防，确认通风、温度、湿度、通信及通道畅通等。

2. 检查视频监控、安全开关及门联锁是否正常。

3. 检查附属设备是否能够正常运行，如高压注射器、激光灯等。

4. 根据相应设备指南执行开机程序，并进行每日例行检查工作，例如 CT 球管预热、训练等。

5. 有条件的单位可以每日进行激光灯校准、治疗床运动精度检测等基本项目。

6. 推荐各种常用定位固定装置进行试安装，以确认这些装置可以正常使用，与床板固定效果良好。

7. 推荐检查各种 CT 软件应用模块能否正常使用，如各种扫描协议，呼吸门控模块等。

8. 日常工作中严格执行 CT 模拟定位机的操作规范，并对实际工作进行关注，记录相关结果，如有异常应及时上报和查找原因。

9. 每次扫描结束后,应当立即确认扫描图像质量。

10. 日常工作结束后,应按操作规范执行关机程序并再次对工作环境进行巡查,确定工作环境安全。

和加速器一样,放射治疗师应按照要求配合物理师、工程师等对设备进行周检、月检、季度检、年检。

(三)MRI 模拟机的质量管理

MRI 模拟定位机相对于 CT 模拟定位机而言,具有更高的软组织精度和功能成像的优势。其扫描条件较 CT 模拟定位机要更为严格,影响其工作质量的因素也更多。因此,MRI 模拟定位机的质量控制的精度要求也比 CT 模拟定位机更高,两者相比较,大多数内容是相近的。我们推荐 MRI 定位治疗师每日检查。

1. 开始工作前,对工作环境进行巡查,确定工作环境安全,具体包括检查水、电、消防,确认通风、温度、湿度、通信及通道畅通等。

2. 检查门联锁、磁体运转、液氦运作和外水冷工作是否正常,机器用户交换模块(UIM)和操作台的各种按钮是否正常。

3. 检查附属设备是否能够正常运行,如高压注射器、激光灯、线圈和连接器等。

4. 根据相应设备指南来执行开机程序,并进行每日例行检查工作。

5. 每日要求进行激光灯、治疗床运动检测。

6. 推荐各种常用定位固定装置进行试安装,以确认这些装置可以正常使用,与床板固定效果良好。

7. 推荐检查各种 MRI 软件应用模块能否正常使用。

8. 日常工作中严格执行 MRI 模拟定位机的操作规范,并对实际工作进行关注,记录相关结果,如有异常应及时上报和查找原因。

9. MRI 扫描时间较长,可以在扫描序列过程中实时对图像质量进行确认核实。但在扫描后推荐再次进行确认。

10. 日常工作结束后,应按操作规范执行关机程序并再次对工作环境进行巡查,确定工作环境安全。

和 CT 模拟定位机一样,治疗师应按照要求配合物理师、工程师等对 MRI 模拟定位机进行周检、月检、季度检、年检。

(四)后装治疗机的质量管理

后装治疗(afterloading therapy)作为以宫颈癌和子宫内膜癌为代表的一些疾病的放射治疗重要组成部分,目前在放射治疗体系的地位仍然是不可替代的。后装治疗需要使用后装治疗机。其质量管理要求如下。

1. 开始工作前,对工作环境进行巡查,确定工作环境安全,具体包括检查水、电、消防,确认通风、温度、湿度、通信及通道畅通等。

2. 检查门联锁、系统按键、源位提示、声光报警、辐射监测系统、视频监控和对讲装置是否正常。

3. 根据相应设备指南执行开机程序和每日例行检查工作。

4. 每日对连接导管,施源器等各组件进行检查,确认放射源整个传输过程通畅且牢固。

5. 每日应对设备计时器和放射源活度进行确认,并在治疗前与治疗计划进行确认是否匹配。

6. 严格按照操作规范进行治疗操作,并记录实际计划执行情况,包括通道、放射源(含假源)的传输位置、驻留时间等。

7. 日常工作结束后,应按操作规范执行关机程序并再次对工作环境进行巡查,确定工作环境安全。

治疗师应按照要求配合物理师、工程师等对后装治疗机进行定期检测。

三、放射治疗计划实施的质量管理

放射治疗计划的实施是整个放射治疗应用于临床最为直接的执行环节,是放射治疗最关键的组成部分。因此,放射治疗计划实施的质量管理是整个放疗质量保证体系的关键环节。放射治疗计划实施质量管理是通过放射治疗计划实施的流程管理来具体实现的。

放射治疗计划实施流程都具有六个要素:①放射治疗相关文件;②放疗设备;③治疗对象(人或者肿瘤);④治疗执行者;⑤治疗行为;⑥治疗结果。即放射治疗计划实施的流程可以表述为:放射治疗执行者使用放疗设备,依照放射治疗相关文件为治疗对象进行治疗行为,产生治疗结果的过程。在这一过程中强调忠实、认真、核对和反馈。因此,放射治疗计划实施的流程管理包括以下几个方面。

(一)对放射治疗相关文件的核对审查

在放射治疗实施开始前,治疗师应对该例次的治疗相关文件进行仔细的核对和审查。放射治疗的相关文件应包括患者身份信息(包括姓名、性别、年龄、照片),编号 ID,诊断分期,医嘱,体位固定时照片及参数,模拟定位参数,放疗处方(放射治疗部位、放射治疗总剂量、分次剂量、治疗时间间隔、剂量分布曲线和剂量体积直方图等），治疗射野，校位影像，计划 QA 记录，医生、物理师、剂量师和治疗师签名，复位记录，医师复诊时间安排等。采用影像引导技术治疗的患者，其影像资料包括所有影像引导方式生成的影像，其中最为重要的是患者首次治疗之前的验证影像及参数。对放射治疗相关文件的核对审查是放射治疗实施质量控制的必要前提。

（二）对放射治疗设备的检测

在放射治疗实施开始前，治疗师应对使用的放疗设备、机房状态、相应配套设施的性能和状态进行简单检查。目的是确定保证治疗现场环境安全，设备运转正常，各项参数符合治疗相关文件所要求的标准，包括具体患者的固定装置是否完好、安全和清洁，能否正常使用等内容。

（三）对放射治疗对象的核对和确认

在放射治疗实施开始前，应对放射治疗的对象进行核查确认。要注意这里所说的核查既包括患者的身份信息是否符合，也包括患者的状态，即治疗师要对患者的状态有一定水平的认识，评估其是否存在影响治疗的情形，例如严重发热、乏力、消瘦、恶心、意识障碍和心理障碍等。另外，对于放射治疗对象的核对和确认有时也直接指向患者的病变或者涉及的正常组织器官是否存在影响治疗的重大变化，比如患者是否出现大量胸腹水、胸腹水吸收、肺不张、肺复张、肺炎、食管气管瘘等。治疗师的细心和责任心对提高放射治疗计划实施的质量起到十分重要的作用。

（四）放射治疗执行者的界定

在放射治疗计划的实施过程中，涉及的工作人员包括放射治疗医师、物理师、剂量师及治疗师。其中，治疗师是贯穿整个治疗过程的参与者，与患者接触的时间最长，是治疗计划的执行者，是放射治疗质量管理终端的监督者，也是患者治疗情况的密切观察者。治疗师作为放射治疗实施者的同时，在放射治疗质量监督、技术操作、信息支持和患者心理干预等方面均担负着提高治疗质量的作用。而在患者的首次治疗时，放射治疗医师、物理师和剂量师等也应作为放射治疗计划实施的执行者，这是与他们在其他阶段（计划设计、计划质量控制和医疗质量控制等）的质量管理职责所决定的。

（五）严格依照标准进行放射治疗行为

放射治疗行为是放射治疗计划实施的主要体现，在这一阶段，放射治疗医师和物理师的治疗思想和设计都要通过放射治疗行为得到实现。放射治疗技术的质量管理不仅要求放射治疗师正确理解和忠实于放疗计划，还要求治疗师的操作可以保障放射治疗行为能够正常实施。为了保证放射治疗的质量，细致全面地制定标准以及遵照标准严格执行是必要的。严格地按照标准进行操作，是确实保障放射治疗计划实施质量的重要保证。以加速器外照射为例，执行标准和操作规范要包含以下内容。

1. **每日开机例行检测** 包括内容、频次和标准。确保设备及配套设施能够运转正常，参数达到质控标准，环境安全。

2. **阅读放射治疗单** 目的是正确理解医嘱、治疗意图，以及正确使用治疗辅助设施。

3. **放射治疗参数信息核对** 患者的放射治疗无论从体位固定技术，还是设备参数的设置，都有很大的相似性。然而，完全相同的治疗计划几乎是不存在的，因此放射治疗的参数信息核对就显得十分重要。这里，需要参见放射治疗相关文件。必须强调的是，放疗信息核对应贯穿于整个放疗过程中，以减少差错发生。

4. **治疗摆位** 第一次放疗时，要有主管医师、物理师及治疗师参与，有助于发现治疗计划实施中可能出现的治疗单抄写错误、计划确认、网络传输错误等问题。准确摆位是执行放射治疗计划的关键，直接影响患者的疗效，所以治疗师一定要遵照放射治疗单的要求，忠实于计划体位，指导并协助患者按照医嘱要求采取定位时的体位，摆位过程中若遇到不能达到原设计体位要求或病情出现新变化，则应终止治疗并及时联系主管医师。

5. **治疗实施前体位验证** 治疗机验证是指患者在治疗前进行的最后一次几何位置验证，即验证患者即将接受治疗的位置中心与计划中心是否一致。其方法取决于采用的设备装置。

6. **重视患者宣教和沟通** 在治疗实施过程中应重视对于患者宣教和沟通，这对安抚患者情绪、改善患者依从度、提高治疗质量、规避治疗风险有重要作用。

7. **实施过程** 在治疗过程中应当关注设备的运转状况，对比计划要求和实际治疗是否一致，也要密切观察患者的状态和反应。

8. **治疗结束后的操作** 包括如何安全安置患者，安排下一位患者治疗等内容。

9. **治疗结果记录审核制度** 按照要求真实填写治疗记录，并规定需要上报的情形和记录审核机制。

10. **突发情况应急预案** 详见后文放射治疗意

外事件的处理。

（六）放射治疗行为的后果评价和处理

我们这里所提到的治疗实施后果有几个方面的内容：①治疗前，质量控制所检测到的结果、体位影像验证的结果；②患者完成治疗但尚未离开治疗区域的身体状态；③治疗过程中和治疗结束后，治疗设备按照计划实际产生的物理结果，如运行状态、适形效果、剂量分布等各种内容。这些内容应当被真实及时地记录、仔细审查并认真分析。对可能出现问题的预见和对现行措施的调整有重要的提示作用，实施阶段的后果的记录、分析、评价和再应对是放射治疗流程质量管理的核心逻辑。

放射治疗计划实施阶段的质量管理强调对放射治疗计划相关文件的审核，要求放射治疗实施符合国内外标准化规范，及时对放射治疗实施的后果进行评价，并采取一系列措施保证质量。

（高 岩）

第二节 放射治疗医疗安全

一、放射治疗环境安全管理

当前放疗设备众多，主要有直线加速器、后装治疗机、常规模拟定位机、CT模拟定位机等各类射线装置。这些设备一旦使用不当或失控，就会对患者或工作人员产生一定的电离辐射损伤，这对我们的放疗环境提出了极高的安全管理要求。本节就如何保障放疗场所、患者和放疗工作人员的安全进行阐述。

（一）电离辐射防护安全管理

放疗设备的辐射防护安全在放射治疗安全中甚为重要，科室应加强辐射防护安全管理，在日常工作中应做到以下几点。

1. 建立健全的科室辐射防护管理制度，医院放疗科应依据相关法律法规，在放射防护符合GB 18871—2002《电离辐射防护和辐射源安全基本标准》的同时，制定有效的射线防护制度，做好射线使用的管控工作。为此，科室应建立详细的辐射防护管理制度、辐射防护培训制度、辐射防护应急预案制度、放射源安全监管制度等相关规章制度，并严格落实各项规章制度的执行情况。

2. 手续完备、准备周全的放疗设备项目建设科室在新建、扩建、改建放疗设备项目时，除报请医院外，应由医院管理部门申报至卫生主管部门和环保部门审核批准，并取得《放射诊疗许可证》和《辐射安全许可证》后方可投入使用。在医院建设规划图上，应明确标出放疗科辐射工作区域。施工过程中，必须确保放疗科辐射工作区域周围建筑不得随意改动或改建。

3. 设置明显的警示标志，放疗科机房四周必须设有醒目的辐射警示标识，即使是机房周围的无人区域，也应设有明显的辐射警示标识，并定期检查警示标识是否存在，若丢失应及时补置。应在患者候诊大厅明显的地方悬挂辐射警示标识，而且在科室内有可能接触到射线的地方均应设置辐射警示标识，并定期检查。安装有射线装置的治疗室门口均需安装运行警示灯，需定期检查警示灯的工作状况，还需配备剂量监测和报警装置，并定期检测装置的工作情况。

4. 电离辐射水平监测科室应定期组织专业人员对放疗工作场所的电离辐射水平进行监测，并将监测结果记录在案备查。接触射线的工作人员需佩戴个人剂量仪，必要时还需佩戴个人即时报警剂量监测仪。

5. 加强对放射源的特殊管理，放射源的包装容器上应设置明显的放射性标志并配有中文警告文字。放射源要实行专人保管，放射源存放区域应安装监视系统，对放射源实施24小时不间断监控，以防发生放射源丢失事故。新源入院、旧源离院都应由安保人员陪同专业人员护送，确保放射源安装、运输和存储安全。

（二）其他安全警示标识的设置和检查

放疗科的某些区域（如加速器机房），除需设置电离辐射警示标识外，还需设置一些其他安全警示标识。如电磁干扰警示标识，用于提示患者此区域产生的低能电磁辐射可能会对患者所携带的某些电子监测设备产生干扰。在使用激光灯的场所，应设置明显的标志，提示患者和工作人员注意不要直视激光灯，以免灼伤视网膜。另外，由于电磁辐射和大剂量的高能射线会影响心脏起搏器的正常工作，因此需要在明显的位置设立提示牌，提醒装有心脏起搏器的患者在治疗前联系心脏起搏器厂家咨询相关问题，以确保安全。对上述所有警示牌，均应进行定期检查和补置。

（三）机房通风的安全管理

当前放疗所使用的大多数加速器X射线能量都可达10MV以上，机器出束时，这些射线在与空气相互作用后，会产生少量的臭氧、氮同位素和氧化物。对于高于10MV级X射线治疗束和质子重离子治疗束的放射治疗,除考虑中子放射防护外,在日常操作中还应考虑感生放射性的放射防护。而这些气体会对人体产生不同程度的危害,如臭氧会对人的呼吸系统和视觉系统产生危害。治疗室中,臭氧允许的最大浓度为 0.1ppm,氮同位素气体允许的最大浓度为 0.5ppm。因此,治疗室必须时刻通风以保持空气清洁。放射治疗机房应设置强制排风系统,进风口应设在放射治疗机房上部,排风口应设在放射治疗机房下部,进风口与排风口位置应对角设置,以确保室内空气充分交换,通风换气频率应不小于 4 次 /h。后期使用过程中,需定期检查通风系统工作情况,清理进风口并测量通风量。

(四)放疗区域内的闭路电视监视系统

治疗室和控制室须安装闭路电视监视系统,其中治疗室内的监视系统应做到无死角的全方位监控,以确保患者、工作人员及设备的安全。需定期检查监视系统的工作状态。

(五)机房防护门的安全

治疗室防护门除需符合辐射防护标准外,还需配有门机联锁、红外线防夹保护装置,以及断电后手动开门和从治疗机房门室内开启功能等保护装置,以保障患者和工作人员安全通过。应定期对各治疗室的防护门进行保养,对防护门的安全保护装置进行检测。

(六)放疗区域的安全保卫工作

要切实做好防火、防水、防盗和防止非专业人员接触放疗设备等工作。定期组织工作人员学习消防设施的使用,定期检查消防设施是否完好、齐全。暴雨天气应组织人员值班,及时检查机房有无进水的情况。工作人员下班后应及时锁好门窗,以防外人进入,造成安全隐患。

二、放射治疗设备安全管理

随着科学技术的不断发展,现在放疗设备越来越先进和智能化,有力地推动了放疗技术的发展,同时也带来诸多安全问题。近年来,由于操作人员和管理人员疏忽而造成的放疗事故屡有发生。一般来说,放疗设备可能产生的危害包括患者的非正常照射,工作人员或其他人员过量的电离辐射、电磁辐射、触电、热灼伤和机械碰撞损伤等。另外,设备的供电、供水,设备机房的温度、湿度,机房空气中的灰尘、粉尘等外部条件也会对设备的稳定性和安全性产生很大的影响。因此,放疗设备安全管理应从这些高危因素着手,重点防范,每台设备均应设

置专职工作人员进行管理,实行专人负责制度。

放疗设备安全管理从时间上大致可分为三个阶段:设备安装调试验收阶段、设备使用阶段和设备报废淘汰处理阶段。

(一)设备安装调试验收阶段安全管理

放疗设备选型确定后,科室应组织人员全程参与机房的设计。根据设备安装和运行要求合理设计电、水、通风、空调等系统。项目设计完成后,取得卫生健康部门《职业病危害放射防护预评价》批复和生态环境部门《核技术利用环境影响评价》批复后,方可动工。施工过程中,科室应有专人负责监督。在设备安装调试过程中,科室工程师应全程参与,协调配合厂方工程师工作,保证安装调试工作顺利完成。在设备调试初期,科室应组织专业机构检测治疗室及附近工作场所的辐射防护情况,只有在确认电离辐射水平符合国家防护标准后方可继续安装调试工作。设备安装结束后,应组织专业人员负责验收并详细记录验收报告以备查验。在设备所有性能指标均达到国家规定的标准后,有资质的第三方专业放射卫生检测评价机构出具《职业病危害放射防护控制效果评价报告书》,经医院有关部门报请上级卫生健康主管部门进行竣工验收。设备在验收合格并取得《放射诊疗许可证》后,方可投入使用。

(二)设备使用阶段安全管理

使用阶段通常是出现问题最多的阶段。在日常工作中,应从以下几个方面着重加强管理。

1. 制定并完善规章制度和人员培训管理设备在投入使用之前,科室应组织放射治疗师、物理师和工程师等相关工作人员参加培训并进行考核,考核合格后方可上岗。同时,科室应制定设备操作规范、检测维修规范和各项应急情况处理流程。

2. 设备晨检、月检和年检科室应根据设备的特点和患者负荷情况制定适合的晨检、月检、季检、年检项目,以及流程和执行方法。包括:射线能量、绝对剂量、均整度、对称性的射线检查;光野、激光灯和距离灯检查;防碰撞系统检查;各类警示灯和警示牌检查等。如发现异常,应及时调整或维修,不得继续使用机器。

3. 设备保养与维修人员应提前制订设备的短期、中期和长期保养计划,并做好保养记录工作。设备维修结束后应根据具体情况由物理师进行检测,检测合格后设备方可继续使用,并将维修过程详细记录在案。

4. 网络、信息安全管理放疗需要各类设备协同

完成,因此放疗过程中数据和信息流动的准确性和畅通性尤为重要。科室需要合理设计网络架构,保证各个设备之间信息的有效传递。必要时应配置专职网络工程师进行网络维护工作。另外,科室还需要制订其他措施保证患者隐私信息的安全。

5. 其他管理科室应定期组织专业人员检查设备用电、用水的安全;定期检查消防设施是否完好;汛期应组织人员值班,随时查看机房有无进水情况等。

(三)设备报废、淘汰处理阶段安全管理

对于已报废的放疗设备,要严格按照国家和医院的有关规定处置,不能继续使用,更不能到市场上流通。报废设备拆除过程中要严格保证拆除工作人员和拆除现场的安全。

三、患者全流程安全管理

由于肿瘤放射治疗技术的飞速发展,各种新设备、新技术被不断引进,放射治疗过程中的患者安全问题愈发突出,已成为医疗实践中不容忽视的组成部分。下面就实际工作中可能遇到的患者全流程安全问题做简单介绍。

(一)设备故障方面安全管理

放疗设备种类繁多且更新速度快,放射治疗师面对的电脑或其他计算机设备日益增多,在患者进行治疗整个过程中保证各设备安全准确运转是确保医疗安全的前提。根据国内外相关报导,由医疗设备故障引发的医疗事故对患者危害更大。据报道,美国2001—2008年间至少发生了621例放疗事故,其中有133例是因为放疗设备问题产生。在日常工作中,科室应制订相关措施保证放疗设备安全运行。

1. 放射线看不见摸不着,放疗人员无法直观地把控和评价每次放疗的完成质量,因此物理师应定期对设备进行绝对剂量测量。测量频率至少每周一次,根据结果做调整并记录数据,保证设备安全准确运行。且放疗设备因为使用频率较高,故障后患者治疗进程会受到较大影响,所以要定期进行设备性能监测及保养维护,以保证治疗的顺利完成。

2. 设备晨检可由放射治疗师完成。根据质控要求,放射治疗师在每日治疗前要进行设备的QA检测,需要检测加速器同中心、源-皮距、放射野面积、激光灯指示位置是否准确,利用晨检仪进行100MU剂量监测,检查射线的能量、绝对剂量、均整度、平坦度、对称性,以及机架防碰撞装置是否正常,此方面在本节"设备使用阶段安全管理"部分已有过介绍。放射治疗师在确定各项参数均合格后才能开始治疗

患者,如有任何项目未通过,要及时与物理师及维修工程师联系,切勿盲目治疗患者,保证患者安全。

在治疗实施过程中,放射治疗师除了要密切关注患者在机房内的治疗情况外,还要关注机器运转情况,避免因为设备故障引发的患者安全事故。

(二)物理计划的剂量验证及全程监测安全管理

对于外照射而言,在患者接受放射治疗前,物理师需要对放疗计划进行剂量验证,然后视验证结果决定是否执行计划。放射治疗师每日在治疗患者之前应仔细核对治疗计划、已治疗次数及累积剂量情况,如有异常及时与医师和物理师沟通,保证患者计划实施的安全。

(三)治疗室安全管理

在放射治疗的早期,工作人员专业水平有限导致操作不当引起的患者安全问题是最主要的原因。随着放射治疗的发展,这种问题已日益改善,但由于愈发上升的患者负荷量,这种问题已逐渐转变成由疏忽大意甚至为提高效率加快治疗过程而引起的操作不当。清单管理广泛应用于航空和制造业等工业领域中,用于减少人员在日复一日的工作中因疏忽导致的过错,即"无能之错"。清单管理能够确保放疗流程中的关键步骤不被遗漏,有效地避免错误的患者姓名、错误的照射部位或组织补偿物的遗漏等失误,使得工作人员能够集中精力去处理放疗实施中更为复杂和困难的问题。常用的清单管理方法有"读-做"模式、静态顺序验证模式、静态顺序验证与确认模式及动态清单模式。"读-做"模式是指在完成任务的过程中,由一人依序朗读操作指令而由另一人完成指令,此方法可用于放射治疗师的治疗核对工作中,譬如摆位结束核对源-皮距或床高时,由一位治疗师报读源-皮距参数,另一位治疗师打开距离灯观察实际源-皮距是否正确。静态顺序验证模式同样需要两人合作,其中一人完成当前任务,而另一人则依据清单对所完成任务进行逐步验证。此方法可用于治疗计划的设计工作及放疗实施过程中的核对,譬如患者治疗初始时,由一位治疗师加载导入当次放疗计划参数,另一位治疗师在摆位结束后及此次治疗出束前再核对治疗参数。静态顺序验证与确认模式使用一种质询与响应的机制:团队中不同成员执行不同的任务,在任务完成后或在某个暂停期间,由指定的团队成员从管理清单中选取项目并发出指令,每个负责小组在收到指令后验证其相应任务的完成情况和准确性。此方法可用

于放射治疗的全程质控工作中。动态清单适用于紧急突发事件或罕见事件发生后的决策情况,这种方法经常使用流程图和工作流图来辅助决策,可用于放疗应急事件的处理。

四、工作人员安全管理

肿瘤放疗部门工作人员的安全问题主要体现为辐射带来的从业人员安全问题。放疗部门运行着数量较多且种类不同的射线类装置,如 CT 定位机、X 线模拟定位机、医用直线加速器、粒子植入装置、后装治疗机和术中放疗机等。同时,有相当数量的医师、物理师、放射治疗师和护理人员等围绕这些射线装置日复一日地从事放疗工作。因此,放疗人员的辐射防护安全管理显得尤为重要。

目前多个国家机构已出台了一系列法律法规和相关政策,对包括放疗在内的放射类从业人员和医务人员的安全管理作出了规定和指导,本章第四节放射治疗相关法律法规及标准给出了一些与放疗工作人员安全相关的法律法规。这些法规从人员配置、个人剂量监测、职业健康管理和职业病诊疗等方面对放疗部门的工作人员安全管理作出了详细的规定。因此,科室应在这些法规的指导下,结合辐射防护三原则(辐射实践正当化、辐射防护最优化、个人剂量当量限值)与实际情况制订有效的工作人员安全管理制度。

(一)人员配备

放疗科应根据情况配备充足的医师、物理师、放射治疗师和护理人员。各类放射工作人员上岗前须经过卫生健康部门组织的放射防护知识和法律法规培训并通过考核。新上岗人员培训时间应不少于4 天,以后至少每两年培训一次,每次培训时间不少于2 天。同时还应参加生态环境部门组织的核技术利用辐射安全与防护培训和考核,每 5 年培训一次。放疗医师、物理师、放射治疗师还需分别参加国家卫生健康委人才交流服务中心组织的医用设备使用人员业务能力考评并取得 LA 医师、LA(X 刀、γ 刀)技师、LA(X 刀、γ 刀)物理师合格证。科室应建立辐射防护与安全责任制度,并确保高级物理师在辐射防护管理中的专业权威性。

(二)个人剂量监测

个人剂量监测是包括放疗人员在内的放射工作人员职业健康监护的重要内容,也是诊断职业性放射性疾病的必备条件之一。放疗部门必须配合具备资质的个人剂量监测技术服务机构建立并终生保存职工个人剂量监测档案。外照射个人剂量监测周期一般为 30 天,最长不应超过 90 天。科室管理人员要提高员工对个人剂量监测工作重要性的认识,制定个人剂量监测相关的规章制度,督促工作人员佩戴个人剂量仪并按时上交个人剂量仪。此外,工作人员在进入放射工作控制区以及参加应急处置时,除需佩戴个人剂量计外,还需佩戴报警式剂量仪。科室应确保工作人员接受照射的剂量当量符合法定标准(表 9-2-1)。

表 9-2-1　职业照射个人剂量当量限制

项目	限值 /mSv
年平均值(连续 5 年)	20
年最大值	50
晶体年最大值	150
四肢和皮肤年最大值	500

(三)放疗工作人员职业健康管理

放疗工作人员职业健康管理也是安全管理的重要范畴。放疗工作人员上岗前需进行职业健康检查,符合放射工作人员健康标准方可安排相应工作。放疗单位应当组织在岗员工每两年进行一次职业健康检查,必要时可增加临时性检查。放疗工作人员脱离放疗工作岗位时,单位应当对其进行离岗前的职业健康检查。对参加应急处理或者受到事故照射的员工,单位应当及时组织健康检查或者医疗救治,按照国家有关标准进行医学随访观察。部门不得安排孕期女性员工参与应急处理或可能接受职业性照射的工作。除法定休假外,放疗人员每年可以享受保健休假 2~4 周。单位可以安排从事放疗工作满 20 年的在岗人员进行健康疗养。科室还应当积极配合卫生行政执法人员在科室安全方面的监督检查,如实反映情况并提供必要资料。

(四)放射事故管理

放射事故管理同样是放疗工作人员安全管理的重中之重。放射事故是指放射性同位素丢失、被盗,或者射线装置、放射性同位素失控而导致工作人员受到意外的、非自愿的异常照射。发生人体受超剂量照射事故时,科室应当迅速上报,并安排受照人员接受医学检查或者在指定的医疗机构救治,同时对危险源采取应急安全处理措施。发生放射源丢失、被盗事故时,科室应当保护好现场,并认真配合公安机关、卫生行政部门进行调查、侦破。发生工作场所放射性同位素污染事故时,科室应当立即撤离有关工作人员和患者,封锁现场,并切断一切可能扩大污染范围的环节,并立即上报,迅速开展检测,严防对食物、畜禽及水源的污染;对可能受放射性同位素污染或者放射损伤的人员,立即采取暂时隔离和应急救援措施,在采取有效个人安全防护措施的情况下组织人员彻底清除污染并根据需要实施其他医学救治及处理措施;迅速确定放射性同位素种类、活度、污染范围和污染程度,污染现场尚未达到安全水平以前,不得解除封锁。

(五)工会组织设置

科室应设置工会组织(或分支)对管理机构进行监督和规劝。工会有权要求纠正管理机构违反职业病防治法律法规或侵犯员工合法权益的行为。在职业病危害发生时,工会有权要求采取防护措施,或者向有关部门建议采取强制性措施;发生职业病危害事故时,有权参与事故调查处理;发现危及劳动者生命健康的情形时,有权向用人单位建议组织劳动者撤离危险现场。

(孙 丽)

第三节 放射治疗意外事件的处理

医疗过程中的"意外事件"是指正常医疗行为中不希望发生或意外发生的情况,并有可能影响患者健康与安全的事件。相比其他医疗实践,肿瘤放射治疗具有其独特性:一方面,由于肿瘤疾病自身的复杂性,放疗过程中患者有可能出现身体上或精神上的突发状况,导致意外事件的发生;另一方面,放疗技术的复杂性和设备的高负荷运转使得设备或网络故障难以避免,由此导致的放疗中断问题值得重视;另外,放疗实践运用射线完成治疗工作,过程中有可能因意外导致患者或工作人员受到不正当照射,这种情况是放疗人员需要预防和妥善处理的首要问题。过去20年中,由于患者自身突发情况和设备突发情况等引起的放射治疗意外事件时有发生,虽然所占总体放疗事件比例极低,但是其对相关人员造成的后果往往难以预料和挽救,因此对意外事件的处理在当代放疗工作中非常重要。

一、放射治疗意外事件防范要求

放疗团队为多学科交叉团队,其主要任务是为每一位接受放疗的患者提供治疗前、治疗期间和治疗后的医疗、营养和心理护理。放疗场所的核心团队包括肿瘤医师、物理师、放射治疗师、护士和管理人员等。为妥善处理放疗突发事件,放疗场所还应配置值班医护人员、网络工程师和设备维护工程

师。此外,大型放疗科室患者负荷较大,且流程繁多,发生意外事件的概率较一般单位更大,因此还可以根据需要配置其他工作人员。如以定岗或会诊形式配置心理医师、营养师、理疗师和导医人员等(图9-3-1),保持交流渠道的畅通性,增加科室对突发事件的应对能力。治疗室内应配备抢救车、氧气袋、平车等急救物品与设备,并定期检查,急救通道需时刻保持通畅。

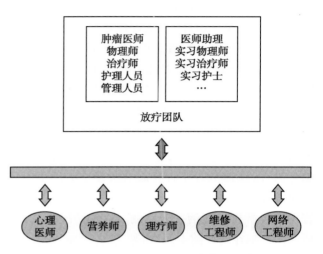

图9-3-1 放疗团队及意外事件支持人员

二、放射治疗意外事件分类

(一)患者突发情况处理

放疗过程中,患者出现突发情况的原因繁多,大致可分为三类:肿瘤疾病的复杂性导致患者可能出现治疗中的病情变化;患者对于新技术的配合度不足,导致治疗中难以完成放射治疗师发出的指令;患者情绪紧张、恐惧等精神因素导致的突发状况。如何高效处理这些突发情况也是科室管理水平和医疗水平的重要体现。

科室应定期组织相关人员进行急救等知识(如心肺复苏)培训。放射治疗师除了需要具备一般急救常识外,还需要适当对患者进行治疗前评估,如发现患者有身体不适或情绪紧张等异常情况时,及时与主管医师或值班医师沟通,减少患者在治疗中出现意外情况的隐患。放射治疗师需对患者做好紧急呼叫铃使用方法的宣教,并在治疗全程通过监视器密切关注患者状态。心理咨询师可以对易出现紧张情绪的患者尤其是儿童患者进行治疗前的心理辅导。营养师和理疗师可以在整个治疗过程中为患者提供关于营养支持和身体调理的建议。

1. 患者突发病情变化 肿瘤患者由于病情进

展、并发症或手术等原因可能在机房内突发紧急情况，包括休克、鼻咽部或宫颈大出血、病理性骨折、呕吐、窒息等，这类紧急情况严重时可危及患者生命。因此，科室应提前设置针对性的预案，必要时应定期根据预案进行演习。治疗过程中，放射治疗师应时刻注意患者状态，一旦发现上述情况，应立即停止放射治疗，迅速通知值班医师和护士组织进行救治并予以协助，还需按规定及时报告医院其他部门。

2. 患者摔倒、坠床或机架碰撞　患者一旦出现患者摔倒、坠床事件，须立即停止放射治疗，检查患者全身状况，判断患者意识、受伤部位、伤情程度等，并做好患者的心理安抚工作，如有需要迅速通知值班医师和患者家属。在患者情况稳定后，判断事件原因，根据原因移除危险因素，并对患者及家属做好治疗室安全宣传工作。治疗结束后，需要及时上报不良事件，检查和完善治疗室设施，排除安全隐患。另外，实际放疗中存在患者身体中心严重偏离加速器等中心的情况，在摆位完成后，患者的身体位置可能会严重偏向治疗床一侧。这种情况下，如果放射治疗师在治疗前未做"机架-患者碰撞"检查，那在治疗时就极有可能出现机架撞伤患者的情况。

3. 放疗模具漏气与变形　真空垫和热塑膜等放疗体位固定模具是放疗辅助设施的重要组成部分，其在整个放疗进程中的完整性和一致性是决定放疗成败的关键因素。然而，常规分割放疗往往会持续数周，给体位固定模具的保存和维护带来了挑战。因各种原因导致的模具漏气与变形可以视为典型的与模具相关的放疗意外事件。真空垫漏气分为两种：一种是因磕碰尖锐物体后发生的快速气体泄漏，这种情况一旦发生需要重新制模和定位；另一种是因各种原因导致的真空垫缓慢漏气，与快速漏气不同，这类意外事件的发生比较隐匿，往往令人难以察觉。对于后者，科室需定期对真空垫进行触检和视检等检查，如发现漏气情况应立即进行补偿性抽气或重新制模。另一种主要固定模具——热塑膜则存在遇热变形的问题，其保存位置若是邻近暖气装置或某些功率较大且散热不畅的电器时，就会产生不同程度的形变，影响体位固定效果。另外，当患者疗程中体形变化较为明显时，同样会引起热塑膜的体位固定问题。因此，放射治疗师应当将摆位前的模具检查纳入到摆位流程中，一旦发现漏气与变形，应首先联系物理师和医师预估此意外对本次治疗所带来的剂量学影响和临床影响，然后共同决定是否继续当次治疗。必要时需重新进行制模、

定位和计划设计。

4. 呼吸管理失效　胸、腹部肿瘤的放疗有时需要对患者进行呼吸管理（如深吸气屏气技术）。由于治疗前的呼吸训练不足或治疗中患者情绪紧张，有时会发生治疗中患者呼吸无法满足治疗要求的情况。此时放射治疗师应暂停治疗，通过扬声器对患者进行安抚和呼吸指导。如上述措施无效，则应当停止治疗，通知相关医师或物理师对患者重新进行呼吸训练或心理辅导。

5. 对比剂过敏　患者一旦发生对比剂过敏反应，应停止注射对比剂，迅速通知当班医护人员。对于轻度过敏反应，可在情况稳定后将患者转移至病房治疗；对于重度过敏反应或过敏性休克患者，则需要进行就地抢救，等情况稳定后转至急诊室或病房。

（二）放疗设备/网络意外事件处理

近年来大孔径 CT 模拟机、直线加速器、后装治疗机、粒子植入设备等新射线装置及技术的采用虽然提高了放射治疗效果，但同样也带来了放疗流程和技术上的复杂性（图 9-3-2）。一方面，设备技术的复杂增加了故障的风险；另一方面，放疗工作需要多台设备相互协作完成，患者影像以及其他治疗信息在各个设备之间传递的通畅性同样重要，这对放疗科的网络性能提出了很高要求。设备或网络一旦发生故障，不仅中断患者治疗流程，影响治疗效果，还会降低科室的运转效率。科室人员应对一些典型故障做适当了解，并做出针对性处理，有助于提高这类意外事件的应对效率。维修工程师和网络工程师可以评估和处理放疗期间发生的设备问题和网络通信问题。

1. 放疗设备故障　设备故障包括直线加速器、后装治疗机、CT 模拟机和 MRI 模拟机等故障。用于外照射的直线加速器价格昂贵，在肿瘤放疗中发挥着不可替代的作用，承担了放疗科室患者负荷的主要部分。生产医用直线加速器的主流厂商会自定义一套独特的故障编号体系用于快速识别和处理加速器故障。放疗人员对这套体系的熟悉既有助于快速评估故障影响，辅助决策，又能够提高与厂商维修人员的沟通效率。在温度和湿度明显变化的换季时节，科室应该制订相关预案来应对可能更为频繁的加速器故障。常用的后装治疗机发生故障的概率相对较小，但有时也会发生意外卡源事件。一旦发生，工作人员应第一时间设法将放射源退出患者体内并将患者撤离治疗室。过程中应穿戴铅衣和护目

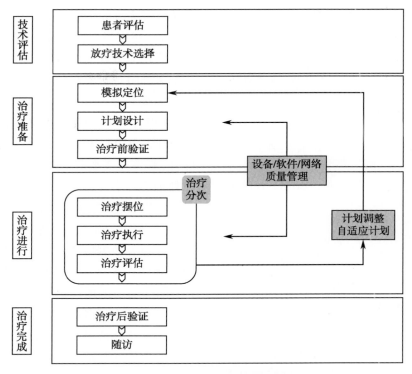

图 9-3-2　放疗流程与患者数据传递

镜,做好个人防护。不同于直线加速器和后装治疗机等治疗设备,CT 和 MRI 模拟机故障通常不会对患者造成不可逆的后果,因此此类意外事件处理的紧急程度大大低于以上两者。

2. **放疗软件／网络／通信故障**　患者放疗数据包括患者各类影像(参考 CT 和 CBCT)数据、靶区及危及器官等解剖结构数据、计划参数数据和其他治疗相关的数据,如呼吸曲线等数据。一般来说,不同的设备厂商会各自定义一些独特的数据格式来在软件内部存储和使用这些放疗数据。但在信息传递时,这些数据以医学数字成像和通信(digital imaging and communications in medicine, DICOM)格式在不同放疗设备间相互通信。当网络或者通信系统发生故障时,设备或软件往往会因部分放疗信息缺失而被迫中断治疗。因此,放疗人员(包括放射治疗师、物理师和网络工程师)不仅需要适当了解常用的放疗相关的 DICOM 数据,还需要对不同设备和软件正常工作所需数据有所了解,以便能在信息缺失事件发生的情况下,初步判断故障原因并做出有效反应。

(三)辐射事故处理

射线装置和放射源装置发生故障或其他原因有可能会导致意外照射事故的发生,如直线加速器联锁系统突发故障、后装治疗机卡源和粒子遗失等。辐射事故发生后,应立即启动应急预案,迅速组织责任部门和人员进行应急处理,切断或屏蔽辐射源,组织控制区内人员的撤离,并及时控制事故影响,防止事故扩大。同时,应当组织相关人员对人员受照情况进行辐射事故分级,根据情况迅速安置受照人员就医,并将事故情况上报。辐射事件的处理应坚持迅速报告、主动抢救、生命第一、科学施救的工作原则。

1. **应急组织与应急预案**　医院须以医学应急响应全过程为主线,明确本医院突发事件医学应急各环节的责任部门与协作部门,成立放射性突发事件应急处置领导小组,制订辐射突发事件应急处理预案,对医院依法处理放射性突发事件应急工作实施统一指挥、监督和管理,在辐射事故发生后能够迅速采取必要和有效的应急措施,保护工作人员、患者、公众及环境安全。

2. **辐射事故分级**　根据国家《放射性同位素与射线装置安全和防护条例》及《放射事故管理规定》等法律法规,辐射事故的处理要遵循事故分级处理和报告制度。根据辐射事故的性质、严重程度、可控性和影响范围等因素,从重到轻将辐射事故分为特别重大辐射事故、重大辐射事故、较大辐射事故和一般辐射事故四个等级(表 9-3-1)。放疗科室应当在事故分级的基础上根据国家法律法规对事故进行对应处理。通常,在短时间内,放疗意外事件所导致的辐射事故大多属于一般辐射事故或较大辐射事故。

表 9-3-1　辐射事故分级

事故	分类
特别重大辐射事故	Ⅰ类、Ⅱ类放射源丢失、被盗、失控造成大范围严重辐射污染后果，或者放射性同位素和射线装置失控导致 3 人以上（含 3 人）急性死亡
重大辐射事故	Ⅰ类、Ⅱ类放射源丢失、被盗、失控，或者放射性同位素和射线装置失控导致 2 人以下（含 2 人）急性死亡或者 10 人以上（含 10 人）急性重度放射病、局部器官残疾
较大辐射事故	Ⅲ类放射源丢失、被盗、失控，或者放射性同位素和射线装置失控导致 9 人以下（含 9 人）急性重度放射病、局部器官残疾
一般辐射事故	Ⅳ类、Ⅴ类放射源丢失、被盗、失控，或者放射性同位素和射线装置失控导致人员受到超过年剂量限值的照射

3. 辐射事故应急处理

（1）直线加速器失控：就近按下紧急停止开关，紧急中断加速器出束，迅速安排患者或工作人员撤离治疗室，并前往指定的医疗机构进行检查和救治。同时立即停止使用有关设备并进行检修，待检修及鉴定合格后方可重新投入使用。

（2）放射源丢失、被盗与失控：迅速安排患者或工作人员撤离相关区域，并前往指定的医疗机构进行检查和救治。组织人员（在做好个人防护的情况下）做好事故现场的保护工作和放疗场所的辐射监测工作，同时向医院应急领导小组和保卫科报告，迅速报告公安部门，积极配合，协助做好案件的调查、侦破工作。

4. 辐射事故上报　发生或者发现辐射事故的部门和个人，必须尽快报告医院应急领导小组及相关部门。《放射事故报告卡》由事故单位在 24 小时内报出。放射源丢失、被盗的放射事故由保卫科向公安机关报告。对有可能造成环境放射性污染的情况，还应当同时报告当地环境保护部门。对于有人员受到超剂量照射的放射事故由预防保健科向所属市疾病预防控制中心报告。

三、意外事件教训总结与学习

放疗突发事件处理完成后，应急领导小组及相关人员应认真分析思考，找出日常管理工作中的问题所在，落实好整改意见，避免类似事件再次发生。相关医疗卫生专业协会、监管机构和认证机构都要求医院管理项目应当包含意外事件经验教训总结与学习项目。意外事件学习（ILS）是维持医疗卫生领域安全和运营质量的关键支柱之一，也是安全管理

系统自我完善的必由之路。事故学习不仅包含已发生事故，还应当包括更常见的侥幸事件和其他安全相关问题。事故报告的数量在某种程度上代表了一个临床部门对患者安全的重视程度。放射肿瘤治疗部门需要将意外事件出现的频率与自身的实际情况（如患者负荷、所开展技术、设备平台和人员配置等）相结合后制定科学合理的意外事件管理制度。此外，科室还需要收集足够的数据来确定这些制度在处理意外事件方面的有效性，并根据情况对已有制度加以改进，并定期开展意外事件应急演练。

一个稳健的放疗意外事件处理系统或规范有赖放疗意外数据库的建立。当前，虽然放疗物理与技术领域的各类学术以及临床经验交流日益增多，但是各个单位的放疗科室在整体上依然处于各自为战的局面。出于各方面的考虑，这些科室缺乏分享自身所遇意外情况及经验教训的意愿。未来需要在多中心合作的基础上建立并维护放疗意外事件数据库，收集更多的数据，建立由数据驱动的放疗意外事件处理规范。

（孙　丽）

第四节　放射治疗相关法律法规及标准

一、概述

放射治疗使用的医用电子直线加速器（能量小于 100MeV）属于Ⅱ类射线装置，质子和重离子治疗设备属于Ⅰ类射线装置，都属于危害严重类的放射卫生项目。为保障从业人员、患者及公众的辐射安全，国家颁布了一系列相关法律法规及标准，在人员、设备、制度、放射场所等方面作出了相关规定。主要内容包括：从事放射治疗的工作人员应进行职业健康体检（间隔时间不超过 2 年），放射防护知识培训（卫生健康部门每次培训间隔时间不超过 2 年，环保部门每次培训间隔时间不超过 5 年），个人剂量监测（实时监测）及放射工作人员的休假、疗养、退休、津贴等方面；放射治疗设备配置配套要求；放射治疗质量控制及管理制度要求；放射源管理要求；治疗过程中至少应有 2 名放射治疗师在岗要求；放射机房（含加速器、CT 模拟定位机、X 线常规模拟定位机）场所及放射防护要求。

按照现行相关法律法规要求，加速器机房建设项目在动工建设之前，应进行职业病危害放射防护

预评价并取得卫生健康行政部门批复,同时需取得生态环境部门的环境影响报告的批复,同时需要向生态环境部门申请《辐射安全许可证》,取得许可证后方可开始动工建设。

放射机房建设和设备安装完成后,应进行职业病危害放射防护控制效果评价和建设项目放射防护现场竣工验收(一般由卫生健康管理部门组织专家现场验收),验收通过并取得《放射诊疗许可证》,方可正式投入使用。放射治疗设备安装完成之后3个月之内,最多不超过12个月,建设单位(也可委托第三方技术机构)应进行环境保护设施验收,并编制验收报告。医疗机构每年需要请有资质的第三方放射卫生技术服务机构对每台放射治疗设备进行年度性能状态检测和场所放射防护检测,并出具检测报告。医疗机构(或者委托第三方技术机构)每年应对射线装置的环境辐射安全和防护状况进行年度评估。

二、相关的法律法规及标准

本章节主要介绍与放射治疗相关的法律法规、相关标准以及放射治疗项目流程。

(一)放射治疗相关的法律法规及标准

放射治疗相关的法律法规及标准见表9-4-1。

表 9-4-1　我国放射相关的法律法规及标准汇总

序号	名称	颁发部门及编号	实施日期	类型
1	中华人民共和国职业病防治法	全国人民代表大会	2018年12月29日修正	法律
2	放射性同位素与射线装置安全和防护条例	国务院令第449号	2019年3月修正	法规
3	放射诊疗管理规定	卫生部令第46号	2016年1月19日修正	法规
4	放射工作人员职业健康管理办法	卫生部令第55号	2007年11月1日	法规
5	放射事故管理规定	卫生部公安部第16号令	2001年8月26日	法规
6	中华人民共和国环境影响评价法	全国人民代表大会	2018年12月29日修正	法律
7	中华人民共和国放射性污染防治法	全国人民代表大会	2003年10月1日	法律
8	建设项目环境保护管理条例	国务院令第253号	2017年7月16日修正	法规
9	建设项目竣工环境保护验收暂行办法	环境保护部文件国环规环评〔2017〕4号	2017年11月22日	法规
10	放射性同位素与射线装置安全和防护管理办法	环境保护部令第18号	2011年5月1日	法规
11	放射性同位素与射线装置安全许可管理办法	生态环境部令第7号修改	2019年8月22日修正	法规
12	关于核技术利用辐射安全与防护培训和考核有关事项的公告	生态环境部2019年第57号	2020年1月1日	规章
13	关于进一步优化辐射安全考核的公告	生态环境部2021年第9号	2021年3月12日	规章
14	射线装置分类	环境保护部、国家卫生和计划生育委员会2017年第66号	2017年12月5日	规章
15	关于建立放射性同位素与射线装置辐射事故分级处理和报告制度的通知	国家环境保护总局环发〔2006〕145号	2006年9月26日	法规
16	大型医用设备配置许可管理目录(2018年)	国家卫生健康委员会国卫规划发〔2018〕5号	2018年3月29日	法规
17	甲类大型医用设备配置许可管理实施细则	国家卫生健康委员会国卫规划发〔2018〕14号	2018年5月30日	法规
18	卫生部核事故和辐射事故卫生应急预案	卫应急发〔2009〕101号	2009年10月15日	法规
19	关于调整环境保护监测津贴的通知	人力资源和社会保障部联合财政部(人社部发〔2015〕100号)	2016年1月1日	法规
20	关于调整卫生防疫津贴标准的通知	人事部、财政部、卫生部(国人部发〔2004〕27号)	2004年1月1日	法规
21	放射治疗放射防护要求	国家卫生健康委员会GBZ 121—2020	2021年5月1日	标准
22	医用电子直线加速器质量控制检测规范	国家卫生健康委员会WS 674—2020	2021年5月1日	标准
23	放射治疗机房的辐射屏蔽规范第1部分:一般原则	卫生部GBZ/T 201.1—2007	2008年3月1日	标准
24	放射治疗机房的辐射屏蔽规范第2部分:电子直线加速器放射治疗机	卫生部GBZ/T 201.2—2011	2012年6月1日	标准

续表

序号	名称	颁发部门及编号	实施日期	类型
25	放射治疗机房的辐射屏蔽规范第 3 部分：γ 射线源放射治疗机房	国家卫生和计划生育委员会 GBZ/T 201.3—2014	2015 年 3 月 1 日	标准
26	放射治疗机房的辐射屏蔽规范第 5 部分：质子加速器放射治疗机房	国家卫生和计划生育委员会 GBZ/T 201.5—2015	2016 年 5 月 1 日	标准
27	后装 γ 源近距离治疗质量控制检测规范	国家卫生和计划生育委员会 WS 262—2017	2017 年 10 月 1 日	标准
28	X、γ 射线立体定向放射治疗系统质量控制检测规范	国家卫生和计划生育委员会 WS 582—2017	2018 年 5 月 1 日	标准
29	螺旋断层治疗装置质量控制检测规范	国家卫生和计划生育委员会 WS 531—2017	2017 年 10 月 1 日	标准
30	机械臂放射治疗装置质量控制检测规范	国家卫生健康委员会 WS 667—2019	2020 年 4 月 1 日	标准
31	放射诊断放射防护要求	国家卫生健康委员会 GBZ 130—2020	2020 年 10 月 1 日	标准
32	电离辐射防护与辐射源安全基本标准	国家质量监督检验检疫总局 GB 18871—2002	2003 年 4 月 1 日	标准
33	放射工作人员健康要求及监护规范	国家卫生健康委员会 GBZ 98—2020	2021 年 5 月 1 日	标准
34	职业性外照射个人监测规范	国家卫生健康委员会 GBZ 128—2019	2020 年 4 月 1 日	标准
35	医学放射工作人员放射防护培训规范	国家卫生和计划生育委员会 GBZ/T 149—2015	2015 年 6 月 1 日	标准
36	建设项目职业病危害放射防护评价报告规范第 2 部分：放射治疗装置	卫生部 GBZ/T 220.2—2009	2010 年 2 月 1 日	标准
37	辐射环境保护管理导则 核技术利用建设项目 环境影响评价文件的内容和格式	环境保护部 HJ 10.1—2016	2016 年 4 月 1 日	标准
38	关于放射工作人员退休规定	国务院【1978】104 号通知《国务院关于安置老弱病残干部的暂行办法》和《国务院关于工人退休、退职的暂行办法》；劳动部《劳动部工资局关于可否把 X 射线工作列为有害身体健康工作问题的复承》【65】中劳薪字第 248 号）		

（二）医疗机构引进放射治疗项目流程及参考的法律法规及标准

以医疗机构引进医用电子直线加速器项目为例，按照相关的法律法规及标准要求，一般按照以下流程（表 9-4-2）。

表 9-4-2 医用电子直线加速器项目流程表

序号	流程内容	说明	法律法规及标准
1	加速器机房选址	科学选址，考虑周围环境，特别是离居民区距离	《放射治疗放射防护要求》《辐射环境保护管理导则 核技术利用建设项目 环境影响评价文件的内容和格式》
2	机房平面布局 CAD 图	加速器机房及配套用房布局设计，包括模拟定位机房、后装治疗机、TPS 计划室等	《放射治疗放射防护要求》《放射诊断放射防护要求》
3	机房放射防护设计	主射线朝向、机房面积、墙体厚度及迷路设计；各种管道及电缆地沟穿墙设计；防护门设计；设计时尽可能按照目前市场最高射线能量和剂量率考虑防护，同时满足各个厂家不同型号加速器安装要求	《电离辐射防护与辐射源安全基本标准》《放射治疗放射防护要求》《放射治疗机房的辐射屏蔽规范第 1 部分：一般原则》《放射治疗机房的辐射屏蔽规范第 2 部分：电子直线加速器放射治疗机》
4	机房专业施工图	由专业设计院与放射防护专业人员共同设计	《放射治疗放射防护要求》《放射治疗机房的辐射屏蔽规范第 1 部分：一般原则》《放射治疗机房的辐射屏蔽规范第 2 部分：电子直线加速器放射治疗机》
5	大型医用设备配置许可证	甲类或乙类	《大型医用设备配置许可管理目录（2018）》《甲类大型医用设备配置许可管理实施细则》
6	职业病危害放射防护预评价	放射卫生检测评价机构出具职业病危害放射防护预评价报告书；卫生健康部门预评价报告的批复	《中华人民共和国职业病防治法》《放射诊疗管理规定》

续表

序号	流程内容	说明	法律法规及标准
7	环境影响评价	环评机构出具核技术利用环境影响评价报告书；生态环境部门环境影响评价报告批复；取得批复后向生态环境部门申请《辐射安全许可证》	《中华人民共和国环境影响评价法》《中华人民共和国放射性污染防治法》《放射性同位素与射线装置安全许可管理办法》
8	机房建设工程	重点是放射防护工程，包括屏蔽材料、混凝土密度及配比和浇灌方式、防裂缝技术；各种穿墙管道预埋	《放射治疗放射防护要求》《放射治疗机房辐射屏蔽规范第1部分：一般原则》《放射治疗机房辐射屏蔽规范第2部分：电子直线加速器放射治疗机》
9	机房装修	吊顶、墙面、地面装修；水电工程；空调、新风及排风管布置；电动防护铅门的安装	《放射治疗放射防护要求》
10	加速器安装工程	设备底座基坑及预埋；激光定位灯、紧急停止开关、监控摄像头、对讲机、网络等安装	《放射治疗放射防护要求》
11	放射工作人员管理	职业健康体检；个人剂量监测；放射防护知识培训（需要同时参加卫生健康部门和生态环境部门举办的放射防护知识培训班）	《中华人民共和国职业病防治法》《放射工作人员职业健康管理办法》《放射工作人员健康要求及监护规范》《职业性外照射个人监测规范》《医学放射工作人员放射防护培训规范》《关于核技术利用辐射安全与防护培训和考核有关事项的公告》
12	放射防护管理制度	放射防护管理机构及相关管理制度；质量控制方案及相关质控设备；应急预案	《放射诊疗管理规定》《放射性同位素与射线装置安全和防护条例》
13	放射防护控制效果评价	放射卫生检测评价机构出具职业病危害放射防护控制效果评价报告书以及设备性能验收检测和场所防护检测报告	《中华人民共和国职业病防治法》《医用电子直线加速器质量控制检测规范》
14	放射防护竣工验收	卫生健康部门组织专家到现场进行项目放射性职业病危害竣工验收	《中华人民共和国职业病防治法》《放射性同位素与射线装置安全和防护条例》《放射诊疗管理规定》
15	《放射诊疗许可证》	竣工验收通过后，向卫生部门申请《放射诊疗许可证》，取得证后才能开始治疗患者	《放射诊疗管理规定》
16	环境影响竣工验收	一般在加速器开始使用3个月之内（最多不超过12个月），建设单位负责该技术利用环境影响竣工验收	《中华人民共和国环境影响评价法》《建设项目竣工环境保护验收暂行办法》《放射性同位素与射线装置安全许可管理办法》

（丁生苟）

参考文献

[1] BOGDANICH W.Radiation offers new cures, and ways to do harm[N/OL].(2010-01-23)[2022-04-22].https://www.nytimes.com/2010/01/24/health/24radiation.html.

[2] Huq M S, Fraass B A, Dunscombe P B, et al.The report of Task Group 100 of the AAPM: Application of risk analysis methods to radiation therapy quality management[J]. Medical Physics, 2016, 43(7): 4209-4262.

[3] 中华人民共和国全国人民代表大会常务委员会.中华人民共和国职业病防治法[S/OL].(2017-11-28)[2018-12-19]. http://www.npc.gov.cn/zgrdw/npc/xinwen/2017-11/28/content_2032715.htm.

[4] 中华人民共和国人民卫生部.放射工作人员职业健康管理办法[S/OL].(2007-11-01)[2018-12-19].http://www.nhc.gov.cn/wjw/c100022/202201/49926483eb134ec6a95aaf69848907cd/files/dbb11a5d03344c288d124a870f31e145.pdf.

[5] 中华人民共和国国家卫生健康委员会.职业病诊断与鉴定管理办法[S/OL].(2021-01-04)[2022-04-22] https://www.gov.cn/gongbao/content/2021/content_5598121.htm.

[6] 中华人民共和国人民卫生部.卫生部办公厅关于加强放射工作人员个人剂量监测管理工作的通知[EB/OL].[2009-04-02].http://www.nhc.gov.cn/wjw/gfxwj/201304/c0f43c81b36a47869b4e73d43dd6a490.shtml.

获取数字资源的步骤

1 扫描封底红标二维码，获取图书"使用说明"。

2 揭开红标，扫描绿标激活码，注册 / 登录人卫账号获取数字资源。

3 扫描书内二维码或封底绿标激活码随时查看数字资源。

4 下载应用或登录 zengzhi.ipmph.com 体验更多功能和服务。

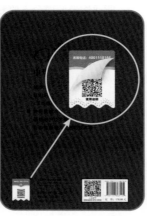

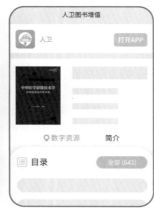

扫描下载应用

客户服务热线
400-111-8166

48